DGP

Herausgeber: Robert Loddenkemper, Nikolaus Konietzko, Vera Seehausen

Die Lungenheilkunde im Nationalsozialismus

Verlegt von der Deutschen Gesellschaft für
Pneumologie und Beatmungsmedizin e.V.
Robert-Koch-Platz 9
10115 Berlin

Herausgeber: Robert Loddenkemper, Nikolaus Konietzko, Vera Seehausen,
unter Mitarbeit von Florian Bruns und Astrid Ley

Satz, Design und Layout: Lindgrün GmbH, www.lindgruen-gmbh.com

Redaktion/Lektorat und Satzkorrektur: Vera Seehausen und Sibylle Strobel

Titelbild: Zeichnung von Walter Timm, Häftling des KZ Sachsenhausen, 1945
(Gedenkstätte und Museum Sachsenhausen)

Gedruckt in Deutschland durch Druckerei Conrad GmbH

Schriften: TheAntiquaB, Bliss

ISBN: 978-3-9817734-3-9

www.pneumologie.de

Autorenverzeichnis

Prof. Dr. Thomas Beddies, Historiker, Institut für Geschichte der Medizin und Ethik in der Medizin, Charité – Universitätsmedizin Berlin. Mitglied der Historischen Kommission der Deutschen Gesellschaft für Kinder- und Jugendmedizin. Schwerpunkte: Pädiatriegeschichte im 20. Jahrhundert, Psychiatriegeschichte im 20. Jahrhundert, Medizin im Nationalsozialismus, Gedenkort Charité (thomas.beddies@charite.de)

Prof. Dr. Patrick Bernhard, Historiker, Universität Oslo. Schwerpunkte: Europäischer Faschismus, Konsumgeschichte, Kolonialismus und Massengewalt, Kalter Krieg, Gesellschaftsgeschichte der Tuberkulose, Geschichte der Bundesrepublik und des modernen Italien (Patrick.Bernhard@iakh.uio.no)

Dr. med. Florian Bruns, M.A., Arzt und Historiker, Institut für Geschichte und Ethik der Medizin der Universität zu Köln. Schwerpunkte: Medizin und Ethik im Nationalsozialismus, Patientengeschichte in der DDR, Geschichte der Medizinhistoriografie, Klinische Ethikberatung (florian.bruns@uk-koeln.de)

Dr. med. Johannes Donhauser, Amtsarzt am Landratsamt Neuburg-Schrobenhausen. Schwerpunkte: Geschichte des Gesundheitsamtes im Nationalsozialismus (johannes.donhauser@lra-nd-sob.de)

Prof. Dr. med. Nikolaus Konietzko, Pneumologe, ehemaliger Direktor der Ruhrlandklinik Essen-Heidhausen, emeritierter Professor für Pneumologie am Universitätsklinikum Essen. Pastpräsident der DGP und des DZK. Schwerpunkte u.a.: Funktionsdiagnostik, Lunge und Asbest, Alpha-1-Antitrypsin-Mangel, Tuberkulose (nikolaus.konietzko@t-online.de)

Dr. phil. Astrid Ley, Historikerin, stellvertretende Leiterin der Gedenkstätte und des Museums Sachsenhausen, Stiftung Brandenburgische Gedenkstätten. Schwerpunkte: Medizin im Konzentrationslager, Zwangssterilisation im Nationalsozialismus, NS-Euthanasie (ley@stiftung-bg.de)

Prof. Dr. med. Robert Loddenkemper, Pneumologe, ehemaliger Ärztlicher Leiter des HELIOS-Klinikums Emil von Behring, Berlin, apl. Professor Charité Universitätsmedizin Berlin. Lungenklinik Heckeshorn, Pastpräsident der DGP und des DZK, früherer Generalsekretär des DZK. Schwerpunkte: Tuberkulose, Tabakprävention (robert.loddenkemper@pneumologie.de)

Dr. Udo Schagen, Leiter der Forschungsstelle Zeitgeschichte 1986–2004, Institut für Geschichte der Medizin und Ethik in der Medizin, Charité – Universitätsmedizin Berlin. Schwerpunkte: Geschichte der ärztlichen Standesorganisationen, der Aus- und Weiterbildung der Gesundheitsberufe, Gesundheitswesen und medizinische Fakultäten in der SBZ/DDR (udo.schagen@charite.de)

Prof. Dr. Sabine Schleiermacher, Mag. theol., Medizinhistorikerin, Forschungsschwerpunkt Zeitgeschichte, Institut für Geschichte der Medizin und Ethik in der Medizin, Charité – Universitätsmedizin Berlin. Schwerpunkte: Hochschul- und Wissenschaftsgeschichte, Gesundheitspolitik, Öffentlicher Gesundheitsdienst, Bevölkerungswissenschaft während des Nationalsozialismus sowie in Ost- und Westdeutschland nach 1945 (sabine.schleiermacher@charite.de)

Vera Seehausen, Germanistin, Mitarbeiterin Archiv und Datenbanken am Institut für Geschichte der Medizin und Ethik in der Medizin, Charité – Universitätsmedizin Berlin; freie Redakteurin (vera.seehausen@charite.de)

Dr. phil. Peter Steinkamp, Historiker. Schwerpunkte: Klinische Arzneimittelforschung in der DDR, Medizin im Krieg, Militärgeschichte (steinkampp@aol.com)

Inhaltsverzeichnis

Entwicklung der Pneumologie und der DTG nach dem Zweiten Weltkrieg

Geleitwort

„Das Mitgefühl ist die in uns eingebaute Schranke zum Unmenschlichen.“
Arno Gruen

Die Unterdrückung und Verzerrung von Mitgefühl und das Ersetzen von Gewissen durch „Pflicht“ in der Zeit der nationalsozialistischen Herrschaft ist gerade bei Ärzten, für die Empathie die Grundlage des Handelns darstellt, bis heute schwer begreifbar. Die Verstrickung und die Täterschaft vieler Ärzte und ärztlicher Organisationen in die Verbrechen der NS-Zeit wurden nach einer langen Zeit des Verschweigens inzwischen mehr und mehr aufgearbeitet und öffentlich gemacht.

Warum beschäftigt sich die Deutsche Gesellschaft für Pneumologie und Beatmungsmedizin (DGP) erst jetzt ausführlicher mit dem dunkelsten Kapitel ihrer Geschichte? Ein erster Überblick zum Thema „Die Pneumologie im Dritten Reich (1933–1945)“ ist 2010 unter Federführung von Nikolaus Konietzko in der Festschrift „100 Jahre DGP“ erschienen. Nach der großen Ausstellung beim Jahreskongress der Deutschen Gesellschaft für Innere Medizin 2015, die der Rolle der Inneren Medizin in Deutschland bei der Verfolgung der Ziele nationalsozialistischer Gesundheitspolitik gewidmet war, wurde klar, wie ungenau der Erkenntnisstand zur Rolle der „Lungenheilkunde“ in der NS-Zeit war. Gegenstand der Pneumologie war zu jener Zeit im Wesentlichen die Tuberkulose. Wie hat die Deutsche Tuberkulose-Gesellschaft (DTG) als Vorläufergesellschaft der DGP auf die klar erkennbaren Ziele der Rassenideologie reagiert? Wie wurden diese Ziele geteilt, wie befördert? Welche Rolle haben die führenden Exponenten der DTG gespielt?

Auf Anregung von Robert Loddenkemper hat der Vorstand der DGP 2015 beschlossen, eine Arbeitsgruppe unter Einbeziehung ausgewiesener Medizinhistoriker zu beauftragen, das verfügbare Material zu sichten. Das vorliegende Buch ist das Resultat dieser Arbeit. Begleitend wird zur Eröffnung des 59. Kongresses der DGP in Dresden eine Ausstellung dem Thema gewidmet sein. Es ist schmerzlich, sich der Tatsache von Schuld und Verstrickung zu stellen. Gab es Widerstand? Wie kam es, dass sich so viele unserer Kolleginnen und Kollegen, Ärzte wie wir, dem völligen Gegensatz zu dem bis dahin gültigen Berufsethos angepasst oder die Ziele gleich umstandslos geteilt haben? Ist das auch ein Grund dafür, dass es nach Ende der NS-Rassenideologie und -Herrschaft mehr als siebzig Jahre gedauert hat, bis sich unsere medizinisch-wissenschaftliche Fachgesellschaft intensiv der eigenen Vergangenheit stellt?

Dass das Wohl des einzelnen Patienten ohne Ansehen von Stand und Herkunft das oberste Gesetz für den Arzt ist (Salus aegroti suprema lex), wurde durch die nationalsozialistische Ideologie, deren Durchsetzung und Praxis aufgehoben. Das Aufarbeiten und daran Erinnern, wie „es dazu kommen konnte“, auch in der eher kleinen und umschriebenen Welt der Tuberkulosebekämpfung in den unseligen Jahren von 1933 bis 1945 kann uns helfen, wachsam zu bleiben. Ärzte müssen sich einmischen und Widerstand leisten, wo das Wohl des Patienten vermeintlich höheren Zwecken und Notwendigkeiten geopfert wird. Der Vorstand der DGP dankt allen Beteiligten und auch unserer Geschäftsstelle in Berlin unter der Leitung von Anja Flender für ihre unermüdliche Unterstützung und wünscht diesem Buch hohe Akzeptanz und Verbreitung.

Berthold Jany, Past-Präsident **Klaus F. Rabe,** Präsident

Vorwort

„Der Mensch wurde nicht durch Zufall der Pest leichter Herr als der Tuberkulose. Die eine kommt in schrecklichen, die Menschheit aufrüttelnden Todeswellen, die andere in langsamen Schlichen; die eine führt zu entsetzlicher Furcht, die andere zur allmählichen Gleichgültigkeit. Die Folge aber ist, daß der Mensch der einen mit der ganzen Rücksichtslosigkeit seiner Energie entgegentrat, während er die Schwindsucht mit schrecklichen Mitteln einzudämmen versucht. So wurde er Herr der Pest, während die Tuberkulose ihn selber beherrscht." Adolf Hitler [1]

Mit diesen Worten Adolf Hitlers wird die Publikation „Der Kampf gegen die Tuberkulose in Deutschland" eingeleitet, die vom Reichs-Tuberkulose-Ausschuß – der 1933 das Deutsche Zentralkomitee zur Bekämpfung der Tuberkulose (DZK) abgelöst hatte – anlässlich einer internationalen Tagung vorbereitet worden war. Die XI. Konferenz der Internationalen Vereinigung zur Bekämpfung der Tuberkulose (IUAT) sollte in Berlin im September 1939 stattfinden, wurde aber wegen des Beginns des Zweiten Weltkriegs abgesagt. Die die Menschheit „beherrschende" Volkskrankheit Tuberkulose hatte Hitler bereits 1919 als Metapher gewählt für sein antisemitisches Weltbild und für „de[n] Jude[n] im allgemeinen": „Sein Wirken wird in seinen Folgen zur Rassentuberkulose der Völker." [2] Dass die Tuberkulose für dieses Bild herhalten konnte, lag darin begründet, dass sie zu den Krankheiten mit höchster Morbiditäts- und Mortalitätsrate und zu den „Volksseuchen" zählte.

Ihr wurde – nicht erst im Nationalsozialismus – der Kampf angesagt. Auch die Geschichte der Lungenheilkunde war lange Zeit dominiert von der Tuberkulose. In den 1920er Jahren war Tuberkulose als eigene Facharztdisziplin im Gespräch, zahlreiche Zeitschriften, Bücher und Fachorganisationen führten die Tuberkulose in ihrem Namen. So auch die heutige Deutsche Gesellschaft für Pneumologie und Beatmungsmedizin (DGP), die, 1910 als Vereinigung der Lungenheilanstaltsärzte gestartet, von 1926 bis 1964 Deutsche Tuberkulose-Gesellschaft (DTG) hieß und bis 1990 die Tuberkulose im Namen nie ganz ablegte. Solange es kein Heilmittel gab, versuchte man mit allen Mitteln der Prävention gegen die Krankheit vorzugehen; dies gipfelte in der Zeit des Nationalsozialismus in einem Katalog von inhumanen Zwangsmaßnahmen, die mit Eheverbot und Zwangseinweisung anfingen, Zwangsasylierung und Zwangsarbeit beinhalteten, zu tödlichen TB-Experimenten an Menschen führten und mit gezielten Tötungen unheilbar erkrankter TB-Patienten endeten.

Die DGP möchte mit diesem Buch eine tiefer gehende Auseinandersetzung mit dem Thema nachholen, die sie in früheren Publikationen ansatzweise begonnen hatte (s. Resümee und Schlussbetrachtung). Im Einzelnen geht es um das NS-Gesundheitswesen und den Stellenwert der Tuberkulose in der damaligen Forschung (Kapitel 2), um Ausmaß und Umgang mit der Krankheit in der Bevölkerung (Kapitel 3), um Strategien ihrer Bekämpfung im Öffentlichen Gesundheitsdienst, im Versicherungswesen sowie in der Wehrmacht (Kapitel 4), um Diskriminierung und Verfolgung bis hin zu Humanexperimenten an TB-Kranken (Kapitel 5), um das Verhalten von Organisationen und Personen innerhalb der NS-Tuberkulosepolitik (Kapitel 7 und 8) – und um die Vor- und Nachgeschichte (Kapitel 1, 9 und 10). Die Einbettung des NS-Diskurses um Tuberkulose in seinen zeitgeschichtlichen Zusammenhang soll beleuchtet und die Kontinuitäten von Personen und Institutionen sollen nachverfolgt werden.

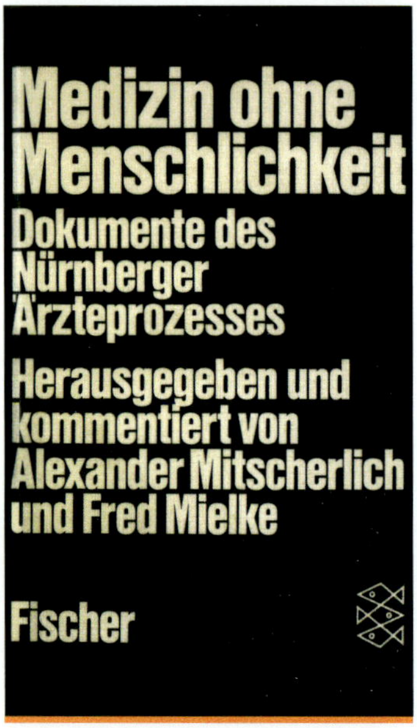

Abbildung 1
Alexander Mitscherlich; Fred Mielke: Medizin ohne Menschlichkeit. Dokumente des Nürnberger Ärzteprozesses. Frankfurt a. M. 1985 (zuerst veröffentlicht unter dem Titel „Das Diktat der Menschenverachtung. Eine Dokumentation" 1947). Mitscherlich und Mielke veröffentlichten darin die den angeklagten SS-Ärzten und Wissenschaftlern zur Last gelegten medizinischen Experimente an Menschen („Verbrechen gegen die Menschlichkeit").

Es ist nicht unser alleiniges Anliegen, den inzwischen schon zahlreichen NS-Aufarbeitungen medizinischer Fachgesellschaften noch eine weitere hinzuzufügen, zumal die Affinität von Ärzten zum NS-System, ihre Beteiligung an Medizinverbrechen und der hohe Anteil an NSDAP-Mitgliedern in der Ärzteschaft bereits seit langem bekannt sind. Allerdings war das Thema „Medizin in der NS–Zeit" über viele Jahrzehnte weder auf der Agenda der Politik noch der Geschichtsschreibung. Alexander Mitscherlich und Fred Mielke hatten zwar 1947, noch während des Nürnberger Ärzteprozesses, auf der Basis der Akten des Alliierten Gerichtshofes ihre richtungsweisende Dokumentation vorgelegt, die zunächst wenig beachtet als „Diktat der Menschenverachtung" erschien (später: „Medizin ohne Menschlichkeit") [3].

Danach aber schwand das öffentliche Interesse an dem Thema, bis in die 1980er Jahre hinein mangelte es an systematischen, wissenschaftlich fundierten Recherchen. Verdrängung und Verleugnung wurden zur Maxime im Umgang mit der eigenen Geschichte. Um sich reinzuwaschen, richtete man den Blick verklärend in die Vergangenheit, schönte Biografien und „entbräunte" Bücherneuauflagen. Ein weiteres und gängiges Mittel zur eigenen Rehabilitierung war die Einengung des Täterkreises auf einige wenige, am besten bereits verurteilte Schuldige:

> *„Sich in diesem Rahmen auch mit ethischen Grenzüberschreitungen, also mit Begriffen wie ‚Täterschaft' und ‚Tat' auseinanderzusetzen, ist ein sehr schmerzhafter Prozess, dem mitunter einungeheurer Verdrängungswille innerhalb der Ärzteschaft gegenüberstand, da solcherlei Fragen das Selbstverständnis und das politisch-moralische Gedächtnis einer Generation von Ärzten unmittelbar berühren."* [4, S. 19f.]

Unser Interesse gilt in erster Linie dem Aufzeigen von teilweise nur graduellen Verschiebungen im „Tuberkulose-Diskurs" und deren konsequente und z.T. inhumane Realisierung: Was die Weimarer Republik nur theoretisch diskutiert hatte, setzte der Nationalsozialismus rigoros in die Tat um. Mit welchen Maßnahmen versuchte die NS-Gesundheitspolitik den Kampf gegen die Tuberkulose zu gewinnen? Wie positionierten sich einzelne Protagonisten der Lungenheilkunde und der Tuberkulose-Gesellschaft unter den veränderten Rahmenbedingungen – als Vorkämpfer, als Mitläufer oder „nur" als schweigende Masse? Und wie eng war die „Zweckbeziehung" zwischen NS-Regime und den Wortführern in Tuberkulosepraxis und -forschung?

Auf diese Fragen versucht das Buch Antworten zu finden: Antworten, die für zukünftige ideologische und ethische Umbrüche in der Medizin sensibilisieren und an die Verantwortung der Ärzteschaft gemahnen sollen. Aus der Zusammenarbeit mit den zahlreichen medizinhistorischen Experten und Expertinnen, die zu diesem Buch beigetragen haben, ist ein umfängliches Dokument über die Rolle der Lungenheilkunde, speziell der Tuberkulose, in der NS-Zeit entstanden. Wir sind diesen Autorinnen und Autoren zu großem Dank verpflichtet, haben sie doch das Spektrum der Verflechtung auch der DTG mit der NS-Gesundheitspolitik erheblich erweitert. Florian Bruns und Astrid Ley haben darüber hinaus unser Vorhaben mit ihrer Expertise begleitet und vielfältig unterstützt.

Dem Vorstand der DGP sowie der Geschäftsführerin Anja Flender danken wir für die stetige und wohlwollende Unterstützung des Projekts, das auch von einer Ausstellung auf dem DGP-Kongress 2018 in Dresden begleitet sein wird. Dem Büro Lindgrün gebührt unser Dank für die sorgfältige Gestaltung.

Berlin, im Januar 2018
Arbeitsgruppe „Deutsche Gesellschaft für Pneumologie (DGP) im Nationalsozialismus“

Robert Loddenkemper, Nikolaus Konietzko, Vera Seehausen

Literatur

1. Nach: Grass, Heinrich (Hg.): Der Kampf gegen die Tuberkulose in Deutschland. Im Auftrag des Reichs-Tuberkulose-Ausschusses. Berlin 1939
2. Adolf Hitlers Gutachten über den Antisemitismus 1919 erstellt im Auftrag seiner militärischen Vorgesetzten. Nach: Maser, Wolfgang: Hitlers Briefe und Notizen. Düsseldorf 1973.
http://www.ns-archiv.de/verfolgung/antisemitismus/hitler/gutachten.php
[Stand: 15.09.2017]
3. Mitscherlich, Alexander; Mielke, Fred: Medizin ohne Menschlichkeit. Dokumente des Nürnberger Ärzteprozesses. Frankfurt a. M.; Hamburg 1949
4. Tascher, Gisela: Die politisch und ideologisch ausgerichtete „Gleichschaltung“ der ärztlichen Standesorganisationen ab 1933 und deren Auswirkungen auf die ärztliche Berufsausübung vor und nach 1945. In: Krischel, Matthis; Schmidt; Mathias; Groß, Dominik (Hg.): Medizinische Fachgesellschaften im Nationalsozialismus. Düsseldorf 2016, S. 19-30

Ø 1896–1900

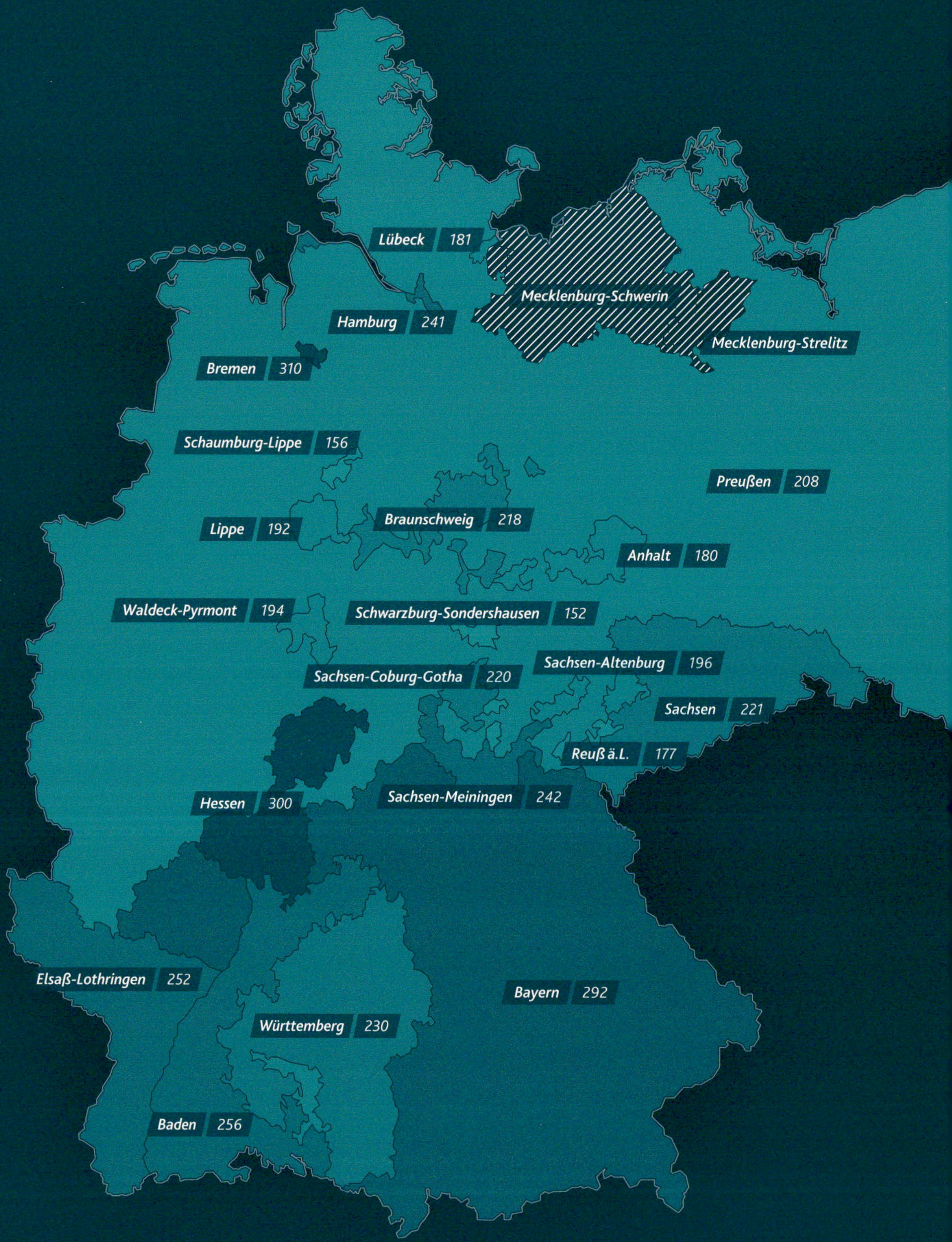

Lübeck 181
Mecklenburg-Schwerin
Hamburg 241
Mecklenburg-Strelitz
Bremen 310
Schaumburg-Lippe 156
Preußen 208
Braunschweig 218
Lippe 192
Anhalt 180
Waldeck-Pyrmont 194
Schwarzburg-Sondershausen 152
Sachsen-Altenburg 196
Sachsen-Coburg-Gotha 220
Sachsen 221
Reuß ä.L. 177
Hessen 300
Sachsen-Meiningen 242
Elsaß-Lothringen 252
Bayern 292
Württemberg 230
Baden 256

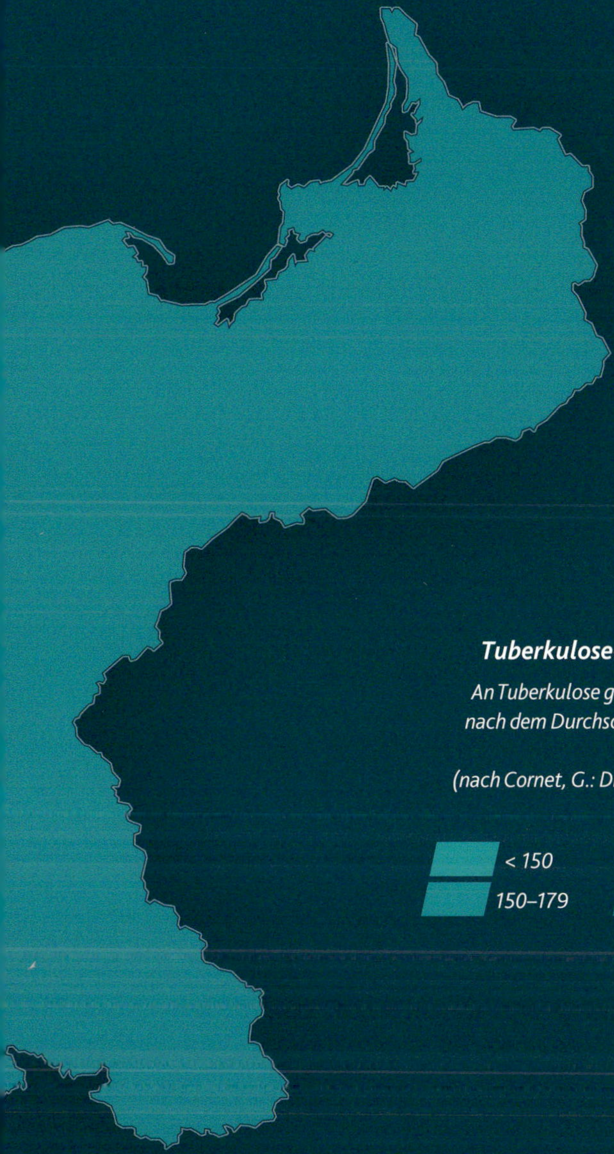

Tuberkulose-Mortalität im Deutschen Reich

An Tuberkulose gestorbene Personen pro 100.000 Einwohner nach dem Durchschnitt der Jahre 1896–1900

(nach Cornet, G.: Die Tuberkulose. Bd. I. Wien 1907, S. 2)

< 150
150–179
180–209
210–239
240–269
270–299
≥ 300
keine Daten

Vorgeschichte: die Lungenheilkunde und die DTG vor 1933

1

Strukturelle, ideologische, personelle Vorläufer und Wegbereiter in der Pneumologie

Robert Loddenkemper, Vera Seehausen

Wegbereiter

In ihrem Wortsinn als „Lehre von der Luft" beschäftigt die Pneumologie die Medizin seit der Antike. Welche Wege die Atemluft im Köper nimmt und wie der Vorgang der Atmung physiologisch zu erklären ist, blieb jedoch lange Zeit Spekulation, auch über Bau und Funktion der Lunge gab es keine klaren Vorstellungen. Erst die anatomischen Studien von Leonardo da Vinci (1452–1519) und die damals revolutionären Lehren von Paracelsus (1493–1541), der als erster den Zusammenhang zwischen Steinstaub und Lungenerkrankung erkannte und dafür den Begriff der „Bergsucht" prägte, und letztlich die Entdeckung des Blutkreislaufs durch William Harvey (1578–1657) schufen die Grundlagen der modernen Medizin. Im Mittelpunkt aller Erkrankungen der Atemwege stand die Schwindsucht, auch als „weiße Pest" oder Phthisis bezeichnet, die bis ins 19. Jahrhundert eine der häufigsten Todesursachen darstellte [1].

Wesentlichen Einfluss auf die Entstehungsgeschichte der modernen Pneumologie nahm der französische Arzt René Théophile Hyacinthe Laënnec (1781–1826), der vor allem mit seiner Erfindung des Stethoskops die Diagnostik der Lungen- und Herzkrankheiten mittels Auskultation voranbrachte [2, S. 2832]. In Deutschland galt Johann Lukas Schönlein als einer der Wegbereiter einer naturwissenschaftlichen Herangehensweise in der Medizin [3, S. 86f.], der neben der Auskultation die von Leopold Auenbrugger entwickelte Perkussion als Untersuchungsmethoden einführte. Schönlein, in seiner Berliner Zeit u.a. Lehrer von Rudolf Virchow, stellte eine Systematik der Krankheitsbilder auf, in der die Tuberkulose als eigenständiges Krankheitsbild aufgeführt wurde [4, S. 11f.].

Abbildung 1.1
TB-Sterblichkeit in Preußen 1882–1907
(aus [9], S. 12)

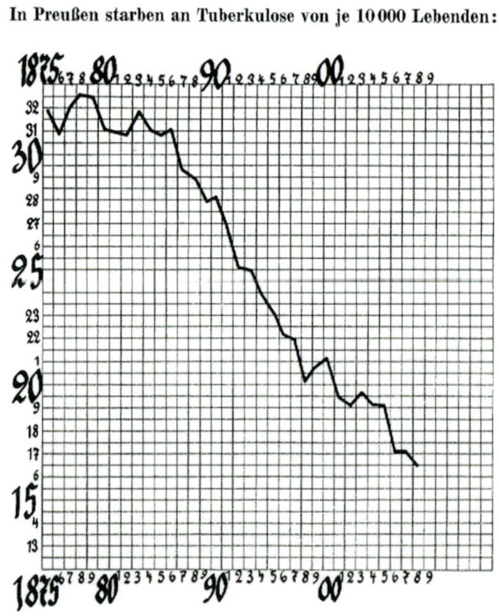

Im 19. Jahrhundert war infolge der Industrialisierung, die zu Armut, Unterernährung, beengten Wohnverhältnissen und mangelnder Hygiene geführt hatte, eine starke Zunahme der Erkrankungen und der Todesfälle an Tuberkulose zu verzeichnen. Tuberkulose wurde die bedeutendste Volkskrankheit in Deutschland, die vor allem proletarische Schichten betraf [6, S. 33], mit hoher ökonomischer Relevanz [5, S. 430f.]. Die Mortalitätsrate lag in Preußen etwa bei 30 Todesfällen auf 10.000 Einwohner. Zudem schlug die Tuberkulose besonders im mittleren Lebensalter zu und war für mehr als 40% der Todesfälle unter den 25- bis 40-Jährigen verantwortlich [7, S. 122]. Daher erregte Robert Koch (1843–1910) nicht nur in Deutschland, sondern weltweit großes Aufsehen, als er am 24. März 1882 vor der Physiologischen Gesellschaft zu Berlin die Entdeckung des Tuberkuloseerregers (*Mycobacterium tuberculosis*) vorstellte. Dies war die Geburtsstunde der bakteriellen Ätiologie und ist bis heute ein Meilenstein in der Geschichte der Tuberkulose, der die Grundlage bildete für die Entwicklung der modernen Mikrobiologie, der Hygiene und der Immunologie.

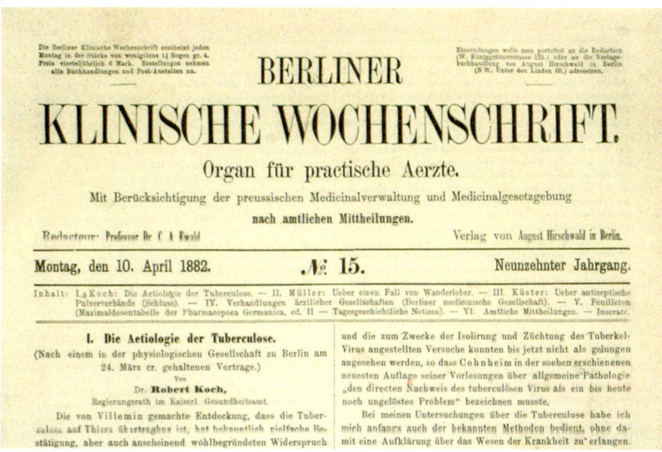

Die Berliner Klinische Wochenschrift erscheint jeden Montag in der Stärke von wenigstens 1½ Bogen gr. 4. Preis vierteljährlich 6 Mark. Bestellungen nehmen alle Buchhandlungen und Post-Anstalten an.

Einsendungen wolle man portofrei an die Redaction (W. Königgrätzerstrasse 125.) oder an die Verlagsbuchhandlung von August Hirschwald in Berlin (N.W. Unter den Linden 68.) adressiren.

BERLINER

KLINISCHE WOCHENSCHRIFT.

Organ für practische Aerzte.

Mit Berücksichtigung der preussischen Medicinalverwaltung und Medicinalgesetzgebung nach amtlichen Mittheilungen.

Redacteur: Professor Dr. C. A. Ewald. Verlag von August Hirschwald in Berlin.

Montag, den 10. April 1882. № 15. Neunzehnter Jahrgang.

Inhalt: I. Koch: Die Aetiologie der Tuberculose. — II. Müller: Ueber einen Fall von Wanderleber. — III. Küster: Ueber antiseptische Pulververbände (Schluss). — IV. Verhandlungen ärztlicher Gesellschaften (Berliner medicinische Gesellschaft). — V. Feuilleton (Maximaldosentabelle der Pharmacopoea Germanica, ed. II — Tagesgeschichtliche Notizen). — VI. Amtliche Mittheilungen. — Inserate.

I. Die Aetiologie der Tuberculose.

(Nach einem in der physiologischen Gesellschaft zu Berlin am 24. März cr. gehaltenen Vortrage.)

Von

Dr. Robert Koch,

Regierungsrath im Kaiserl. Gesundheitsamt.

Die von Villemin gemachte Entdeckung, dass die Tuberculose auf Thiere übertragbar ist, hat bekanntlich vielfache Bestätigung, aber auch anscheinend wohlbegründeten Widerspruch und die zum Zwecke der Isolirung und Züchtung des Tuberkel-Virus angestellten Versuche konnten bis jetzt nicht als gelungen angesehen werden, so dass Cohnheim in der soeben erschienenen neuesten Auflage seiner Vorlesungen über allgemeine Pathologie „den directen Nachweis des tuberculösen Virus als ein bis heute noch ungelöstes Problem" bezeichnen musste.

Bei meinen Untersuchungen über die Tuberculose habe ich mich anfangs auch der bekannten Methoden bedient, ohne damit eine Aufklärung über das Wesen der Krankheit zu erlangen.

Abbildung 1.2
Robert Koch: Die Aetiologie der Tuberculose, veröffentlicht in der Berliner Klinischen Wochenschrift v. 10. April 1882

1890, anlässlich des großen internationalen Medizinkongresses in Berlin, propagierte Koch vorschnell sein Tuberkulin als TB-Heilmittel, obwohl er seine Experimente noch nicht zum Abschluss gebracht hatte. Als diagnostisches Mittel zur Aufdeckung einer latenten TB-Infektion hat Tuberkulin bis heute seine Relevanz, als Medikament erwies es sich jedoch als untauglich [8, S. 134-158]. Noch kurz vor seinem Tod hielt Koch am 7. April 1910 vor der Akademie der Wissenschaften zu Berlin einen Vortrag über die „Epidemiologie der Tuberkulose", in dem er mehrere Faktoren als mögliche Ursachen für die annähernde Halbierung der Lungenschwindsucht-Sterblichkeit in Preußen seit 1882 nannte (Abb. 1.1). Neben dem Rückgang der allgemeinen Sterblichkeit und dem epidemiologischen Verhalten analog zu anderen Seuchen hob er die „Krankenfürsorge mit Isolierung der Phthisiker in Krankenanstalten und die Verbesserung der Wohnungsverhältnisse, insbesondere des Schlafraums", hervor [9, S. 17]. Seinen Vortrag schloss er mit der Forderung nach einem Ausbau der epidemiologischen Überwachung – heute Surveillance genannt – und der Einrichtung von zusätzlichen Fürsorgestellen und anderweitigen Institutionen zur TB-Bekämpfung [ebd., S. 18]. Der Sanatoriumsbewegung, die damals regen Zulauf erfuhr, stand er hingegen ablehnend gegenüber [10, S. 143].

Die Suche nach erfolgreichen Methoden zur Bekämpfung der Tuberkulose spielte sich auch auf internationaler Ebene ab. Um die Jahrhundertwende stand Deutschland, eine der führenden Nationen auf dem Feld der Wissenschaft, vor allem in Konkurrenz zu Frankreich, was sich in dem Wettstreit zwischen Louis Pasteur in Paris und Robert Koch in Berlin niederschlug: Während Pasteur bei der Bekämpfung von Infektionskrankheiten die immunologische körpereigene Abwehr in den Vordergrund stellte, setzte Koch auf Präventionsmaßnahmen bei der Seuchenbekämpfung im Sinne von Public Health.

Ein weiterer Pionier, nicht nur für die Pneumologie, war Wilhelm Conrad Röntgen (1845–1923), der am 8. November 1895 die von ihm so genannten X-Strahlen entdeckte. Für die Pneumologie glich seine Entdeckung einem Quantensprung, das Röntgenbild wurde unverzichtbar für die Lungendiagnostik [11, 4f.]. Röntgen und seine Entdeckung schließen den Kreis der Wegbereiter: Bis heute bilden die physikalische Untersuchung mit Perkussion und Auskultation (Auenbrugger, Laennec), Mikrobiologie (Koch) und Radiologie (Röntgen) die tragenden Säulen der klinischen Pneumologie. Nachdem sich die Lungenheilkunde, speziell die Phthisiologie, im 19. Jahrhundert als neues Fach herausgebildet hatte, wurde ihr Spektrum in der ersten Hälfte des 20. Jahrhunderts durch weitere Subspezialitäten erweitert, die neue diagnostische und therapeutische Möglichkeiten boten. In erster Linie sind hier die Endoskopie, die Immunologie und die Allergologie zu nennen, die bereits mit Clemens von Pirquets Entwicklung des Tuberkulin-Tests entscheidende Fortschritte für die TB-Diagnostik gebracht hatten.

Der eigentliche Durchbruch in der Therapie der Tuberkulose gelang allerdings erst in der zweiten Hälfte des 20. Jahrhunderts mit der Entdeckung wirksamer Antibiotika – einschließlich der Antituberkulotika. Bahnbrechend für die Thoraxchirurgie, der bis in die Mitte des 20. Jahrhunderts eine bedeutsame Rolle bei der Therapie der TB zukam, waren die Entwicklung des Druckdifferenzverfahrens durch Ferdinand Sauerbruch und die Einführung der Überdruck-Intubationsnarkose durch Ludolph Brauer zu Beginn des 20. Jahrhunderts [12, S. 96]. Mit der maschinellen Beatmung und der Weiterentwicklung anästhesiologischer Techniken erhielt die Thoraxchirurgie weiteren Auftrieb. Die erste Pneumonektomie, die Entfernung eines ganzen Lungenflügels, führte Rudolf Nissen 1931 durch [ebd., S. 111].

Strukturelle Vorläufer

Die Pneumologie gehört zu den medizinischen Disziplinen, die sehr stark von der medizinischen Revolution im 19. und zu Beginn des 20. Jahrhunderts profitiert haben und sich früh als eigenständiges Fach profilierten, auch wenn die Lungenheilkunde erst 1924 auf dem 43. Deutschen Ärztetag in Bremen als eigenes Fachgebiet aus der Inneren Medizin ausgegliedert wurde [13, S. 2484]. Das Krankheitsbild der Tuberkulose war schon Jahrzehnte zuvor Gegenstand zahlreicher medizinischer Diskussionen, wie sie sich auf den Fachkongressen des 19. Jahrhunderts widerspiegelten: Kochs Entdeckung der bakteriellen Ätiologie der Tuberkulose stand 1882 im Mittelpunkt des ersten „Congresses für Innere Medizin" in Wiesbaden. Auch 1883 war die Tuberkulose resp. die Frage nach der tuberkulösen Disposition eines der zentralen Themen des Internistenkongresses – und bis in die NS-Zeit zog sich die Frage nach den erblichen Faktoren und erhielt mit fatalen Konsequenzen hohe Brisanz.

Auch in den ersten Jahrzehnten des 20. Jahrhunderts stand die Tuberkulose als epidemische Krankheit im Mittelpunkt der Lungenheilkunde, sie war damals zweithäufigste Todesursache in Deutschland und rangierte zusammen mit der Lungenentzündung sogar noch vor den Herz-Kreislaufkrankheiten. In Ermangelung wirksamer therapeutischer Maßnahmen wurden große Hoffnungen auf die Behandlung in Lungenheilanstalten gesetzt. Begründer der Heilstättenbewegung war Hermann Brehmer (1826–1889), der 1854 in Görbersdorf/Schlesien die erste „private" Lungenheilanstalt der Welt eröffnet hatte. Brehmer, der selbst an Tuberkulose erkrankt und nach einem Aufenthalt im Himalaya-Gebirge geheilt war, stellte die Theorie „immuner Orte" auf, die eine Heilung von Tuberkulose unter speziellen klimatischen Bedingungen beinhaltete. Görbersdorf sah er als einen solchen immunen Ort an, da es in der Gegend keine TB-Kranke gab. Sein Schüler Peter Dettweiler (1837–1904), der im Gegenzug zu Brehmer der Liegekur den Vorzug gab, gründete 1892 in Falkenstein die erste deutsche Volksheilstätte für unbemittelte Lungenkranke. Deutschland nahm nun eine Vorreiterrolle in der Heilstättenbewegung ein [10, S. 58], die sich rasch auch in anderen europäischen Ländern und in den USA ausbreitete. Frühe Kritiker, u.a. Robert Koch, sahen eine Gefahr in der alleinigen Konzentration auf die heilbaren TB-Kranken in den Sanatorien. Vielmehr forderten sie, das Hauptaugenmerk auf die Isolation der Schwerstkranken oder unheilbar Erkrankten zu legen, die – ohne Chance auf Heilung – in ihrem gewohnten sozialen Umfeld verblieben und damit einen stetigen Herd der Infektion darstellten. [10, 143f.]

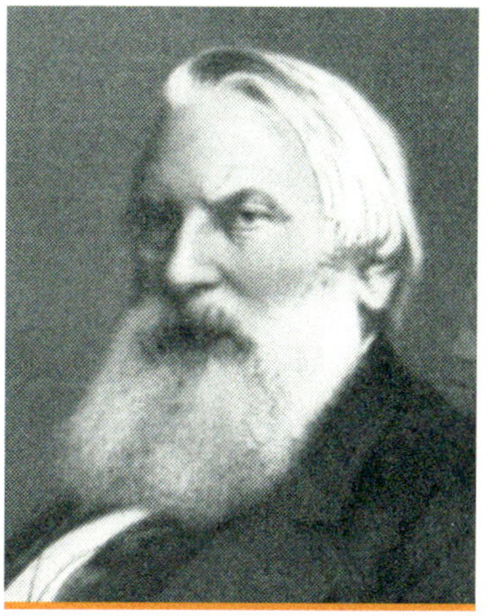

Abbildung 1.3
Hermann Brehmer (1826–1889)

1850 Medizinstudium in Berlin bei Johannes Müller
1853 Mitglied der Akademie Leopoldina
1854 erste Lungenheilanstalt und damit Begründung der Heilstättenbewegung
1863 Eröffnung des Brehmerschen Sanatoriums in Görbersdorf

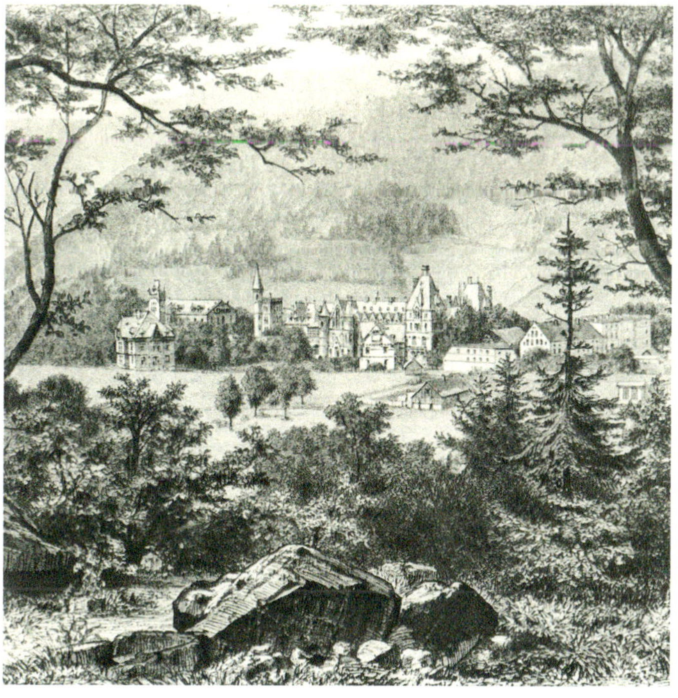

Abbildung 1.4
Dr. Brehmer's Heilanstalten für Lungenkranke, 1880 (Zeichnung H. Heuhaus) – die weltweit erste, 1854 gegründete Lungenheilstätte mit anfangs 40, dann bis zu 300 Betten

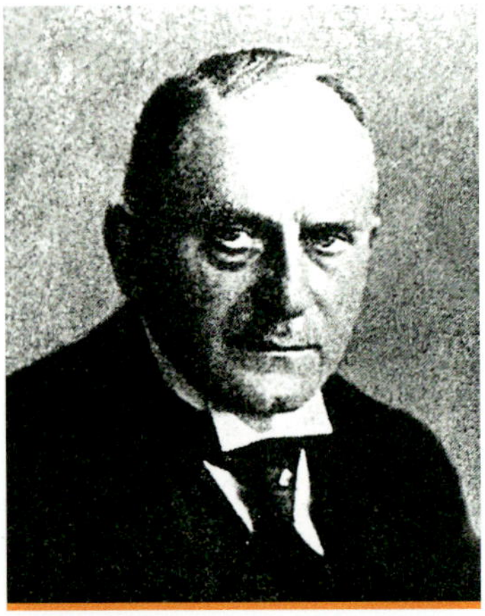

Abbildung 1.5
Gotthold Pannwitz (1861–1926)

1895 Schriftführer des Heilstättenvereins des Roten Kreuzes
1895 Gründer und Generalsekretär des Deutschen Central-Komitees zur Errichtung von Heilstätten für Lungenkranke
1899 Gründung des Internationalen Zentralbureaus zur Bekämpfung der Tuberkulose
1902 Herausgeber der Zeitschrift „Tuberculosis"
1902 Gründer der Heilanstalt Hohenlychen
1918 „Die ländliche Heimstätte"

Gründung des DZK

Die Dynamik der Heilstättenbewegung hatte bereits im Jahre 1895 zur Gründung des Deutschen Central-Komitees zur Errichtung von Heilstätten für Lungenkranke geführt, dem heutigen DZK (Deutsches Zentralkomitee zur Bekämpfung der Tuberkulose). Die Trägerschaft der Lungenheilstätten übernahmen anfangs Armen- und Wohlfahrtsverbände wie z.B. das Rote Kreuz. Erst nachdem 1899 mit dem Invalidenversicherungsgesetz die rechtliche Grundlage dafür geschaffen worden war, in Vorbeugung der Invalidität spezielle Heilbehandlungen durchzuführen, fiel diese Aufgabe in den Zuständigkeitsbereich der Landesversicherungsanstalten.

Mit der Gründung des DZK wurde seitens der Regierung das Ziel verfolgt, die Kontrolle über die Aktivitäten verschiedener regionaler Tuberkulosevereine zu übernehmen. Das neue Gremium war auf höchster politischer Ebene angesiedelt: Reichskanzler Fürst Chlodwig zu Hohenlohe-Schillingsfürst hatte den Ehrenvorsitz inne, der Staatssekretär des Inneren und Vizepräsident des Preußischen Staatsministeriums war Vorsitzender des Präsidiums, dem weitere hochrangige Vertreter aus Militär, Politik und Verwaltung angehörten [14, S. 542]. Das Protektorat des Central-Komitees übernahm Kaiserin Auguste Victoria. Schriftführer und späterer Generalsekretär wurde der erst 34-jährige Stabsarzt Gotthold Pannwitz (1861–1926), der auch die Initiative zur Gründung ergriffen hatte, nachdem er kurz zuvor an das Kaiserliche Gesundheitsamt berufen worden war. Seine Argumente für die Gründung stellen einen Zusammenhang her zwischen der damals herrschenden Kriegsbereitschaft und dem Interesse an der Tuberkulosebekämpfung: „Bekämpfen wir die Schwindsucht, so heben wir die Kriegstüchtigkeit unseres Volkes in hohem Maße." [15]

Abbildung 1.6
Die von Pannwitz errichtete Heilanstalt Hohenlychen diente in der NS-Zeit als Reichssportsanatorium und Erholungsort für NS-Größen. Ab 1944 war sie der Tatort verbrecherischer Humanexperimente u.a. mit Tuberkelbazillen.

Heißmeyers Humanexperimente (siehe Kap. 5)

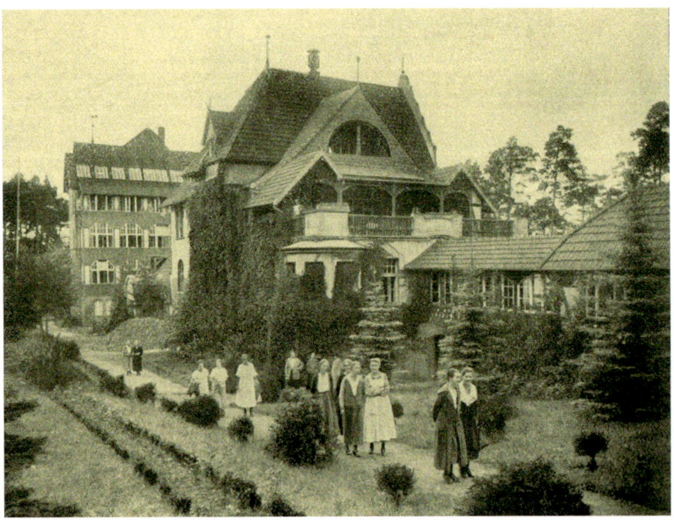

Im Jahr 1899 erhielt das Komitee die „Rechte einer juristischen Person", 1900 wurde es als „milde Stiftung" anerkannt. Seine Ziele in der Tuberkulosebekämpfung waren „neben der Heilstättenbegründung die Fürsorge für die Familien der Heilstättenpfleglinge und die Arbeitsvermittlung für die Heilstättenentlassenen" [14, S. 542]. Einen weiteren Schwerpunkt bildete die Volksaufklärung über die Tuberkulose in Form von Tuberkuloseausstellungen, Wandermuseen, Lichtbildersammlungen und eines Tuberkulosefilms. 1899 wurde ein erster großer wissenschaftlicher „Kongreß zur Bekämpfung der Tuberkulose als Volkskrankheit" in Berlin einberufen, an dem über 2.000 Teilnehmer, darunter 200 Mitglieder ausländischer Regierungen, teilnahmen. Eine internationale Ausrichtung wurde mit dem 1901 gegründeten Internationalen Zentralbureau zur Bekämpfung der Tuberkulose, dem Vorläufer der heutigen IUATLD, angestrebt, das 1902 die I. Internationale Tuberkulose-Konferenz vom 22.–26. Oktober in Berlin ausrichtete [16].

Zentralbureau und IUATLD
(siehe Kap. 10)

1906 erfolgte dann die Umbenennung in Deutsches Zentralkomitee zur Bekämpfung der Tuberkulose, die die inhaltliche Erweiterung auf die Tuberkulosefürsorge zum Ausdruck brachte. Denn inzwischen hatte sich auch in Deutschland die Erkenntnis durchgesetzt, dass umfassende Fürsorgemaßnahmen für die Bekämpfung der Tuberkulose unabdingbar waren. Nun erklärte sich auch Robert Koch zur Mitarbeit im DZK bereit und wurde 1906 offizielles Vorstandsmitglied [17, S. 66]. Insbesondere nach dem Ersten Weltkrieg konzentrierten sich die Bemühungen des DZK neben der Heilstättenförderung und der Volksbildung auf die Ausstattung der TB-Fürsorgestellen mit Röntgenapparaten [10, S. 111].

Auf Pannwitz als Generalsekretär waren zunächst Johannes Nietner (1904–1914) und schließlich Friedrich Helm (1914–1933) gefolgt, die als Oberstabsärzte ebenfalls dem Militär angehörten. Auch die Zusammensetzung des DZK-Präsidiums änderte sich in der Weimarer Republik, indem jetzt z.B. „eine Reihe von Vertretern der Arbeiterschaft und eine Vertreterin der Frauenwelt in das Präsidium gewählt [wurden], um dem Zentralkomitee mehr als bisher die Mitarbeit dieser Kreise zu sichern" [18, S. 168; s. auch 10, S. 104–111]. Finanziert wurde die Arbeit des DZK durch staatliche Zuschüsse wie Zuwendungen aus Lotterien (seit 1901) und ab 1920 aus Erträgen des „Branntweinmonopols" [18].

Die 36. und vorerst letzte Generalversammlung fand als Geschäftssitzung am 19. Mai 1932 statt. 1933 trat das gesamte Präsidium zurück, das DZK wurde durch den Reichs-Tuberkulose-Ausschuß (RTA) ersetzt und der Leitung des Reichsministeriums des Innern unterstellt.

DZK 1933
(siehe Kap. 7)

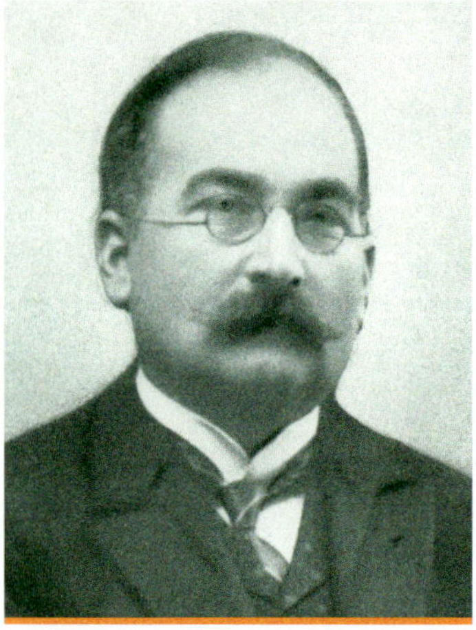

Abbildung 1.7
Nikolaus Nahm (1865–1912)

1904 Leiter der Heilstätte Ruppertshain
1907 niedergelassener Arzt in Frankfurt/Main
1906 Gründer und 1. Vorsitzender der Vereinigung der Süddeutschen Lungenheilanstaltsärzte

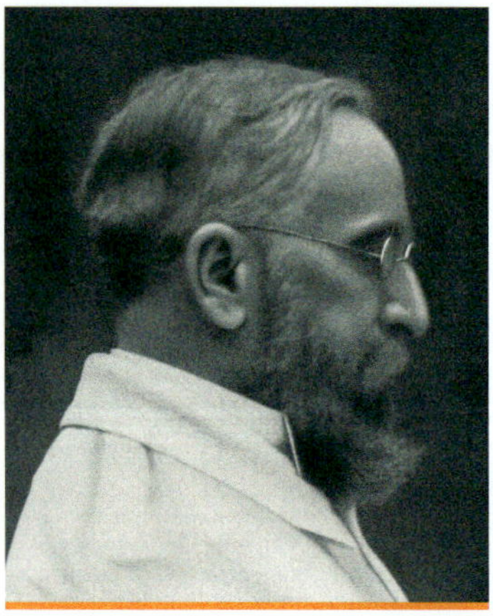

Abbildung 1.8
Oskar Pischinger (1873–1928)

1901 erster Leiter der Heilstätte Luitpoldheim und Fürsorgearzt in Aschaffenburg
1906 Mitgründer der Vereinigung der Süddeutschen Lungenheilanstaltsärzte
1913 Vorsitzender der Vereinigung der Lungenheilanstaltsärzte (bis 1925)
1926 Gründungsmitglied der DTG

Gründung der Tuberkulose-Gesellschaften als Vorläufer der DTG/DGP

Neben dem staatlich geprägten DZK entstanden erste Zusammenschlüsse von Vertretern der Lungenheilkunde Anfang des 20. Jahrhunderts. Eine der ersten Fachgesellschaften stellte die Vereinigung der Süddeutschen Lungenheilanstaltsärzte dar, die ihr Gründungstreffen unter dem Vorsitz von Nikolaus Nahm 1906 in Heidelberg in einem noch kleinen Kreis von nur 14 Teilnehmern abhielt. Kontroverse Diskussionen über den Erfolg der Heilstättenbehandlung bestimmten die erste Sitzung: „Über Einweisungen in Volksheilstätten referierte Curschmann/Friedrichsheim. Er polemisierte scharf gegen Pickert/Beelitz, der behauptet hatte, ein Teil der Heilstättenpatienten wäre auch ohne Behandlung genesen oder sei überhaupt nicht behandlungsbedürftig." [nach 11, S. 15f.] Auch die Konzentration allein auf die Behandlung erfolgversprechender Fälle wurde offen ausgesprochen:

> *„[S]chwerere Kranke könne man nur dann aufnehmen, wenn sie selbst die Kosten trügen. Für die Einweisung der Kranken in die Heilstätte müsse an dem Grundsatz festgehalten werden, daß in erster Linie nur leicht Kranke vom Frühstadium der Tuberkulose in die Anstalt gehören, die noch wirklich zu heilen sind."* [ebd., S. 16; siehe auch 19]

Ökonomische Aspekte, wie sie hier zum Ausdruck kommen, durchziehen auch die Diskussionen um Heilungschancen mittels Heilstättenkuren oder Asylierung von TB-Kranken und werden den Lungenheilstättenärzten seitens ihrer Kritiker zum Vorwurf gemacht [20, S. 43ff.].

1910 wurde während der Münchner Jahresversammlung aus der süddeutschen die überregionale Vereinigung der Lungenheilanstaltsärzte, die am 17. Oktober als jetzt reichsweite Fachgesellschaft gegründet wurde [21] – die Geburtsstunde der heutigen DGP. Zu den Gründungsmitgliedern gehörten neben Nahm, dem Nachfolger von Peter Dettweiler in Ruppertshain, die Leiter großer Heilstätten wie Johannes Ritter (Geestacht), Hellmuth Ulrici (Sommerfeld) oder Sanitätsrat Oskar Pischinger an, der sowohl die Heilstätte Luitpoldheim in Lohr leitete als auch als Fürsorgearzt in Aschaffenburg tätig war. In dieser Doppelfunktion war er prädestiniert für den späteren Brückenschlag zwischen Lungenheilanstaltsärzten und Tuberkulosefürsorgeärzten.

Sowohl die Vereinigung der Lungenheilanstaltsärzte wie auch die zwölf Jahre später gegründete Gesellschaft Deutscher Tuberkulosefürsorgeärzte waren in „bewußtem Gegensatz zu den vom damaligen Zentralkomitee zur Bekämpfung der Tuberkulose geleiteten Versammlungen" [22, S. 719] gegründet worden und verstanden sich in erster Linie als Interessensvertretung ihres Berufsstandes. Insbesondere die Sanatoriumsärzte standen der Vormachtstellung des DZK mit seinen stark von Regierungsseite geprägten Intentionen skeptisch gegenüber und befürchteten den Verlust ihrer Eigenständigkeit. Allerdings verdeutlicht allein die Anzahl der Heilstätten – nach Angaben des DZK im Jahr 1908 insgesamt 99 Einrichtungen mit einer Kapazität von über 10.000 Betten [23, S. 15] –, dass die Vereinigung eine starke Gruppierung darstellte.

Anfangs ohne Assistenz- und Fürsorgeärzte, die erst nach dem Ersten Weltkrieg Mitglied werden konnten, diskutierte die Vereinigung auf ihren jährlichen Versammlungen aktuelle Themen der TB-Behandlung und ihrer Anwendungsbereiche: z.B. Inhalationstherapie, Einsatz von Sputumgefäßen, Tuberkulinbehandlung zur Immunisierung und das Verhältnis von Tuberkulose und Psyche [24, S. 78f.]. In der Krankenbehandlung wurden außerdem Medikamente zur allgemeinen Stärkung resp. Linderung eingesetzt (Kreosotpräparate, Natronsalz, Arsen zur Blutbildung, Kieselsäure), detaillierte Diätpläne entwickelt und Atemgymnastik, Bewegungs-, Helio- und Hydrotherapie verordnet. Zu den spezifischen Heilmethoden zählten chemotherapeutische Verfahren mittels Kupfer oder Gold, Versuche mit Röntgenbestrahlung der Lunge oder der Einsatz des umstrittenen Friedmannschen Heilmittels, deren Erfolgsquoten jedoch stets mäßig blieben [25, S. 742ff., S. 788ff.].

Das zentrale Publikationsorgan, in dem sich diese fachlichen Auseinandersetzungen abspielten und wo auch die Versammlungsberichte der Vereinigung der Lungenheilanstaltsärzte erschienen, waren die 1902 von Ludolph Brauer (1865–1951) begründeten „Beiträge zur Klinik der Tuberkulose". Ludolph Brauer zählte zu den führenden Köpfen in der Tuberkulosebekämpfung und war Verfechter einer eigenständigen Lungenheilkunde innerhalb der Inneren Medizin. Zwar sprach er sich gegen „eine unnötige Zersplitterung der inneren [sic!] Medizin in Sonderfächer und Sonderkongresse" aus, zweifelte aber nicht daran, „dass der Verein der Lungenheilanstaltsärzte mit seinen Verhandlungen jetzt entschieden einem Bedürfnisse entspricht" [26, S. III].

Brauer selbst hatte sich mit der Überdruckbeatmung einen Namen gemacht, mit seiner Kollapstherapie neue Behandlungsmethoden eingeführt und damit entscheidende Impulse für neue Heilverfahren gesetzt. Aber trotz solcher Fortschritte lag der Schwerpunkt der Behandlung weiterhin auf der Isolation der Kranken in den Heilstätten. Retrospektiv lassen sich einige kritische Worte zur Effizienz der Lungenheilstätten sagen; bereits in der zeitgenössischen Heilstätten-Debatte wurde die Frage der Kosten-Nutzen Relation thematisiert. Dennoch blieben Isolation der Kranken und Liegekuren, weiterhin die Kollapstherapie mit Pneumothorax und z.T. heroische operative Eingriffe die einzigen Behandlungsinstrumente, die in der Vor-Antibiotika-Ära zur Verfügung standen.

Hatte sich in den Jahren nach Robert Kochs Entdeckung des Tuberkuloseerregers der deutliche Rückgang der Sterblichkeit an Tuberkulose fortgesetzt (von 300 Sterbefällen unter 100.000 Einwohnern Preußens im Jahr 1882 auf 137/100.000 im deutschen Reichsgebiet im Jahr 1913), so kam es während des Ersten Weltkriegs zu einer erheblichen Zunahme der TB-Mortalität auf 230/100.000, ausgelöst vorwiegend als Folge der Mangelernährung der Bevölkerung, die vermutlich eine reduzierte immunologische Abwehr gegen die Tuberkulose (und andere Infektionskrankheiten) verursachte [5, S. 469, Abb. 3.1]. Auf der Generalversammlung des DZK 1919 wurde berichtet, dass 1917 in Preußen die TB-induzierten Todesfälle um 30.000 höher lagen als 1913 und im Deutschen Reich in Orten mit über 15.000 Einwohnern die Zahl um 34.000 gestiegen war.

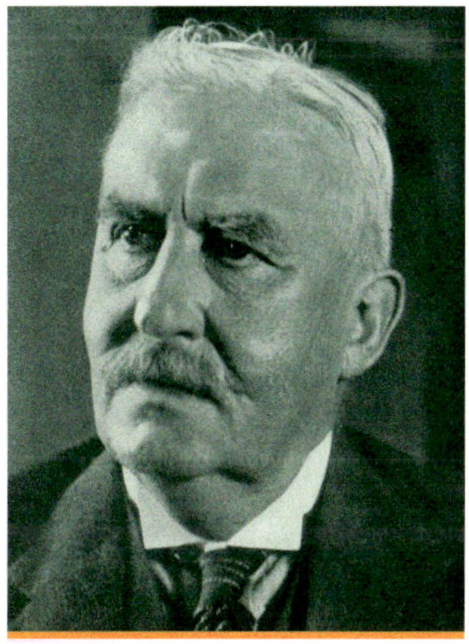

Abbildung 1.9
Ludolph Brauer (1865–1951)

1903 Begründer der „Beiträge zur Klinik der Tuberkulose"
1910 Direktor des Allgemeinen Krankenhauses Eppendorf
1912 Gründung des Krebs- und Tuberkuloseforschungsinstituts Hamburg
1912 Ehrenmitglied der Vereinigung der Lungenheilanstaltsärzte
1920 Professor für Innere Medizin an der Universitätsklinik Hamburg
1922 Vorsitzender der Deutschen Gesellschaft für Innere Medizin
1925 Gründungsmitglied und Ehrenpräsident der DTG

Lag der Anteil der Frauen vor dem Ersten Weltkrieg unter dem der Männer, so war er nun bei beiden Geschlechtern gleich, im Kindesalter hatten sich die Todesfälle von 1913 bis 1918 verdoppelt. Die Sterblichkeitskurve erreichte aber schon bald wieder ihren vorhergehenden („säkularen") Verlauf [ebd., S. 435, Abb. 2], der bereits im 19. Jahrhundert vor der Entdeckung des Tuberkuloseerregers 1882 eingesetzt hatte, vorwiegend wohl als Folge des verbesserten Lebensstandards.

Die Fachgesellschaften in der Weimarer Republik

Die erste Versammlung der Vereinigung der Lungenheilanstaltsärzte nach dem Ersten Weltkrieg fand 1920 in Weimar statt. Der Konflikt zwischen den Lungenheilanstaltsärzten und dem DZK bestand unverändert weiter, die Vereinigung betonte mehrfach ihre Rolle in der TB-Behandlung und hob hervor, „dass wir Heilstättenärzte ganz besonders dazu berufen sind, in Fragen in der Bekämpfung der Tuberkulose unsere Stimmen zu erheben". Und weiter: „Eine wirksame Bekämpfung der Tuberkulose ohne Heilstätten halten wir auch heute noch für unmöglich." [27, S. 242] Eine gewisse Öffnung zeichnete sich allerdings ab, indem erstmals „in Ausnahmefällen auch leitende Ärzte und Oberärzte von Tuberkuloseabteilungen und -krankenhäusern aufgenommen werden" konnten" [28, S. 245].

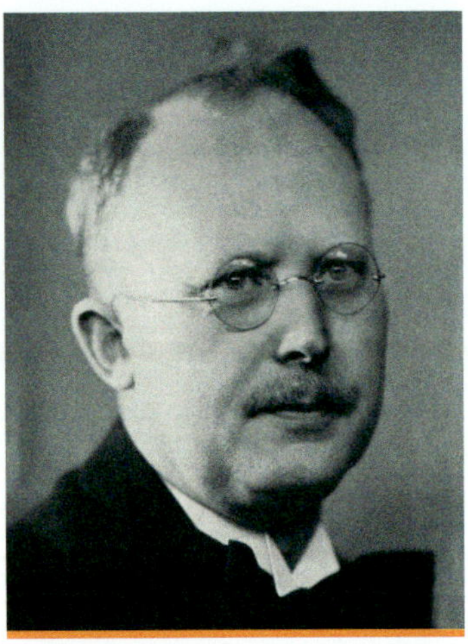

Abbildung 1.10
Karl Heinz Blümel (1880–1935)
Leiter der Tuberkulosefürsorgestelle in Halle

1922 Mitbegründer und 1. Vorsitzender der Gesellschaft der Deutschen Tuberkulosefürsorgeärzte
1923 Eintritt in die NSDAP
1926 Herausgabe des „Handbuchs der Tuberkulose-Fürsorge"

1922 wurde durch Initiative von Karl Heinz Blümel (1880–1935) zusammen mit Hermann Braeuning, Christian Harms und Karl Ernst Ranke die Gesellschaft Deutscher Tuberkulosefürsorgeärzte ins Leben gerufen [22, S. 719], zurückgehend auf eine wachsende Unzufriedenheit mit dem DZK, „da dieses sich nur im beschränkten Rahmen mit medizinischen, vorwiegend dagegen mit wirtschaftlichen Fragen in Verbindung mit der öffentlichen Zentralgewalt, dem Reich und seinen Ministerien, beschäftige" [29, S. 114]. Ausgehend von Schottland hatte um 1887 die Idee eines flächendeckenden Tuberkulosefürsorgewesens auch auf dem Kontinent Verbreitung gefunden, zunächst in Frankreich und Belgien als „Dispensaire-Bewegung", dann auch in Deutschland [30, S. 20; 16, S. 622]. Die erste Tuberkulosefürsorgestelle wurde 1899 von dem damaligen Stadtrat Ernst Pütter (1864–1942) in Halle eröffnet, der einen „Schwindsuchtsverein" gegründet hatte [31, S. 76] und sich zur Aufgabe setzte, „die Tuberkulösen in ihren Wohnungen zu isolieren, sie zu belehren und überwachen zu lassen" [32, S. 109].

Man hatte jetzt erkannt, dass sich die schwierige Tuberkulosesituation nur mit vereinten Anstrengungen angehen ließ. Um gemeinsame Positionen und Strategien zu finden und so nach außen einheitlich auftreten zu können, bildete sich 1922 die Arbeitsgemeinschaft der Vereinigung der Lungenheilanstaltsärzte und der Gesellschaft Deutscher Tuberkulosefürsorgeärzte, die 1923 eine erste gemeinsame Tagung organisierte. Der Vorsitzende Johannes Ritter betonte die Notwendigkeit des Zusammenschlusses und plädierte für „das verständnisvolle Zusammenwirken der Fürsorgestellen und der Heilstätten, deren Tätigkeit in jeder Hinsieht sich in glücklichster Weise ergänzen" [33, S. 137]. Und Oskar Pischinger hatte in ähnlichem Tenor die Sitzung eröffnet mit den Worten: „Fürsorgeärzte und Heilstättenärzte gehören in der sozialen Schwindsuchtbekämpfung am engsten und nächsten zusammen." [34, S. 211]

Getrennt von der Tagung des DZK fand die erste Tagung der Arbeitsgemeinschaft mitten in der Inflationszeit statt, in der es aufgrund der verschlechterten Ernährungslage zu einem erneuten Anstieg der Tuberkulosefälle gekommen war. Thematisch befasste sich die Versammlung mit der Frage nach Konstitution und Vererbung der Tuberkulose (Willy Schultz, Ernst Meinicke), dem Einsatz der Röntgendiagnostik (Eernst Haeger) und der „Arbeitsunfähigkeit Lungenkranker in Heilanstalten" (Georg Liebe). Seitens der Tuberkulosefürsorgeärzte wurde der Wunsch an die Politik gerichtet, ein Pflichtkolleg in den TB-Fürsorgestellen einzurichten und das Lungenfach auf diese Weise in die medizinische Ausbildung zu integrieren. [35, S. 512]

Die Deutsche Tuberkulose-Gesellschaft (DTG) während der Weimarer Republik

Da in der Arbeitsgemeinschaft lediglich die Lungenheilanstaltsärzte und die Tuberkulosefürsorgeärzte vertreten waren, wurde 1925 schließlich die Deutsche Tuberkulose-Gesellschaft (DTG) mit dem Ziel gegründet, Vertreter von Wissenschaft und Forschung zu einer aktiven Mitarbeit in der Tuberkulosebekämpfung zu bewegen [36, S. 216-218]. Treibende Kraft war Otto Ziegler (1879–1931), Leiter der Heilstätte Heidehaus in Hannover. Die Satzung der DTG sah eine automatische Mitgliedschaft der Mitglieder der Vereinigung der Lungenheilanstaltsärzte und der Gesellschaft der Tuberkulosefürsorgeärzte vor. Obwohl nun also mit der DTG eine übergeordnete Fachgesellschaft bestand, hielten die anderen Interessenverbände weiterhin eigenständige, parallel stattfindende Versammlungen ab. Dies ging so weit, dass sich 1933 die Lungenheilanstaltsärzte und Tuberkulosefürsorgeärzte noch in einer neuen Vereinigung deutscher Tuberkuloseärzte zusammenschlossen, bis diese dann 1937 wieder aufgelöst und in die DTG integriert wurde [22].

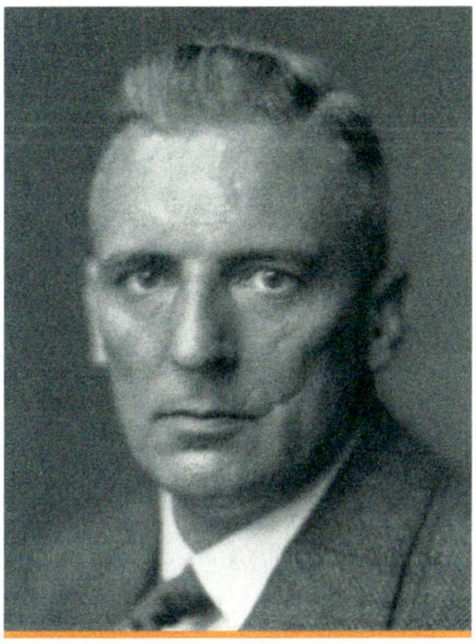

Abbildung 1.11
Otto Ziegler (1879–1931)

1907 Gründer und Leiter der Heilstätte Heidehaus (Hannover)
1910 Herausgabe des „Röntgenatlas der Lungentuberkulose"
1929 Honorarprofessor in Göttingen
1925 Gründungspräsident der DTG

In einer einführenden Festschrift zur ersten Tagung 1926 in Düsseldorf wird die Entstehungsgeschichte der DTG ausführlich festgehalten und die Bedeutung der Heilstättenbewegung für die Bekämpfung der Tuberkulose, die Erfolge Brehmers und Dettweilers sowie die vom DZK unterstützten Volksheilstätten hervorgehoben. Im Weiteren stellten die Autoren dann die Entwicklung jenseits der Heilstätten und die Grundzüge einer erfolgreichen Bekämpfung der Tuberkulose heraus. Wesentlich sei die „einmütige Zusammenarbeit der Fürsorgestellen, Heilstätten und Krankenhäuser", die es ermögliche, die heilbaren Fälle in den Heilstätten angemessen zu behandeln und die „ansteckungsfähigen Tuberkulösen" zu isolieren. Die Betonung von hygienischen Wohnverhältnissen und schlussendlich die wissenschaftliche Auswertung der „gesammelten Erfahrungen" mündete in dem Resümee: „Diese Aufgaben sind aber nur von einer einheitlichen, für diese Aufgabe organisierten Ärzteschaft zu lösen." [37, S. 386] Ein weiteres wichtiges Ziel war eine stärkere Unabhängigkeit gegenüber der Regierung und den Verwaltungsbehörden, wie sich aus der Festschrift herauslesen lässt. Die Autoren betonten, dass die neue Gesellschaft das Ziel verfolge, „den Behörden und der Öffentlichkeit gegenüber ein einheitliches Auftreten der beiden Ärztegruppen nach Möglichkeit zu erreichen"[ebd.].

Sehr deutlich kam außerdem als weiterer Beweggrund zur Gründung der DTG die Einbeziehung der Tuberkuloseforschung zur Sprache:

> *„Auf die Dauer erschien es aber doch wünschenswert, daß auch den nicht in den Heilstätten und Fürsorgestellen tätigen Ärzten, insbesondere den Forschern und Lehrern an Universitäten und den Leitern von Krankenhäusern usw., die bei der Bekämpfung der Tuberkulose unentbehrliche Hilfe leisten können und müssen, die Möglichkeit gegeben wurde, als vollberechtigte Mitglieder in der Arbeitsgemeinschaft mitzuwirken und damit einen Einfluß auf ihre Tagungen in den Tagesordnungen zu gewinnen."* [ebd., S. 387]

In der Satzung war zwar festgelegt, dass jeder deutsche Arzt vollberechtigtes Mitglied werden konnte, dennoch wies das Mitgliederverzeichnis der DTG – wie auch das der Vereinigung der Lungenheilanstaltsärzte – eine Reihe z.T. prominenter Mitglieder aus anderen deutschsprachigen Ländern aus, vor allem aus der Schweiz und Österreich. Der Gründungsvorstand der DTG setzte sich zusammen aus dem Vorsitzenden Otto Ziegler sowie Ernst von Romberg, Hermann Braeuning, Johannes Ritter, Ferdinand (Fred) Neufeld, Gustav Liebermeister, Ehrenmitglied Ludolph Brauer, Schatzmeister Josef Stein und dem langjährigen Geschäftsführer Julius Kayser-Petersen, der das Amt bis 1945 innehatte.

Der Beirat bestand aus den drei Gruppen

a) der Heilanstaltsärzte mit Georg Schröder, Ernst Meinicke, Oskar Pischinger, Hans Grau, Otto Weise und Adolf Bacmeister,

b) der Fürsorgeärzte wie Wilhelm Raymann, Herbert Beschorner, Franz Redeker, Hans Kiermayer, Gerhard Ballin und Franz Ickert

c) und „den übrigen Herren", d.h. namhaften Medizinern und Gesundheitspolitikern wie Wilhelm His, Paul Uhlenhuth, Friedrich Helm, Clemens von Pirquet, Ferdinand Sauerbruch und Ludwig Aschoff.

Damit vereinte die DTG in ihren Reihen prominente Vertreter der Lungenheilkunde, der Inneren Medizin, der Chirurgie und des Gesundheitswesens, die auch während des Nationalsozialismus wichtige Funktionen in der Organisation der Tuberkulosebekämpfung bzw. der Gesundheitsfürsorge einnahmen bzw. in fachlichen Diskussionen und Richtungsentscheidungen Stellung bezogen. Zum Gründungszeitpunkt in Danzig 1925 hatte die DTG 379, ein Jahr später bereits 519 Mitglieder und 1928 dann mit 787 Mitgliedern bereits mehr als die doppelte Anzahl. Der Zusammenschluss zu einer gemeinsamen Organisation war augenscheinlich ein notwendiger Schritt, um eine starke Interessenvertretung der gesamten Lungenheilkunde zu erreichen und sich aus der Inneren Medizin herauszulösen.

Laut Geschäftsführer Kayser-Petersen spiegelte sich in der Namensgebung auch eine inhaltliche Positionsbestimmung wider:

> *„Rein äußerlich zeigt sich die neue Wegrichtung in der Verwandlung der Lungen-Heilstätten in Tuberkulose-Krankenhäuser, der Auskunfts- und Fürsorgestellen für Lungenkranke in Tuberkulose-Fürsorgestellen, der Fachärzte für Lungenkrankheiten in Tuberkulose-Ärzte."* [ebd.]

Auf der einen Seite erhob man damit auch den Anspruch auf Zuständigkeit hinsichtlich der extrapulmonalen Tuberkulosen, auf der anderen Seite führte die Beschränkung des Facharztes für Lungenkrankheiten (seit 1924) auf die Tuberkulose zu einer lang andauernden Sonderstellung der Tuberkulose innerhalb der deutschen Medizin – mit all ihren negativen Folgen für die Entwicklung der Pneumologie bis in die heutige Zeit.

Wie viele andere Gesellschaften passte sich die DTG 1933 schnell den neuen Machtverhältnissen an. Im Vorstand wurde auf der Mitgliederversammlung 1933 in Eisenach, die während der Tagung der Vereinigung deutscher Tuberkuloseärzte stattfand, der „Arierzwang" für die Vorstandsmitglieder als „selbstverständlich vorausgesetzt". Die „nationale Revolution" wurde ebenso begrüßt wie die Anbindung der wissenschaftlichen Gesellschaften an die Reichszentrale für Gesundheitsführung [38, S. 723]. Franz Ickert (1883–1954), der 1948 der erste Nachkriegsvorsitzende der DTG wurde, führte in seinem Vortrag zu „Rassehygiene und Tuberkulosebekämpfung" aus, „daß die Reichsregierung bekanntlich erwartet, daß jeder deutsche Arzt sein gesamtes ärztliches Denken und Handeln auf die Grundsätze der Eugenik umstellt", und forderte „in vorauseilendem Gehorsam", das Gesetz zur Verhütung erbkranken Nachwuchses auszuweiten:

> *„1. auf Personen mit vorgeschrittener und weiter fortschreitender, 2. auf asoziale und antisoziale Offentuberkulöse, 3. auf beide Partner derjenigen Ehen, in denen beide Partner klinisch tuberkulös sind"* [39, S. 660].

Fachdiskussionen auf den Tagungen der DTG

Zwar stand die Tuberkulose auf den Tagungen der DTG im Vordergrund – 1926 in Düsseldorf u.a. mit Themen zur Chemotherapie mit Gold, zur künstlichen Immunisierung und zum Pneumothorax –, doch bezogen die Fachvorträge auch andere Lungenkrankheiten ein, beispielsweise zur pathologischen Physiologie der Atmung, zu bronchopneumonischen Herden nach Rauchschädigung, zum Asthma bronchiale und zur Behandlung des Pyopneumothorax (Ferdinand Sauerbruch).

Auch 1927 in Bad Salzbrunn stand die Tuberkulose mit Vorträgen zur Kaverne, zu chirurgischen Maßnahmen und zur Impfung im Mittelpunkt. „Nichttuberkulöse" Themen waren intrapulmonale Höhlenbildungen und die Therapie von Bronchiektasen. 1928 in Wildbad beschäftigten sich die Vorträge nur mit der Tuberkulose, u.a. mit Frühinfiltrat, Lungenschwindsucht, Allergie und Tuberkulose, Strangdurchtrennung als Ergänzungsoperation des Pneumothorax, Phrenikusexhairese und dem Gastrokardialsymptomen-Komplex nach Prenikusparese. 1930 auf Norderney ging es um die Themen Stoffwechsel und Ernährung bei Tuberkulose, die Röntgendiagnostik der Darmtuberkulose, den Rückgang der Tuberkulosesterblichkeit in „Kulturländern" (im Gegensatz zu „primitiven" Ländern), die Tuberkulose bei Haustieren und erstmalig auch um Erbuntersuchungen an tuberkulösen Zwillingen.

Diskutiert wurde außerdem über das Lübecker Impfunglück, bei dem 1929/30 von 256 versehentlich mit lebenden Tuberkuloserregern geimpften Kindern insgesamt 72 verstorben waren [40–42]. Der Vorfall hinterließ einen nachhaltigen Eindruck und führte zur allgemeinen Zurückhaltung in Impffragen jeglicher Art. 1932 griff die DTG das Thema erneut auf, der Vorsitzende Fred Neufeld kommentierte es in klaren Worten: „Es ist mir nicht verständlich, wie man für Fehler, die – auch nach Ansicht des Gerichts – im Laboratorium vorgekommen sind, jemand anders verantwortlich machen kann als diejenigen, die im Laboratorium tätig waren." [43, S. 169] Mit diesem Thema befasste sich der Kongress sehr ausführlich, außerdem mit der hämatogenen Tuberkulose und erneut mit den Erbuntersuchungen an tuberkulösen Zwillingen, die eine gewisse genetische Veranlagung nachgewiesen hätten [ebd., S. 168f.].

Die Frage der Erblichkeit beschäftigte die Fachwelt und floss auch in die Lehrwerke der Inneren Medizin ein. Felix Klemperer stellte z.B. in seinem Beitrag zur Lungentuberkulose bei Erwachsenen in der „Neuen Deutschen Klinik" (1930) den Forschungsstand zur Vererbung dar, der durch Karl Diehl/ Otmar von Verschuer entscheidend vorangebracht werde [44, S. 397]. Aber auch andere Akzente aus der TB-Forschung wurden gesetzt: Adolf Bacmeister, Professor für Innere Medizin in Freiburg und Leiter des Lungen-Sanatoriums in St. Blasien, betonte in seinem „Lehrbuch der Lungenkrankheiten" (1923) eher neue diagnostische Verfahren wie die Röntgendiagnostik [45, Vorwort], wohingegen andere ihr Augenmerk auf neue Behandlungsmethoden legten wie die Strahlentherapie des Lungenkarzinoms [46,. S. 359] – einem Krankheitsbild, das man bis Anfang des 20. Jahrhunderts „diagnostisch kaum in Betracht zu ziehen" hatte angesichts seines seltenen Vorkommens [ebd., S. 332]. Dass Lungen- und Atemwegskrankheiten im Zusammenhang mit dem Tabakrauchen standen, trat erst langsam ins Bewusstsein [47].

Lungenkrankheiten und Rauchen
(siehe Kap. 6)

Ideologische Vorläufer

Tuberkulose: Erbkrankheit oder Infektionskrankheit?

Die Auseinandersetzung um die tuberkulöse Disposition, die bereits Thema auf dem Internistenkongress 1883 war, zielte auf die Frage ab, ob bestimmte Krankheiten einen erblichen Ursprung haben. Diese internationale Debatte ging zurück auf die von Charles Darwin (1809–1882) Mitte des 19. Jahrhunderts aufgestellte Evolutionstheorie, wonach jede Entwicklung durch natürliche Selektion bestimmt wird. Vom englischen Philosoph Herbert Spencer (1820–1903) wurde diese Art der Selektion prägnant mit „survival of the fittest" (Überleben der Tauglichsten) beschrieben.

In Bezug auf die Tuberkulose hatten die Vertreter der Infektionslehre den Streit zwischen Infektion und Disposition mit dem „Siegeszug der Bakteriologie" [48, S. 270] für sich entschieden, doch verstummten die Stimmen der Vererbungslehre nicht und fanden vielmehr in der Weimarer Republik verstärkt Gehör. Der Begriff „Rassenhygiene" wurde populär und fand Eingang in die Wissenschaft [49, S. 86]. 1927 wurde in Berlin das Kaiser-Wilhelm-Institut für Anthropologie, menschliche Erblehre und Eugenik gegründet, ein wissenschaftlicher Schwerpunkt wurde die Forschung an Zwillingen, um damit den Einfluss der Genetik auf Krankheiten zu untersuchen.

Das „mit Abstand wichtigste Forschungsprojekt auf diesem Gebiet" war das Projekt von Karl Diehl und Otmar von Verschuer, die ihre Erbuntersuchungen an tuberkulösen Zwillingen durchführten [ebd., S. 105]. Ein weiteres Forschungsprojekt von Bruno Lange, das seit 1931 am Institut für Infektionskrankheiten (Robert Koch) angesiedelt war, untersuchte die erblichen Grundlagen der natürlichen „Widerstandsfähigkeit gegen die Tuberkulose" [50, S. 367]. Sowohl Lange als auch Diehl, der eine erbliche TB-Resistenz durch Züchtung erzielen wollte, experimentierten mit Kaninchen als Versuchstieren. Vor allem aufgrund von Diehls und Verschuers Forschungsergebnissen an Zwillingen (und an Tieren) [51] verschärfte sich in den 1930er Jahren in Deutschland die Diskussion darüber, ob die Tuberkulose vorwiegend Folge einer erblichen Disposition oder eine Infektionskrankheit sei.

TB-Forschung
(siehe Kap. 2.1 und 2.2)

Letztendlich – und glücklicherweise – setzten sich in dieser zeitweilig sehr heftigen Debatte die Argumente führender TB-Spezialisten durch [52–54], die die infektiöse Ätiologie eindeutig in den Vordergrund stellten – eine Position, die auch weitgehend vom NS-Regime übernommen wurde [55, S. 416]. Dies verhinderte zwar nicht alle nationalsozialistischen Maßnahmen wie das Ehegesundheitsgesetz von 1935, wonach vor Eheschließung eine ansteckende Tuberkulose auszuschließen war, oder die Planungen zur Zwangsasylierung. Jedoch wurde eine systematische Sterilisation oder gar die Ermordung von Tuberkulose-Patienten aus genetischen Gründen verhindert, wie sie später besonders bei Psychiatriepatienten und Menschen mit geistiger Behinderung durchgeführt wurde.

Intellektueller Wegbereiter für die sogenannte „Aktion T4", in der mehr als 70.000 Menschen mit geistigen und körperlichen Behinderungen in den Jahren 1940 bis zum Ende des Zweiten Weltkrieges ermordet wurden, war die Publikation „Die Freigabe der Vernichtung lebensunwerten Lebens", die bereits 1920 von dem Strafrechtsprofessor Karl Binding gemeinsam mit dem Psychiatrieprofessor Alfred Hoche verfasst worden war. Binding und Hoche listeten dort neben dementen Psychotikern, unheilbaren Krebskranken und tödlich verwundeten Patienten auch „unrettbare Phthisiker", also schwer erkrankte Tuberkulose-Patienten, als potentielle Kandidaten für eine gezielte Tötung auf und bereiteten so den Boden für die organisierte Massenvernichtungsindustrie der Nationalsozialisten [56, S. 29, 57, 58, 59].

Maßnahmen und Konzepte zur Tuberkulose-Kontrolle in der Weimarer Republik

Die Bekämpfung der Tuberkulose hatte in der Kaiserzeit vor allem im Zeichen der Sanatoriumstherapie gestanden, die in einen regelrechten „Heilstättenrausch" gipfelte [16, S. 622]. In der Weimarer Republik wurden dann verstärkt Maßnahmen zur Kontrolle der Tuberkulose eingeleitet [23, S. 59ff.]. Bereits vor dem Ersten Weltkrieg war der Fürsorgegedanke stärker in den Fokus gerückt und wurde in den 1920er Jahren ausgebaut. 1911 hatte das DZK eine eigene Fürsorgekommission eingerichtet, die die bis dato mehrheitlich von privaten Vereinen getragenen Fürsorgeeinrichtungen unterstützen und die Zusammenarbeit und den Austausch untereinander fördern sollte [60, S. 400f., 8, S. 23]. 1926 gab es reichsweit bereits 1.599 Fürsorgestellen, die zu ca. 80% von Kommunen und Gemeinden betrieben wurden [7, 263ff.].

Ausbau der TB-Fürsorge
(siehe Kap. 4.1)

Abbildung 1.12
Entwicklung der Anstalten und Einrichtungen der TB-Bekämpfung (aus [7], S. 339)

Tabelle 126.

Jahr	Volksheilstätten	Privatanstalten	Solbäder	Seebäder	Auskunfts- und Fürsorgestellen
1903	65 5 600 Betten	19 1400 Betten	35 12000 Kinder Anstalt für lungenkranke Kinder	16 3850 Kinder für skroful. Tbc.-bedrohte	—
1908	99 10 540 „	36¹) 2175 „	18 837 Betten	73 6843 Betten	175
1915	123 13 756 „	35 2297 „	161 mit 12 200 Betten		1145
1919	166 mit 16 765 Betten		166 „ 14 000 „		1269
1924	198 „ 20 414 „		257 „ 18 983 „		1901²)

	Ländl. Kolonien	Walderholungsstätten	Waldschulen	Beobachtungsstationen	Tbc.-Ausschüsse				Pflegeheim und Spitalabteilungen
1908	2	82	3	2	534 (Baden)				11
					Baden	Thüringen	Sachsen	Bayern	
1915	5	139	15	77	604	154	?	87	314
1919	5	133	17	84	604	460	673	42	323
1924	6	148	21	88	—	—	—	—	—

Verschiedene Änderungen sind nur scheinbar, manche Zählungen ungenau, ein Ansteigen kommt auch dadurch zustande (z. B. Tbc.-Abteilungen), daß früher nicht gezählte nun eingerechnet sind.

[1]) Unter diesen befinden sich auch Volksheilstätten.
[2]) 1925.

Das sogenannte „Püttersche System“ galt jedoch als reformbedürftig; bemängelt wurde die fehlende Durchschlagskraft der Fürsorgestellen, deren Aufgabe sich zu sehr auf reine Kontroll- und Meldeverfahren beschränke, ohne aktive Maßnahmen ergreifen zu können. [20, S. 59ff.] Die Kritik richtete sich gegen die Gesetzgebung, die keine ausreichenden Handlungsspielräume festschrieb. Ein geplantes Reichstuberkulosegesetz, wie es seit 1920 diskutiert wurde, sah zwar einen zwangsweisen Wohnortwechsel der Erkrankten vor sowie eine Kontroll- und Koordinationsinstanz der Fürsorgestellen, ließ sich aber angesichts der kaum vorhersehbaren finanziellen Belastung des Staatshaushaltes nicht durchsetzen [60, S. 398]. 1923 erließ dann Preußen ein Gesetz zur Bekämpfung der Tuberkulose, das die Anzeigepflicht für jeden ansteckenden Erkrankungsfall und jeden Todesfall an Lungen- und Kehlkopftuberkulose an den Amtsarzt (oder die entsprechend eingerichtete Fürsorgestelle oder das Gesundheitsamt) vorschrieb.

Zur Früherkennung von TB-Kranken wurde von Franz Redeker bereits 1926 die Röntgenreihenuntersuchung der Bevölkerung (Volksröntgenkataster) ebenso wie die Tuberkulinreihenprüfung (Tuberkulinkataster) gefordert [61, S. 149]. Auf breiter Basis wurde sie zunächst ab März 1931 im Heer, ab August 1931 in der Reichsmarine angewandt [62, S. 2]. Junge Männer waren besonders anfällig für eine Ansteckung, ein Risiko, das durch die räumlich enge Unterbringung in Kasernen oder in Schiffen noch erhöht wurde.

In Bremen waren bereits 1928 über 1.300 Polizeibeamte untersucht worden, zunächst mit Durchleuchtung und erst bei verdächtigem Befund mit einer Röntgenaufnahme [ebd.]; 1931/32 erfolgte eine Röntgendurchleuchtung von 16.000 Münchener Studenten [63, S. 132]. Ab 1933 wurde das Verfahren allgemein bei der Einstellung in den Polizeidienst und vor Beginn des Reichsarbeitsdienstes, später auch bei SA-Anwärtern, Studenten, Lehramtskandidaten, Heiratskandidaten und Kindern über sechs Jahre genutzt. 1936 wurde das schnellere (und billigere) Schirmbildverfahren eingeführt, das seinen ersten Großeinsatz auf dem Reichsparteitag in Nürnberg 1938 hatte.

Schrittweise wurde je nach technischer Ausrüstung die röntgenologische Diagnostik angewandt, die ab 1925 obligate Voraussetzung für die Genehmigung eines Heilstätten-Heilverfahrens war. Auch eine regelmäßige Anwendung des Tuberkulin-Hauttests in der Allgemeinbevölkerung wurde 1939 vom Robert Koch-Institut zur Aufdeckung einer Tuberkulinkonversion, die eine Indikation für eine Röntgenuntersuchung gestellt hätte, vorgeschlagen, allerdings nicht als Routineuntersuchung eingeführt.

Dagegen wurde die Einführung der BCG-Impfung gegen die Tuberkulose offiziell im Dezember 1930 vom für Gesundheitsfragen zuständigen Reichsinnenministerium abgelehnt, weil sich keine dauerhafte Immunität nachweisen lasse. Wesentlich zu dieser Entscheidung dürften die negativen Erfahrungen durch das Lübecker Impfunglück beigetragen haben. Gegen Ende des Zweiten Weltkriegs wurde angesichts der sich dramatisch verschlechternden TB-Situation die Einführung der BCG-Impfung vom Reichs-Tuberkulose-Rat zwar beschlossen, aber nicht mehr realisiert.

Bacille Calmette-Guérin (BCG)
(siehe Kap. 5.1)

Debatte um (Zwangs-)Asylierung – sozialhygienische Positionen

Ende der 1920er Jahre startete eine Diskussion um die Zwangsunterbringung von uneinsichtigen („asozialen") Offentuberkulösen, die dann in der NS-Zeit erstmals 1934 in Stadtroda (Thüringen) umgesetzt und 1938 aufgrund der Verordnung zur Bekämpfung übertragbarer Krankheiten im gesamten Reichsgebiet möglich wurde. Laut Kayser-Petersen wurden 1938 von den Fürsorgen 6.078 Fälle zur Asylierung überwiesen [31, S. 125]. Die Asylierung Tuberkulöser war schon früh Gegenstand sozialhygienischer Debatten geworden; seitdem die Bedeutung von Umweltfaktoren erkannt worden war, wurde die Tuberkulose zum „klassischen Beispiel der sozialen Medizin" [60, S. 389]. Zwar hatten Sanatoriumsgegner wie Koch die therapeutische Funktion von Heilstätten hinterfragt [10, S. 143], als präventive Maßnahme fand diese Form der Isolation unter ihnen aber durchaus Fürsprecher.

Alfred Grotjahn (1869–1931), der Nestor der deutschen Sozialhygiene, forderte eine dezentrale Asylierung und eine vollständige Isolation schwerkranker Tuberkulöser [10, 144f.]. Neben die Heilstätten sollten sogenannte Heimstätten treten, die der Absonderung derjenigen Tuberkulösen dienen sollten, die wenig Aussicht auf Genesung hatten [64, S. 89].

In seiner „Hygiene der menschlichen Fortpflanzung" plädierte Grotjahn für den Ausschluss von einer „Million Astheniker, die als Lungenkranke die Bevölkerung Deutschlands durchsetzen", [65, S. 255] von der Fortpflanzung. In einem weiteren Schritt sollten auch die nichttuberkulösen Astheniker – Grotjahn bezieht sich hier auf den Konstitutionstyp, der als TB-anfällig galt – ausgeschlossen werden, „damit die Bevölkerung allmählich von ihnen befreit wird" [ebd.]. Als Kriterium setzte er die „konstitutionell bedingten chronischen Krankheiten" an, denen zudem eine „erblich bedingte Minderwertigkeit des Körpers" zugrunde liege – in diese Rubrik fiel nach Grotjahn auch die Tuberkulose, die eine „ausjätende Krankheit" [64, S. 74] darstelle. Als solche könne sie „dann am wirksamsten sein, wenn die Tuberkulose schnell verläuft und die soziale Umwelt eine derartig ungünstige ist, daß möglichst wenig ärztliche Fürsorge und Pflege die Krankheit aufhält" [ebd.].

Dieser Logik folgend stirbt mit den Kranken die Krankheit aus. Eine Verbesserung der Lebensbedingungen, wie sie andere Sozialhygieniker wie Adolf Gottstein (1857–1941) oder Ludwig Teleky (1872–1957) forderten, führe dagegen zu einer Verlangsamung des Krankheitsverlaufs und damit zu einer potentiellen Ausbreitung der Krankheit.

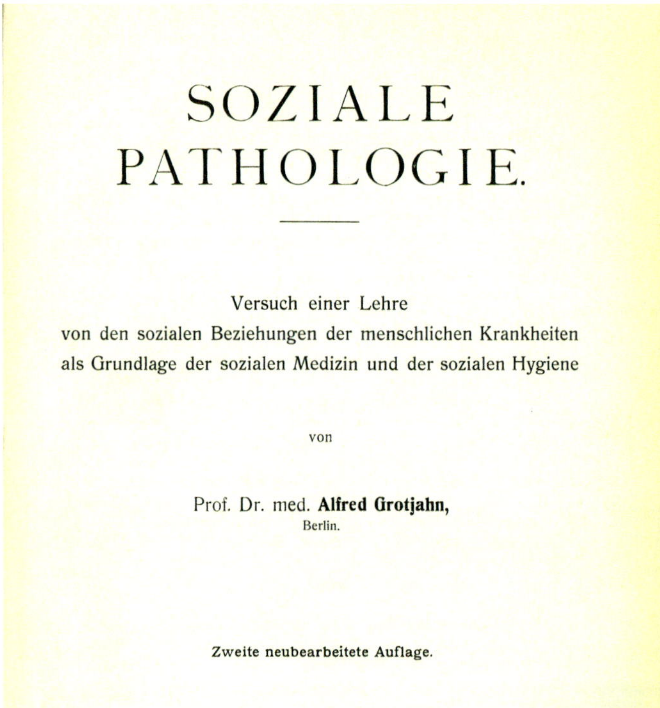

SOZIALE PATHOLOGIE.

Versuch einer Lehre
von den sozialen Beziehungen der menschlichen Krankheiten
als Grundlage der sozialen Medizin und der sozialen Hygiene

von

Prof. Dr. med. **Alfred Grotjahn,**
Berlin.

Zweite neubearbeitete Auflage.

Berlin 1915.
Verlag von August Hirschwald.
NW. Unter den Linden 68.

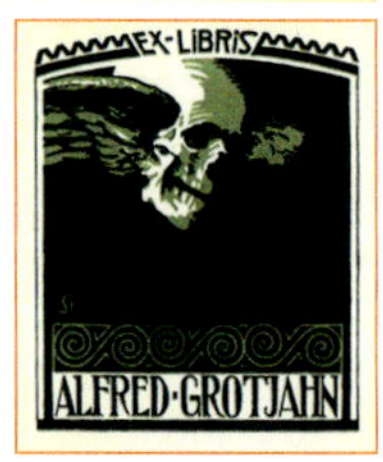

Abbildung 1.13
Das Standardwerk „Soziale Pathologie", 2. Auflage 1915, von Alfred Grotjahn (mit seinem ex libris)

In ähnlicher Weise, allerdings weniger radikal, sprach sich auch Ludolph Brauer für eine strikte Isolation der unheilbar erkrankten TB-Kranken aus: „Der Schwerpunkt, die grosse finanzielle Macht im heutigen Antiphthisieismus ruht seit Jahren auf dem Ausbau des Volksheilstättenwesens." [66, S. 93] Ein Mittel im „Antiphthisieismus", d.h. im Kampf gegen die Tuberkulose, sei ein möglichst dezentrales Heimstättenwesen für die Schwerkranken, „die einzig wahrhaft rationelle und durchgreifende Form der Krankenversorgung" [ebd., S. 101], und bei kompetenter Leitung werde eine solche Heimstätte von den Insassen nicht als das „Sterbehaus" wahrgenommen, das sie letztendlich sei [ebd., S. 102]. Brauer schließt mit einem an die Betroffenen gerichteten Appell, sich im Sinne des „Volksschutzes" [ebd., S. 98] freiwillig in die Asylierung zu begeben, denn: „Es ist dies ein Recht des Staates und der Gesunden." [ebd., S. 102]

Der Sozialmediziner Alfons Fischer (1873–1936) setzte eher auf ein Versorgungskonzept, das adäquate Unterbringung kombiniert mit einer grundsätzlichen Verbesserung der sozialen Lage [67, S. 373f.]. Er grenzte sich von Grotjahn und Brauer in der Frage der Heilstätten ab, da diese nicht allein der Wiederherstellung der Berufsfähigkeit dienen sollten – und darin laut Grotjahn mehr oder weniger scheiterten –, sondern auch einen „nicht unerhebliche[n] Wert für die Behandlung wie für die Erziehung der Kranken und dadurch für die gesamte Tuberkulosebekämpfung" hätten [ebd., S. 375]. Grotjahns Forderung nach Heimstätten sei „theoretisch nicht unberechtigt", stoße aber auf den „Widerwillen der Lungenkranken" aufgrund der abschreckenden Wirkung als „Sterbehäuser" [ebd., S. 376]. In Gottstein-Tugendreichs „Sozialärztlichem Praktikum" von 1920 verteidigte P. Krautwig die Heilstätten als ein „sehr wichtiges und völlig unentbehrliches" Instrument [68, S. 255] und führte ebenfalls das Argument einer „gesundheitlich-erzieherische[n] Wirkung [...] auf weitere Personenkreise" an [ebd.]. Eine Intensivierung der vorhandenen Tuberkulosefürsorge, auch eine bessere finanzielle und personelle Ausstattung, sei Aufgabe der Gemeinden, eugenische Überlegungen von Eheverbot bis Schwangerschaftsunterbrechung seien aus „moralischem Empfinden" nicht denkbar und „praktisch nicht durchführbar" [ebd., S. 260].

Der Sozialmediziner Ludwig Teleky gehörte zu den Ersten, die ausführliche statistische Erhebungen und Analysen lieferten, um darauf aufbauend ihre Schlussfolgerungen zu ziehen. Er befürwortete „Anstalten für Tuberkulöse aller Stadien", die sowohl einer präventiven Isolierung dienen als auch therapeutisch ausgerichtet sein sollten bzw. bei Schwertuberkulösen ohne Aussicht auf Heilung dann unweigerlich auch zu „Sterbeabteilungen" würden [7, S. 259]. Der eugenischen Argumentation eines Grotjahns mit stark moralisch-appellativem Charakter stellt Teleky seine nüchtern gehaltene Analyse entgegen und erscheint als dessen Gegenspieler – auch wenn sich unterm Strich ihre Positionen nicht grundsätzlich unterschieden.

Die Idee von strenger Separation, Überwachung und Disziplinierung, wie sie vor allem bei Grotjahn zum Ausdruck kommt, lässt sich als „Konzept der ‚Totalen Isolation'" [10, S. 26f.] beschreiben, das während des Nationalsozialismus eine neue Zuspitzung erfuhr. Die Erkenntnis, dass soziale Faktoren wie Arbeits- und Lebensbedingungen, Wohnverhältnisse und Hygiene bei der Tuberkulose eine zentrale Rolle spielten und demnach erfolgreiche Prävention bei entsprechendem Verhalten möglich war, führte im Umkehrschluss zu einer „Verpflichtung zur Gesundheit" [6, S. 34]. Fehlendes Schutz- oder Vermeidungsverhalten konnte als ein Handeln gegen die „Volksgemeinschaft" und den „gesunden Volkskörper" verstanden werden. Die „Proletarierkrankheit" Tuberkulose geriet auf diese Weise in den Verruf einer „asozialen Krankheit" [ebd.].

Literatur

1. Murray, J. F.: A thousand years of pulmonary medicine: good news and bad. In: European Respiratory Journal 2001 (17), S. 558–565
2. Oury, Michel: Geschichte der Tuberkulose. In: Toellner, Richard (Hg.): Illustrierte Geschichte der Medizin. Band 8, Salzburg 1983, S. 2827–2847
3. Bleker, Johanna: Johann Lukas Schönlein (1793–1864). In: Engelhardt, Dietrich v.; Hartmann, Fritz (Hg.): Klassiker der Medizin. München 1991, S. 81–94
4. Ferlinz, Rudolf: Die Tuberkulose in Deutschland und das Deutsche Zentralkomitee zur Bekämpfung der Tuberkulose. In: Konietzko, N. (Hg.): 100 Jahre Deutsches Zentralkomitee zur Bekämpfung der Tuberkulose (DZK). Mainz 1996, S. 9–50
5. Redeker, Franz: Epidemiologie und Statistik der Tuberkulose. In: Hein, J.; Kleinschmidt, H.; Uehlinger, R. (Hg.): Handbuch der Tuberkulose. Band I, Stuttgart 1958, S. 407–498
6. Hähner-Rombach, Sylvelyn: Sozialgeschichte der Tuberkulose. Vom Kaiserreich bis zum Ende des Zweiten Weltkriegs unter besonderer Berücksichtigung Württembergs. Stuttgart 2000
7. Teleky, Ludwig: Die Tuberkulose. In: Dresel, E.G.; Gottstein, A.; Schloßmann, A.; Teleky, L. (Hg.): Wohlfahrtspflege, Tuberkulose, Alkohol, Geschlechtskrankheiten. Berlin 1926, S. 115–402
8. Gradmann, Christoph: Krankheit im Labor. Robert Koch und die medizinische Bakteriologie. Göttingen 2005
9. Koch, Robert: Epidemiologie der Tuberkulose. Zeitschrift für Hygiene und Infektionskrankheiten 1910 (67), S. 1–18
10. Condrau, Flurin: Lungenheilanstalt und Patientenschicksal. Sozialgeschichte der Tuberkulose in Deutschland und England im späten 19. und frühen 20. Jahrhundert. Göttingen 2001
11. Deutsche Gesellschaft für Pneumologie und Beatmungsmedizin e.V. (Hg.): 100 Jahre DGP – 100 Jahre deutsche Pneumologie. Berlin; Heidelberg 2010
12. Engelmann, Claus: Der lange Weg zur Thoraxchirurgie (Entwicklungsgeschichte der Operationen am Thorax). Lengerich 2008
13. Hoppe, Jörg-Dietrich: Die Weiterbildungsordnung. Von der Schilderordnung zum integralen Bestandteil der Bildung im Arztberuf. In: Deutsches Ärzteblatt 1997 (94), H. 39, S. A-2483–2491
14. Geschäftsbericht der Ersten Generalversammlung des Deutschen Centralkomitees zur Errichtung von Heilstätten für Lungenkranke. In: Das Rothe Kreuz 1896 (15), S. 541–544
15. Pannwitz, Gottfried: Die planmäßige Kriegsvorbereitung der Vereine vom Rothen Kreuz. Anleitung zur Aufstellung des Mobilmachungsplans. Straßburg 1892
16. Ferlinz, Rudolf: Die Tuberkulose in Deutschland und das Deutsche Zentralkomitee zur Bekämpfung der Tuberkulose. In: Pneumologie 1995 (49): Suppl. 3, S. 617–632
17. Redeker, Franz: Die Tuberkuloseforschung im Rahmen der Entwicklung des naturwissenschaftlich-medizinischen Denkens in Deutschland. In: Grass, Heinrich (Hg.): Der Kampf gegen die Tuberkulose in Deutschland. Im Auftrag des Reichs-Tuberkulose-Ausschusses. Berlin 1939, S. 1–68
18. Helm, F.: Fünfundzwanzig Jahre Deutsches Zentralkomitee zur Bekämpfung der Tuberkulose. In: Zeitschrift für Tuberkulose 1921 (34), S. 161–173
19. Ritter, J.: Vorbemerkungen. In: Beiträge zur Klinik der Tuberkulose und spezifischen Tuberkulose-Forschung 1923 (56), S. 135–137
20. Hayek, Hermann von: Das Tuberkulose-Problem. Berlin 1921
21. Brecke, A.: Jahresversammlung der Vereinigung der Lungenheilanstaltsärzte in München vom 17.–20. Oktober 1910. Internationales Centralblatt für die gesamte Tuberkulose-Forschung 1911 (5), S. 168–176

22. Kayser-Petersen, Julius: Vorwort zum Bericht über die 5. und letzte Jahresversammlung der Vereinigung Deutscher Tuberkuloseärzte am 20. März 1937 in Wiesbaden. In: Beiträge zur Klinik der Tuberkulose und spezifischen Tuberkulose-Forschung 1937 (89), S. 719–720
23. Schmitt, Andreas: „Leuchten wir mal hinein ...": Das Waldhaus Charlottenburg in Sommerfeld/Osthavelland 1905–1945. Berlin: Diss. med. 1999
24. Tagesordnung 1911. In: Beiträge zur Klinik der Tuberkulose und spezifischen Tuberkulose-Forschung 1912 (22) Nr. 2, S. 78–79
25. Henius, Kurt: Lungentuberkulose einschließlich der Erkrankungen der Nase, des Rachens und des Kehlkopfes. In: Kraus, Friedrich; Brugsch, Theodor (Hg.): Spezielle Pathologie und Therapie innerer Krankheiten. Berlin; Wien 1924, S. 675–825
26. Brauer, Ludolph: Geleitwort zum 1. Band zu den Verhandlungen der Vereinigung der Lungenheilanstaltsärzte 1911 in Düsseldorf. In: Beiträge zur Klinik der Tuberkulose und spezifischen Tuberkulose-Forschung 1912 (Suppl.), S. III-IV
27. Ritter, J.: Vorwort. Beiträge zur Klinik der Tuberkulose und spezifischen Tuberkulose-Forschung 1921 (48) Nr. 3, S 241–242
28. Helm, F.: Sehr verehrte Herren Kollegen! Beiträge zur Klinik der Tuberkulose und spezifischen Tuberkulose-Forschung 1921 (48) Nr. 3, S. 245
29. Blümel, Karl Heinz: Die Gesellschaft Deutscher Tuberkulosefürsorgeärzte, ihre Aufgaben und deren Verwirklichung. Bericht über die 1. Jahresversammlung 1922 in Halle a. S. In: Beiträge zur Klinik der Tuberkulose und der spezifischen Tuberkulose-Forschung 1923 (54), S. 114–164
30. Romberg, Dorothee: Die Röntgenreihenuntersuchung (RRU) als Mittel der Tuberkuloseprävention in Deutschland nach 1945. Köln 2011
31. Seiffert, Ernst: Geschichte der zentralen Organisation der Tuberkulosebekämpfung. In: Grass, Heinrich (Hg.): Der Kampf gegen die Tuberkulose in Deutschland. Im Auftrag des Reichs-Tuberkulose-Ausschusses. Berlin 1939, S. 69–92
32. Kayser-Petersen, Julius: Die Entwicklung der Tuberkulosefürsorge in Deutschland. In: Grass, Heinrich (Hg.): Der Kampf gegen die Tuberkulose in Deutschland. Im Auftrag des Reichs-Tuberkulose-Ausschusses. Berlin 1939, S 109–128
33. Ritter, J.: Vorbemerkungen. In: Bericht über die wissenschaftlichen Verhandlungen der „Vereinigung der Lungenheilanstaltsärzte" in Jena vom 20.–22. Mai 1922 in Mannheim vom 15.–16. Mai 1923. Beiträge zur Klinik der Tuberkulose und spezifischen Tuberkulose-Forschung 1923 (56) Nr. 2, S. 135–137
34. Pischinger, Oskar: Eröffnungsansprache. In: Bericht über die wissenschaftlichen Verhandlungen der „Vereinigung der Lungenheilanstaltsärzte" in Jena vom 20.–22. Mai 1922 in Mannheim vom 15.–16. Mai 1923. In: Beiträge zur Klinik der Tuberkulose und spezifischen Tuberkulose-Forschung 1923 (56) Nr. 2, S. 133–260 (S. 210–211)
35. Mitteilungen der Gesellschaft deutscher Tuberkulosefürsorgeärzte. Zentralblatt für die gesamte Tuberkuloseforschung 1924 (21), S. 512
36. Ziegler, Otto: Eröffnungsrede zur 1. Tagung der Deutschen Tuberkulose-Gesellschaft am 28.–29. Mai 1926 in Düsseldorf. In: Beiträge zur Klinik der Tuberkulose und spezifischen Tuberkulose-Forschung 1926 (65), S. 216–218
37. Brauer, Ludolph; Redeker, Franz; Ritter, Johannes: Der Deutschen Tuberkulose-Gesellschaft zur Begrüßung. In: Beiträge zur Klinik der Tuberkulose und der spezifischen Tuberkulose-Forschung 1926 (63), S. 385–387
38. Redeker, Franz; Kayser-Petersen, Julius E.: Niederschrift über die Mitgliederversammlung der Deutschen Tuberkulose-Gesellschaft am Freitag, den 22. September 1933 (in Eisenach). In: Beiträge zur Klinik der Tuberkulose und spezifischen Tuberkulose-Forschung 1933 (83), S. 723–726

39. Ickert, Franz: Rassehygiene und Tuberkulosebekämpfung. Beiträge zur Klinik der Tuberkulose und spezifischen Tuberkulose-Forschung 1933 (83), S. 650–661
40. Rieder H. L.: Die Abklärung der Lübecker Säuglingstuberkulose [Clarification of the Luebeck infant tuberculosis]. In: Pneumologie 2003 (57), S. 402–405
41. Lange, Bruno: Untersuchungen zur Klärung der Ursachen der im Anschluss an die Calmette-Impfung aufgetretenen Säuglingserkrankungen in Lübeck. In: Zeitschrift für Tuberkulose 1930 (59), S. 1–18
42. Moegling, A.: Die „Epidemiologie" der Lübecker Säuglingstuberkulose. In: Arbeiten an dem Reichsges-Amt 1935 (69), S. 1–24
43. Verhandlungen der Deutschen Tuberkulose-Gesellschaft. Bericht über die 5. Tagung der Deutschen Tuberkulose-Gesellschaft am 19. und 20. Mai 1932 in Bad Harzburg. In: Beiträge zur Klinik der Tuberkulose und spezifischen Tuberkulose-Forschung 1932 (81), S. 131–300
44. Klemperer, Felix: Lungentuberkulose des Erwachsenen, ihre Erkennung und Behandlung. In: Klemperer, Georg; Klemperer, Felix (Hg.): Neue Deutsche Klinik. Handwörterbuch der praktischen Medizin. Band. 6, Berlin; Wien 1930, S. 393–480
45. Bacmeister, Adolf: Vorwort. In: ders.: Lehrbuch der Lungenkrankheiten. Leipzig 1923
46. Rostoski, O.: Lungenkrebs. Das primäre Lungenkarzinom. In: Klemperer, Georg; Klemperer, Felix (Hg.): Neue Deutsche Klinik. Handwörterbuch der praktischen Medizin. Band 6, Berlin; Wien 1930, S. 332–632
47. Lickint, F.: Tabak und Tabakrauch als ätiologischer Faktor des Carcinoms. In: Zeitschrift für Krebsforschung 1929 (30), S. 349–365
48. Elkeles, Barbara: Robert Koch (1843–1910). In: Engelhardt, Dietrich v.; Hartmann, Fritz (Hg.): Klassiker der Medizin. Band 2, München 1991, S. 247–271
49. Schmuhl, Hans-Walter: Grenzüberschreitungen. Das Kaiser-Wilhelm-Institut für Anthropologie, menschliche Erblehre und Eugenik 1927–1945. Göttingen 2005
50. Reiter, Hans: Das Reichsgesundheitsamt 1933–1939. Sechs Jahre nationalsozialistische Führung. Berlin 1939
51. Diehl, Karl; von Verschuer, Otmar: Zwillingsforschung und erbliche Tuberkulosedisposition. Jena 1933
52. Redeker, Franz: Tuberkulosevererbung und Eugenik. In: Zeitschrift für Tuberkulose 1931 (62), S. 25–34
53. Lange, Bruno: Die Bedeutung von Erbfaktoren für Entstehung und Verlauf der Tuberkulose. In: Zeitschrift für Tuberkulose 1935 (72), S. 241–262
54. Ulrici, Hellmuth: Über die Bedeutung der Erblichkeit für die Entwicklung und den Verlauf der Tuberkulose. In: Medizinische Klinik 1934 (10), S. 324–326
55. Walter, Otto: Die Tuberkulosebekämpfung als politische Aufgabe. In: Beiträge zur Klinik der Tuberkulose und spezifischen Tuberkulose-Forschung 1935 (86), S. 414–424
56. Binding, K.; Hoche, A.: Die Freigabe der Vernichtung lebensunwerten Lebens: Ihr Maß und ihre Form. Berlin 1922 (2. Aufl.)
57. Aly, Götz: Die Belasteten. „Euthanasie" 1939–1945. Eine Gesellschaftsgeschichte Frankfurt/M. 2013
58. Proctor, R.: Racial hygiene. Medicine under the Nazis. Cambridge, Mass.; London 1988
59. Pauleikhoff, B.: Ideologie und Mord. Euthanasie bei „lebensunwerten" Menschen. Hürtgenwald 1986
60. Saretzki, Thomas: Reichsgesundheitsrat und Preußischer Landesgesundheitsrat in der Weimarer Republik. Berlin 2000
61. Reichs-Tuberkulose-Ausschuß (Hg.): Tuberkulose-Lexikon. Leipzig 1943
62. Beese, Hans Joachim: Über Reihenröntgenuntersuchungen auf Lungentuberkulose in Reichsheer, Reichsmarine und Schutzpolizei. In: Beiträge zur Klinik der Tuberkulose und spezifischen Tuberkulose-Forschung 1934 (85) Nr. 1, S. 1–8

63. Möllers, Bernhard: Die Bekämpfung der Tuberkulosefürsorge durch die Gesetzgebung. In: Grass, Heinrich (Hg.): Der Kampf gegen die Tuberkulose in Deutschland. Im Auftrag des Reichs-Tuberkulose-Ausschusses. Berlin 1939, S. 129–134
64. Grotjahn, Alfred: Soziale Pathologie. 3. Aufl. Berlin; Heidelberg; New York 1923
65. Grotjahn, Alfred: Die Hygiene der menschlichen Fortpflanzung. Versuch einer praktischen Eugenik. Berlin; Wien 1926
66. Brauer, Ludolph: Der Einfluss der Krankenversorgung auf die Bekämpfung der Tuberkulose als Volkskrankheit. Beiträge zur Klinik der Tuberkulose und spezifischen Tuberkulose-Forschung 1904 (1), S. 89–102
67. Fischer, Alfons: Grundriss der Sozialen Hygiene. 2., vollständig neugestaltete u. vermehrte Aufl. Karlsruhe 1925. Zur Tuberkulose: S. 363–378
68. Krautwig, P.: Der Arzt in der Tuberkulosefürsorge. In: Gottstein, A.; Tugendreich, G. (Hg.): Sozialärztliches Praktikum. Ein Leitfaden für Verwaltungsmediziner, Kreiskommunalärzte, Schulärzte, Säuglingsärzte, Armen- und Kassenärzte. 2., vermehrte u. verbesserte Aufl. Berlin 1920, S. 226–280

30.03.1935
Dritte Durchführungsverordnung zum Gesetz über die Vereinheitlichung des Gesundheitswesens vom 03.07.1934
Zentralisierung des Gesundheitswesens, Einrichtung von Gesundheitsämtern und TB-Fürsorgestellen zwecks eines einheitlichen staatlichen Verwaltungshandelns und zentraler Erfassung von Krankheiten, engmaschige Kontrolle von TB-Kranken als Teil der Seuchenbekämpfung (§ 61)

1937
Richtlinien für die ärztliche Tätigkeit auf dem Gebiete des Ehegesundheitsgesetzes
Kriterienkatalog für TB-Ansteckungsgefahr und Ehehindernis, in unklaren Fällen Kontrolle der Ehekandidaten, auch in Hinblick auf Krankheitseinsicht und Hygieneverhalten

01.12.1938
Verordnung zur Bekämpfung übertragbarer Krankheiten
Anzeigepflicht für TB-Kranke und Verdachtsfälle, Verbot der Ausübung bestimmter Berufe durch TB-Kranke, Zwangsasylierung

1935 1936 1937 1938 1939

07.11.1938, 15.10.1940, 30.04.1941
Erlasse zum Schutz jugendlicher Arbeitnehmer
Schutz Jugendlicher vor Ansteckung mit Tuberkulose durch Beschäftigungsverbot in Haushalten ansteckender Personen oder in Gesundheitseinrichtungen wie z.B. Tuberkuloseanstalten oder bei Fachärzten für Lungenkrankheiten

18.10.1935
Gesetz zum Schutze der Erbgesundheit des deutschen Volkes (Ehegesundheitsgesetz)
Einführung von Ehetauglichkeitszeugnissen, Verbot der Eheschließung für Menschen mit bestimmten Krankheiten (z.B. TB-Kranke)

26.10.1935
Begründung zu dem Gesetz zum Schutze der Erbgesundheit des deutschen Volkes
Ehehindernis bei Ansteckungsgefahr für Ehepartner vor allem bei Geschlechtskrankheiten und Tuberkulose

15.10.1940
Krankenernährung
Grundlagen und Vorschriften für die Regelung der Krankenernährung im Kriege: Erhöhung der Zuschläge für Tuberkuloseheilstätten (Butter, Zucker, Brot/Nährmittel, Fleisch, Milch), Tuberkulosegefährdungszulage

29.10.1940
Anzeige der Aufnahme bzw. Entlassung von Tuberkulosekranken durch die Krankenhäuser
Meldepflicht bei Aufnahme, Entlassung und Tod von TB-Kranken innerhalb 24 Stunden an das Gesundheitsamt

Gesetze, Erlasse und Anweisungen zur Bekämpfung und Verhütung der Tuberkulose

zwischen 1935 und 1945

(nach Reichs-Tuberkulose-Ausschuß [Hg.], Tuberkulose-Lexikon für Ärzte und Behörden. Leipzig 1943, S. 235–295)

09.06.1941
Arbeitseinsatz von Tuberkulösen
Begrenzung der Ansteckungsfähigkeit auch bei Offentuberkulösen, Voraussetzung für die zwangsweise Reintegration TB-Kranker in den Arbeitsprozess

18.11.1941
Sachverständigengutachten über Tuberkulose
Sachverständigenregelung in Schadensersatzfällen wegen TB-Ansteckung oder Falschbehandlung

01.12.1941, 11.11.1942
Zusätzliche Lebensmittel für tuberkulosegefährdete Jugendliche
Verschreibung ergänzender Lebensmittel (Krankenkost) für „schwächliche untergewichtige", TB-gefährdete Jugendliche", präventive Maßnahme des Gesundheitsamts im Einzelfall

08.09.1942
Verordnung über Tuberkulosehilfe
schnelle Kostenübernahme bei Heilbehandlung, Asylierung und Pflege, wirtschaftliche Unterstützung von hilfsbedürftigen TB-Kranken und ihren Familien, ggf. berufliche Reintegration, auf Antrag des Gesundheitsamtes, gültig nur für Deutsche

1941 1942 1943 1944 1945

07.04.1942
Kinderbeihilfe an Tuberkulöse
Kinderbeihilfe für dauerhaft Erwerbsbeschränkte auch im Falle von Tuberkulose, Zeugnis der TB-Fürsorgestelle, ab Frist von 26 Wochen

30.04.1942
Vorschriften gegen die Verbreitung übertragbarer Krankheiten durch Schulen, Kinderheime und ähnliche Einrichtungen
Verbot des Schulbesuchs für TB-kranke Lehrer, Schüler und Schulbedienstete, regelmäßige röntgenologische Kontrolle des Lehrpersonals, Röntgenreihenuntersuchungen und Tuberkulinproben bei Schülern

Die Lungenheilkunde und die DTG im Nationalsozialismus

2

Medizin und Gesundheitswesen im Nationalsozialismus – eine Einführung

Florian Bruns, Nikolaus Konietzko

Die (Selbst-)Gleichschaltung der Ärzteschaft

Trotz unübersehbarer ideologischer Kontinuitäten zu den Jahren davor, etwa im eugenischen Denken, steht die Machtübernahme der Nationalsozialisten im Jahr 1933 für einen tiefen Einschnitt in Medizin und Gesundheitspolitik. Schon zeitgenössisch wurde diese Zäsur registriert und entweder freudig als Sieg der eigenen politischen Richtung oder düster als Beginn einer Gewaltdiktatur kommentiert. Am 30. Januar 1933 sei eines sicher gewesen, so der Rostocker Arzt, NSDAP-Aktivist und spätere stellvertretende „Reichsärzteführer" Kurt Blome (1894–1969):

> *„Mit der Machtübernahme Hitlers mußte auf allen Gebieten des Lebens ein Umbruch einsetzen! Die große Säuberung mußte beginnen. […] Als ich um zwölf Uhr nachts das Radio anstelle, tönt mir das Horst-Wessel-Lied entgegen! […] Zum erstenmal das Horst-Wessel-Lied durch den Rundfunk!"* [1, S. 262f.]

Während sich die einen begeistert der nationalen Aufbruchstimmung hingaben, die von der braunen Bewegung verbreitet wurde, sahen andere die Gefahr, die von den Nationalsozialisten ausging. In der Ärzteschaft überwog die Zustimmung; nur wenige, wie etwa die Berliner Ärztin Käte Frankenthal (1889–1976) oder ihr Kollege und Reichstagsabgeordneter Julius Moses (1868–1942), warnten öffentlich vor der menschenverachtenden Ideologie der Nationalsozialisten und ihren Folgen für die Medizin und das Gesundheitswesen. Sehr klar sah Moses am Vorabend der Machtübertragung an Hitler das Schicksal voraus, das unheilbar Kranken und Behinderten, aber auch ihm selbst als Jude und Sozialdemokrat unter der NS-Herrschaft drohen sollte.

> *„Der Arzt als Helfer und Freund der kranken Menschen soll verschwinden und an seine Stelle der Selektionsarzt treten, dem die Aufgabe zuteil wird, die sogenannten ‚Ballastexistenzen' zu vernichten […]."* [2, S. 197] Neben ärztlicher Ethik werde *„auch der heute noch viel gerühmte Begriff der ‚ärztlichen Kollegialität' und der ‚Standeswürde' über den Haufen geworfen. Der sozialistische und jüdische Arzt wird im ‚Dritten Reich' als Paria behandelt."* [3, S. 3]

Moses wurde 1942 nach Theresienstadt deportiert, wo er wenig später starb. Obwohl die NSDAP bei den Reichstagswahlen vom 5. März 1933 mit 43,9% die absolute Mehrheit verfehlte, nahm Hitler das Ergebnis zum Anlass, eine „nationale Revolution" auszurufen und die Eroberung der politischen Macht in allen Bereichen energisch voranzutreiben. Im Zuge der sogenannten „Gleichschaltung" – ein Begriff aus der nationalsozialistischen Terminologie [4, S. 277–280] – wurden alle staatlichen wie nichtstaatlichen Organisationen nach nationalsozialistischen Grundsätzen neu strukturiert und politisch auf Linie gebracht. Leitungspositionen wurden mit Gefolgsleuten des NS-Regimes besetzt, politisch Andersdenkende und Deutsche jüdischen Glaubens rigoros entfernt. Das „Führerprinzip" (Ernennung statt Wahl) trat an die Stelle demokratischer Verfahren. Binnen kurzer Zeit war der gesellschaftliche Pluralismus in Deutschland abgeschafft. Durchaus nicht immer bedurfte es dazu der Machtausübung von oben nach unten; viele Körperschaften und Verbände betrieben in vorauseilendem Gehorsam ihre Selbstgleichschaltung und stellten sich freiwillig in den Dienst der neuen Machthaber.

Unrühmliche Beispiele dafür bildeten die ärztlichen Standesorganisationen und viele medizinische Fachgesellschaften, darunter auch die Deutsche Tuberkulose-Gesellschaft [5–7].

Nach einer Unterredung mit dem Vorsitzenden des Nationalsozialistischen Deutschen Ärztebundes, Gerhard Wagner, und einen Tag nachdem Hitler in der Potsdamer Garnisonkirche symbolisch die Weihen des Reichspräsidenten Hindenburg erhalten hatte, sandte der Vorsitzende von Hartmannbund und Ärztevereinsbund, Alfons Stauder (1878–1937), am 22. März 1933 ein Ergebenheitstelegramm an den „Führer" und Reichskanzler und sicherte ihm die Gefolgschaft der deutschen Ärzteschaft zu:

> *„Die ärztlichen Spitzenverbände Deutschland, Ärztevereinsbund und Verband der Ärzte Deutschlands, begrüßen freudigst den entschlossenen Willen der Reichsregierung der nationalen Erhebung, eine wahre Volksgemeinschaft aller Stände, Berufe und Klassen aufzubauen, und stellen sich freudigst in den Dienst dieser großen vaterländischen Aufgabe mit dem Gelöbnis treuester Pflichterfüllung als Diener der Volksgesundheit. Geheimrat Dr. Stauder, Nürnberg"* [5, S. 144; korrigierte Fassung]

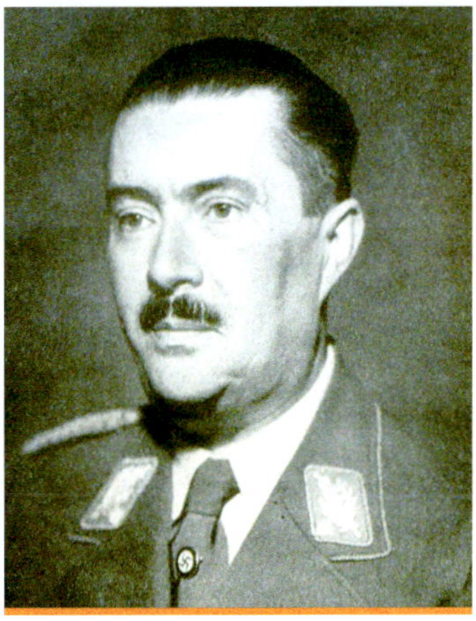

Abbildung 2.1
Gerhard Wagner (1888–1939)

1932 Leiter des NSDÄB
1934 Leiter des Amtes für Volksgesundheit
1934 Berater für Hochschulfragen im Stab von Rudolf Heß
1935 Leiter der Reichsärztekammer und Reichsärzteführer
1936 Mitglied des Reichsausschusses zum Schutze des deutschen Blutes
1937 Mitglied des Arbeitskreises für Gesundheitsführung des Deutschen Volkes

Wenige Tage später besiegelten die Vertreter der ärztlichen Spitzenverbände eine enge Kooperation mit Wagner und dessen NS-Ärztebund, die darin mündete, dass Wagner am 5. April von der Reichsregierung zum Kommissar für die ärztlichen Spitzenverbände ernannt und Stauder geräuschlos kaltgestellt wurde [8, S. 53]. Öffentliche Kritik oder gar Widerstand waren nicht zu vernehmen, im Gegenteil, die Standesorgane „Deutsches Ärzteblatt" (Ärztevereinsbund) und mehr noch die „Ärztlichen Mitteilungen" (Hartmannbund) huldigten geradezu der nationalsozialistischen Führung. Auch die erzwungene Fusion beider Zeitschriften zum „Deutschen Ärzteblatt" im Juli 1933, ein Vorgriff auf die Auflösung beider Vereine zwei Jahre später, löste keinen Widerspruch aus; niemand wollte der „nationalen Erhebung" im Weg stehen.

Exkurs: Der Nationalsozialistische Deutsche Ärztebund

Der Nationalsozialistische Deutsche Ärztebund (NSDÄB) wurde am 3. August 1929 auf dem Reichsparteitag der NSDAP in Nürnberg als berufsspezifische Kampforganisation der Partei gegründet (die Darstellung folgt [9]). Erster Vorsitzender war der Ingolstädter Arzt Ludwig Liebl. Zu den Gründungsmitgliedern gehörten u.a. Leonardo Conti (1900–1945) und Gerhard Wagner (1888–1939), die nach 1933 zu führenden Funktionären der Ärzteschaft aufstiegen. Ein weiteres Gründungsmitglied war der Lungenarzt Kurt Klare (1885–1954), der 1933 die „Gleichschaltung" der medizinischen Fachpresse betrieb und 1940/41 Vorsitzender der Deutschen Tuberkulose-Gesellschaft wurde. Auf der ersten „Reichstagung" des Bundes im Dezember 1930 in Leipzig erschienen etwa 300 der NSDAP nahestehende Ärzte, von denen 113 bereits Mitglieder des Bundes waren. Laut der dort verabschiedeten Satzung verstand sich der NSDÄB weniger als ärztlicher Standesverband denn als Berater der NSDAP „in allen volksgesundheitlichen und rassebiologischen Fragen". Ausdrücklich sahen sich seine Mitglieder zuerst als Nationalsozialisten und dann als Ärzte. Ein weiteres Satzungsziel war, „das Heilwesen mit nationalsozialistischem Geist zu durchdringen", d.h. nicht nur die Ärzteschaft, sondern perspektivisch das gesamte Gesundheitswesen dem nationalsozialistischen Führungsanspruch zu unterwerfen. Der NSDÄB war in Anlehnung an die Struktur der Partei in Gaue gegliedert, denen jeweils ein Gauobmann vorstand, und hatte mit der Zeitschrift „Ziel und Weg" seit 1931 ein vereinseigenes Publikationsorgan.

Infolge des Wahlsieges der NSDAP bei der Reichstagswahl vom 31. Juli 1932 setzte auch im NSDÄB eine neue Dynamik ein. Im September 1932 löste mit Wagner ein ebenso ehrgeiziger wie militanter Nationalsozialist den eher altväterlichen Liebl im Amt des Vorsitzenden ab. Aus Oberschlesien stammend hatte Wagner in München Medizin studiert und dann am Ersten Weltkrieg teilgenommen. In den Nachkriegsjahren war er Mitglied in den Freikorps Epp und Oberland, die Keimzellen der NS-Bewegung waren. 1929 trat er der NSDAP bei, wo er früh in Kontakt mit den Parteigrößen Bormann, Heß und Hitler kam. Wagner verlieh dem NSDÄB eine aggressivere und vor allem dezidiert antisemitische Stoßrichtung. Damit gelang es ihm, die Mitgliederzahl in weniger als einem halben Jahr mehr als zu verdoppeln. Mit 2.786 Mitgliedern war der NSDÄB im Januar 1933 der größte unter den parteipolitisch orientierten Ärzteverbänden; der Verein sozialistischer Ärzte zählte zu diesem Zeitpunkt weniger als 1.500 Anhänger. In Relation zur Gesamtzahl von etwa 52.000 Ärzten im Deutschen Reich besaß jedoch der NSDÄB quantitativ eine vergleichsweise geringe Bedeutung.

Mit Wagners Aufstieg zum Reichskommissar für die ärztlichen Spitzenverbände im Frühjahr 1933 und der autoritären Umgestaltung der Standesorganisationen rückten auch die Gauobmänner des NSDÄB in ihrer jeweiligen Region in Schlüsselpositionen des Gesundheitswesens und der Medizinalverwaltung auf. Von dort trieben sie die Zentralisierung und „Gleichschaltung" auf lokaler Ebene voran. Der NSDÄB erhielt nach der Machtübernahme starken Zulauf, bis Oktober 1933 stieg seine Mitgliederzahl auf 11.000, Anfang 1935 lag sie bei 14.500. Der weitere Zuwachs auf 46.000 im Jahr 1942 spiegelte jedoch schon nicht mehr die Bedeutung des NSDÄB in Partei und Staat wider: Nach der endgültigen Konsolidierung der nationalsozialistischen Macht im Sommer 1934 und nach der Gründung des „Amtes für Volksgesundheit der NSDAP" und der Reichsärztekammer kamen dem NSDÄB die Aufgaben abhanden. Zwei seiner wesentlichen Programmpunkte aus der „Kampfzeit" waren inzwischen durch andere Organisationen erfüllt: Das Amt für Volksgesundheit übernahm die „Gesundheitsführung" der Bevölkerung und der Parteigliederungen, die Reichsärztekammer per Zwangsmitgliedschaft die Führung der Ärzteschaft.

Folgerichtig erschien seit 1939 auch die Zeitschrift „Ziel und Weg" unter modifiziertem Titel als Monatsschrift des Hauptamtes für Volksgesundheit. Da die letztgenannte Einrichtung ebenso wie die Reichsärztekammer Wagner unterstand, konnte er sich vom mittlerweile politisch bedeutungslosen NSDÄB absetzen und als über allem stehender „Reichsärzteführer" profilieren. Über seinen Vertrauten Martin Bormann besaß er direkten Zugang zur Parteikanzlei und damit zum Zentrum der Macht. Nicht umsonst gilt Wagner als einer der führenden Köpfe hinter den Nürnberger Rassegesetzen und dem Gesetz zur Zwangssterilisation. An einem vergleichbaren Rückhalt in der Partei fehlte es Leonardo Conti, der – aus der staatlichen Ministerialbürokratie in Berlin kommend – nach Wagners Tod im Frühjahr 1939 dessen Nachfolger wurde und während des Krieges keine vergleichbare Machtfülle erreichte. Noch weniger gelang es Conti, den obsolet gewordenen NSDÄB wiederzubeleben. 1943 wurde der Einzug von Mitgliedsbeiträgen eingestellt und die ärztliche Kampforganisation der NSDAP stillgelegt.

Auch wenn bundesdeutsche Standesvertreter bis in die 1980er Jahre hinein den Gleichschaltungsprozess gerne als einen verlorenen Freiheitskampf um die ärztliche Selbstständigkeit darstellten: Was im Frühjahr 1933 passierte, kam standespolitisch und auch moralisch einer Selbstaufgabe gleich. Opportunismus schien das Gebot der Stunde zu sein, insbesondere bei deutschnationalen Funktionären wie Karl Haedenkamp (1889–1955), der seit 1930 bemüht war, den Hartmannbund politisch weit nach rechts zu rücken, und als Schriftleiter des Deutschen Ärzteblatts auch nach 1933 eine einflussreiche Figur blieb. Haedenkamp war in der Rückschau überzeugt, „daß die Führung der Ärzteschaft dem Nationalsozialismus übergeben werden mußte, um dem Stande die ihm gebührende Stellung im Staate zu ermöglichen" [10, S. 557]. Diese „Machtübergabe" im Gesundheitswesen sowie die nachfolgende Integration des Ärztestandes in die NS-Diktatur verliefen auch deshalb so schnell und reibungslos, da sich die Mediziner von den Nationalsozialisten die Erfüllung langgehegter Wünsche versprachen. Dazu zählte auf standespolitischer Ebene die Abschaffung kassenfinanzierter Ambulatorien, die Begrenzung des Frauenstudiums und die Zurückdrängung alternativer Heiler („Kurpfuscher") durch die Beschränkung der Kurierfreiheit.

Zudem stärkte die nationalsozialistische Neuordnung des Gesundheitswesens die Position der Ärzteschaft gegenüber den Krankenkassen: Im August 1933 wurden die regionalen kassenärztlichen Vereinigungen zur Kassenärztlichen Vereinigung Deutschlands zusammengefasst und damit die Berufsvertretung zentralisiert und zu einer öffentlich-rechtlichen Körperschaft aufgewertet. Das in der Folge erheblich steigende Durchschnittseinkommen der Ärzte wirkte zusätzlich loyalitätsstiftend [5, S. 161-164].

Zu den Maßnahmen, die sich Ärzte von einer nationalsozialistischen Regierung versprachen, konnten aber auch fachspezifische Anliegen zählen, so etwa bei den Tuberkulosefürsorgeärzten der Wunsch nach verschärften Überwachungs- und Sanktionsmöglichkeiten gegenüber kooperationsunwilligen Patienten. Der Ruf nach stärkerer Disziplinierung der Kranken und einer reichseinheitlichen Tuberkulosegesetzgebung war bereits in der Weimarer Republik laut geworden [11; 12, S. 247-253]. Von der Hitler-Regierung erhoffte sich beispielsweise der Leiter der Münchener Tuberkulosefürsorgestelle, Gustav Baer, die Übertragung des „autoritativen staatlichen Gedankens" auf die Tuberkulosefürsorge:

> *„Das bisher herrschende System der Tuberkulosebekämpfung [...] muß einem straffen zentralen Willen weichen, der rücksichtslos dem Gedanken zum Durchbruch verhilft, daß die Tuberkulose als Volksseuche nur durch staatsautoritative Maßnahmen besiegt werden kann."* [13, S. 145f.; siehe auch 14, S. 123]

Eine folgenreiche Interessenkongruenz zwischen Nationalsozialismus und Ärzteschaft gab es auch im Hinblick auf die jüdischen Mediziner. Deren systematische Ausgrenzung wurde von vielen „arischen" Ärzten gutgeheißen und unterstützt; weniger populär waren dagegen gewaltsame Übergriffe. Ein grundsätzlicher Protest der Ärzteschaft, der schon aus Gründen der Kollegialität angebracht gewesen wäre, blieb aus. Dies lag auch an verbreiteten antisemitischen Ressentiments, die besonders dann zum Tragen kamen, wenn Kollegen jüdischen Glaubens in Klinik oder Praxis als Konkurrenz wahrgenommen wurden [15].

Die Entrechtung und Vertreibung jüdischer und politisch missliebiger Ärzte

Der Anteil jüdischer Ärzte an der gesamten Ärzteschaft war in der Weimarer Republik mit ca. 15% deutlich höher als der Anteil der Deutschen jüdischen Glaubens an der Gesamtbevölkerung (ca. 1%). Zu den historischen Gründen für diese Überrepräsentation, die von nationalsozialistischen Funktionären immer wieder angeprangert wurde, zählen zum einen das außergewöhnlich hohe Ansehen des Arztes im Judentum, zum anderen der Umstand, dass der Medizinerberuf seit der preußischen Gewerbeordnung von 1869 zu den freien Berufen gehörte. Damit stand er, ähnlich wie der Beruf des Rechtsanwalts, auch Juden offen, die ansonsten erhebliche Einschränkungen bei der Berufswahl hinnehmen mussten. Gerade in der Niederlassung und in Privatkliniken mussten jüdische Ärzte weniger Diskriminierungen fürchten als in anderen Berufszweigen oder im Staatsdienst, wo ihnen lange Zeit die Konversion zum christlichen Glauben abverlangt wurde. Dies war auch einer der Gründe, weshalb jüdische Ärzte bis in die Weimarer Republik hinein nur äußerst selten auf ordentliche Lehrstühle berufen wurden.

Verfolgung jüdischer Lungenärzte
(siehe Kap. 8.4)

Dagegen stellten jüdische Mediziner, die sich bis 1933 oftmals gar nicht als spezifisch „jüdisch" begriffen, in Städten wie Berlin oder Frankfurt am Main fast die Hälfte der Kassen- und Krankenhausärzte. Als beliebte und stark frequentierte Ärzte von zumeist liberaler Gesinnung wurden sie oft zur Zielscheibe „arischer" Kollegen, die sich nach 1933 nur zu gern dieser unliebsamen Konkurrenten entledigen wollten. Antisemitismus und materieller Neid vermischten sich dabei zu einem unheilvollen Gebräu [16; 17].

Abbildung 2.2
„Verjudung Berlins 1932": Schaubild mit Prozentangaben des „jüdischen Anteils" in ausgewählten Berufsgruppen, darunter: „42% Aller Ärzte, 52% Aller Kassenärzte, 45% Aller Krankenhaus-Direktoren, 35% Aller Zahnärzte, 28% Aller Apotheker" (aus: Alfred Vogel, Erblehre, Abstammungs- und Rassenkunde in bildlicher Darstellung, 1939)

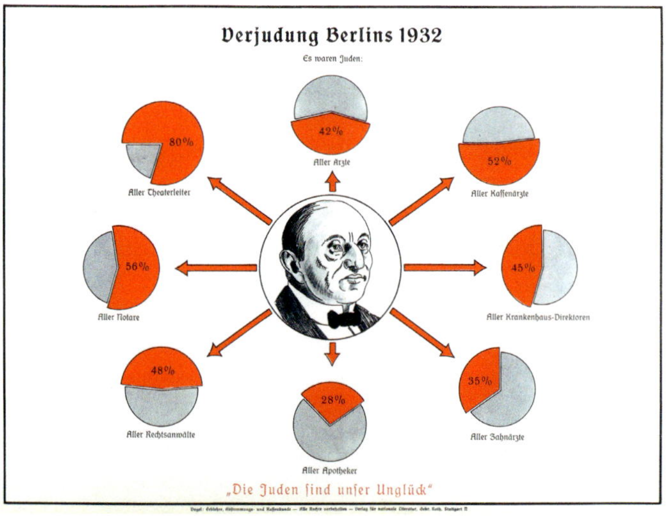

An den Universitäten zeigten sich antisemitische Tendenzen bereits vor 1933, wobei die antijüdische Agitation meist von der Studentenschaft ausging. Die Studenten hingen in den letzten Jahren der Weimarer Republik mehrheitlich einem deutschnationalen, völkischen oder auch schon nationalsozialistischen Gedankengut an; an einigen Hochschulen traten sie geradezu als nationalsozialistische Avantgarde auf. Besonders Medizinstudenten taten sich mit antisemitischen Aktionen hervor, darunter der spätere „Reichsgesundheitsführer" Leonardo Conti in Berlin und Erlangen sowie der nachmalige „Oberste Hygieniker" der SS Joachim Mrugowsky an der Universität Halle [18, S. 135–141].

1933 schließlich wurde öffentlich von der „Verjudung" des Arztberufs oder einzelner Krankenhäuser gesprochen. Ende März wurde den ersten jüdischen Ärzten in kommunalen Kliniken gekündigt, u.a. in München und Berlin. Eine gesetzliche Grundlage dafür gab es zu diesem Zeitpunkt noch nicht. Allein am Schwabinger Krankenhaus waren drei hoch angesehene Chefärzte von diesen – wilden – Entlassungen betroffen [19, S. 14]. Das Berliner Krankenhaus Moabit wurde am 1. April, dem Tag des Boykotts jüdischer Einrichtungen und Geschäfte, von der in Preußen als Hilfspolizei agierenden SA besetzt, die anhand schwarzer Listen das jüdische Personal buchstäblich aus den Stationen und Operationssälen herausprügelte [20, S. 183]. Unter den Vertriebenen befanden sich auch renommierte Tuberkuloseforscher. Am Krankenhaus Moabit wurde die Leiterin der Bakteriologischen Abteilung Lydia Rabinowitsch (1871–1935) entlassen [21]. In Heidelberg traf es den ärztlichen Leiter des Tuberkulosekrankenhauses Rohrbach, Albert Fraenkel (1864–1938) [22].

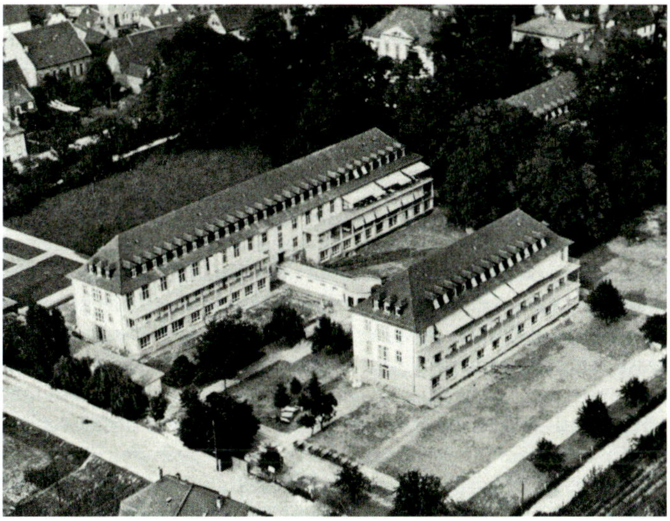

Abbildung 2.3
Tuberkulosekrankenhaus Heidelberg-Rohrbach, Luftaufnahme von 1939 (am oberen Bildrand mittig das Rohrbacher Schlösschen, heute Sitz des Tuberkulose-Archivs)

Die propagandistische Vorarbeit zu diesen und anderen Vertreibungsaktionen hatten Gerhard Wagner und der NS-Ärztebund geleistet. Am 25. März hatte Wagner im „Völkischen Beobachter" in aggressiver Tonlage die Entfernung jüdischer und politisch missliebiger Ärzte aus dem Berufsstand gefordert:

> *„Säubert die Führung unserer Organisationen, fegt alle hinweg, die die Zeichen der Zeit nicht verstehen wollen, macht unseren Stand in Geltung und Geist wieder deutsch, so wie es Reich und Volk in diesen Wochen geworden sind."* [23]

Wagners Aufruf zielte neben „fremdrassigen" Ärzten auch auf jüdische Vertreter in Ärzteverbänden oder kritische, sich den NS-Maßnahmen womöglich widersetzende Funktionäre. Daraus wird ersichtlich, wie eng die systematische Entrechtung und Verfolgung jüdischer Ärzte mit der allgemeinen Nazifizierung der ärztlichen Standesverbände verknüpft war.

Dennoch verstört das Ausmaß an Willfährigkeit, mit der die Standesorganisationen das Geschäft der neuen Machthaber besorgten, indem sie die von Wagner geforderte „Säuberung" weitgehend in Eigenregie durchführten. Die Verbände forderten tausende Ärzte brieflich auf, ihre „arische Abstammung" nachzuweisen, und zwar nicht gegenüber einer Behörde oder der Polizei, sondern gegenüber dem Hartmannbund oder der lokalen kassenärztlichen Vereinigung. In dem umfangreichen Fragebogen wurde detailliert nach den eigenen und den Vorfahren der Ehefrau gefragt. Trotz standesgemäßer Höflichkeit („Sehr geehrter Herr Kollege", „Mit kollegialem Gruß") war die Botschaft des Begleitschreibens unmissverständlich: „Nichtarischen" Kollegen drohte die Vernichtung ihrer beruflichen Existenz. Bei Überschreitung der einwöchigen Rücksendefrist wurde mit Honorarabzug von 20 Reichsmark pro Tag, bei willentlichen Falschangaben mit „schwersten berufsgerichtlichen und strafrechtlichen Strafen" bis hin zum Entzug der Approbation gedroht [24, S. 77, 83–86].

Verantwortlich für diesen erzwungenen Offenbarungseid war der bereits erwähnte Geschäftsführer des Hartmannbundes, Karl Haedenkamp, der von Wagner beauftragt worden war, die „Ausschaltung“ jüdischer und sozialistischer Ärzte zu überwachen [25, S. 133, 282].

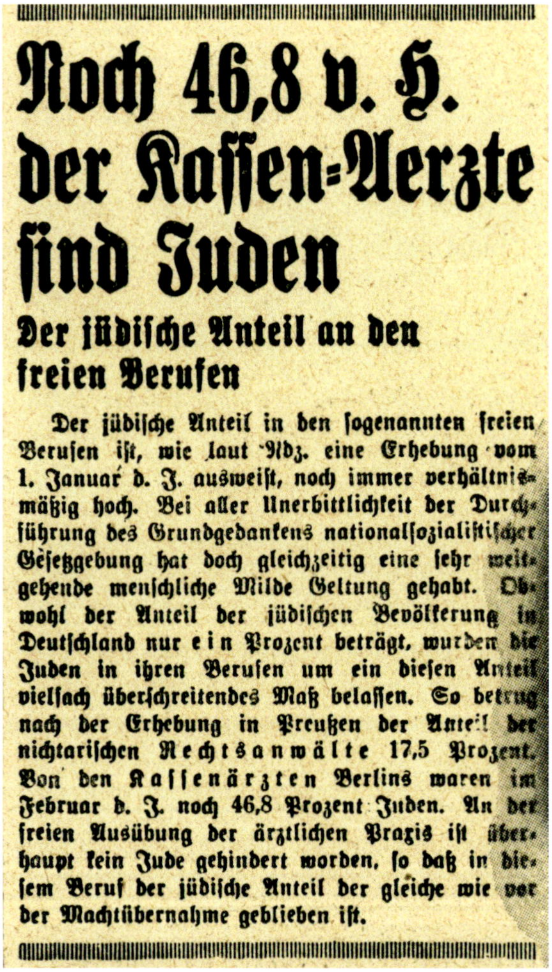

Noch 46,8 v. H. der Kassen-Aerzte sind Juden

Der jüdische Anteil an den freien Berufen

Der jüdische Anteil in den sogenannten freien Berufen ist, wie laut Ndz. eine Erhebung vom 1. Januar d. J. ausweist, noch immer verhältnismäßig hoch. Bei aller Unerbittlichkeit der Durchführung des Grundgedankens nationalsozialistischer Gesetzgebung hat doch gleichzeitig eine sehr weitgehende menschliche Milde Geltung gehabt. Obwohl der Anteil der jüdischen Bevölkerung in Deutschland nur ein Prozent beträgt, wurden die Juden in ihren Berufen um ein diesen Anteil vielfach überschreitendes Maß belassen. So betrug nach der Erhebung in Preußen der Anteil der nichtarischen Rechtsanwälte 17,5 Prozent. Von den Kassenärzten Berlins waren im Februar d. J. noch 46,8 Prozent Juden. An der freien Ausübung der ärztlichen Praxis ist überhaupt kein Jude gehindert worden, so daß in diesem Beruf der jüdische Anteil der gleiche wie vor der Machtübernahme geblieben ist.

Abbildung 2.4
„Noch 46,8 v.H. der Kassen-Ärzte sind Juden. Der jüdische Anteil an den freien Berufen."
(aus: Neues Volk 1934 (2) Nr. 12, S. 33)

Das Gesetz zur Wiederherstellung des Berufsbeamtentums vom 7. April 1933 bedeutete eine weitere Eskalation auf dem Weg der Entrechtung der jüdischen Bevölkerung und der jüdischen Ärzte. Es verfügte die Suspendierung von Beamten (und bald auch Nichtbeamten) „nichtarischer Abstammung“. Dafür genügte bereits ein solchermaßen klassifizierter Eltern- oder Großelternteil. Einmal mehr zeigte sich, dass der dahinterstehende Antisemitismus weniger religiös als vielmehr völkisch-rassistisch motiviert war: Allein die „arische“ Abstammung und nicht etwa die Konversion zum Christentum bewahrte vor Verfolgung. Getaufte Juden galten diesem Denken nach gar als besonders gefährlich, weil sie ihre wahre Abstammung zu verschleiern versucht hätten [26, S. 550–552, 613].

Das Berufsbeamtengesetz erstreckte sich daneben auch auf Personen, die im Sinne des Nationalsozialismus als politisch unzuverlässig galten. Somit verloren nach und nach alle „nichtarischen", „kommunistischen" (darunter fielen auch Sozialdemokraten) und sonstige missliebige Ärzte ihre Anstellung und wurden aus Krankenhäusern und öffentlichem Gesundheitswesen vertrieben [16, S. 68f.].

Mit der gleichen Stoßrichtung wie das Berufsbeamtengesetz erließ das Reichsarbeitsministerium zwei Wochen später eine Verordnung, in der es ebenso lapidar wie folgenreich hieß: „Die Tätigkeit von Kassenärzten nicht arischer Abstammung und von Kassenärzten, die sich im kommunistischen Sinne betätigt haben, wird beendet." [27] Allein aufgrund dieser Verordnung verloren bis zum Frühjahr 1934 2.000 Ärzte ihre Kassenzulassung; in vielen Fällen wurden die Praxen danach gezielt an „Jungärzte" mit NSDAP-Parteibuch vermittelt [16, S. 70f.]. Im Juli 1933 trat darüber hinaus ein Verbot in Kraft, demgemäß deutschstämmige und „fremdrassige" Ärzte nicht mehr zusammenarbeiten durften. Damit waren Überweisungen an „arische" Kollegen sowie Praxisgemeinschaften zwischen jüdischen und nichtjüdischen Medizinern untersagt [8, S. 305]. Während diese Schikanen auf niedergelassene Ärzte zielten, traf das Berufsbeamtengesetz vor allem die Hochschullehrer. Schon vor seinem Inkrafttreten Anfang April war es in Berlin und andernorts zu Denunziationen, Entlassungen, Verhaftungen und Misshandlungen von jüdischen oder politisch missliebigen Hochschulmedizinern gekommen. Im Frühjahr 1933 stellte auch die Deutsche Forschungsgemeinschaft jegliche Förderung „nichtarischer" Wissenschaftler ein [28, S. 88].

Insgesamt tauschten die deutschen Universitäten im Zuge der 1933 initiierten Säuberungspolitik ein knappes Fünftel ihres wissenschaftlichen Personals aus, wobei es große regionale Unterschiede gab. So waren beispielsweise die Verluste in Erlangen, Rostock und Tübingen, wo schon vor 1933 eine konservativ-deutschnationale Berufungspolitik geherrscht hatte, geringer als etwa in Berlin, Hamburg oder Köln [29]. Allein an der Berliner Medizinischen Fakultät wurden mindestens 160 Mitglieder des Lehrkörpers entlassen; an der kleineren Freiburger Fakultät immerhin 39 und in Heidelberg 20, wobei Assistenzärzte und nichtmedizinisches Personal in diesen Zahlen nicht vollständig erfasst sind [30; 31; 32, S. 113]. Die freigewordenen Stellen nahmen „arische" Mitarbeiter ein. Bis heute ist mit dem Pharmakologen Otto Krayer (1899–1982) lediglich ein Fall bekannt, in dem sich ein Dozent weigerte, den ihm angebotenen Lehrstuhl eines zwangsweise entfernten Kollegen anzunehmen.

Sehr gute Lungenpraxis in Schlesien durch Tod frei und sofort zu besetzen. Bedingung: arisch, Anerkennung als Facharzt, Berechtigung zur Kassenpraxis. Vollständiges Instrumentarium einschließlich neuzeitlicher Röntgeneinrichtung kann übernommen werden. Nähere Auskunft erteilt Steinmeyer, Görbersdorf (Schles.).

Abbildung 2.5
„Sehr gute Lungenpraxis durch Tod frei [...]. Bedingung: arisch"; Anzeige aus: Der Öffentliche Gesundheitsdienst (1936/37 B (2) Nr. 13, S. 376)

Das Ende der jüdischen Ärzte in Deutschland

Trotz der existenzvernichtenden Kampagnen konnten sich viele jüdische Ärzte das Ausmaß dessen, was ihnen drohte, nicht vorstellen. Gerade die älteren, oft patriotisch gesinnten, waren nicht ohne Weiteres bereit, ihr Land zu verlassen und die Mühen und Schikanen der Auswanderung auf sich zu nehmen.

Unterdessen trieb der NS-Staat die Diskriminierung jüdischer Bürger weiter voran. Das Gesetz über die Aberkennung der deutschen Staatsangehörigkeit vom Juli 1933 ermöglichte es, Deutschen, die sich im Ausland aufhielten, die Staatsbürgerschaft zu entziehen, sofern sie mit ihrem Verhalten „gegen die Pflicht zur Treue gegen Reich und Volk" verstießen, wie es in § 2 des Gesetzes hieß. Emigrierte Juden wurden dadurch nicht nur der Staatenlosigkeit ausgeliefert, viele Akademiker verloren mit der deutschen Staatsbürgerschaft auch ihren Doktortitel, was sie nicht nur entwürdigen, sondern im Exil auch beruflich schädigen sollte. Allein die Münchener Medizinische Fakultät entzog auf diese Weise 76 dort promovierten Medizinern den Titel; in Bonn waren es mindestens 28, in Erlangen elf, in Gießen acht [30, S. 144–147; 33; 34]. Betroffen war beispielsweise der Internist und Röntgenologe Oskar David (geb. 1880), der jüdischer Herkunft war und nach seiner Habilitation in Halle ab 1922 als außerordentlicher Professor die Röntgen-Abteilung des israelitischen Krankenhauses in Frankfurt am Main leitete. Nachdem er 1934 die Lehrbefugnis verloren hatte und ausgewandert war, entzog ihm die Bonner Fakultät 1940 aufgrund der Aberkennung der Staatsbürgerschaft auch den 1908 erworbenen Doktorgrad [33, S. 435 (mit falschem Geburtsjahr); 35].

Die „nichtarischen" Medizinstudenten, die nach 1933 ihr Studium fortsetzen wollten, waren einer Flut diskriminierender Maßnahmen ausgesetzt, die sie sukzessive von Prüfungen, Approbation und Promotion ausschloss [30, S. 130–134]. Eine 1935 erlassene Verordnung des Reichsinnenministeriums knüpfte die Zulassung zur ärztlichen Prüfung und die Erteilung der Approbation an die Vorlage eines „Ariernachweises". Ausnahmen gab es mitunter für Studenten, die ihr Studium vor 1933 begonnen hatten. 1937 folgte ein generelles Promotionsverbot für jüdische Studenten. Der Schlussstein der Entrechtungs- und Vertreibungspolitik wurde ein Jahr später gesetzt. Am 30. September 1938 verloren die noch etwa 3.300 in Deutschland verbliebenen jüdischen Ärzte ihre Bestallung (Approbation) und damit endgültig ihre Existenzgrundlage. Lediglich einige hundert durften als „Krankenbehandler" weiterarbeiten und ausschließlich jüdische Patienten medizinisch versorgen, was insbesondere in Berlin eine massive Unterversorgung auch der „arischen" Bevölkerung zur Folge hatte [36, S. 192f.]. Innerhalb von etwas mehr als fünf Jahren waren somit mehr als 8.000 Ärzte aus ihrem Beruf vertrieben worden – ein gutes Sechstel der deutschen Ärzteschaft [32, S. 108–111]. Den meisten gelang es, sich bis zum Beginn des Zweiten Weltkriegs ins Ausland zu retten.

Allen anderen, darunter die meisten der zu „Krankenbehandlern" degradierten Ärzte, drohten Deportation, Ghettoisierung und Ermordung in den Vernichtungslagern. Nicht wenige wählten den Freitod [37–39]. Der Exodus jüdischer Ärzte und Forscher schwächte die deutsche Wissenschaftslandschaft nachhaltig [40; 41]. Der weltweit bekannte Julius Springer Verlag verlor mehr als 50 hochkarätige Zeitschriftenherausgeber und Autoren, bevor er selbst „arisiert" wurde und sich die Eigentümer Julius und Ferdinand Springer aufgrund ihrer jüdischen Wurzeln aus dem Unternehmen zurückziehen mussten [42]. Ähnlich wie in den Naturwissenschaften war die große Zeit der deutschsprachigen Medizin, die Anfang des 20. Jahrhunderts ihren Höhepunkt erreicht hatte, nach 1933 endgültig zu Ende. Viele der Vertriebenen fanden neue Wirkungsstätten, zumeist in den USA, Palästina oder Großbritannien. Die Flucht in andere Länder war aber auch mit Angst, Entwurzelung und dem Verlust von zurückbleibenden Angehörigen verbunden, die häufig Opfer des Holocaust wurden. Nahezu immer wurden durch die erzwungene Emigration „Lebensleistungen negiert oder Berufserwartungen zerstört, Existenzen vernichtet, Ehren gekränkt, Hoffnungen enttäuscht“ [32, S. 113]. Nur die wenigsten kehrten nach 1945 zurück nach Deutschland oder wurden dazu eingeladen.

Die Reichsärzteordnung von 1935/36: Paradigmenwechsel in der Medizin

Nicht nur in personeller Hinsicht, sondern auch ideell formten die Nationalsozialisten das Gesundheitswesen und die Medizin nach ihren Vorstellungen um. Die lang ersehnte „Einheit der Ärzteschaft“ stellten die Nationalsozialisten 1935 mit der Reichsärzteordnung her, wenngleich auf ihre Weise. Alle Ärzte, bis auf die der Wehrmacht, wurden in der Reichsärztekammer organisiert, Kassenärzte zusätzlich in der Kassenärztlichen Vereinigung Deutschlands. Mit der Reichsärzteordnung, die zum 1. April 1936 in Kraft trat, wurden auch der Deutsche Ärztevereinsbund und der Hartmannbund aufgelöst. Persönlich berufen durch Hitler stieg Gerhard Wagner zum „Reichsärzteführer“ und Chef der Reichsärztekammer auf, nach seinem Tod 1939 gefolgt von Leonardo Conti. Der Reichsärzteführer ernannte die Funktionäre der regionalen Ärztekammern; von Wahlen war keine Rede mehr. Entsprechend trat auch ein „Reichsärztetag“ bis 1945 nicht ein einziges Mal zusammen. Sonstige Ärztevereinigungen – ob sie berufspolitische, wirtschaftliche oder wissenschaftliche Ziele verfolgten – mussten von der Reichsärztekammer genehmigt werden. „Damit war die Gleichschaltung der Ärzteschaft, die im März 1933 mithilfe des NS-Ärztebundes handstreichartig, aber dank des vorauseilenden Gehorsams der alten Ärzteführer reibungslos über die Bühne ging, am 1. April 1936 auch auf dem Weg der Gesetzgebung vollzogen.“ [43, S. 783]

Die Reichsärzteordnung trug auch zur Neuorientierung des ärztlichen Ethos bei, das sich seit 1933 immer stärker am vermeintlichen Wohl der „Volksgemeinschaft“ ausrichtete. „Gemeinnutz geht vor Eigennutz“ – so lautete eine gängige Parole des NS-Regimes, die bereits im NSDAP-Programm der 1920er Jahre enthalten war und zum Leitmotiv nationalsozialistischer Gesundheitspolitik avancierte. Dass die Gesundheit des „Volkskörpers“ wichtiger sei als die „Sonderwünsche der Einzelnen“ [13, S. 145], traf auch bei führenden Tuberkuloseärzten auf Zustimmung [7, S. 118]. Das karitative Bemühen des Arztes um jeden Patienten, unabhängig von Erkrankung oder Prognose, Religion oder ethnischer Herkunft, geriet dagegen zunehmend unter Rechtfertigungszwang und wurde als falsche Humanität diskreditiert. Mit der „übertriebenen selbstmörderischen Nächstenliebe der vergangenen Jahrhunderte“ sei zu brechen, so 1934 die Autoren des Gesetzes zur Verhütung erbkranken Nachwuchses (GzVeN), Arthur Gütt und Ernst Rüdin, da sie die natürliche Auslese unterlaufe [44]. Gerhard Wagner sekundierte, indem er eine Passage in Hitlers „Mein Kampf“ in Erinnerung rief: „Wenn die Kraft zum Kampfe um die eigene Gesundheit nicht mehr vorhanden ist, endet das Recht zum Leben in dieser Welt des Kampfes.“ [18, S. 46; 45, S. 282]

Zwar war der Arzt laut § 1 der Reichsärzteordnung weiterhin aufgefordert, „an der Gesundheit des einzelnen Menschen und des gesamten Volkes" mitzuwirken, doch ein Passus in § 19 konterkarierte dies, indem er unmissverständlich auf den Primat des „Volkskörpers" hinwies und den einzelnen Patienten mit keinem Wort erwähnte: „Die deutsche Ärzteschaft ist berufen, zum Wohle von Volk und Reich für die Erhaltung und Hebung der Gesundheit, des Erbguts und der Rasse des deutschen Volkes zu wirken." [zitiert nach 46, S. 217] Damit wurde den Ärzten eine zentrale Stellung als Experten für die „Erb- und Rassenpflege" im NS-Staat zugewiesen. Zugleich wurden berufsethische Verpflichtungen wie etwa die ärztliche Schweigepflicht oder das Gebot, Patienten nicht zu schaden, gelockert und relativiert. So durfte die Schweigepflicht gebrochen werden, wenn dies nach „gesundem Volksempfinden" nötig schien, was den Ärzten einen weiten Interpretationsspielraum eröffnete. Als „erbkrank" deklarierte Patienten durften nach Inkrafttreten des Sterilisationsgesetzes am 1. Januar 1934 auch gegen ihren Willen unfruchtbar gemacht werden [47].

Abbildung 2.6
„Salus publica suprema lex" – Das Wohl des Volkes ist oberstes Gesetz (aus: Griesbach, Rolf: Die Tuberkulosebekämpfung, Leipzig 1941, Titelei)

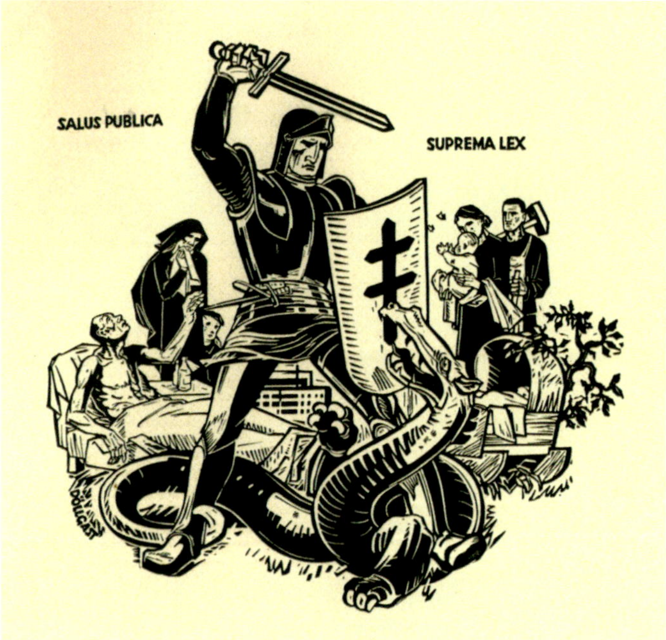

Rassenhygiene als Staatsdoktrin

Von einem radikalen Umbruch in der ärztlichen Ethik und vom Ende der „Mitleidsmoral" war bereits unmittelbar nach Hitlers Machtübernahme gesprochen worden [18, S. 45–47]. Der ethische Paradigmenwechsel vom Wohl des Kranken als oberstem Gebot („Salus aegroti suprema lex") hin zum Primat des gesunden „Volkskörpers" („Salus populi suprema lex") vollzog sich stufenweise und nahm über die Jahre immer radikalere Formen an. Im Krieg kulminierte diese Entwicklung in einem mörderischen Staatsutilitarismus, dem psychisch Kranke, Behinderte oder „Unbrauchbare" ebenso zum Opfer fielen wie russische Kriegsgefangene oder Häftlinge in Konzentrationslagern. Das Sterilisationsgesetz von 1934 markierte eine erste Etappe auf diesem Weg.

Die Medizin verstand sich nicht mehr als individuelles Hilfsangebot an den Kranken zur Erhaltung oder Wiederherstellung seiner Gesundheit, sondern als Instrument im Dienste der rassisch reinen „Volksgemeinschaft". Der Rassenhygieniker Otmar von Verschuer (1896–1969), der mit dem Internisten Karl Diehl (1896–1969) seit Ende der 1920er Jahre zur Erblichkeit der Tuberkulose forschte, forderte 1937 in seinem Lehrbuch zur Erbpathologie:

> *„Jeder Arzt sollte Erbarzt sein. Eine der wichtigsten Aufgaben des Erbarztes ist, für jeden deutschen Menschen festzustellen, ob er erbgesund oder erbkrank ist, ob Nachwuchs von ihm erwünscht, nicht erwünscht oder unbedingt zu verhindern ist."* [zitiert nach 18, S. 48]

Um die Ärzteschaft auf diese Aufgabe vorzubereiten, rief Verschuer die Zeitschrift „Der Erbarzt" ins Leben, die seit 1934 als monatliche Beilage zum Deutschen Ärzteblatt erschien und entsprechende Verbreitung erfuhr. Überdies wurde 1935 im Deutschen Reich eine Pflichtfortbildung für Ärzte eingeführt, die auch Kurse in Rassenhygiene beinhaltete. Im gleichen Jahr eröffnete im mecklenburgischen Alt-Rehse die Führerschule der Deutschen Ärzteschaft, in der ausgewählte Ärzte und Dozenten einer intensiven weltanschaulichen Schulung unterzogen wurden [48].

Von der Unfruchtbarmachung infolge des GzVeN waren bis 1945 etwa 400.000 Menschen betroffen, ungefähr 6.000 starben an akuten oder langfristigen Komplikationen des Eingriffs. Die meisten litten bis an ihr Lebensende unter Stigmatisierung und Isolation [49, S. 230–238; 50]. Obwohl manche TB-Ärzte, darunter der Stettiner Obermedizinal- und Regierungsrat Franz Ickert (1883–1954), 1933 darauf gedrängt hatten, auch bestimmte Gruppen von TB-Kranken in das Sterilisationsgesetz einzubeziehen [51, S. 26], blieben die eugenischen Maßnahmen bei diesen Patienten auf die Nichtgewährung von Ehestandsdarlehen oder Eheverbote bei ansteckungsfähigen Kranken beschränkt.

In die Zwangssterilisationen waren Ärzte diverser Fachrichtungen involviert, u.a. Amtsärzte, Chirurgen, Genetiker, Gynäkologen, Psychiater, Röntgenologen und Strahlentherapeuten [52, 53]. Für manche Ärzte war mit dem GzVeN jedoch eine moralische Grenze überschritten worden. Ein Jahr nach Inkrafttreten des Gesetzes sah sich das Reichsinnenministerium genötigt, im Deutschen Ärzteblatt auf einen Erlass hinzuweisen, wonach systematische „Hetze" gegen das GzVeN hart bestraft werde und das Gesetz auch „von jedem deutschen Katholiken" zu beachten sei. [54, S. 701] Die reservierte Haltung mancher Ärzte führte zu einer verstärkten Propaganda für das Gesetz, wobei besonders der Verweis auf ähnliche Bestimmungen im Ausland (u.a. in Skandinavien und in einigen US-Bundesstaaten) die Legitimität des GzVeN belegen sollte [55, S. 843].

In der Tat waren eugenische Bestrebungen, die auch die Verhinderung der Fortpflanzung sogenannter „Minderwertiger" einschlossen, im ersten Drittel des 20. Jahrhunderts in vielen Ländern populär. 1883 hatte der britische Anthropologe Francis Galton (1822–1911), auf dem Darwinschen Gedanken des Selektionsprinzips fußend, den Begriff der „eugenics" (griechisch: gutes Geschlecht/gute Abstammung) geprägt. Damit bezeichnete er das Vorhaben, die Erbanlagen innerhalb einer Rasse systematisch zu verbessern.

Dazu sollte die Fortpflanzung gesunder, leistungsfähiger Menschen gefördert und die Fortpflanzung vermeintlich Minderwertiger gebremst oder gänzlich verhindert werden. In Deutschland wurde die Eugenik meist unter dem Begriff der „Rassenhygiene" diskutiert und erhielt frühzeitig eine antisemitische Färbung. 1905 gründete der Arzt Alfred Ploetz (1860–1940) in Berlin die weltweit erste rassenhygienische Fachgesellschaft [56].

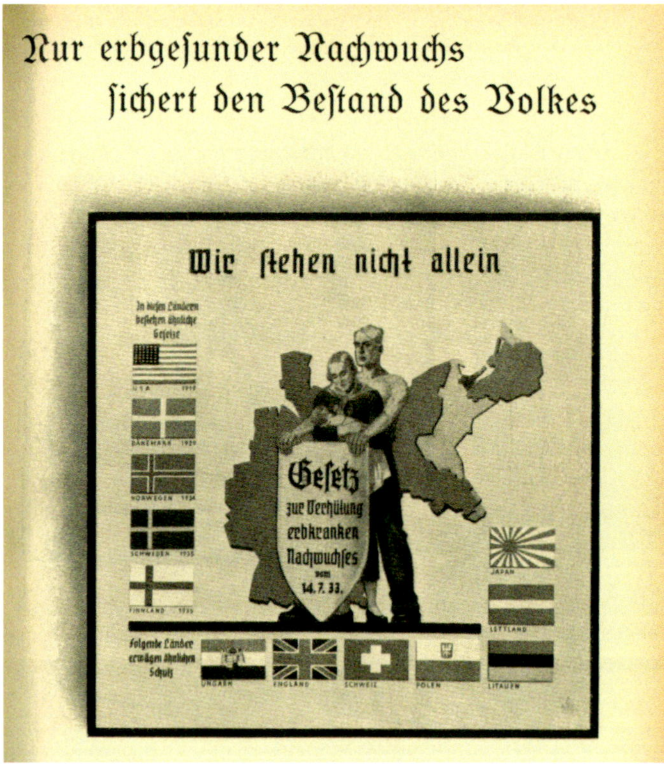

Abbildung 2.7
„Wir stehen nicht allein". Das Gesetz zur Verhütung erbkranken Nachwuchses v. 14.7.1933, links: „In diesen Ländern bestehen ähnliche Gesetze", unten: „Folgende Länder erwägen ähnlichen Schutz" (aus: Neues Volk 1936 (4) Nr. 3, S. 37)

Befördert durch die Niederlage und die hohen Menschenverluste im Ersten Weltkrieg – der millionenfache Tod gesunder und leistungsfähiger Soldaten wurde von Rassenhygienikern als Umkehrung der „natürlichen Auslese" gedeutet – gewannen die Themen Bevölkerungspolitik und Eugenik nach 1918 in Deutschland vermehrt an Aufmerksamkeit.

Im Zuge des Strebens nach Wiedergewinnung von nationaler Größe und „Volkskraft" erlebte die Rassenhygiene auch institutionell einen Aufschwung. 1921 erschien mit dem sogenannten „Baur-Fischer-Lenz" ein mehrbändiges und auch von Hitler rezipiertes Standardwerk zur Rassenhygiene, zwei Jahre später erhielt das Fach in München seinen ersten Lehrstuhl. Kontinuitäten zum Nationalsozialismus (und bis in die frühe Bundesrepublik) lassen sich gut an Fritz Lenz (1887–1976) ablesen, dem Mitautor des einschlägigen Handbuchs und Inhaber des Münchener Lehrstuhls. Lenz hatte früh die Sterilisation „Minderwertiger" propagiert und wurde 1933 als Ordinarius für Rassenhygiene nach Berlin berufen. Vieles von dem, was Lenz und andere zuvor nur forderten oder theoretisch erörterten, wurde nach der Machtübernahme Hitlers Wirklichkeit: systematische Exklusion „Fremdrassiger", Zwangssterilisationen, eugenisch motivierte Eheverbote und Abtreibungen, Ermordung von Behinderten und unheilbar Kranken. Nachdem Hitler bereits in den frühen 1920er Jahren das Judentum als „Rassetuberkulose der Völker" bezeichnet hatte [zitiert nach 57, S. 31], erhielten Rassenhygiene und Antisemitismus nun den Rang einer Staatsdoktrin.

Dass eugenisches Denken nach dem Untergang des „Dritten Reiches" nicht sofort aus den Köpfen der Verantwortlichen verschwand, ist bekannt. 1946 wurde Lenz auf eine Professur für menschliche Erblehre an die Universität Göttingen berufen, sein Fachkollege Verschuer wurde 1951 Lehrstuhlinhaber für Humangenetik an der Universität Münster.

Die „Neue Deutsche Heilkunde"

In den 1920er Jahren war in Deutschland eine naturheilkundliche Laienbewegung aufgeblüht, die in diversen Verbänden und Gruppierungen organisiert und mit zwei Lehrstühlen in Berlin und Jena in gewissem Umfang auch akademisch präsent war. Die Anhängerschaft der Naturheilbewegung war groß, zeitgenössisch wurde sie auf etwa 6 bis 10 Millionen Menschen geschätzt [58, S. 139]. Da nur vergleichsweise wenige Ärzte alternative Heilverfahren anboten, war der Zulauf zu nichtapprobierten Heilbehandlern in der Weimarer Republik beträchtlich. Aufgrund der seit dem 19. Jahrhundert bestehenden Kurierfreiheit besaßen approbierte Ärzte kein Monopol für Heilbehandlungen; entsprechend hoch war die Zahl der Heilpraktiker. Diese wurden von der Ärzteschaft als wachsende Konkurrenz wahrgenommen, als „Kurpfuscher" verunglimpft und politisch mit allen Mitteln bekämpft. Zugleich herrschte unter Schulmedizinern erhebliche Verunsicherung angesichts des verbreiteten Misstrauens der Patienten in die naturwissenschaftlich orientierte Medizin, sodass seit Ende der 1920er Jahre immer häufiger von einer „Krise der Medizin" die Rede war [59].

Die Nationalsozialisten, allen voran Reichsärzteführer Gerhard Wagner, nutzten diese Gemengelage sehr geschickt für ihre politischen Zwecke. Einerseits versprachen sie der Ärzteschaft die Abschaffung der Kurierfreiheit, was sie mit dem Heilpraktikergesetz von 1939, das den Heilpraktikern Zulassungsbeschränkungen auferlegte und die Ausbildung von Nachwuchs verbot, auch teilweise einlösten. Andererseits griffen sie die Bedürfnisse der Naturheilbewegung auf und vereinnahmten deren Anhänger, indem sie eine Offenheit gegenüber alternativen Heilmethoden an den Tag legten, die durch persönliche Affinitäten führender Nationalsozialisten zur Alternativmedizin beglaubigt wurde. Zudem ließ sich eine auf Natürlichkeit und „Abhärtung" zielende Volksmedizin passgenau in die NS-Ideologie einfügen, die geprägt war von Ressentiments gegenüber wissenschaftlicher, „jüdisch-marxistisch durchsetzter" Schulmedizin.

Als großangelegter Versuch der Vertrauenswerbung gegenüber der Anhängerschaft der Naturheilbewegung entstand 1934 in Dresden durch Ausbau des bisherigen Stadtkrankenhauses Johannstadt das Rudolf-Heß-Krankenhaus als Klinik und Forschungsstätte für natürliche Heilweisen. Anlässlich der Einweihung kündigte Wagner an, die „bedauerliche Entfremdung zwischen Arzt und Volk" in Sachen Naturheilkunde zu beseitigen, da der Arzt zur Erfüllung seiner nationalsozialistischen Mission auf das Vertrauen der „Volksgenossen" angewiesen sei [58, S. 138f.].

Die Bestrebungen des NS-Regimes, alternative Heilmethoden in der Medizin stärker zur Geltung zu bringen, gingen weniger auf eine Sympathie für die Naturheilbewegung zurück, sondern zielten auf Vereinnahmung, Vereinheitlichung und Ausrichtung dieser Reformbewegung auf die Leistungs- und Gesunderhaltung des Einzelnen. Ausdruck der Vereinheitlichung (und Kontrolle) der diversen alternativmedizinischen Verbände war die Gründung der Reichsarbeitsgemeinschaft für die Neue Deutsche Heilkunde 1935 in Nürnberg. Darin wurden an sich sehr heterogene Verbände wie der Zentralverein homöopathischer Ärzte, der Kneippärztebund, die Deutsche Gesellschaft für Bäder- und Klimakunde, der Reichsverband Deutscher Privatkrankenanstalten und die Vereinigung Anthroposophischer Ärzte mehr oder weniger zwangsvereinigt.

Den ersten und gleichzeitig letzten größeren Auftritt nach ihrer Gründung hatte die Reichsarbeitsgemeinschaft für die Neue Deutsche Heilkunde 1936 in Wiesbaden, wo sie, protegiert von Wagner, gemeinsam mit der Deutschen Gesellschaft für Innere Medizin tagen konnte. Dort wurde der Versuch unternommen, im Sinne nationalsozialistischen Einheitsstrebens eine Integration von Alternativ- und Schulmedizin zu erreichen – „Zwei einander feindselige Richtungen innerhalb des deutschen Arzttums darf es auf die Dauer nicht geben!“ [60, S. 131] –, doch scheiterte diese Synthese am Widerstand der Schulmedizin. Hinzu kamen die inzwischen veränderten politischen Prioritäten des Regimes, das ab 1936 mit dem Vierjahresplan auf die Vorbereitung eines Krieges zusteuerte und dafür auf die „klassische“ naturwissenschaftliche Schulmedizin angewiesen war. 1937 war das Ende der „Neuen Deutschen Heilkunde“ mit der Auflösung der gleichnamigen Arbeitsgemeinschaft besiegelt. Was übrig blieb, war das Bemühen, verstärkt deutsche Heilpflanzen anzubauen, um im Rahmen der Autarkiepolitik unabhängig von Importen zu werden. Zudem wurden, angeblich auf besonderen Wunsch von Rudolf Heß, in das 1939 novellierte Curriculum des Medizinstudiums Heilkräuterexkursionen und das neue Prüfungsfach „Naturgemäße Heilweisen“ aufgenommen. Auch das Rudolf-Heß-Krankenhaus existierte weiter, musste jedoch 1941, nach dem dubiosen Englandflug seines Namensgebers, eiligst in Gerhard-Wagner-Krankenhaus umbenannt werden.

Medizin im Zweiten Weltkrieg

Im Krieg fand der Nationalsozialismus seine eigentliche Bestimmung. Insbesondere der 1941 begonnene Feldzug gegen die Sowjetunion ließ Räume entstehen, und zwar in geografischer wie auch moralischer Hinsicht, in denen die mörderische Rassenideologie noch rücksichtsloser als in den Jahren zuvor in die Tat umgesetzt werden konnte. Unter den Bedingungen des Krieges zeigte auch die nationalsozialistische Gesundheitspolitik vollends ihre ganze Unmenschlichkeit. Nach der moralischen Erosion, die seit 1933 in nahezu allen Bereichen des Gesundheitswesens stattgefunden hatte, wirkte die Kriegssituation zusätzlich enthemmend auf das Gewissen der politisch und medizinisch Verantwortlichen. Kaum etwas beweist dies eindrücklicher als die „Euthanasie“-Aktion, der als „Gnadentod“ deklarierte Massenmord an Behinderten und psychisch Kranken. Der zugrundeliegende persönliche Erlass Hitlers trägt als Datum bewusst den 1. September 1939; im Krieg, so soll der Diktator zuvor erklärt haben, lasse sich eine solche Aktion „glatter und leichter“ durchführen als in Friedenszeiten [61, S. 184].

Mit Blick auf die betroffenen Patientengruppen markiert dieser „Krieg nach innen" den Umschlagspunkt von Verfolgung in Vernichtung. Kranke, die als unheilbar, minderwertig, sozial unangepasst oder nicht mehr arbeitsfähig galten, mussten nun nicht mehr nur um ihre Gesundheit, sondern um ihr Leben fürchten. Die Einweisung von Tuberkulose-Patienten und anderen chronisch Kranken in Kliniken oder Heilanstalten gestalte sich mitunter schwierig, hieß es 1940 in einem Bericht aus Württemberg, „da die Leute durch die mehr oder minder bekannt gewordene Aktion in den Irrenanstalten mißtrauisch geworden sind." [zitiert nach 62, S. 203]

Es greift zu kurz, im Krankenmord nur den radikalen Endpunkt der eugenischen Politik der ersten sechs Jahre des NS-Regimes zu sehen [63]. Am ehesten trifft eine solche Deutung noch auf die erste Phase der „Euthanasie" zu, in deren Rahmen seit Herbst 1939 70.000 Anstaltspatienten und mindestens 5.000 behinderte Kinder mit Giftgas getötet wurden. Hier ist noch von einer planmäßigen Vorbereitung und zentralen Steuerung auszugehen, angesiedelt in der Berliner Tiergartenstraße 4 („T4"). Die zweite Phase der Krankenmordaktion hingegen lässt ein erhebliches Maß an kriegsbedingter Improvisation, an Aktionismus und Eigeninitiative erkennen. Diese Phase wurde dezentral, unter Regie der Anstaltsdirektoren und ohne direkte Anordnungen oder Befehle durchgeführt („wilde Euthanasie"). Sie kostete noch mehr Menschen das Leben als die 1941 abgebrochene „Aktion T4". Tötungsmethoden waren tödliche Injektionen und systematische Vernachlässigung. Teilweise waren auch TB-Kranke unter den Opfern. Die Beseitigung „unnützer Esser" und die kurzfristige Gewinnung von Bettenkapazitäten für verwundete Soldaten scheinen als Motive ebenso eine Rolle gespielt zu haben wie eine weitgehend internalisierte „Nazi-Ethik" seitens der durchführenden Ärzte.

„Euthanasie" und TB-Kranke
(siehe Kap. 4.2 und 5)

Die Politik des Nationalsozialismus stand von Beginn an im Zeichen einer rassistischen Ideologisierung, welche auch die Maßstäbe ärztlicher Ethik bestimmte. Der nationalsozialistischen Medizinethik zufolge konnte es moralisch geboten sein, in bestimmten Situationen als Arzt zu töten, wenn damit ein vermeintlich höherer Zweck erreicht wurde.

Ein solcher Zweck konnte die vermeintliche Verbesserung der „Volksgesundheit" sein, aber auch der Erkenntnisgewinn in der medizinischen Forschung, umso mehr, wenn es sich um kriegswichtige Fragestellungen handelte und die Probanden als „rassisch minderwertig" galten. Dieser utilitaristischen und rassistischen Moral bedienten sich viele Ärzte, die in die Durchführung tödlicher Menschenversuche in den Konzentrationslagern oder gar in die Selektion an der Rampe von Auschwitz involviert waren. Gleichzeitig wurde diese Art von „Moral" seit 1939 systematisch auch den Medizinstudenten vermittelt [64].

Auch manche Tuberkulose-Ärzte vollzogen die Abkehr vom bisherigen, caritativen Arztideal. Nötig sei ein neues ärztliches Ethos, das „von den Forderungen rassischen Denkens neu geformt wird", so der Oberarzt der Heilanstalt Hohenlychen, Kurt Heißmeyer (1905–1967), 1943 in der „Zeitschrift für Tuberkulose" [65, S. 37]. In der Tuberkulosetherapie plädierte er für eine Selektion der Patienten nach „rassischen" Gesichtspunkten; eine Heilstättenbehandlung käme nur noch für jene Kranken in Betracht, „die für die Erhaltung von Volk und Rasse am bedeutendsten sind" [ebd.].

Heißmeyer beließ es nicht bei theoretischen Erwägungen über den Wert und Unwert von Menschen. Aus eigenem Antrieb begann er im Folgejahr im Konzentrationslager Neuengamme mit ebenso brutalen wie sinnlosen TB-Experimenten an jüdischen Kindern. Bei Heranrücken der britischen Armee ließ er die Kinder kurz vor Kriegsende im Keller eines Schulgebäudes am Bullenhuser Damm in Hamburg ermorden [66; 67].

Unvermeidlich oder von Vorgesetzten erzwungen waren solche und andere medizinische Verbrechen nicht. Vielmehr weist die große Zahl der Ärzte, die sich trotz aller Indoktrinationsversuche ihre Menschlichkeit bewahrten und Patienten nach den traditionellen Regeln der Heilkunst behandelten, auf das Vorhandensein individueller Handlungsspielräume hin – ein Aspekt, der von den Tätern nach dem Krieg vielfach geleugnet wurde.

Im Verlauf des Krieges waren Ärzte in der Wehrmacht, aber auch an der sogenannten „Heimatfront", mit heute kaum noch vorstellbaren Extremsituationen und Entscheidungskonflikten konfrontiert. Der auf deutscher Seite traditionell übliche Einsatz von Sanitätsärzten inmitten der kämpfenden Truppe sorgte zwar bei den Soldaten für ein Gefühl der Sicherheit, führte aber auch zu überdurchschnittlichen Verlusten unter den Medizinern. In Deutschland selbst bewirkten der Krieg und der damit verbundene Primat des Militärs bei der Verteilung medizinischer Güter und Dienstleistungen tiefe Einschnitte in die Gesundheitsversorgung. Der vordringliche Bedarf der Wehrmacht verringerte die Zahl der zivilen Ärzte auf knapp 60% des Vorkriegsstands, sodass ärztliche Betreuung zur Mangelware wurde. Zugleich verdreifachte sich der Anteil der praktizierenden Ärztinnen in der zivilen Versorgung zwischen 1939 und 1944 von 8% auf 23%, womit die bis zum Kriegsbeginn betriebene Politik des Regimes, Ärztinnen aus dem Beruf zu drängen, konterkariert wurde [68, S. 203].

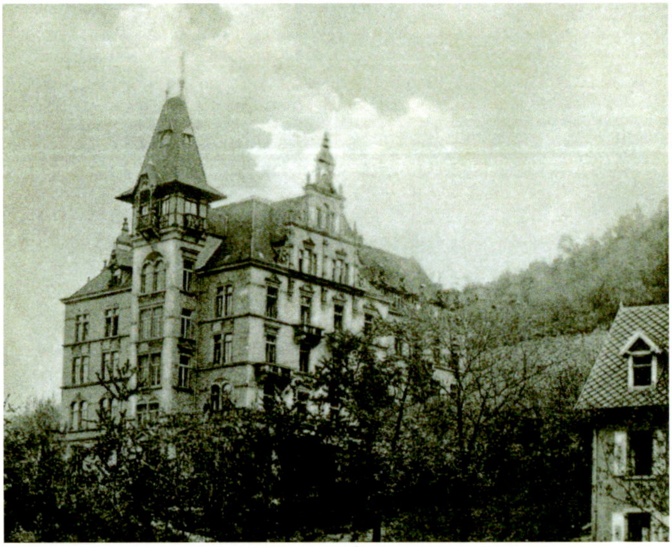

Abbildung 2.8
Das Rothschild'sche Sanatorium für jüdische lungenkranke Frauen (Postkarte: Verlag Franz Vollmer, Nordrach)

Der Gesundheitszustand der Zivilbevölkerung verschlechterte sich ab 1942 kontinuierlich, u.a. kam es zu einer deutlichen Zunahme der TB-Fälle. In der zweiten Kriegshälfte setzte zudem eine immer stärkere Hierarchisierung der Patienten im Hinblick auf ihre „Nützlichkeit" ein. Knappe Gesundheitsressourcen wurden auf Kosten der Alten oder Schwerkranken zum arbeitsfähigen Teil der Bevölkerung verschoben; Ausnutzung jeglicher Arbeitskraft und kurzfristige Leistungssteigerung erhielten Priorität vor längerfristigen präventiven oder therapeutischen Bemühungen. Auch TB-Kranke wurden verstärkt zur Arbeit herangezogen [12, S. 263; 51, S. 48–50]. Betriebsärzte hatten für die Mobilisierung letzter körperlicher Reserven bei Arbeitern zu sorgen; Zwangsarbeiter wurden rücksichtslos ausgebeutet und insbesondere im SS-eigenen Wirtschaftssystem durch unmenschliche Arbeitsbedingungen vernichtet.

Primat der Arbeitsfähigkeit
(siehe Kap. 4.1)

Zugleich trieb das nationalsozialistische Deutschland die systematische Vernichtung der jüdischen Bevölkerung voran. Davon waren auch jüdische TB-Kranke betroffen, wie das exemplarische Schicksal des Rothschild-Sanatoriums im Schwarzwaldkurort Nordrach zeigt. Die durch eine Stiftung der Rothschild-Dynastie finanzierte Heilanstalt im „badischen Davos" hatte fast vier Jahrzehnte lang lungenkranken jüdischen Frauen zur Verfügung gestanden, bevor im Sommer 1942 die 18 noch verbliebenen Patientinnen sowie das betreuende Personal mitsamt dem jüdischen Chefarzt Nehemias Wehl (1887–1942) in die Vernichtungslager deportiert und dort ermordet wurden. Das Gebäude wurde daraufhin „arisiert" und vom SS-Verein Lebensborn übernommen [69].

Nehemias Wehl
(siehe Kap. 8.4)

Das Gesundheitswesen drohte unterdessen angesichts des immer totaler werdenden Krieges zusammenzubrechen. Um den absehbaren Kollaps zu verhindern, stattete Hitler seinen Leibarzt Karl Brandt (1904–1948) mit immer umfangreicheren Vollmachten aus und ernannte ihn 1943 zum „General- und Reichskommissar für das Sanitäts- und Gesundheitswesen". Brandt war als chirurgischer Oberarzt am Berliner Universitätsklinikum tätig gewesen und 1934 zur Entourage Hitlers gestoßen [70]. Dieser hatte ihn 1939 mit der Organisation der geheimen „Aktion T4" betraut und räumte ihm jetzt eine enorme Machtfülle ein, durch die Reichsgesundheitsführer Leonardo Conti ins Abseits gerückt wurde. Im Gegensatz zu Conti besaß Brandt direkten Zugang zum Diktator und konnte ressortübergreifende Entscheidungen durchsetzen. Doch auch damit gelang es nicht, die Situation im Gesundheitswesen nachhaltig zu stabilisieren. Die in den Stadtzentren konzentrierte medizinische Infrastruktur litt unter den 1943 einsetzenden Flächenbombardements der Alliierten und der Bau von Klinikbunkern und Ausweichkrankenhäusern kam infolge von Personal- und Baustoffmangel über bescheidene Ansätze nicht hinaus. Getrieben von einem „bis zur Inhumanität übersteigerten Pflichtethos" [68, S. 411] forcierte Brandt die Diskriminierung und Beseitigung „nichtproduktiver" Bevölkerungsgruppen. Im Rahmen der „Aktion Brandt" wurden unzählige alte Menschen und chronisch Kranke in behelfsmäßig hergerichtete Notunterkünfte abgeschoben; erneut fielen Patienten von Heil- und Pflegeanstalten Mordaktionen zum Opfer, um freie, unzerstörte Bettenkapazitäten zu gewinnen. Immer deutlicher trat zutage, dass Medizin und Gesundheitswesen auf einen Krieg dieser Länge und Totalität nicht ausgerichtet waren und ihrem eigentlichen Auftrag, kranken Menschen zu helfen und sie vor weiterem Schaden zu bewahren, nicht mehr gerecht werden konnten.

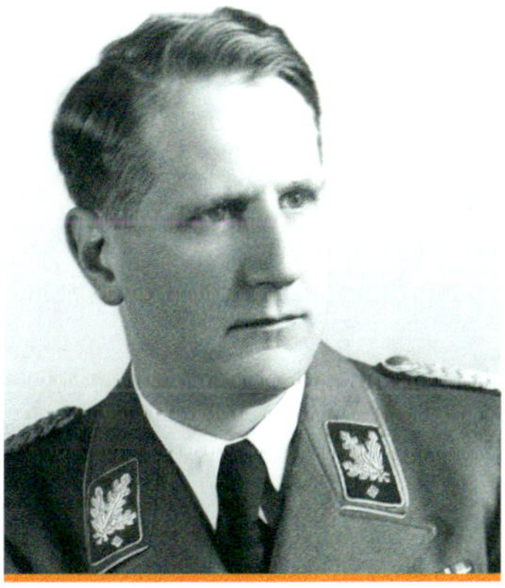

Abbildung 2.9
Leonardo Conti (1900–1945)

- **1918** Mitbegründer des Kampfbundes Deutscher Volksbund
- **1923** NSDAP- und SA-Mitglied
- **1925** Praktischer, dann Allgemein- und Kinderarzt in Berlin
- **1933** Kommissar im Preußischen Innenministerium
- **1935** Gauamtsleiter Berlin im Hauptamt für Volksgesundheit der NSDAP
- **1937** Stadtmedizinalrat
- **1939** Reichsgesundheitsführer
- **1944** SS-Obergruppenführer
- **1945** Verhaftung wegen Beteiligung an der „Euthanasiesaktion T4", Suizid

Literatur

1. Blome, Kurt: Arzt im Kampf. Erlebnisse und Gedanken. Leipzig 1942
2. Moses, Julius: Bildet die Eiserne Front der Frauen! Frauen, Gesundheitspflege und Nationalsozialismus. In: Arbeiterwohlfahrt 1932 (7), S. 193–200
3. Moses, Julius: Der Kampf gegen das „Dritte Reich" – ein Kampf für die Volksgesundheit. In: Der Kassenarzt 1932 (9) Nr. 5, S. 1–4
4. Schmitz-Berning, Cornelia: Vokabular des Nationalsozialismus. 2., durchges. u. überarb. Aufl., Berlin; New York 2007
5. Rüther, Martin: Ärztliches Standeswesen im Nationalsozialismus 1933–1945. In: Jütte, Robert (Hg.): Geschichte der deutschen Ärzteschaft. Organisierte Berufs- und Gesundheitspolitik im 19. und 20. Jahrhundert. Köln 1997, S. 143–193
6. Krischel, Matthis; Schmidt, Mathias; Groß, Dominik (Hg.): Medizinische Fachgesellschaften im Nationalsozialismus. Bestandsaufnahme und Perspektiven. Berlin; Münster 2016
7. Loddenkemper, Robert: Die DGP im Licht der politischen Veränderungen. In: Deutsche Gesellschaft für Pneumologie und Beatmungsmedizin (Hg.): 100 Jahre DGP – 100 Jahre deutsche Pneumologie. Berlin; Heidelberg 2010, S. 115–122
8. Kater, Michael: Ärzte als Hitlers Helfer. Hamburg; Wien 2000
9. Lilienthal, Georg: Der Nationalsozialistische Ärztebund (1929 bis 1943/1945). Wege zur Gleichschaltung und Führung der deutschen Ärzteschaft. In: Kudlien, Fridolf (Hg.): Ärzte im Nationalsozialismus. Köln 1985, S. 105-121
10. Haedenkamp, Karl: 9. November–12. November. In: Deutsches Ärzteblatt 1933 (63), S. 556-558
11. Hähner-Rombach, Sylvelyn: The Construction of the „Anti-social TB-patient" in the Interwar Years in Germany and the Consequences for the Patients. In: Borowy, Iris; Gruner, Wolf D. (Hg.): Facing Illness in Troubled Times. Health in Europe in the Interwar Years 1918–1939. Frankfurt am Main [u.a.] 2005, S. 345–363
12. Wolters, Christine: „Gesellschaftsunwürdige Volksgenossen". Psychiatrisierung von Tuberkulosekranken im Nationalsozialismus und in der Nachkriegszeit. In: Wolters, Christine; Beyer, Christof; Lohff, Brigitte (Hg.): Abweichung und Normalität. Psychiatrie in Deutschland vom Kaiserreich bis zur Deutschen Einheit. Bielefeld 2013, S. 243–278
13. Baer, Gustav: Vorschläge zur Tuberkulosebekämpfung im neuen Deutschland. In: Praktische Tuberkulose-Blätter 1933 (7), S. 145–150
14. Hahn, Susanne: Ethische Grundlagen der faschistischen Medizin, dargestellt am Beispiel der Tuberkulosebekämpfung. In: Thom, Achim; Spaar, Horst (Hg.): Medizin im Faschismus. Symposium über das Schicksal der Medizin in der Zeit des Faschismus in Deutschland 1933–1945. Berlin 1985, S. 122–131
15. Beddies, Thomas; Baader, Gerhard: Jüdische Ärzte in der Weimarer Republik. In: Beddies, Thomas; Doetz, Susanne; Kopke, Christoph (Hg.): Jüdische Ärztinnen und Ärzte im Nationalsozialismus. Entrechtung, Vertreibung, Ermordung. Berlin; Boston 2014, S. 16–35
16. Kümmel, Werner Friedrich: Die Ausschaltung rassisch und politisch mißliebiger Ärzte. In: Kudlien, Fridolf (Hg.): Ärzte im Nationalsozialismus. Köln 1985, S. 56–81
17. Waigand, Beate: Antisemitismus auf Abruf. Das Deutsche Ärzteblatt und die jüdischen Mediziner 1918–1933. Frankfurt am Main 2001
18. Bruns, Florian: Medizinethik im Nationalsozialismus. Entwicklungen und Protagonisten in Berlin (1939–1945). Stuttgart 2009
19. Jäckle, Renate: Schicksale jüdischer und „staatsfeindlicher" Ärztinnen und Ärzte nach 1933 in München. München 1988
20. Pross, Christian; Winau, Rolf (Hg.): Nicht mißhandeln. Das Krankenhaus Moabit. Berlin 1984

21. Graffmann-Weschke, Katharina: Lydia Rabinowitsch-Kempner (1871–1935). Leben und Werk einer der führenden Persönlichkeiten der Tuberkuloseforschung am Anfang des 20. Jahrhunderts. Herdecke 1999
22. Drings, Peter; Thierfelder, Jörg; Weidmann, Bernd; Willig, Friedrich (Hg.): Albert Fraenkel. Ein Arztleben in Licht und Schatten 1864–1938. Landsberg am Lech 2004
23. Gerhard Wagner: Aufruf des nationalsozialistischen deutschen Aerztebundes. In: Völkischer Beobachter, 25.3.1933, Norddeutsche Ausgabe, 2. Beiblatt, S. 3
24. Leibfried, Stephan; Tennstedt, Florian: Berufsverbote und Sozialpolitik 1933. Die Auswirkungen der nationalsozialistischen Machtergreifung auf die Krankenkassenverwaltung und die Kassenärzte. Bremen 1979
25. Schwoch, Rebecca: Ärztliche Standespolitik im Nationalsozialismus. Julius Hadrich und Karl Haedenkamp als Beispiele. Husum 2001
26. Gruner, Wolf: Die Verfolgung und Ermordung der europäischen Juden durch das nationalsozialistische Deutschland 1933–1945. Band 1: Deutsches Reich 1933–1937. München 2008
27. Ärztliche Mitteilungen 1933, (34) Nr. 17, S. 1
28. Orth, Karin: Die NS-Vertreibung der jüdischen Gelehrten. Die Politik der Deutschen Forschungsgemeinschaft und die Reaktionen der Betroffenen. Göttingen 2016
29. Grüttner, Michael; Kinas, Sven: Die Vertreibung von Wissenschaftlern aus den deutschen Universitäten 1933–1945. In: Vierteljahrshefte für Zeitgeschichte 2007 (55), S. 123–186
30. Ferdinand, Ursula: Vertreibungen im Umgestaltungsprozess der Medizinischen Fakultäten an deutschen Universitäten im „Dritten Reich". In: Beddies, Thomas; Doetz, Susanne; Kopke, Christoph (Hg.): Jüdische Ärztinnen und Ärzte im Nationalsozialismus. Entrechtung, Vertreibung, Ermordung. Berlin; Boston 2014, S. 117–148
31. https://gedenkort.charite.de/menschen/ [Stand: 13.08.2017]
32. Eckart, Wolfgang Uwe: Medizin in der NS-Diktatur. Ideologie, Praxis, Folgen. Wien [u.a.] 2012
33. Forsbach, Ralf: Die Medizinische Fakultät der Universität Bonn im „Dritten Reich". München 2006
34. Wittern, Renate; Frewer, Andreas: Aberkennungen der Doktorwürde im „Dritten Reich". Depromotionen an der Medizinischen Fakultät der Friedrich-Alexander-Universität Erlangen. Erlangen 2008
35. http://www.catalogus-professorum-halensis.de/davidoskar.html [Stand: 13.08.2017]
36. Hahn, Judith; Schwoch, Rebecca: Anpassung und Ausschaltung. Die Berliner Kassenärztliche Vereinigung im Nationalsozialismus. Berlin 2009
37. Irmer, Thomas: Deportierte Ärzte/Ärzte im KZ: Herbert Lewin. In: Beddies, Thomas; Doetz, Susanne; Kopke, Christoph (Hg.): Jüdische Ärztinnen und Ärzte im Nationalsozialismus. Entrechtung, Vertreibung, Ermordung. Berlin; Boston 2014, S. 256–264
38. Ohnhäuser, Tim: Verfolgung, Suizid und jüdische Ärzte. Annäherung an ein wenig erforschtes Thema. In: Beddies, Thomas; Doetz, Susanne; Kopke, Christoph (Hg.): Jüdische Ärztinnen und Ärzte im Nationalsozialismus. Entrechtung, Vertreibung, Ermordung. Berlin; Boston 2014, S. 265–289
39. Damskis, Linda Lucia: Zerrissene Biografien. Jüdische Ärzte zwischen nationalsozialistischer Verfolgung, Emigration und Wiedergutmachung. München 2009

40. Deichmann, Ute: Emigration, Isolation and the Slow Start of Molecular Biology in Germany. In: Studies in History and Philosophy of Biological and Biomedical Sciences 2002 (33), S. 449–455
41. Medawar J.; Pyke, D.: Hitler`s Gift – Scientists who fled Nazi Germany. Piatkus, London 2001
42. Sarkowski, Heinz: Der Springer-Verlag. Stationen seiner Geschichte. Teil I: 1842–1945. Berlin [u.a.] 1992
43. Jachertz, Norbert: Abwärts auf der schiefen Bahn, in: Deutsches Ärzteblatt 2008 (105), S. A-781–784
44. Gütt, Arthur; Rüdin, Ernst; Ruttke, Falk: Vorwort. In: dies. (Hg.): Gesetz zur Verhütung erbkranken Nachwuchses vom 14. Juli 1933. München 1934
45. Hitler, Adolf: Mein Kampf. Zwei Bände in einem Band. Ungekürzte Ausgabe, 78–84. Aufl. München 1933
46. Bruns, Florian: Den „Volkskörper" im Blick. Medizin und Moral im Nationalsozialismus. In: Bialas, Wolfgang; Fritze, Lothar (Hg.): Ideologie und Moral im Nationalsozialismus. Göttingen 2014, S. 211–234
47. Rüther, Martin: Mit windigen Paragraphen wider die ärztliche Ethik. Die Reichsärzteordnung vom 13. Dezember 1935 und ihre Auswirkungen auf die ärztliche Standespolitik. Teil II: Inhalt und Umsetzung. In: Deutsches Ärzteblatt 1997 (94), S. A-511–515
48. Blome, Kurt: Die Neuordnung der ärztlichen Fortbildung. In: Deutsches Ärzteblatt 1936 (66), S. 2–11
49. Bock, Gisela: Zwangssterilisation im Nationalsozialismus. Studien zur Rassenpolitik und Frauenpolitik. Opladen 1986
50. Westermann, Stefanie: Verschwiegenes Leid. Der Umgang mit den NS-Zwangssterilisationen in der Bundesrepublik Deutschland. Köln [u.a.] 2010
51. Kelting, Kristin: Das Tuberkuloseproblem im Nationalsozialismus. Kiel: Diss. med. 1974
52. Ley, Astrid: Zwangssterilisation und Ärzteschaft. Hintergründe und Ziele ärztlichen Handelns 1934–1945. Frankfurt am Main; New York 2004
53. Moser, Gabriele: „Röntgenkunde und Volksgesundheit": Radiologie und Röntgenologie in der NS-Erbgesundheitspolitik. In: RöFo – Fortschritte auf dem Gebiet der Röntgenstrahlen und der bildgebenden Verfahren 2014 (186), S. 212–217
54. „Warnung vor Hetze gegen das Sterilisationsgesetz". In: Deutsches Ärzteblatt 1935 (65), S. 701
55. „Deutsche Sterilisationsgesetzgebung international als mustergültig anerkannt". In: Deutsches Ärzteblatt 1935 (65), S. 843
56. Weingart, Peter; Kroll, Jürgen; Bayertz, Kurt: Rasse, Blut und Gene. Geschichte der Eugenik und Rassenhygiene in Deutschland. Frankfurt am Main 1992
57. Konietzko, Nikolaus: Die Pneumologie im Dritten Reich (1933–1945). In: Deutsche Gesellschaft für Pneumologie und Beatmungsmedizin (Hg.): 100 Jahre DGP – 100 Jahre deutsche Pneumologie. Berlin; Heidelberg 2010, S. 29–36
58. Haug, Fritz: Das Rudolf-Heß-Krankenhaus in Dresden. In: Kudlien, Fridolf (Hg.): Ärzte im Nationalsozialismus. Köln 1985, S. 138–145
59. Schmiedebach, Heinz-Peter: Medizin und Ärzte in der Krise. In: Erens, Oliver; Otte, Andreas (Hg.): Geschichte(n) der Medizin. Stuttgart 2014, S. 117–127
60. Haug, Fritz: „Neue Deutsche Heilkunde" – Naturheilkunde und „Schulmedizin" im Nationalsozialismus. In: Bleker, Johanna; Jachertz, Norbert (Hg.): Medizin im „Dritten Reich". 2., erw. Aufl. Köln 1993, S. 129–136
61. Mitscherlich, Alexander; Mielke, Fred: Medizin ohne Menschlichkeit. Dokumente des Nürnberger Ärzteprozesses. Frankfurt am Main 1960
62. Knödler, Ulrich: Auf dem Rücken der Zivilisten – „Kriegsmedizin" in Stuttgart. In: Bleker, Johanna; Jachertz, Norbert (Hg.): Medizin im „Dritten Reich". 2., erw. Aufl. Köln 1993, S. 201–212

63. Schmuhl, Hans-Walter: Die Genesis der „Euthanasie“. Interpretationsansätze. In: Rotzoll, Maike; Hohendorf, Gerrit; Fuchs, Petra et al. (Hg.): Die nationalsozialistische „Euthanasie“-Aktion „T4“ und ihre Opfer. Geschichte und ethische Konsequenzen für die Gegenwart. Paderborn [u.a.] 2010, S. 66–73
64. Bruns, Florian; Chelouche, Tessa: Lectures on Inhumanity. Teaching Medical Ethics in German Medical Schools under Nazism. Annals of Internal Medicine 2017 (166), S. 591–595
65. Heißmeyer, Kurt: Grundsätzliches über Gegenwarts- und Zukunftsaufgaben der Lungenheilstätte. In: Zeitschrift für Tuberkulose 1943 (90), S. 34–40
66. Schwarberg, Günther: Der SS-Arzt und die Kinder. Bericht über den Mord vom Bullenhuser Damm. Hamburg 1979
67. Groschek, Iris; Vagt, Kristina: „… dass du weißt, was hier passiert ist“. Medizinische Experimente im KZ Neuengamme und die Morde am Bullenhuser Damm. Bremen 2012
68. Süß, Winfried: Der „Volkskörper“ im Krieg. Gesundheitspolitik, Gesundheitsverhältnisse und Krankenmord im nationalsozialistischen Deutschland 1939–1945. München 2003
69. Schmidt, Ulf: Hitlers Arzt Karl Brandt. Medizin und Macht im Dritten Reich. Berlin 2009
70. Schellinger, Uwe; Oswald, Rolf; Hoferer, Egbert: Deportiert aus Nordrach. Das Schicksal der letzten jüdischen Patientinnen und Angestellten des Rothschild-Sanatoriums. Nordrach: Historischer Verein für Mittelbaden 2010

2.1

Forschungsstand in der Lungenheilkunde

Nikolaus Konietzko

Die Gleichschaltung der Universitäten

Im ausgehenden 19. Jahrhundert und den ersten drei Jahrzehnten des 20. Jahrhunderts nahm Deutschland in der Welt der Wissenschaft eine führende Position ein. Man kann das veranschaulichen an den Nobelpreisen, die seit 1901 jährlich vergeben werden: Bis 1932 gingen 33 von 100 an deutsche Forscher, 18 an britische und 6 an US-amerikanische. Die deutsche Wissenschaft war nicht nur in der Physik und Chemie führend, sondern auch in der Medizin. Forscher wie Robert Koch (1843–1910) in der Bakteriologie, Paul Ehrlich (1854–1915) in der Immunologie, Emil von Behring (1854–1917) in der Entwicklung von Impfstoffen, Gerhard Domagk (1895–1964) in der Chemotherapie und Conrad Röntgen (1845–1923) in der Radiologie genossen weltweites Ansehen. Die deutsche Wissenschaft hielt ihre Spitzenstellung auch im Ersten Weltkrieg und in den Zeiten der wirtschaftlichen Verwerfungen, die dem Krieg folgten. Mit der Machtübernahme durch die Nationalsozialisten begann ihr Niedergang.

Im Gegensatz zu dem Konzept einer „nationalsozialistischen Gesundheitspolitik" hatten die neuen Machthaber keine klare Vorstellung von einer „nationalsozialistischen Wissenschaft". Reichskanzler Adolf Hitler hielt zwar die Idee einer freien Grundlagenforschung für „absurd, weil sie vom Instinkt wegführt", war sich aber der Bedeutung der Forschung für eine erfolgreiche Wirtschaft und eine moderne Kriegsführung bewusst. Wissenschaft sollte fortan nicht mehr Selbstzweck sein, sondern nutzbringend und zweckorientiert [1]. Der Rassenbegriff als zentraler Gegenstand der Forschung sollte betont werden. Hingegen lehnte Hitler die Vorstellung einer internationalen Wissenschaftsgemeinschaft ab. Man war von Beginn an entschlossen, alle wissenschaftlichen Institutionen gleichzuschalten und zu zentralisieren. Unmittelbar nach der Machtübernahme wurde das Vorhaben Zug um Zug umgesetzt, zunächst an den Universitäten, später auch an den nicht universitären Einrichtungen wie den Wissenschaftsakademien und den Kaiser-Wilhelm-Instituten.

Der erste Schlag der Nationalsozialisten gegen die Universitäten wurde mithilfe des Gesetzes zur Wiederherstellung des Berufsbeamtentums geführt, das nur wenige Wochen nach der Machtübernahme in Kraft trat. Dessen strikte Umsetzung führte zu einer Entlassungswelle, von der gut 20% der Hochschullehrer, in der Mehrzahl Juden, betroffen waren. Darunter befanden sich weltberühmte Wissenschaftler wie die Physiker Albert Einstein und Max Born, die Chemiker Fritz Haber und Otto Fritz Meyerhof, die Philosophen Theodor W. Adorno, Hannah Arendt und Herbert Marcuse, um nur die prominentesten zu nennen. Dieser „brain drain" war ein herber Verlust für die deutsche Wissenschaft. Ein großer Teil der verbliebenen Wissenschaftler arrangierte sich mit dem NS-Regime. Viele schlossen sich im März 1933 dem „Bekenntnis der Professoren zu Adolf Hitler" an und sprachen sich für eine „volksverbundene Wissenschaftspflege" aus.

> *„Wir unterzeichnende deutsche Universitäts- und Hochschullehrer erklären heute in aller Öffentlichkeit, dass wir in der Machtübernahme Adolf Hitlers und dem Zusammenschluss der nationalen Kräfte, die am Wiederaufbau des deutschen Volkes mit tätig sein wollen, den richtigen Weg sehen, der ungeheuren Not und Verelendung des deutschen Volkes Einhalt zu gebieten."* [2, S. 7]

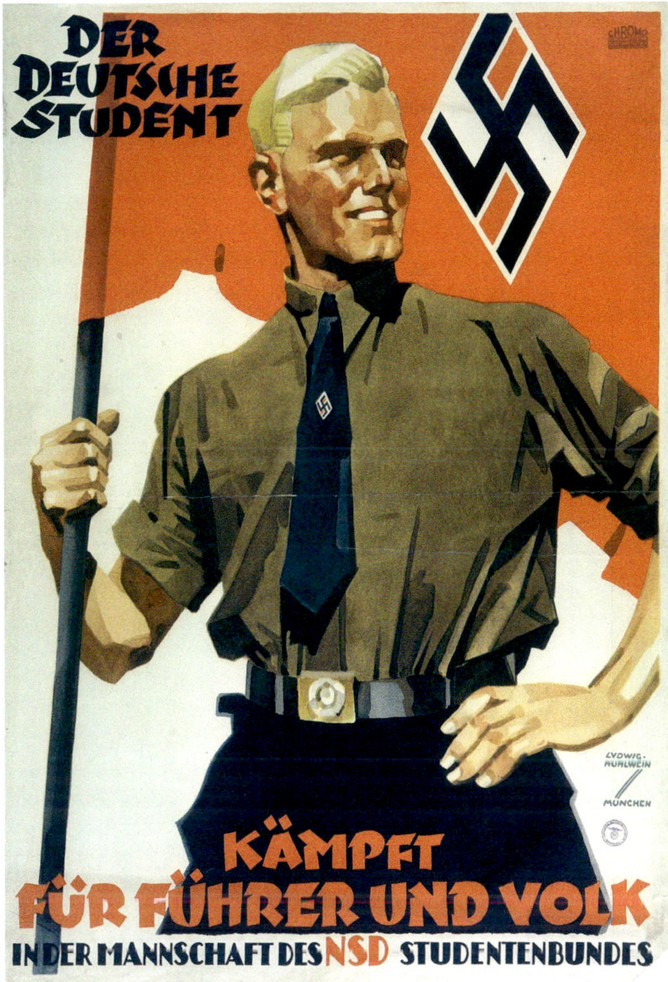

Abbildung 2.1.1
„Der deutsche Student kämpft für Führer und Volk in den Mannschaften des NSD-Studentenbundes" 1936

Der NSDStB propagierte „Säuberungsaktionen" innerhalb der Studentenschaft und des Hochschulpersonals und initiierte u.a. die Bücherverbrennung am 10. Mai 1933 auf dem Berliner Opernplatz.

Zwölf Jahre später, am Ende der NS-Herrschaft, verzeichnete die NSDAP mehr als zwei Drittel aller Hochschullehrer als Parteimitglieder [2].

Während den Universitäten in der Weimarer Republik gewisse Selbstverwaltungsrechte zustanden wie die Wahl des Rektors durch den Senat und die des Dekans durch die Fakultät, kam es im „Dritten Reich" zu einer radikalen Umgestaltung: Der Rektor wurde als „Führer der Universität" dem 1934 gegründeten Reichsministerium für Wissenschaft, Erziehung und Volksbildung unmittelbar unterstellt und war allein ihm gegenüber verantwortlich [3]. Darüber hinaus wurden die Vertretungen der Studenten und Dozenten, der Nationalsozialistische Deutsche Studentenbund und der Nationalsozialistische Deutsche Dozentenbund der Hochschulverwaltung entzogen und der NSDAP angegliedert. Die Freiheit von Wissenschaft und Forschung war damit den ideologischen Vorgaben der Partei unterstellt. Die Gleichschaltung der wissenschaftlichen Akademien erfolgte erst sehr viel später, in der Leopoldina beispielsweise im November 1938. Die Universitäten als Orte der Studentenausbildung waren den Nationalsozialisten, so ist zu vermuten, wichtiger als die „harmloseren" Akademien [4].

Ideologisch geprägte Forschung

Mit der strukturellen Gleichschaltung traditioneller Forschungseinrichtungen ging die Errichtung neuer Institutionen mit entsprechender ideologischer Ausrichtung einher. So kam der 1935 von Heinrich Himmler gegründeten Forschungsgemeinschaft Ahnenerbe e. V. die Aufgabe zu, die erbbiologischen Vorstellungen der Nationalsozialisten mithilfe wissenschaftlicher Untersuchungen zu fundieren, doch die Institution erreichte nur punktuell – z.B. mit dem Institut für wehrwissenschaftliche Zweckforschung – eine über die SS-Kreise hinausgehende Bedeutung. Ebenso blieb das Reichsinstitut für Geschichte des neuen Deutschlands, zur gleichen Zeit gegründet mit dem Auftrag, eine rassistische Geschichtsinterpretation zu etablieren, weitgehend erfolglos. Auch die Pläne von Alfred Rosenberg, der die Leitung des Instituts 1941 übernommen hatte und eine „Hohe Schule der NSDAP" als oberste Instanz nationalsozialistischer Forschung, Lehre und Erziehung errichten wollte, konnten nicht verwirklicht werden. Nach dem Votum Hitlers wurde ihre Umsetzung auf die Zeit nach dem Krieg vertagt. So war den von den Nationalsozialisten neugegründeten Institutionen außerhalb des Hochschulbetriebs der erwünschte Erfolg in großen Teilen versagt, die Universitäten und Akademien blieben auch nach 1933 die Zentren des wissenschaftlichen Lebens, wenn auch gleichgeschaltet und politisch instrumentalisiert [5].

Während das geistige Leben in den naturwissenschaftlichen und philosophischen Fakultäten nach dem Exodus ihrer vorwiegend jüdischen Eliten und nach der politischen Gleichschaltung der Universitäten verarmte, ergriffen viele Biologen und Anthropologen nach der Machtübernahme die Chance, rassistische und sozialdarwinistische Ideen, die schon vor der Jahrhundertwende Gegenstand kontroverser Diskussionen gewesen waren, in ihrem Sinne weiterzuentwickeln. Ihre Vorstellungen von Erbgesundheit und Rassenhygiene deckten sich in vielen Punkten mit der nationalsozialistischen Ideologie. In dem weit verbreiteten Standardwerk „Grundriss der menschlichen Erblichkeitslehre und Rassenhygiene", das sich auch zur „Auslese durch Tuberkulose" äußert, hatten mit dem Eugeniker Fritz Lenz, dem Anthropologen Eugen Fischer und dem Botaniker Erwin Baur drei hochrangige Wissenschaftler die der Eugenik zugrundeliegende Idee ausführlich begründet: Das Menschengeschlecht sollte durch Züchtung über Generationen, analog zu den Erfahrungen aus der Tierzucht, in ein besseres, höherwertiges verwandelt werden [6].

NS-Rassenpolitik
(siehe Kap. 2)

Die NS-Rassenpolitik griff diese Ideen bereitwillig auf. Die politische Schlussfolgerung, die sie aus den wissenschaftlichen (und pseudowissenschaftlichen) Argumenten der Autoren zog, lautete: Nicht mehr der Einzelne und seine Gesundheit sollten im Vordergrund der staatlichen Fürsorge stehen, sondern das Volk und seine Erbgesundheit. Für die Umsetzung ihrer Pläne fand die Rassenpolitik der Nationalsozialisten unter den etablierten Wissenschaftlern willige Helfer [7]. So beteiligte sich der Direktor des Kaiser-Wilhelm-Instituts für Psychiatrie, Ernst Rüdin (1874–1952), maßgeblich an der Ausarbeitung des Gesetzes zur Verhütung erbkranken Nachwuchses, das die Zwangssterilisation Betroffener ermöglichte. Otmar Freiherr von Verschuer (1896–1969), Ordinarius an der Medizinischen Fakultät der Universität Frankfurt und Leiter des 1935 gegründeten Instituts für Erbbiologie und Rassenhygiene in Frankfurt, forderte offen die Lösung der „Judenfrage" [8].

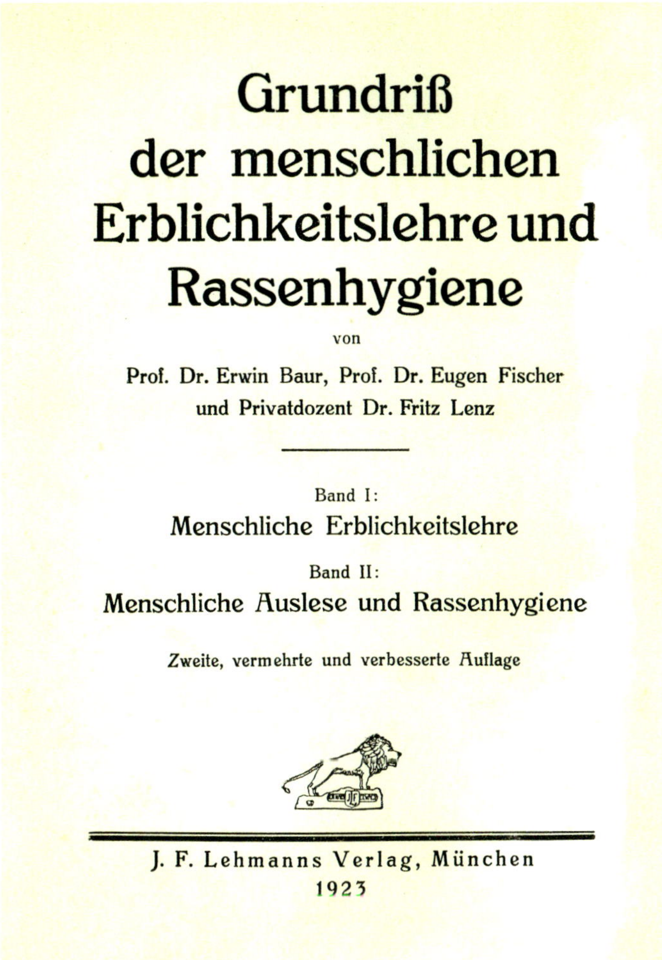

Grundriß
der menschlichen
Erblichkeitslehre und
Rassenhygiene

von

Prof. Dr. Erwin Baur, Prof. Dr. Eugen Fischer
und Privatdozent Dr. Fritz Lenz

Band I:
Menschliche Erblichkeitslehre

Band II:
Menschliche Auslese und Rassenhygiene

Zweite, vermehrte und verbesserte Auflage

J. F. Lehmanns Verlag, München
1923

Abbildung 2.1.2
Titelblatt des Standardwerkes „Grundriß der menschlichen Erblichkeitslehre und Rassenhygiene" von Erwin Baur, Eugen Fischer und Fritz Lenz, 2. Auflage von 1923

„Rassenhygiene“ wurde 1939 für Medizinstudenten obligatorisches Prüfungsfach. In der Konsequenz führte die rigorose Umsetzung des wissenschaftlich verbrämten rassenhygienischen Denkens durch die NS-Rassenpolitik zu hunderttausendfacher Zwangssterilisation und skrupellosen Menschenversuchen und gipfelte in dem euphemistisch als „Euthanasie“ bezeichneten zehntausendfachen Mord an Kranken und Behinderten [9, S. 40].

„Euthanasie"-Aktionen
(siehe Kap. 5)

Langjährige Forschungsprojekte von Otmar von Verschuer und Karl Diehl zur „Klärung des Problems der Abhängigkeit tuberkulösen Geschehens von Umwelt- und Erbfaktoren“ mithilfe der Zwillingsforschung, die Umwelteinflüsse auf die Erkrankung zwar nachwiesen, aber der Erbanlage „maßgebende[r] Bedeutung“ beimaßen [10, S. 226], wurden finanziell gefördert vom Reichsministerium des Innern und dem preußischen Wohlfahrtsministerium [ebd.]. Verschuer und Diehl untersuchten dafür über mehrere Jahre hinweg 125 Zwillingspaare; Diehl selbst führte parallel dazu Experimente an Kaninchen durch.

Abbildung 2.1.3
Otmar Freiherr von Verschuer bei der Messung von Lungenvolumina bei Zwillingen

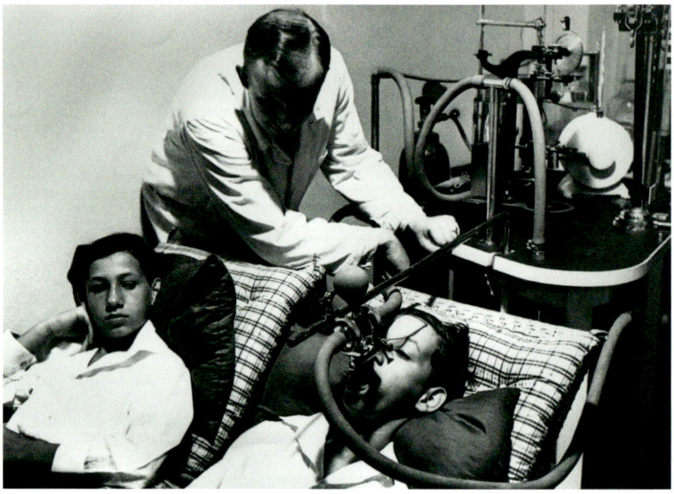

Auch die tierexperimentellen Untersuchungen des BCG-Impfstoffes gegen Tuberkulose von Bruno Lange (1885–1942), wie Karl Diehl Mitglied der DTG, hatten schon Ende der 1920er Jahre ihren Anfang genommen. Lange, einer der Gutachter in der Aufarbeitung des Lübecker Impfunglücks, befasste sich neben der Präventivforschung auch – in kritischer Auseinandersetzung mit Verschuer und Diehl – mit eugenischen Ansätzen. 1933 begann er ein Forschungsprojekt zur Vererbbarkeit der Widerstandsfähigkeit gegen Tuberkulose, das auf experimentellen Versuchen mit Inzuchtfamilien weißer Mäuse basierte [11, S. 73–79]. Als Abteilungsleiter der TB-Forschung war Bruno Lange am Robert Koch-Institut angesiedelt, dem Fred Julius Neufeld (1869–1945) von 1915 an als Präsident vorstand und in dem „nebenberuflich" auch die TB-Forscherin Lydia Rabinowitsch-Kempner bis 1933 tätig war. Der Bakteriologie Fred Neufeld, 1931/32 Vorsitzender der Deutschen Tuberkulose-Gesellschaft, beantragte im Mai 1933 krankheitsbedingt die Versetzung in den Ruhestand, was auch international Aufmerksamkeit hervorrief und misstrauisch mit „ill or suffering from Hitleritis" [zitiert nach 11, S. 30] kommentiert wurde.

Lübecker Impfunglück
(siehe Kap. 5.1)

Neben den TB-Experimenten in Konzentrationslagern gehörten zu den besonders verabscheuungswürdigen Kapiteln politisch gelenkter Forschung in der NS–Zeit die militärmedizinischen Untersuchungsprojekte zur Entwicklung und Anwendung von Kampfstoffen und inhalierbaren Giftgasen bzw. zur Erforschung menschlicher Leistungsgrenzen in Extremsituationen [12]. Dabei wurden auch Fragen der Atemfunktion angesprochen. Beispielhaft seien die höhenmedizinischen Versuche genannt, die vom Institut der Deutschen Versuchsanstalt für Luftfahrt in Berlin koordiniert und im Konzentrationslager Dachau durchgeführt wurden. In Unterdruckkammern sollten Fallschirmabsprünge aus großer Höhe (zwischen 12 und 21 km) simuliert werden, um „im Interesse der Luftwaffe" die Auswirkungen auf den menschlichen Organismus zu ermitteln. An der Universität Gießen fanden Ende der 1930er Jahre unter Leitung von Albert Johann Anthony (1901–1947, Lungenfacharzt und DTG-Mitglied) risikoreiche Versuche in der Unterdruckkammer statt, Versuchspersonen waren Studenten und Soldaten. Ab 1940 war Anthony als medizinischer Referent der Heeressanitätsinspektion für diesbezügliche Forschungsvorhaben verantwortlich [13, S. 135f.].

TB-Experimente
(siehe Kap. 5)

SS-Untersturmführer Sigmund Rascher (1909–1945), SS-Arzt und Krebsforscher im Rahmen des „SS-Ahnenerbes", führte die Menschenversuche im Frühjahr 1942 im KZ Dachau in einer mobilen Unterdruckkammer durch. 180 bis 200 Häftlinge, durchwegs gesunde junge Männer, wurden für die verschiedenen Testreihen ausgesucht, ungefähr 70 kamen bei den Experimenten ums Leben. Der Erkenntnisgewinn dieser grausamen Menschenversuche war sowohl wissenschaftlich wie auch in der praktischen Umsetzung (für den Fallschirmsprung aus großer Höhe) gleich null – wie bei vielen verbrecherischen NS-Experimenten dieser Art. Sigmund Rascher wurde drei Tage vor der Befreiung des Lagers Dachau durch die Alliierten auf Befehl Himmlers exekutiert. Die mitverantwortlichen Wissenschaftler, Siegfried Ruff (1907–1989) als Leiter der Deutschen Versuchsanstalt für Luftfahrt in Berlin und Georg August Weltz (1889–1963) als Chef des Instituts für Luftfahrtmedizin wurden im Nürnberger Ärzteprozess angeklagt und im August 1947 aus Mangel an Beweisen freigesprochen. [13, S. 196].

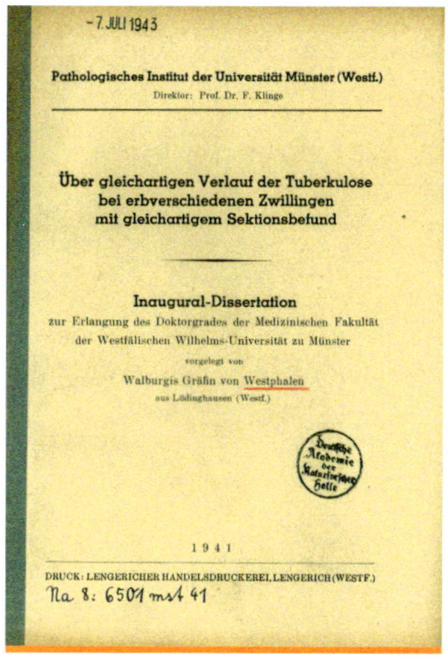
−7. JULI 1943

Pathologisches Institut der Universität Münster (Westf.)
Direktor: Prof. Dr. F. Klinge

Über gleichartigen Verlauf der Tuberkulose
bei erbverschiedenen Zwillingen
mit gleichartigem Sektionsbefund

Inaugural-Dissertation
zur Erlangung des Doktorgrades der Medizinischen Fakultät
der Westfälischen Wilhelms-Universität zu Münster
vorgelegt von
Walburgis Gräfin von Westphalen
aus Lüdinghausen (Westf.)

1941

DRUCK: LENGERICHER HANDELSDRUCKEREI, LENGERICH (WESTF.)
Na 8: 6501 mst 41

Abbildung 2.1.4
Die Dissertation „Über gleichartigen Verlauf der Tuberkulose bei erbverschiedenen Zwillingen nach gleichartigem Sektionsbefund" von Walburgis Gräfin von Westphalen (1941) aus dem pathologischen Institut der Universität Münster enthält eine Zusammenfassung der fachlichen Diskussion zur Erblichkeit der Tuberkulose hinsichtlich der Faktoren Lokalisation, Organdisposition bzw. Resistenz (Locus minoris resistentiae).

Eine militärmedizinische Ausrichtung erhielt auch das Hamburger Institut für Luftfahrtmedizin, das noch unter Ludolph Brauers (1865–1951) Leitung ab 1932 Luft- und Gasschutzkurse und Luftschutzsanitätsprogramme in das Lehrangebot integriert hatte und ab 1934 mithilfe des Reichsluftfahrtministeriums als Forschungsinstitut ausgebaut wurde [14, S. 251ff.]. Ludolph Brauer, langjähriger Ärztlicher Direktor (1910–1934) des Allgemeinen Krankenhauses Eppendorf (ab 1934 Universitätsklinikum Hamburg-Eppendorf) hatte auf vielen Gebieten der Pneumologie selbst innovative Forschung betrieben. Seine politische Rolle in der NS-Zeit war nicht frei von Widersprüchen: Auf der einen Seite hatte er 1933 als Prorektor der Hamburger Universität wie viele andere Hochschullehrer die Kanzlerschaft Hitlers enthusiastisch begrüßt, auf der anderen Seite wurde er wegen seiner liberalen Gesinnung und seines Eintretens für Menschen jüdischer Abstammung im Alter von 68 Jahren gezwungen, die Direktion in Hamburg aufzugeben [15, S. 56–58].

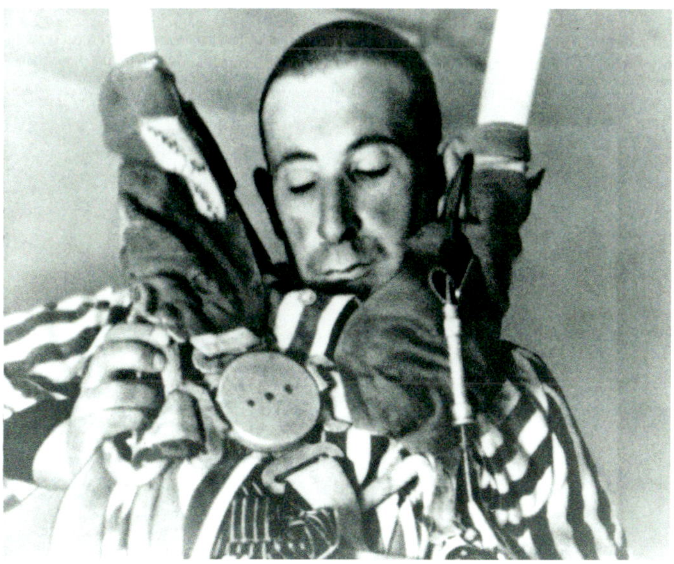

Abbildung 2.1.5
Versuch in einer Unterdruckkammer an einem sowjetischen KZ-Häftling, durchgeführt und fotografiert von dem SS-Arzt Sigmund Rascher (1942)

Weitere Forschung zu Lungenkrankheiten

„Pneumologie" war bis in die erste Hälfte des 20. Jahrhunderts deckungsgleich mit „Phthisiologie", der Lehre von der Tuberkulose. Kranke mit Tuberkulose wurden vornehmlich in den Lungensanatorien behandelt. Deshalb gab es an den Universitätskliniken auch keine eigenen pneumologischen Abteilungen, geschweige denn eine gezielte Lungenforschung, während sich zur gleichen Zeit andere Subspezialitäten der Inneren Medizin wie die Kardiologie oder die Hämatologie zu profilieren begannen [16; 17, S. 5–9]. Trotzdem wurden in der ersten Hälfte des 20. Jahrhunderts im universitären Umfeld bemerkenswerte wissenschaftliche Erfolge bei der Erforschung der Tuberkulose, des Asthmas, der Tabak-bedingten Lungenkrankheiten und der Silikose erzielt. Auch „Nachbardisziplinen" wie die Otolaryngologie oder die Immunologie trugen zum wissenschaftlichen Fortschritt in der Pneumologie bei, insbesondere im diagnostischen Bereich: Bereits 1897 war es dem HNO-Arzt Gustav Kilian als erstem gelungen, mithilfe eines Bronchoskops einen Fremdkörper aus den Atemwegen zu entfernen. Die Technik wurde danach verfeinert und zu diagnostischen Zwecken in die Klinik eingeführt. Der Grazer Kinderarzt Clemens von Pirquet prägte den Begriff der Allergie und schuf die Voraussetzungen für die allergologische Hauttestung.

Robert Tiffeneau und Hugo Knipping lieferten den Grundstock für das Verständnis der Atemphysiologie, ohne ihre Vorarbeiten ist die moderne Lungenfunktionsprüfung nicht denkbar. Werner Forßmann, Assistenzarzt bei Sauerbruch an der Berliner Charité, führte 1929 im Selbstversuch einen Ureteren-Katheter über eine Unterarmvene in die eigene rechte Herzkammer ein und wurde damit zum Pionier der modernen Herzdiagnostik und der Angiografie des Lungenkreislaufs; 1956 erhielt er dafür den Nobelpreis. Sein Chef Ferdinand Sauerbruch, weltweit anerkannt als „König der Thoraxchirurgie", leistete in den ersten Jahrzehnten des 20. Jahrhunderts entscheidende Beiträge zur „aktiven" Therapie der Tuberkulose, indem er operative Verfahren wie die Thorakoplastik und die Phrenikus-Exhairese in die Klinik einführte [12; 17, S. 34]. Dagegen blieben Fortschritte in der medikamentösen Behandlung der Tuberkulose aus. Vereinzelte Versuche, mithilfe abgeschwächter, lebender Mykobakterien die Immunkräfte des Organismus bei Patienten mit aktiver TB zu stärken und so den Krankheitsverlauf positiv zu beeinflussen, scheiterten [18, 19].

In der Therapie von nichttuberkulösen Lungenkrankheiten kamen wesentliche Impulse aus der forschenden Pharmaindustrie. In Deutschland war es vornehmlich die Firma C. H. Boehringer in Ingelheim, die an der Entwicklung von Arzneien gegen Atemwegs- und Lungenkrankheiten arbeitete. 1938 entstand dort ein eigenes Forschungslabor unter Leitung des Nobelpreisträgers Heinrich Otto Wieland (1877–1957). Das erste Medikament, das in industriellem Maßstab hergestellt wurde, war Lobelin. Es galt als Standardmittel gegen Asthma, wurde aber auch bei asphyktischen Neugeborenen und bei Überdosierung von Morphium eingesetzt. Während Lobelin als Asthmamedikament enttäuschte, blieb es als Atemanaleptikum bis ins 20. Jahrhundert hinein in klinischem Gebrauch.

In der Folgezeit verlagerte sich der Schwerpunkt der Pharmaforschung auf die Behandlung des Asthma bronchiale. C. H. Boehringer hatte bereits in den 1920er Jahren eine Reihe von Sympathikomimetika entwickelt. Unter diesen Substanzen entdeckte der österreichische Pharmakologe Heribert Konzett (1912–2004) gemeinsam mit Klaus Unna (1908–1987) das Isoprenalin, den ersten Stoff, der in der Lage war, selektiv β-Adrenozeptoren zu aktivieren. Klaus Unna musste als „Nichtarier“ zuerst Deutschland und 1937 dann Österreich verlassen. Isoprenalin kam 1941 unter dem Firmennamen „Aludrin“ auf den Markt. Viele Jahrzehnte lang galt Aludrin als Standardmedikament in der Therapie des Asthma bronchiale, ehe es in den 1960er Jahren von dem selektiveren β-Stimulator Fenoterol (Berotec®) abgelöst wurde. Über seinen wirtschaftlichen Erfolg hinaus hatte die Darstellung von Isoprenalin große Bedeutung für das Konzept der α- und β -Adrenozeptoren, das 1947 von Raymond Ahlquist (1914–1983) entwickelt wurde [20].

Die Bayer AG, seinerzeit Teil von I.G. Farben, des größten Chemieunternehmens der Welt, war fokussiert auf die Entwicklung neuer Farbstoffe, auch zu medizinischen Zwecken. Die Chemiker Josef Klarer (1898–1953) und Fritz Mietzsch (1896–1958) griffen bei ihrer Suche nach Antibiotika auf die Idee von Paul Ehrlich zurück, der versucht hatte, mithilfe von Farbsubstanzen Bakterien abzutöten. Sie synthetisierten in den 1920er Jahren eine Reihe von Farbstoffen, die auf Sulfonamid-Verbindungen basierten. 1927 berief Bayer den Pathologen Gerhard Domagk als Leiter an das neuerrichtete Institut für Experimentelle Pathologie in Wuppertal-Elberfeld.

Schon bald konnte Domagk nachweisen, dass eine dieser Substanzen, der Farbstoff Prontosil rubrum, eine außerordentliche antibakterielle Wirksamkeit an mit Streptokokken infizierten weißen Mäusen zeigte. Da Domagk die Substanz gut verträglich erschien, testete er sie auch am Menschen. Eine der ersten Patienten war seine eigene Tochter, der er mit dem Sulfonamid die Amputation eines infizierten Arms ersparte. 1935 veröffentlichte er nach gründlichen Testserien seine Ergebnisse in dem Artikel „Ein Beitrag zur Chemotherapie der bakteriellen Infektionen“. Diese Entdeckung markierte den Beginn der antibiotischen Ära. Bayer brachte das Prontosil® 1939 auf den Markt. Das Medikament wurde mit Erfolg bei zahlreichen Infektionskrankheiten, u.a. auch bei Lungenentzündungen, in die Therapie eingeführt. 1939 erhielt Domagk für die „Entdeckung der therapeutischen Wirkung von Prontosil bei verschiedenen Infektionskrankheiten“ den Nobelpreis für Medizin oder Physiologie.

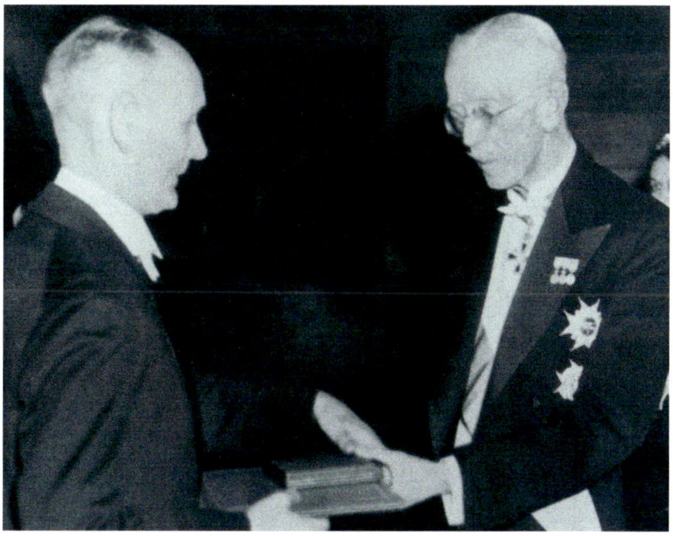

Abbildung 2.1.6
Gerhard Domagk bei der verspäteten Übergabe der Nobelpreis-Urkunde und der goldenen Medaille durch den schwedischen König Gustav V. (1947)

Unter politischem Druck musste er jedoch den Preis zurückweisen, wie auch anderen Gelehrten trotz international bahnbrechender Forschungsergebnisse die Auszeichnung versagt blieb (1938 Chemiker Richard Kuhn, 1939 Hormonforscher Adolf Butenandt). Das NS-Regime sah in der Verleihung des Nobelpreises eine internationale Provokation gegen Deutschland, nachdem 1935 dem Publizisten Carl von Ossietzky (1889–1938) der Friedensnobelpreis zugesprochen worden war. Erst im Dezember 1947 (Abb. 2.1.6) bekam Domagk die Goldmedaille und das Diplom ausgehändigt, doch der mit dem Preis verbundene Geldbetrag war längst verjährt und an den Nobel-Fond zurückgegangen. In den Folgejahren sollte Domagk durch Variationen am Sulfonamid-Molekül noch zahlreiche Wirkstoffe entwickeln, die zu Meilensteinen im Kampf gegen die Tuberkulose wurden wie das 1949 in die Therapie eingeführte Conteben® (wirksam bei Darmtuberkulose) und – zeitgleich mit US-amerikanischen und Schweizer Forschern – das heute noch unverzichtbare Basistherapeutikum gegen die Tuberkulose, das Neoteben® (Isoniazid = INH) [21, S. 358f.].

Eine andere Seite der Forschung im Zusammenhang mit I.G. Farben nehmen inhumane Versuche an Gefangenen im KZ Auschwitz ein, die von Hellmuth Vetter vorgenommen wurden [22]. Er testete dort als neues TB-Medikament Rutenol, ein Derivat der Arsensäure, an 20 TB erkrankten Häftlingen. Ein Jahr nach den Experimenten gab es lediglich vier Überlebende. Später setzte er seine kriminellen Versuche im KZ Mauthausen-Gusen (Österreich) fort. Nach dem Krieg wurde er dafür zum Tode verurteilt und 1949 hingerichtet [23].

TB-Kongresse
(siehe Kap. 7)

Die Fortschritte auf dem Gebiet der Lungenkrankheiten spiegeln sich auch in den Themen der Vorträge wider, die auf den jährlichen Tagungen der Deutschen Tuberkulose-Gesellschaft gehalten und diskutiert wurden. Während bei den ersten Kongressen die Tuberkulose im Mittelpunkt stand, tauchten Anfang der 1930er Jahre die ersten nichttuberkulösen Themen wie die Therapie von Bronchiektasen oder die Diagnose von Lungenparasiten auf. Im Wesentlichen konzentrierten sich die dort präsentierten Vorträge jedoch auf therapeutische Maßnahmen und nicht auf Forschungsprojekte oder -ergebnisse.

Spätestens ab Mitte der 1930er Jahre kam es zur sukzessiven Abkoppelung der deutschen Wissenschaft von der internationalen Gemeinschaft. Auch war die deutsche Ärzteschaft von neuen Entwicklungen im Ausland weitgehend ausgeschlossen. Die von Hitler verordnete Abschottungspolitik zeitigte auf allen Gebieten der Wissenschaft verheerende Folgen, die bis heute nachwirken.

Literatur

1. Grüttner, M.; Kinas, S.: Die Vertreibung von Wissenschaftlern aus den deutschen Universitäten 1933–1945. In: Vierteljahrshefte für Zeitgeschichte 2009 (55), S. 123–186
2. Die deutsche Geisteswelt für Liste 1. Erklärung von 300 deutschen Universitäts- und Hochschullehrern. In: Völkischer Beobachter vom 4. März 1933. Berliner Ausgabe (46), 63. Ausg., S. 7
3. Seier, H.: Der Rektor als Führer. In: Vierteljahrshefte für Zeitgeschichte 1964 (12) Nr. 2, S. 105–146
4. Tröger, J. (Hg.): Hochschule und Wissenschaft im Dritten Reich. Frankfurt a. M. 1984

5. Harten, H.-Chr.; Neirich, U.; Schwerendt, M.: Rassenhygiene als Erziehungsideologie des Dritten Reichs. Bio-bibliographisches Handbuch. Band 10, Berlin 2006
6. Lenz, F.; Fischer, E.; Baur, E.: Grundriss der menschlichen Erblichkeitslehre und Rassenhygiene. München 1921
7. Peter, J.: Der Einbruch der Rassenhygiene in die Medizin. Auswirkung rassenhygienischen Denkens auf Denkkollektive und medizinische Fachgebiete von 1918 bis 1934. Frankfurt 2004
8. Schmuhl, H.-W.: Grenzüberschreitungen. Das Kaiser-Wilhelm-Institut für Anthropologie, menschliche Erblehre und Eugenik 1927–1945. Band 9, Göttingen 2005
9. Klee E.: Euthanasie im NS-Staat. Frankfurt a. M. 1999
10. Diehl, Karl: Erbuntersuchungen an tuberkulösen Zwillingen. In: Beiträge zur Klinik der Tuberkulose und spezifischen Tuberkulose-Forschung 1932, 81 (1), S. 223–226
11. Hinz-Wessels, Annette: Das Robert Koch-Institut im Nationalsozialismus. Berlin 2008
12. Eckart, Wolfgang U.; Neumann, Alexander (Hg.): Medizin im Zweiten Weltkrieg. Militärmedizinische Praxis und medizinische Wissenschaft im „Totalen Krieg". Paderborn 2006
13. Baumann, Timo: Die Gesellschaft für Kreislaufforschung im Nationalsozialismus 1933–1945. Berlin; Heidelberg 2017
14. Bussche, Hendrik van den: Im Dienste der „Volksgemeinschaft". Studienreform im Nationalsozialismus am Beispiel der ärztlichen Ausbildung. Berlin; Hamburg 1989
15. Bussche, Hendrik van den (Hg.): Medizinische Wissenschaft im „Dritten Reich". Berlin; Hamburg 1989
16. Konietzko, N.: Pneumologie in Deutschland: Ein Stiefkind. Deutsches Ärzteblatt 1995 (92), S. 2177f.
17. Deutsche Gesellschaft für Pneumologie und Beatmungsmedizin (Hg.): 100 Jahre DGP – 100 Jahre deutsche Pneumologie. Berlin; Heidelberg; New York 2010
18. Niemeyer, R.: Stand der Friedmannfrage und Erfahrungen mit dem Heilmittel bei Lungentuberkulose. Beiträge zur Klinik der Tuberkulose 1923 (56), S. 268
19. Kutschera-Aichbergen, H.: Über die Behandlung von Tuberkulose mit lebenden Tuberkelbacillen. Beiträge zur Klinik der Tuberkulose 1931 (77), S. 140
20. Raymond, P. Ahlquist: A study of the adrenotropic receptors. In: American Journal of Physiology 1948 (153), S. 586–600
21. Ryan, F.: Tuberculosis – The Greatest Story Never Told. Swift Publishers. Bromsgrove 1992
22. Magowska, A.: Tuberculosis in Poland before, during and after World War II. In: Murrray, J.F.; Loddenkemper, R. (Hg.): Tuberculosis and War. Lessons learned from World War II. Prog Respir Res. Basel 2018
23. Sterkowicz, S.: Nieludzka medycyna. Lekarze w służbie nazizmu [Inhumane Medizin. Ärzte im Dienst des Nazismus]. Warszawa, Wydawnictwo Medyk 2007

2.2

Zwischen Ideologie und Wissenschaft: Die Zeitschrift für Tuberkulose in den Jahren 1933 bis 1945

Florian Bruns

Medizinische Zeitschriften in Deutschland und die Gründung der Zeitschrift für Tuberkulose

Mit dem Siegeszug der naturwissenschaftlich orientierten Medizin stieg im 19. Jahrhundert der Umfang an medizinischer Fachliteratur. Der Wissenszuwachs schlug sich nicht nur in Büchern nieder, sondern ließ auch Anzahl und Auflagenstärke wissenschaftlicher Zeitschriften erheblich anwachsen [1]. Als Medium wissenschaftlicher Innovation und Kommunikation entwickelten sich die Fachjournale mehr und mehr zu Aushängeschildern der jeweiligen Verlagshäuser. Mit dem Georg Thieme Verlag in Leipzig wurde 1886 erstmals ein Unternehmen gegründet, das sich ausschließlich auf den Verlag medizinischer Fachbücher und Periodika konzentrierte. Die 1887 erworbene Deutsche Medizinische Wochenschrift (DMW), in der Robert Koch, Emil von Behring und Kitasato Shibasaburō ihre bakteriologischen Pionierarbeiten veröffentlichten, verhalf Thieme zu internationalem Ansehen. Weltbekannt wurde die DMW, als Koch darin 1890 erstmals über das Tuberkulin berichtete. Die Abonnentenzahl stieg daraufhin rasant, auch wenn das Heilmittel die großen Erwartungen nicht erfüllen konnte [2, S. 28-30; 3].

Große Verbreitung erlangten Anfang des 20. Jahrhunderts auch die im Besitz des Münchener Verlegers J.F. Lehmanns befindliche Münchener Medizinische Wochenschrift sowie die 1904 von Urban & Schwarzenberg in Berlin gegründete Medizinische Klinik [1, S. 148; 4]. Der Verlag Julius Springer, der seit 1922 die Klinische Wochenschrift herausbrachte, akquirierte in den 1920er Jahren mit den Beiträgen zur Klinik der Tuberkulose und dem Zentralblatt für die gesamte Tuberkuloseforschung zwei wichtige Tuberkulosezeitschriften, die zuvor im Leipziger Verlag Curt Kabitzsch erschienen waren [5, S. 255]. Beide Blätter wurden von Ludolph Brauer (1865–1951) herausgegeben, einem der führenden Pneumologen seiner Zeit [6]. Sie fungierten zudem als Organ der Deutschen Tuberkulose-Gesellschaft (DTG). Als Neugründung traten bei Springer 1926 noch die Verhandlungen der Deutschen Tuberkulose-Gesellschaft hinzu. Die 1927 von Kurt Klare, dem Chefarzt der Lungenheilstätte Scheidegg im Allgäu, ins Leben gerufenen und bei Ferdinand Enke in Stuttgart verlegten Praktischen Tuberkulose-Blätter wanderten 1933 zu Thieme, wo sie ab dem Folgejahr als Deutsches Tuberkulose-Blatt der DMW beigelegt wurden und entsprechende Verbreitung erlangten.

Als besonders renommierte Adresse unter den Medizinverlagen galt Johann Ambrosius Barth in Leipzig. Hier erschien seit der Jahrhundertwende die Zeitschrift für Tuberkulose und Heilstättenwesen (seit 1906 Zeitschrift für Tuberkulose), die erste deutsche Fachzeitschrift auf diesem Gebiet. Den Anlass zur ihrer Gründung hatte der erste große internationale Tuberkulose-Kongress 1899 in Berlin geboten [10], in dessen Gefolge Verlagschef Arthur Meiner vorausschauend die Ausweitung und Akademisierung dieses Fachgebiets erkannte [7, S. 57]. Für die damalige Zeit bemerkenswert international präsentierte sich denn auch der erste Band der neuen Zeitschrift. Originalarbeiten und Referate erschienen in deutscher, englischer und französischer Sprache, die Autoren stammten aus den USA, Russland, Großbritannien, Frankreich, den Niederlanden und der Schweiz; viele von ihnen gehörten auch dem Beirat der Zeitschrift an. Als Herausgeber der jährlich in drei Bänden à sechs Heften erscheinenden Zeitschrift fungierte mit Ernst von Leyden (1832–1910) einer der berühmtesten Internisten seiner Zeit [8]. Unterstützt wurde er von Bernhard Fränkel (1836–1911).

Tuberkulose-Kongress 1899
(siehe Kap. 1)

Fränkel war Professor für Hals- und Nasenkrankheiten in Berlin und Mitbegründer des Berlin-Brandenburger Heilstättenvereins. Er hatte u.a. zur Anfärbung des Tuberkelbazillus und zum Koch'schen Tuberkulin gearbeitet [9]. Zu den Glanzpunkten der Zeitschrift gehörten die in großer Aufmachung erscheinenden Berichte über die Tuberkulose-Kongresse in Paris (1905) und Berlin (1913) sowie der Abdruck der 1905 in Stockholm gehaltenen Nobel-Vorlesung Robert Kochs [10].

Der Tuberkuloseforschung standen somit seit der Jahrhundertwende gleich mehrere ausgewiesene Publikationsorgane zur Verfügung: die fächerübergreifenden medizinischen Wochenschriften, die häufig Artikel zur Tuberkulose brachten, und die spezialisierten Fachzeitschriften, von denen die Zeitschrift für Tuberkulose die älteste und angesehenste war. Neben den oben genannten Periodika existierten noch einige weitere Blätter zur Tuberkulose-Thematik, die jedoch meist kurzlebig oder nur von regionaler Bedeutung waren. Die Breite der Publikationsmöglichkeiten zeigt einmal mehr, wie zentral die Krankheit für die Medizin des 20. Jahrhunderts war und wie intensiv in Deutschland dazu geforscht und publiziert wurde.

Die medizinische Fachpresse nach 1933

Die Vielfalt der deutschsprachigen Fachzeitschriften war den Nationalsozialisten ein Dorn im Auge, zielte ihre diktatorische Politik doch von Beginn an auf Vereinheitlichung und zentralistische Kontrolle jeglicher Publizistik ab. Um der „Zersplitterung" des Zeitschriftenwesens entgegenzuwirken, erließ die Reichspressekammer Ende 1933 eine Sperre für die Neugründung von Zeitschriften [11, S. 264]. Der Versuch, die Zahl der bestehenden Periodika zu reduzieren, war in der Medizin jedoch nicht von Erfolg gekrönt. Der TB-Arzt Kurt Klare (1885–1954), Ende 1933 von „Reichsärzteführer" Gerhard Wagner zum „Beauftragten für die gesamte medizinische Fachpresse" ernannt, bedauerte rückblickend: „Leider ist die Medizin mit Zeitschriften allzu sehr übersättigt, aber wie ich mich auch bemüht habe, die eine oder andere Zeitschrift eingehen zu lassen, immer bin ich auf den Widerstand der Verleger gestoßen." [12, S. 1055] Offenbar vermochten sich die Medizinverlage erfolgreich gegen die Einstellung von Zeitschriften zu wehren.

Kurt Klare
(siehe Kap. 8)

Weniger wirksam war der Widerstand gegen die verlangte Selbstzensur und die Entfernung jüdischer Wissenschaftler aus den Redaktions- und Herausgebergremien. Im Frühjahr 1933, als die Vertreibungsmaßnahmen noch nicht durch Gesetze unterlegt waren, halfen Gewalt- und Boykottdrohungen, um die Verleger gefügig zu machen [2, S. 73-78]. Eine Schlüsselfigur aufseiten der Nationalsozialisten war in dieser Phase Kurt Klare. Als früher Anhänger der NSDAP und überzeugter Antisemit übte er im Auftrag der Partei Druck auf die Verleger aus, sich von „nichtarischen" Mitarbeitern, Herausgebern und Autoren zu trennen:

> *„Deutsche medizinische Zeitschriften dürfen künftighin nur mehr von deutschstämmigen Ärzten redigiert werden, im Herausgeberkollegium und im Beirat einer medizinischen Zeitschrift haben deutsche Ärzte zu entscheiden."* [13, S. 9, Hervorhebung im Original]

Durch die „gefährliche Schicksalsverschlungenheit mit einer artfremden Schicht und durch das Eindringen dieses fremdrassigen Einflusses“, so Klare weiter, sei den deutschen Autoren „der Sinn für deutsche Worte und deutschen Stil verlorengegangen. [...] Der wirklich deutsche Mensch schreibt kurz und schlicht.“ [ebd.]

Meist gelang es den Verlegern nur, die geforderten Säuberungsmaßnahmen zeitlich hinauszuzögern [5, S. 332]. 1936 schließlich wurden auch Referate oder Rezensionen von Werken jüdischer Autoren bis auf wenige Ausnahmen verboten, wenig später durften sie nicht einmal mehr zitiert werden [11, S. 243].

Erzwungener Wechsel in der Redaktion der Zeitschrift für Tuberkulose

Zu den Opfern der nationalsozialistischen Vertreibungspolitik gehörten auch die beiden langjährigen Redakteure der Zeitschrift für Tuberkulose, die Bakteriologin Lydia Rabinowitsch-Kempner (1871–1935) und der HNO-Arzt Arthur Kuttner (1862–1939). Rabinowitsch war Mitarbeiterin im Labor Robert Kochs gewesen und eine international bekannte Tuberkuloseforscherin. 1912 hatte sie als zweite Frau in Preußen den Professorentitel erhalten. Zwei Jahre später übernahm sie, vermutlich als erste Frau überhaupt, die Redaktion einer medizinischen Fachzeitschrift, der Zeitschrift für Tuberkulose [14, S. 105]. Seit 1920 leitete Rabinowitsch das Bakteriologische Institut des Krankenhauses Moabit in Berlin und war nebenbei am Robert Koch-Institut tätig. Ihr Co-Redakteur Kuttner war einer der ersten HNO-Spezialisten in Berlin, wo er als außerordentlicher Professor ein Ambulatorium betrieb [15, S. 323]. Kuttner trat 1905 in die Redaktion der Zeitschrift ein; zu seinen Spezialgebieten gehörte die Kehlkopftuberkulose [16].

Lydia Rabinowitsch-Kempner
(siehe Kap. 8.4)

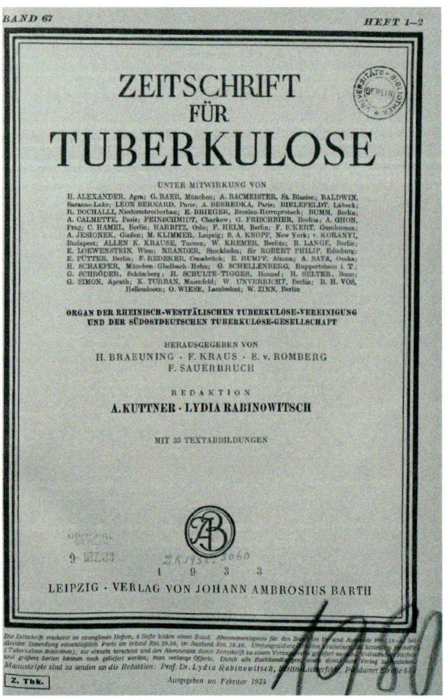
BAND 67 HEFT 1–2

ZEITSCHRIFT FÜR TUBERKULOSE

UNTER MITWIRKUNG VON

H. ALEXANDER, Agra; G. BAER, München; A. BACMEISTER, St. Blasien; BALDWIN, Saranac-Lake; LÉON BERNARD, Paris; A. BESREDKA, Paris; BIELEFELDT, Lübeck; R. BOCHALLI, Niederschreiberhau; E. BRIEGER, Breslau-Herrnprotsch; BUMM, Berlin; A. CALMETTE, Paris; FEINSCHMIDT, Charkow; G. FRISCHBIER, Beelitz; A. GHON, Prag; C. HAMEL, Berlin; HARBITZ, Oslo; F. HELM, Berlin; F. ICKERT, Gumbinnen; A. JESIONEK, Gießen; M. KLIMMER, Leipzig; S. A. KNOPF, New York; v. KORANYI, Budapest; ALLEN K. KRAUSE, Tucson; W. KREMER, Beelitz; B. LANGE, Berlin; E. LOEWENSTEIN, Wien; NEANDER, Stockholm; Sir ROBERT PHILIP, Edinburg; E. PÜTTER, Berlin; F. REDEKER, Osnabrück; E. RUMPF, Altona; A. SATA, Osaka; H. SCHAEFER, München-Gladbach-Hehn; G. SCHELLENBERG, Ruppertshain i. T.; G. SCHRÖDER, Schömberg; H. SCHULTE-TIGGES, Honnef; H. SELTER, Bonn; G. SIMON, Aprath; K. TURBAN, Maienfeld; W. UNVERRICHT, Berlin; B. H. VOS, Hellendoorn; O. WIESE, Landeshut; W. ZINN, Berlin

ORGAN DER RHEINISCH-WESTFÄLISCHEN TUBERKULOSE-VEREINIGUNG UND DER SÜDOSTDEUTSCHEN TUBERKULOSE-GESELLSCHAFT

HERAUSGEGEBEN VON
H. BRAEUNING · F. KRAUS · E. v. ROMBERG
F. SAUERBRUCH

REDAKTION
A. KUTTNER · LYDIA RABINOWITSCH

MIT 33 TEXTABBILDUNGEN

1 9 3 3

LEIPZIG · VERLAG VON JOHANN AMBROSIUS BARTH

Ausgegeben im Februar 1933

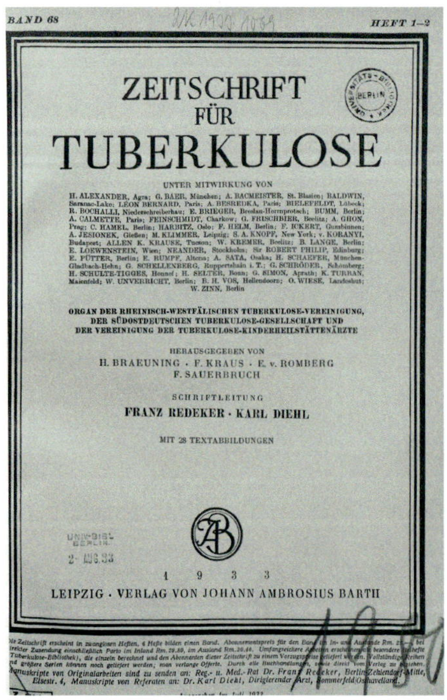
BAND 68 HEFT 1–2

ZEITSCHRIFT FÜR TUBERKULOSE

UNTER MITWIRKUNG VON

H. ALEXANDER, Agra; G. BAER, München; A. BACMEISTER, St. Blasien; BALDWIN, Saranac-Lake; LÉON BERNARD, Paris; A. BESREDKA, Paris; BIELEFELDT, Lübeck; R. BOCHALLI, Niederschreiberhau; E. BRIEGER, Breslau-Herrnprotsch; BUMM, Berlin; A. CALMETTE, Paris; FEINSCHMIDT, Charkow; G. FRISCHBIER, Beelitz; A. GHON, Prag; C. HAMEL, Berlin; HARBITZ, Oslo; F. HELM, Berlin; F. ICKERT, Gumbinnen; A. JESIONEK, Gießen; M. KLIMMER, Leipzig; S. A. KNOPF, New York; v. KORANYI, Budapest; ALLEN K. KRAUSE, Tucson; W. KREMER, Beelitz; B. LANGE, Berlin; E. LOEWENSTEIN, Wien; NEANDER, Stockholm; Sir ROBERT PHILIP, Edinburg; E. PÜTTER, Berlin; E. RUMPF, Altona; A. SATA, Osaka; H. SCHAEFER, München-Gladbach-Hehn; G. SCHELLENBERG, Ruppertshain i. T.; G. SCHRÖDER, Schömberg; H. SCHULTE-TIGGES, Honnef; H. SELTER, Bonn; G. SIMON, Aprath; K. TURBAN, Maienfeld; W. UNVERRICHT, Berlin; B. H. VOS, Hellendoorn; O. WIESE, Landeshut; W. ZINN, Berlin

ORGAN DER RHEINISCH-WESTFÄLISCHEN TUBERKULOSE-VEREINIGUNG, DER SÜDOSTDEUTSCHEN TUBERKULOSE-GESELLSCHAFT UND DER VEREINIGUNG DER TUBERKULOSE-KINDERHEILSTÄTTENÄRZTE

HERAUSGEGEBEN VON
H. BRAEUNING · F. KRAUS · E. v. ROMBERG
F. SAUERBRUCH

SCHRIFTLEITUNG
FRANZ REDEKER · KARL DIEHL

MIT 28 TEXTABBILDUNGEN

1 9 3 3

LEIPZIG · VERLAG VON JOHANN AMBROSIUS BARTH

Abbildung 2.2.1
Titelblätter der Zeitschrift für Tuberkulose von 1933, Band 67 mit der Redaktion: A. Kuttner – Lydia Rabinowitsch
Band 68 mit der Schriftleitung: Redeker – K. Diehl
Herausgeber waren: H. Braeuning, F. Kraus, E. v. Romberg, F. Sauerbruch.

Aufgrund ihrer jüdischen „Abstammung“ mussten Rabinowitsch und Kuttner im Sommer 1933 aus der Redaktion der Zeitschrift für Tuberkulose ausscheiden. Dass Rabinowitsch sich Ende des 19. Jahrhunderts hatte taufen lassen und seitdem evangelischer Konfession war, spielte gemäß der NS-Ideologie keine Rolle [14, S. 56]. Der 67. Band (1933) der Zeitschrift war der letzte, der unter ihrer Verantwortung entstand; die letzten Hefte hatte sie bereits ohne die Unterstützung Kuttners redigiert. Nachfolger als Schriftleiter wurden Franz Redeker (1891–1962) für den Originalienteil und Karl Diehl (1896–1969) für den traditionell sehr umfangreichen Referatenteil. Redeker war 1933 als Nachfolger des von den Nationalsozialisten entlassenen Walter Lustig zum Medizinaldezernenten in Berlin ernannt und mit der Aufsicht über die medizinischen Einrichtungen der Stadt betraut worden. Diehl arbeitete als Arzt in der Heilstätte Sommerfeld bei Berlin und forschte gemeinsam mit dem Genetiker Otmar von Verschuer zur Erblichkeit der Tuberkulose [5].

Erblichkeit der Tuberkulose
(siehe Kap. 2.1)

Im ersten Heft des 68. Bandes informierten Verlag und neue Schriftleitung die Leser über die Veränderungen in der Redaktion. Bemerkenswert dabei ist, dass zugleich in dankbaren Worten an die langjährige Tätigkeit von Rabinowitsch und Kuttner erinnert wurde [17]. Angesichts der politischen Situation in jener Zeit erscheint diese Art der Würdigung ungewöhnlich, auch wenn die wahren Hintergründe des personellen Wechsels nicht zur Sprache kamen.

ZEITSCHRIFT FÜR TUBERKULOSE

Band 68, Heft 1–2 **1933**

Mitteilung

Die bisherigen Schriftleiter unserer Zeitschrift, Frau Rabinowitsch und Herr Kuttner, haben die Redaktion niedergelegt.

Die Zeitschrift für Tuberkulose ist den beiden Schriftleitern zum Danke verpflichtet. Besonders Frau Rabinowitsch hat in den 19 Jahren ihrer redaktionellen Tätigkeit mit nicht rastendem Eifer und hohem Verantwortungsgefühl die Entwicklung der Zeitschrift gefördert. Unter ihrer Leitung hat unsere Zeitschrift auf allen Gebieten der Tuberkulose grundlegende Veröffentlichungen bringen können. Frau Rabinowitsch hat stets ein feines Gefühl für die Leistung und den Wert von Arbeiten auch unbekannter Autoren gehabt und dadurch mancher wissenschaftlichen Entwicklung den Weg geebnet. Die Zeitschrift für Tuberkulose wird ihrer stets mit Anhänglichkeit gedenken.

Auch unter den neuen Schriftleitern wird die Zeitschrift für Tuberkulose dahin streben, alle Gebiete der Tuberkuloseforschung und Tuberkulosebekämpfung zu pflegen und zu fördern. Sie will hierbei sowohl die Verbindung zur praktischen ärztlichen Arbeit wie zum Institut und zur Forschung eng halten. Sie will vor allem dem praktischen Bedürfnis dienen. Sie soll das Fachorgan des in der Tuberkulosearbeit stehenden Klinikers, Heilstättenarztes, Fürsorgearztes und praktischen Facharztes bleiben.

Verlag und Schriftleitung

Zeitschrift f. Tuberkulose. 68 1

Abbildung 2.2.2
Mitteilung von „Verlag und Schriftleitung“ der Zeitschrift für Tuberkulose über den Redaktionswechsel 1933 (Band 68) mit besonderer Würdigung von Lydia Rabinowitsch

Redeker und Diehl behielten ihre Funktion bis zur kriegsbedingten Einstellung des Blattes im Herbst 1944. Lydia Rabinowitsch hingegen wurde 1933 als Institutsleiterin am Krankenhaus Moabit zwangspensioniert. Vor ihrem Tod in Berlin zwei Jahre später gelang es ihr noch, die Emigration ihrer Kinder in die Wege zu leiten; ihr Sohn Robert Kempner kehrte 1945 als stellvertretender Chefankläger im Rahmen der Nürnberger Kriegsverbrecherprozesse nach Deutschland zurück. Arthur Kuttner musste als 76-Jähriger noch miterleben, dass ihm als Jude nach mehr als 50 Jahren ärztlicher Tätigkeit 1938 die Approbation entzogen wurde, bevor er ein Jahr später in Berlin starb.

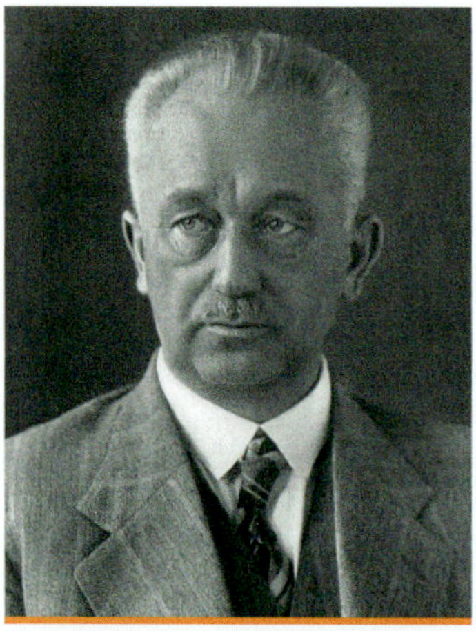

Abbildung 2.2.3
Hermann Bernhard Braeuning (1880–1946)
Internist und Tuberkuloseforscher

1912 Professor für Innere Medizin Stettin, Leitung der Tuberkulose-Ambulanz
1915 Gründer und bis 1945 Leiter des Tuberkulosekrankenhauses Hohenkrug/Stettin, Leiter der Lungen-Fürsorgestelle in Stettin
1927 1. Vorsitzender der DTG (bis 1929)
1935 erneuter Vorsitz der DTG
1935 Schriftleitung des Reichstuberkuloseblatts

Anders als in der Redaktion änderte sich im Herausgeberkreis der Zeitschrift für Tuberkulose durch die Machtübernahme der Nationalsozialisten zunächst wenig. Personelle Wechsel waren in erster Linie dem Ableben der älteren Generation geschuldet. Herausgeber des Ende 1932 erschienenen 66. Bandes waren Hermann Braeuning (1880–1946), Gründer und Direktor der Heilstätte Hohenkrug bei Stettin, Friedrich Kraus (1858–1936), Direktor der II. Medizinischen Klinik der Berliner Charité, Ernst von Romberg (1865–1933), Direktor der I. Medizinischen Klinik der Universität München, und Ferdinand Sauerbruch (1875–1951), Direktor der Chirurgischen Klinik der Charité. Neben der Prominenz der Herausgeber fällt die interdisziplinäre Aufstellung ins Auge: ein Heilstättenarzt, zwei Internisten und ein Thoraxchirurg. Auffällig ist nach damaligen Maßstäben das Fehlen eines Pathologen im Herausgebergremium. Mehrere Jahre hatte der Virchow-Nachfolger Johannes Orth (1847–1923) diese Position ausgefüllt, sie wurde danach offenbar nicht neu besetzt.

Braeuning, nach dem Urteil Redekers „seit 2 Jahrzehnten der geistige Führer der deutschen Tuberkulosefürsorge“ [18, S. 121], blieb Herausgeber der Zeitschrift für Tuberkulose bis in den Herbst 1944 hinein. Die 1933 bzw. 1936 verstorbenen Internisten Romberg und Kraus wurden durch Georg Simon (1882–1957) und Walter Unverricht (1887–1970) ersetzt. Simon war Direktor der Kinderheilstätte im oberbergischen Aprath und bekannt als Erstbeschreiber tuberkulöser Streuherde in den apikalen Lungenabschnitten (Simon-Spitzenherde) [19]. Der Internist Unverricht leitete seit 1937 die III. Medizinische Poliklinik der Charité und galt als Experte für die Thorakokaustik, die Kollapstherapie der Tuberkulose [20]. Aufgrund nationalsozialistischer Betätigung musste er 1945 seine Stellung als Klinikdirektor vorübergehend räumen [21, S. 90]. 1941 kam noch Julius Kayser-Petersen (1886–1954) als Mitherausgeber hinzu. Kayser-Petersen leitete die TB-Fürsorgestelle Jena und stand als Vizepräsident und Generalsekretär an der Spitze des Reichstuberkulose-Ausschusses.

Inhaltliche Schwerpunkte nach 1933

Die Durchsicht der Jahrgänge 1933 bis 1944 der Zeitschrift für Tuberkulose ergibt ein ambivalentes Bild. Auf der einen Seite findet sich eine Vielzahl sachorientierter Arbeiten zur Epidemiologie, Früherkennung und Behandlung der Tuberkulose (mitunter auch zur Silikose), auf der anderen Seite fallen ideologisch aufgeladene Tagungsberichte und Meinungsartikel ins Auge. Auch die Inhalte mancher Originalarbeiten deuten auf die politischen Veränderungen hin.

Andere Arbeiten, wie etwa die Vincenzo Monaldis über die von ihm 1938 erstmals beschriebene Kavernensaugdrainage, die große Resonanz fand, sind diesbezüglich völlig unverdächtig [22; 23]. Im Folgenden sollen kursorisch einige zentrale Themenkomplexe vorgestellt werden, die während des Nationalsozialismus in der Zeitschrift zur Sprache kamen.

TB-Tagungen
(siehe Kap. 7)

Der Umbruch des Jahres 1933 kam besonders auf Tagungen und Konferenzen zum Ausdruck. Entsprechend aufschlussreich sind die in der Zeitschrift abgedruckten Tagungsberichte, wie etwa der von Redeker über die Deutsche Gesundheitsfürsorge-Tagung im September 1933 in Eisenach [24]. Dort informierte Ministerialrat Friedrich Bartels (1892–1968), Vertrauensmann von „Reichsärzteführer" Wagner und wenig später Leiter des Reichs-Tuberkulose-Ausschusses, die anwesenden Fürsorgeärzte über die gesundheitspolitischen Pläne der Nationalsozialisten. Redeker hob in seinem Bericht den von Bartels verkündeten Paradigmenwechsel in der TB-Bekämpfung hervor: Es gehe es nicht darum, „den einen oder anderen Tuberkulosetod zu verhüten, sondern [...] die Leistungsfähigkeit des gesamten Deutschen Volkes auf den höchsten Kann-Zustand zu steigern. Das Primäre im Staat ist stets und allein nur das Volk." [Bartels, referiert in ebd., S. 114] Redeker strich für die Leser der Zeitschrift heraus, wie eng die führenden TB-Ärzte an der Seite der neuen Regierung ständen. Die von den Nationalsozialisten angestoßenen „Organisationsumformungen" seien „in allen beteiligten Verbänden mit voller innerer Übereinstimmung einhellig beschlossen worden. Die Tagung kam wiederholt zu spontanen Zustimmungsäußerungen für Reich, Regierung und Führer", so Redeker.

Ein Blick auf die Diskussion der wissenschaftlichen Vorträge zeigt jedoch, dass unter den versammelten Ärzten die Einmütigkeit keineswegs so groß war und dass ein durchaus heterogenes Meinungsbild herrschte, insbesondere zur Frage der erblichen Bedingtheit der Tuberkulose. So stieß der Vortrag Franz Ickerts über „Rassenhygiene und Tuberkulosebekämpfung", in dem der Stettiner Medizinalbeamte anhand von Stammbaumuntersuchungen der Erblichkeit und entsprechenden eugenischen Maßnahmen das Wort redete, überwiegend auf Ablehnung. Man solle bei der Bekämpfung der Tuberkulose nicht „von einem Extrem ins andere verfallen", so der Tenor der Reaktionen, der Komplex Eugenik und Tuberkulose sei „sehr kompliziert und schwierig", „tuberkulöse Ehen" ohnehin nicht zu vermeiden. Zudem konterkarierten Eheverbote oder Sterilisierungen „die bevölkerungspolitisch so notwendige Geburtenpropaganda" und wirkten „psychologisch vernichtend". Man dürfe „kein wertvolles Erbgut verschleudern, um einen kleinen Prozentsatz Tuberkulosebedrohung zu vermeiden" [ebd., S. 116f.]. Ickerts Schlusswort klang denn auch beinahe trotzig: „Ich habe nicht erwartet, daß Sie meinen Anschauungen folgen würden. Jede Kritik ist ja zunächst gefühlsmäßig. Ich muß mich aber zu meinen Anschauungen bekennen. Im übrigen habe ich praktisch nichts anderes gefordert, als was wir immer schon taten." [ebd., S. 117]

Der Einfluss erblicher Faktoren auf die Tuberkuloseentstehung war auch schon vor 1933 diskutiert worden. Bereits im Jahr 1900 erschienen Aufsätze zu dieser Frage in der Zeitschrift für Tuberkulose. Im Nationalsozialismus erhielt die Debatte jedoch durch die politische Aufwertung von Erblehre und Eugenik neuen Auftrieb.

Hinzu kamen Forschungen Verschuers und Diehls, die bei eineiigen Zwillingspaaren ein signifikant häufigeres konkordantes Verhalten gegenüber der Tuberkulose als bei zweieiigen nachweisen konnten [25]. Zu den prominenten Befürwortern einer primär genetischen Deutung der Tuberkulose gehörten neben Diehl und Verschuer auch Ickert und Klare. Zu den führenden Kritikern der genetischen Interpretation zählte Redeker. In der Zeitschrift für Tuberkulose, für deren Originalienteil Redeker zuständig war, finden sich überwiegend Beiträge, die vor einer Überschätzung des erblichen Moments bei der Tuberkulose warnen. Am fundiertesten kritisierte Bruno Lange, Leiter der Seuchenabteilung des Robert Koch-Instituts, die Aussagekraft und Methodik der Zwillingsuntersuchungen [26]. Lange zufolge sei dementsprechend auch „die Empfehlung eugenischer Maßnahmen gegen Tuberkulöse, welcher Art sie auch immer sein mögen, nicht zu rechtfertigen." [ebd., S. 261] Letztlich hielt man auch auf übergeordneter politischer Ebene an der Einstufung der Tuberkulose als Infektionskrankheit fest [27, S. 416]. Ungeachtet dessen erschienen in der Zeitschrift auch weiterhin Artikel, in denen Mutmaßungen über die Bedeutung von Konstitution, Körperbau und Rasse für Entstehung und Verlauf der Tuberkulose angestellt wurden [28]. Als „Anschauungsmaterial" dienten während des Krieges „farbige" Kriegsgefangene, die an Tuberkulose erkrankt waren. In einem „Kolonialmedizinischen Sonderlazarett" wurden bei ihnen Ausprägung und Verlauf der Erkrankung ausführlich dokumentiert [29].

Redeker und Diehl bedienten als Schriftleiter zweifellos die Erwartungen der Nationalsozialisten hinsichtlich einer starken Politisierung der TB-Bekämpfung. Dennoch lassen sich vereinzelt Zwischentöne heraushören. So erschien anlässlich des Todes Albert Calmettes 1933 ein ebenso wohlwollender wie differenzierter Nachruf auf den französischen Erfinder der BCG-Vakzine, der in Deutschland nach der Lübecker Impfkatastrophe von 1930 durchaus umstritten war [30]. Calmette, der noch einige Monate vor seinem Tod in der Zeitschrift für Tuberkulose publiziert hatte [31], stand sinnbildlich für die Internationalität der Tuberkuloseforschung und somit für ein Verständnis von Wissenschaft, das der NS-Ideologie zuwiderlief.

Auch die Tatsache, dass Lydia Rabinowitsch 1935 anlässlich ihres Todes erneut in der Zeitschrift gewürdigt wurde, beweist, dass sich Verlag und Redaktion politisch nicht völlig vereinnahmen ließen. Zwar handelte es sich nicht um einen Nachruf, wie es dem akademischen Comment entsprochen hätte, sondern nur um eine optisch hervorgehobene Mitteilung, aber bereits dies war angesichts der jüdischen Herkunft der Wissenschaftlerin alles andere als selbstverständlich. Dass auf der gleichen Seite eine Fortbildungsmöglichkeit in einer Tuberkuloseklinik ausschließlich „für arische" Ärzte angeboten wird, entsprach schon eher den herrschenden Gepflogenheiten. Üblicherweise wurden die Opfer antisemitischer Vertreibungen nicht einmal erwähnt, sondern nur ihre Nachfolger vorgestellt. So findet sich beispielsweise 1933 unter „Verschiedenes" die Mitteilung, dass der Facharzt für Lungenkrankheiten und Chirurgie, Oberarzt Dr. Walter Schmidt, zum leitenden Arzt des Tuberkulosekrankenhauses Heidelberg-Rohrbach ernannt worden sei. Nur kundige Leser konnten hieraus ersehen, dass der bisherige Klinikdirektor, Professor Albert Fraenkel, als Jude klassifiziert und daraufhin entlassen worden war [32]. Auch Fraenkel war lange Autor der Zeitschrift für Tuberkulose gewesen [33].

Albert Fraenkel
(siehe Kap. 8.4)

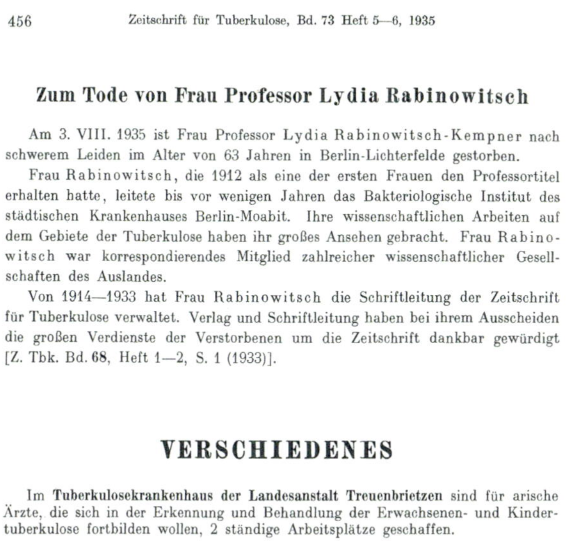

456 Zeitschrift für Tuberkulose, Bd. 73 Heft 5—6, 1935

Zum Tode von Frau Professor Lydia Rabinowitsch

Am 3. VIII. 1935 ist Frau Professor Lydia Rabinowitsch-Kempner nach schwerem Leiden im Alter von 63 Jahren in Berlin-Lichterfelde gestorben.

Frau Rabinowitsch, die 1912 als eine der ersten Frauen den Professortitel erhalten hatte, leitete bis vor wenigen Jahren das Bakteriologische Institut des städtischen Krankenhauses Berlin-Moabit. Ihre wissenschaftlichen Arbeiten auf dem Gebiete der Tuberkulose haben ihr großes Ansehen gebracht. Frau Rabinowitsch war korrespondierendes Mitglied zahlreicher wissenschaftlicher Gesellschaften des Auslandes.

Von 1914—1933 hat Frau Rabinowitsch die Schriftleitung der Zeitschrift für Tuberkulose verwaltet. Verlag und Schriftleitung haben bei ihrem Ausscheiden die großen Verdienste der Verstorbenen um die Zeitschrift dankbar gewürdigt [Z. Tbk. Bd. **68**, Heft 1—2, S. 1 (1933)].

VERSCHIEDENES

Im **Tuberkulosekrankenhaus der Landesanstalt Treuenbrietzen** sind für arische Ärzte, die sich in der Erkennung und Behandlung der Erwachsenen- und Kindertuberkulose fortbilden wollen, 2 ständige Arbeitsplätze geschaffen.

Abbildung 2.2.4
Würdigung von Lydia Rabinowitsch anlässlich ihres Todes 1935 in der Zeitschrift für Tuberkulose 1935

Ein inhaltlicher Schwerpunkt innerhalb der Zeitschrift war das Für und Wider von Röntgenreihuntersuchungen zur Auffindung unentdeckter TB-Kranker. Obwohl methodische Bedenken vorgebracht wurden – „Wir finden wesentlich mehr Tuberkulosen durch Umgebungsuntersuchung und fortlaufende Beobachtung als durch Reihenuntersuchungen" [34, S. 92] –, entwickelte sich die Reihenuntersuchung zum zentralen Bestandteil nationalsozialistischer TB-Bekämpfung [35]. Als Vorbild dienten zunächst Pflichtuntersuchungen bei Studierenden, die z.B. an den Münchener Hochschulen bereits seit 1928 durchgeführt wurden [36]. Damit sollte „dem Gesundheitswillen der schon früh nationalsozialistisch denkenden Studentenschaft" Rechnung getragen werden, wie es ein Organisator rückblickend formulierte [37, S. 165]. Diese Untersuchungen wurden fortgeführt und zusammen mit den 1935 erlassenen „Richtlinien für die gesundheitliche Auslese zum Hochschulstudium" zu einem Instrument der Selektion ausgebaut [38, S. 298].

Verstärkt kamen die Röntgenreihenuntersuchungen nun bei Angehörigen von Militär, Polizei und NS-Parteiorganisationen (z.B. Hitlerjugend) zur Anwendung. Auch tausende Bewerber um Ehestandsdarlehen wurden geröntgt. 1939 folgte eine groß angelegte Reihenuntersuchung der Allgemeinbevölkerung, mit der das NS-System zugleich seine Organisations- und Mobilisierungsfähigkeit unter Beweis stellte. Unter dem Motto „Ein ganzer Gau wird geröntgt" wurde mithilfe von sechs Röntgenzügen und SS-Mannschaften innerhalb von vier Monaten nahezu die gesamte Bevölkerung Mecklenburgs „total erfaßt" und untersucht [39, S. 267]: „640 000 Mecklenburger traten zur Röntgenuntersuchung an." [40, S. 268] Der wissenschaftliche Ertrag der Aktion war vergleichsweise gering. In 1,37% der Fälle wies der Röntgenbefund auf eine Tuberkulose hin [40, S. 269]. Braeuning zufolge war dies „nur eine Bestätigung dessen, was wir auf Grund der in allen Kulturstaaten in den letzten 10 Jahren durchgeführten Röntgenreihenuntersuchungen wissen". Allerdings sei damit der „höchst bedeutungsvolle" Beweis erbracht worden, „daß es möglich ist, bei großen Bevölkerungsgruppen in kurzer Zeit den Röntgenkataster durchzuführen." [41, S. 292f.]

Neben der Faszination, die von der Röntgentechnik ausging und die aus vielen Artikeln herauszulesen ist, schienen vor allem totalitär anmutende Machbarkeitsvisionen im Zentrum zu stehen: die totale Erfassung und „Behandlung“ einer großen Zahl an Menschen in einem kurzen Zeitraum, ermöglicht durch die „fabelhafte technische Leistung der Apparate“ und den „unermüdlichen Bereitschaftsdienst der eingearbeiteten SS-Mannschaft, die oft auch des Nachts Dienst machte“ [39, S. 267; 42].

Zwangsasylierung
(siehe Kap. 4.2)

Ein weiteres Thema, das zwischen 1933 und 1944 in der Zeitschrift für Tuberkulose wiederholt verhandelt wurde, war die Zwangsasylierung sogenannter „asozialer Offentuberkulöser“. Der Begriff „asozial“ war weit gefasst und konnte sich auf psychisch Kranke, Alleinstehende, Obdachlose oder „Situationsversager“ beziehen, „die ihrer schweren Lage nicht gewachsen sind“ [Höning (Stadtroda), zitiert nach 43, S. 369]. Mitunter fehlte die Etikettierung „asozial“ auch ganz und es war nur von der „Asylierung Schwertuberkulöser“ die Rede [44]. Im Oktober 1934 war im thüringischen Stadtroda die erste „Zwangsasylierungsanstalt“ eröffnet worden, in der Kranke unter haftähnlichen Bedingungen und ohne ausreichende Therapie untergebracht wurden. Terminologisch variierend auch als „Schutzverwahrung gemeinschaftswidriger Schwindsüchtiger“ bezeichnet [45], wurde die erzwungene Asylierung mehrfach in Fachartikeln und auf Tagungen (u.a. 1934 in Bad Salzuflen und 1935 in Bad Kreuznach) erörtert. Aus den Tagungsberichten geht hervor, dass die Verwahrpraxis mehrheitlich befürwortet wurde [43; 44]. Auch in der Zeitschrift für Tuberkulose sprachen sich die meisten Autoren klar für die Zwangsasylierung aus [exemplarisch: 45]. Nur wenige, wie der Offenbacher Lungen- und Fürsorgearzt Fritz Bennighof, wollten diese auf extreme Fälle beschränkt wissen und warnten davor, „durch solche Polizeiaktionen die Fürsorgestellen in weiten Kreisen in Verruf zu bringen“ [46, S. 128]. Manche Autoren schätzten die Anzahl der für eine Asylierung infrage kommenden „gemeinschaftswidrigen“ Kranken auf etwa 10.000, diese seien als „Staatsfeinde“ anzusehen [45, S. 359] – eine Etikettierung, die in der NS-Diktatur tödliche Folgen für die Betroffenen haben konnte.

Während des Krieges erschienen in der Zeitschrift für Tuberkulose zahlreiche Aufsätze zum Arbeitseinsatz von TB-Kranken. Der individuelle Heilerfolg oder seuchenhygienische Aspekte, die im Rahmen der TB-Bekämpfung von den Nationalsozialisten stets stark betont worden waren, hatten nun hinter den Erfordernissen der Kriegswirtschaft zurückzustehen. Immer mehr TB-Kranke wurden zur Arbeit herangezogen, darunter auch Pneumothorax-Träger, die nicht mehr als ansteckungsfähig galten, deren Lebenserwartung jedoch begrenzt war. Die ökonomischen Hintergründe kaschierend wurde der Arbeitseinsatz in vielen Fällen kurzerhand zur Arbeitstherapie umdeklariert [47].

Kurt Heißmeyers Versuche
(siehe Kap. 5)

Die fortschreitende Ideologisierung der TB-Bekämpfung zeigte sich auch in der Zeitschrift für Tuberkulose. 1943 ermöglichte sie dem Oberarzt der Heilanstalt Hohenlychen, Kurt Heißmeyer, seine menschenverachtenden Ansichten über die „Auslese“ von TB-Kranken einem größeren Leserkreis zu präsentieren – ein Tiefpunkt sowohl in wissenschaftlicher wie auch ethischer Hinsicht. Welcher Patient für eine Heilstättenbehandlung in Betracht komme, sei, so Heißmeyer, keine primär medizinische Entscheidung mehr. Anstatt sich nach dem Organbefund zu richten, müsse „eine Krankenauslese in erster Linie nach rassischen und charakterlichen Gesichtspunkten“ erfolgen [48, S. 36].

Dem „rassisch Unterwertigen“ dürfe „höchstens eine befristete Kur zum Zwecke der Belehrung“ zugestanden werden [ebd., S. 37]. Heißmeyer kritisierte überdies, dass „dem Tuberkelbazillus eine derartige Vorherrschaft im Gesamttuberkulosegeschehen eingeräumt wird“, und plädierte für eine Förderung der Konstitutionsforschung [ebd., S. 40]. Dass der fachlich wie moralisch unzulängliche Heißmeyer in der Zeitschrift nicht auch noch über seine berüchtigten Experimente an Kindern im Konzentrationslager Neuengamme berichten konnte [49; 50], verhinderte wohl nur die kriegsbedingte Einstellung der einstmals so angesehenen Zeitschrift für Tuberkulose im Herbst 1944.

Schlussbetrachtung

Unter den diversen Fachzeitschriften, die Arbeiten zur Tuberkulose veröffentlichten, nahm die 1900 gegründete und von Beginn an international ausgerichtete Zeitschrift für Tuberkulose eine herausgehobene Stellung ein. Die langjährigen Redakteure, Lydia Rabinowitsch-Kempner und Arthur Kuttner, galten gemäß den Bestimmungen der Nationalsozialisten als Juden und wurden 1933 abgesetzt. Die neue Schriftleitung bemühte sich, den wissenschaftlichen Anspruch der Zeitschrift zu wahren, ließ aber auch Verfechter der NS-Gesundheitspolitik mit ihren rassistischen Grundannahmen zu Wort kommen. Oftmals traten dann „Anschauungen“ (Zitat Ickert, s. S. 73) und Meinungen an die Stelle werturteilsfreier Wissenschaft. Fachliche Kontroversen entzündeten sich vorwiegend an der Frage der erblichen Bedingtheit der Tuberkulose. Hierüber wurde in der Zeitschrift offen debattiert, wobei die skeptischen Stimmen überwogen. Ein freier Austausch der Argumente schien in diesem Punkt durchaus möglich zu sein. Weitgehende Einigkeit bestand in der Frage der Notwendigkeit verschärfter Disziplinierungsmaßnahmen gegen bestimmte Gruppen von TB-Kranken. Die Mehrheit der Autoren befürwortete die Zwangsasylierung sogenannter „asozialer Offentuberkulöser“ und den verstärkten Arbeitseinsatz TB-Kranker. In den Kriegsjahren erschien die einstmals drei Bände pro Jahr umfassende Zeitschrift für Tuberkulose nur noch in reduziertem Umfang. Im Herbst 1944 stellte sie ihr Erscheinen ein. Unter erheblich veränderten politischen Bedingungen gelang es dem Leipziger Barth-Verlag 1949, die Zeitschrift zu reaktivieren.

Literatur

1. Stöckel, Sigrid: Medizinjournale – Foren der scientific community oder verlagseigener Publikationspolitik? In: Estermann, Monika; Schneider, Ute (Hg.): Wissenschaftsverlage zwischen Professionalisierung und Popularisierung. Wiesbaden 2007, S. 147–166
2. Staehr, Christian: Spurensuche. Ein Wissenschaftsverlag im Spiegel seiner Zeitschriften 1886–1986. Stuttgart; New York 1986
3. Schmidt, Josef M.: Geschichte der Tuberkulin-Therapie – Ihre Begründung durch Robert Koch, ihre Vorläufer und ihre weitere Entwicklung. In: Pneumologie 1991 (45), S. 776–784
4. Stöckel, Sigrid (Hg.): Die „rechte Nation“ und ihr Verleger. Politik und Popularisierung im J.F. Lehmanns Verlag 1890–1979. Berlin 2002
5. Sarkowski, Heinz: Der Springer-Verlag. Stationen seiner Geschichte. Teil I: 1842–1945. Berlin [u.a.] 1992
6. Bedenbecker, Claudia: Ludolph Brauer (1865–1951) als Internist und Wissenschaftsreformer. Werdegang und Anfangsjahre als Ärztlicher Direktor des Allgemeinen Krankenhauses Eppendorf in Hamburg. Hamburg: Diss. med. dent. 2014

7. Wiecke, Klaus (Hg.): 200 Jahre Johann Ambrosius Barth 1780–1980. Leipzig 1980
8. Leyden, Ernst von: Zur Einführung. In: Zeitschrift für Tuberkulose 1900 (1), S. 1–4
9. Stürzbecher, Manfred: Fränkel, Bernhard. In: Neue Deutsche Biographie 5 (1961), S. 310. https://www.deutsche-biographie.de/gnd11675415X.html#ndbcontent [Stand: 16.08.2017]
10. Koch, Robert: Über den derzeitigen Stand der Tuberkulosebekämpfung. In: Zeitschrift für Tuberkulose 1906 (8), S. 91–100
11. Knoche, Michael: Wissenschaftliche Zeitschriften im nationalsozialistischen Deutschland. In: Estermann, Monika; Knoche, Michael (Hg.): Von Göschen bis Rowohlt. Beiträge zur Geschichte des deutschen Verlagswesens. Festschrift für Heinz Sarkowski zum 65. Geburtstag. Wiesbaden 1990, S. 260–281
12. Klare, Kurt: Die medizinische Fachpresse. Rückblick und Ausblick. In: Deutsches Ärzteblatt 1936 (66), S. 1053–1055
13. Klare, Kurt: Die Umstellung der medizinischen Fachpresse. In: Deutsches Ärzteblatt 1933 (63), S. 8–9
14. Graffmann-Weschke, Katharina: Lydia Rabinowitsch-Kempner (1871–1935). Leben und Werk einer der führenden Persönlichkeiten der Tuberkuloseforschung am Anfang des 20. Jahrhunderts. Herdecke 1999
15. Jacob, Ruth: Joseph Lachmann (1882–1961). In: Beddies, Thomas; Doetz, Susanne; Kopke, Christoph (Hg.): Jüdische Ärztinnen und Ärzte im Nationalsozialismus. Entrechtung, Vertreibung, Ermordung. Berlin; Boston 2014, S. 319–334
16. Rabinowitsch, Lydia: Verschiedenes [Arthur Kuttner zum 70. Geburtstag]. In: Zeitschrift für Tuberkulose 1933 (66), S. 400
17. Verlag und Schriftleitung: Mitteilung. In: Zeitschrift für Tuberkulose 1933 (68), S. 1
18. Redeker, Franz: Zum 60. Geburtstag Hermann Braeunings. In: Zeitschrift für Tuberkulose 1940 (84), S. 121–122
19. Schmitz, Harry: Professor Dr. Georg Simon in memoriam. In: Zeitschrift für Tuberkulose 1957 (110), S. 197–198
20. Renovanz, Hans-Dietrich: Professor Unverricht 70 Jahre. In: Berliner Ärzteblatt 1957 (70), S. 463
21. Hubenstorf, Michael; Walther, Peter Th.: Politische Bedingungen und allgemeine Veränderungen des Berliner Wissenschaftsbetriebes 1925–1950. In: Fischer, Wolfram; Hierholzer, Klaus; Hubenstorf, Michael et al. (Hg.): Exodus von Wissenschaften aus Berlin. Fragestellungen – Ergebnisse – Desiderate. Entwicklungen vor und nach 1933. Berlin; New York 1994, S. 5–100
22. Monaldi, Vincenzo: Ueber die Saugdrainagebehandlung tuberkulöser Lungenkavernen. In: Zeitschrift für Tuberkulose 1939 (82), S. 273–283
23. Grass, Heinrich: Über Kavernenheilung durch Saugdrainage nach Monaldi. In: Zeitschrift für Tuberkulose 1939 (84), S. 1–18
24. Redeker, Franz: Deutsche Gesundheitsfürsorge-Tagung in Eisenach am 22.–24. September 1933. In: Zeitschrift für Tuberkulose 69 (1933), S. 114–121
25. Diehl, Karl; Verschuer, Otmar von: Zwillingstuberkulose. Zwillingsforschung und erbliche Tuberkulosedisposition. Jena 1933
26. Lange, Bruno: Die Bedeutung von Erbfaktoren für Entstehung und Verlauf der Tuberkulose. In: Zeitschrift für Tuberkulose 1935 (72), S. 241–262
27. Walter, Otto: Die Tuberkulosebekämpfung als politische Aufgabe. In: Beiträge zur Klinik der Tuberkulose und spezifischen Tuberkulose-Forschung 1935 (86), S. 414–424
28. Ellinghaus, Carl: Körperbau, Rasse und Tuberkulose. In: Zeitschrift für Tuberkulose 1937 (77), S. 107–116
29. Redeker, Heinz: Die Lungentuberkulose bei kriegsgefangenen Negern. In: Zeitschrift für Tuberkulose 1943 (90), S. 65–91
30. Schröder, Georg: Albert Calmette. In: Zeitschrift für Tuberkulose 69 (1933), S. 195–197
31. Calmette, Albert: Die spontane tuberkulöse Infektion des Meerschweinchens und des Kaninchens. In: Zeitschrift für Tuberkulose 1933 (67), S. 30–35

32. Verschiedenes. In: Zeitschrift für Tuberkulose 1933 (68), S. 304
33. Fraenkel, Albert: Das Tuberculinum Kochii als Diagnosticum. In: Zeitschrift für Tuberkulose 1900 (1), S. 291–296
34. Hoth, Fritz: Das Auffinden von Tuberkulösen durch die Fürsorge. In: Zeitschrift für Tuberkulose 1933 (69), S. 91–100
35. Moser, Gabriele: Tuberkulosebekämpfung zwischen „Volksröntgenkataster" und SS-Röntgensturmbann. In: Fortschritte auf dem Gebiet der Röntgenstrahlen und der bildgebenden Verfahren 2014 (186), S. 329–333
36. Kattentidt, Balder: Das dritte Jahr Pflicht-Thoraxdurchleuchtung an den Münchener Hochschulen. In: Zeitschrift für Tuberkulose 1932 (66), S. 24–38
37. Kattentidt, Balder: Unerwartete Erkenntnisse. In: Zeitschrift für Tuberkulose 1933 (69), S. 161–172
38. Umlauf, Petra: Die Studentinnen an der Universität München 1926 bis 1945. Auslese, Beschränkung, Indienstnahme, Reaktionen. Berlin; Boston 2016
39. Behr, Wilhelm: Die Organisation der NSV. zur Erfassung der Menschen für die Röntgenreihenuntersuchungen. In: Zeitschrift für Tuberkulose 1939 (83), S. 265–268
40. Berner, Friedrich: Die röntgenfachärztliche Auswertung von über 640000 Röntgenaufnahmen aus Mecklenburg. In: Zeitschrift für Tuberkulose 1939 (83), S. 268–279
41. Braeuning, Hermann: Welche Bedeutung hat die Durchführung des Röntgenkatasters in Mecklenburg für die Tbc-Bekämpfung, und was hat nun in der Angelegenheit zu geschehen? In: Zeitschrift für Tuberkulose 1939 (83), S. 292–295
42. Schmidt, Mathias; Winzen, Tina; Groß, Dominik: The SS x-ray unit as an instrument for „total registration" and „race selection". In: Strahlentherapie und Onkologie 2015 (191), S. 437–441
43. Redeker, Franz: Deutsche Tuberkulose-Tagung 1935 vom 13.–15. Juni in Bad Kreuznach. In: Zeitschrift für Tuberkulose 1935 (73), S. 365–389
44. Herrmann, Rudolf: Die Asylierung („Bewahrung") Schwertuberkulöser im preußischen Teile des Bezirkes Mitteldeutschland des Reichs-Tuberkulose-Ausschusses. Referat und Erörterung. In: Zeitschrift für Tuberkulose 1934 (71), S. 386–393
45. Rössler, Alexander: Schutzverwahrung gemeinschaftswidriger Schwindsüchtiger. In: Zeitschrift für Tuberkulose 1935 (73), S. 358–364
46. Bennighof, Fritz: Zum Problem der ungeheilten Offentuberkulösen. In: Zeitschrift für Tuberkulose 1940 (84), S. 125–129
47. Knöfel: Arbeitende Pneumothoraxträger im freien Erwerbsleben. Ein Beitrag zum Problem der Arbeitstherapie bei Tuberkulose. In: Zeitschrift für Tuberkulose 1941 (87), S. 129–146
48. Heißmeyer, Kurt: Grundsätzliches über Gegenwarts- und Zukunftsaufgaben der Lungenheilstätte. In: Zeitschrift für Tuberkulose 1943 (90), S. 34–40
49. Schwarberg, Günther: Der SS-Arzt und die Kinder. Bericht über den Mord vom Bullenhuser Damm. Hamburg 1979
50. Groschek, Iris; Vagt, Kristina: „... dass du weißt, was hier passiert ist". Medizinische Experimente im KZ Neuengamme und die Morde am Bullenhuser Damm. Bremen 2012

3

Tuberkulose-Epidemiologie in der NS-Zeit

Robert Loddenkemper

Im 19. Jahrhundert hatte sich die Tuberkulose zur bedeutendsten Volkskrankheit in Westeuropa, zunächst in England, dann auch in Deutschland entwickelt. Ursache war die zunehmende Industrialisierung, die zu Armut, Unterernährung, beengten Wohnverhältnissen und mangelnder Hygiene geführt hatte. Die Sterblichkeit infolge Tuberkulose stieg in Preußen bis zu einem Gipfel von 322/100.000 Einwohner an [1, S. 432f., Tab. 4, S. 435, Abb. 2] und ging dann – schon vor der Entdeckung des TB-Erregers 1882 durch Robert Koch – allmählich zurück.

Der Rückgang setzte sich nach Robert Kochs Entdeckung zunächst fort [2, siehe Abb. 1.1, Kap. 1], wurde aber in den Jahren des Ersten Weltkriegs (1914–1918) und während der Inflation (1923/24) unterbrochen (Abb. 3.1).

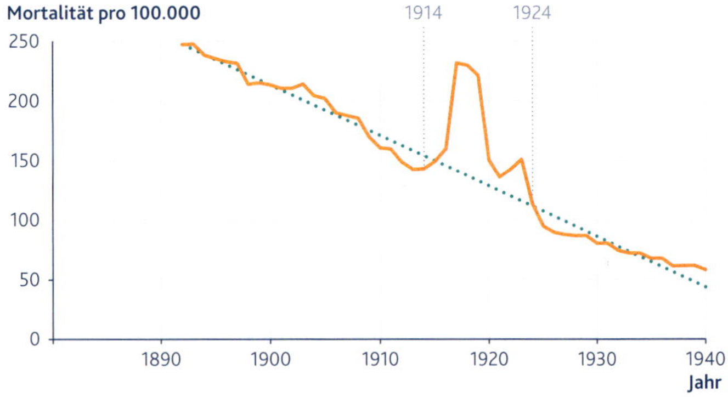

Abbildung 3.1
TB-Mortalität im Deutschen Reich von 1892 bis 1940 (modifiziert nach [1], Abb. 5, S. 495). Die gestrichelte lineare Regressionslinie lässt die Zahlen von 1915 bis 1923 außer Acht. Die vertikalen Linien markieren das letzte Jahr vor und das erste Jahr nach den Anstiegen.

Im Jahr 1939 lag die TB-Sterblichkeit in Deutschland auf dem bis dahin niedrigsten Niveau (60/100.000); nur vier Länder – Dänemark, Australien, die Niederlande und die Vereinigten Staaten – wiesen eine niedrigere TB-Sterblichkeit auf [3]. Jedoch hatte sich das Tempo des jährlichen Rückgangs der TB-Mortalität schon seit 1933 verlangsamt (damals bei 73/100.000). Zwischen 1935 und 1937 kam es bei den 15–20-jährigen Heranwachsenden sogar zu einer Zunahme: bei männlichen Heranwachsenden von 31,7 auf 36,4 und bei weiblichen von 43,6 auf 55,5/100.000. Für den Anstieg in dieser Altersgruppe wurde als wahrscheinlichste Erklärung eine verstärkte körperliche Belastung in den neu gegründeten Jugendorganisationen des NS-Regimes (Hitlerjugend, Bund Deutscher Mädel) und in dem seit 1935 gesetzlich vorgeschriebenen Reichsarbeitsdienst für Jugendliche zwischen 18 und 25 Jahren angenommen [1, S. 476]. Deshalb wurden seit 1938 Sonderregelungen zum Schutz Jugendlicher eingeführt (Erlasse zum Schutz jugendlicher Arbeitnehmer 1938, 1940 und 1941) [4, S. 262f.].

Bereits 1940, ein Jahr nach Kriegsbeginn, stieg die TB-Sterblichkeit auf 68/100.000 in Deutschland an. In „Großdeutschland", das seit 1938 Österreich und das Sudetenland einschloss, wurde sie 1939 auf 64, 1943 auf 80 und 1945 auf 100/100.000 Einwohner geschätzt [5]. Für Österreich allein wird der Anstieg von 101 (1938) auf 151/100.000 (1945) geschätzt [6]. Um eine bessere Übersicht über die Zahl der Erkrankungen an Tuberkulose zu erhalten, wurde im Jahre 1938 die Verordnung zur Bekämpfung übertragbarer Krankheiten verabschiedet [4, S. 236–243], mit der die Meldepflicht für neue (und sogar nur verdächtige) Fälle von infektiöser Lungen- und Kehlkopf-TB, TB der Haut und anderer Organe eingeführt wurde.

Mit der Registrierung der gemeldeten neuen TB-Fälle (TB-Inzidenz oder -Morbidität) wurde im selben Jahr in ganz Deutschland begonnen, sie dauerte aber zunächst nur bis 1943: 1938 wurden 65.866 Fälle registriert (alle Formen zusammen; pulmonal 60.782, extrapulmonal 5.084). 1939 waren diese Zahlen aufgrund der Einbeziehung von Österreich und des Sudetenlandes auf 80.798 (72.700 bzw. 8.098) gestiegen. Die Zahl der gemeldeten Fälle und die entsprechende Inzidenz hatten sich 1942/43 im Vergleich zu 1939 fast verdoppelt. Diese Angaben gelten nur für die Zivilbevölkerung, der Militärdienst führte eigene Statistiken [7, S. 1].

Jahr	TB-Neuerkrankungen (n)	TB-Inzidenz (n/100.000)
1938	65.866	963
1939	80.798	1.166
1940	109.508	1.568
1941	134.979	1.922
1942	146.121	2.063
1943	143.171	2.033

Tabelle 3.1
Jährliche TB-Neuerkrankungen und Inzidenz 1938–1943 in Deutschland (seit 1939 einschließlich Österreich und Sudetenland, modifiziert nach [57], Tab. 5.1.5, S. 90

Otto Walter, Präsident des Reichs-Tuberkulose-Ausschusses (RTA), sprach 1935 von 300-400.000 offenen, d.h. ansteckenden TB-Fällen – vermutlich weitgehend nur durch mikroskopischen Nachweis gesichert, da Kulturen noch nicht routinemäßig verfügbar waren. Seiner Schätzung zufolge waren etwa 50.000 Kranke vollständig und 500.000 bis zu einem gewissen Grad nicht in der Lage, einer regelmäßigen Tätigkeit nachzugehen [8]. Dies trug zu dem erheblichen Mangel an Arbeitskräften bei, welche in Vorbereitung des Krieges in steigendem Maß benötigt wurden. Demzufolge wurden auch an Tuberkulose Erkrankte mit wenigen Ausnahmen als arbeitsfähig eingestuft [9]. Zudem kamen Arbeitskräfte aus Ländern mit einer hohen TB-Prävalenz zum Einsatz, bei denen ebenfalls die Ansteckungsgefahr für die Bevölkerung nicht berücksichtigt wurde [10, S. 293].

Arbeitseinsatz TB-Kranker
(siehe Kap. 4.1)

Die Schwierigkeiten bei der Erstellung genauer TB-Statistiken während des Krieges und in der Nachkriegszeit waren erheblich. Bevölkerungsbewegungen, der Ausschluss des Militärs sowie TB-Fälle in Flüchtlings-, Gefängnis- und Konzentrationslagern erlaubten es nicht, exakte Daten zu erheben [3]. Zudem kann davon ausgegangen werden, dass dem NS-Regime nicht sehr daran gelegen war, den erheblichen Anstieg der TB-Fälle und -Todesfälle öffentlich bekannt zu machen. Die US-amerikanische TB-Kommission (Commission appointed by the Secretary of the Department of the Army), die nach dem Krieg eingesetzt wurde, sah mehrere Gründe für die Zunahme von TB-Neuerkrankungen und TB-Todesfällen: Mit dem Ausbruch des Krieges verschlechterte sich das TB-Kontrollprogramm, die militärische Mobilisierung führte zu einem Rückgang des Fachpersonals in der Tuberkulosebekämpfung und mit der Fortsetzung der Kampfeinsätze wurden Krankenhausbetten, die zuvor für TB-Patienten verwendet wurden, für Kriegsverwundete benötigt. Die kontinuierliche Bombardierung deutscher Städte kam als ein weiterer Faktor hinzu, denn nach massiven Angriffen drängten Tausende von verletzten Zivilisten zusätzlich in die Krankenhäuser.

Während des Krieges wurde die TB-Sterblichkeit nur in wenigen Regionen (Berlin, Hamburg, Bayern, Württemberg) und nur für die Zivilbevölkerung kontinuierlich erfasst. Obwohl der absolute Wert des Ersten Weltkriegs im Zweiten Weltkrieg nicht erreicht wurde, war die Zunahme gegenüber der Vorkriegsrate proportional im Zweiten Weltkrieg größer [3]. Generell stieg die TB-Mortalität in den Städten stärker als in den ländlichen Regionen, vermutlich weil dort die Wohnsituation und die Lebensmittelversorgung besser waren.

Berlin mit seinen 4,3 Millionen Einwohnern wies bereits vor dem Krieg die höchste TB-Mortalität Deutschlands auf (82/100.000 im Jahr 1938). Während des Krieges erhöhte sie sich auf 127 im Jahr 1943 und auf 162 im Jahr 1944 und erreichte ihren Höhepunkt 1945 mit 291/100.000 [11]. Eine ähnliche Entwicklung zeigte sich in Wien mit einer Spitze von über 250/100.000 Einwohnern [12]. Die Tuberkulose, die zuvor eher chronisch ablief, wurde während des Krieges zu einer akuten Krankheit. 1945 lag die TB-Morbidität bei Männern etwa dreimal (3,06) höher als bei Frauen. Zum Vergleich: 1938–40 war sie nur 1,75-mal höher gewesen. Als ein möglicher Grund für diesen beträchtlich größeren Anteil unter der männlichen Bevölkerung wird angenommen, dass die körperlich gesunden Männer in die Armee eingezogen worden waren. Typischerweise waren gerade Männer im dritten Lebensjahrzehnt betroffen.

Die TB-Letalität erhöhte sich schlagartig während des Krieges von 19,0% im Jahre 1939 auf 49,5% im Jahr 1945, als fast die Hälfte der TB-Patienten an der Krankheit starb. Höchstwahrscheinlich war dies im Wesentlichen Folge der gesunkenen immunologischen Abwehrkraft aufgrund von Unterernährung, die zu einem Eiweißmangel führte [11].

Ein weiterer Grund für die Verschlechterung der TB-Situation in Berlin war der beträchtliche Verlust an Wohnraum durch die seit 1943 massiv zunehmenden Bombenangriffe, die in den verschiedenen Bezirken 25–50% der Häuser zerstört hatten [11]. So lebten die Menschen in sehr beengten Wohnverhältnissen – während der Luftangriffe in Bunkern nochmals gedrängter –, was eine Übertragung von TB-Bakterien über die Atemluft begünstigte. Diese Luftangriffe – wie auch die Bombardierung der meisten deutschen Großstädte – verursachten eine massenhafte Abwanderung in ländliche Gebiete. Allein in Berlin verließen rund eine Million Einwohner die Stadt. Daher war die Grundlage für die vergleichende Mortalitätsstatistik starken Schwankungen unterworfen; die Einwohnerzahl ging von 4,5 Millionen im Jahre 1942 auf nur 2,8 Millionen im August 1945 zurück. Durch die Abnahme der Bevölkerung (zwischen 1943 und 1946 um 26,5%) wurde der Wohnraumverlust nur teilweise kompensiert.

In Bayern – wie in den meisten anderen weitgehend ländlichen Regionen – stieg die TB-Mortalität weniger dramatisch an: Mit Werten von 59 im Jahr 1939 auf 90/100.000 im Jahr 1945 war die Zunahme der TB-Sterblichkeit in den Städten fast doppelt so hoch wie in den ländlichen Regionen [13, Abb. 2, S. 489]. Hier war auch der Anstieg bei den Männern deutlich stärker ausgeprägt als bei den Frauen, vor allem im Alter zwischen 15 und 25 Jahren. Die Zahl der geschätzten extrapulmonalen Manifestationen blieb dagegen nahezu stabil, zum Teil dürfte dies an fehlenden diagnostischen Untersuchungsmöglichkeiten gelegen haben.

Tabelle 3.1 weist für 1938 insgesamt 65.866 Fälle von TB-Neuerkrankungen in Deutschland aus mit einer entsprechenden TB-Inzidenz von 963/100.000, für 1939, nach der Annexion Österreichs und des Sudetenlandes, 80.798 Neuerkrankungen bzw. eine Inzidenz von 1.166/100.000. Im Jahr 1943, dem letzten Jahr, in dem diese Meldedaten erhoben wurden, stiegen die Zahlen auf 143.171 bzw. 2.033/100.000 an. Somit hatte sich die Zahl der Neuerkrankungen innerhalb der Zivilbevölkerung bereits seit Beginn des Krieges bis 1943 nahezu verdoppelt. Dass die die Tuberkulose eine akute Erkrankung wurde, unterstreicht eine interessante Beobachtung aus der Moselregion: Die Überlebenszeit von der Diagnose bis zum Tod war während der Kriegszeit 1940–1945 viel kürzer als in vergleichbaren Perioden zuvor und danach [14]. Ähnliches ließ sich auch in der Region Chemnitz [15] beobachten (Abb. 3.2).

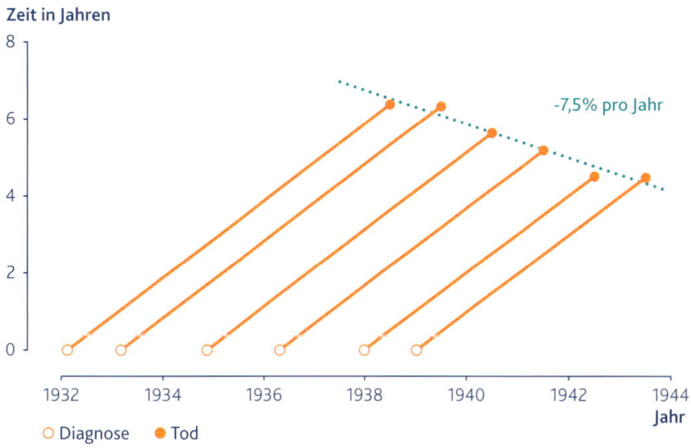

Abbildung 3.2
Zeit zwischen Jahr der TB-Diagnose und Tod (Survival time), Chemnitz 1932–1943 (nach Zahlen aus [15], modifiziert nach [17])

TB-Epidemiologie in den besetzten Gebieten

Eine detaillierte Darstellung der TB-Situation in allen von den Deutschen während des Zweiten Weltkriegs besetzten Ländern bietet die Publikation „Tuberculosis and War: Lessons Learned from World War II" [16]. Zusammenfassend lässt sich sagen, dass die TB-Statistiken in den einzelnen Ländern während des Krieges unterschiedlich exakt erhoben werden konnten. Insofern kann eine vergleichende Betrachtung der Angaben nur mit Zurückhaltung erfolgen [17]. Wie die Tabelle 3.2 zeigt, stieg die jährliche TB-Mortalität in Frankreich maximal um 16%, in Belgien um 44%, in Luxemburg um 48%, in den Niederlanden um 109%, in Jugoslawien um 210% und in Griechenland um 235%. Dänemark und Norwegen dagegen sahen während des Zweiten Weltkriegs eine Abnahme der Zahlen (von 34 auf 33 bzw. von 86 auf 61/100.000 [18, S. 204; 19, S. 1066f.]. Der dänische TB-Experte Johannes Holm führt dies auf ein trotz der Umstände gut funktionierendes TB-Kontrollprogramm und speziell in Norwegen auf die vermehrte Anwendung der BCG-Impfung während der letzten Kriegsjahre zurück [12].

Tabelle 3.2
Entwicklung der TB-Sterblichkeit während des Zweiten Weltkriegs in von Deutschland besetzten Ländern (nach [1], Tab. 37, S. 478)

Land	TB-Mortalität Tiefststand		TB-Mortalität Höchststand		Zunahme in %
	(n/100.000)	Jahr	(n/100.000)	Jahr	
Frankreich	143	1938	159	1941	10
Belgien	68	1939	86	1941	44
Luxemburg	63	1940	93	1945	48
Niederlande	41	1938	86	1945	109
Jugoslawien	190	1937	400	1944	210
Griechenland	116	1938	275	1944	235
Polen	150	1938	240	1945	60

Am schlimmsten war das bereits 1939 besetzte Polen von Tuberkulose betroffen, auch wenn hier keine Gesamtzahlen vorliegen. Doch war dort bereits vor dem Krieg die TB-Todesrate sehr hoch. Eine erhebliche Mangelernährung und sehr beengte Unterbringungen sorgten für eine enorme Zunahme. In Warschau stieg die Mortalität um 300% – bei der jüdischen Bevölkerung sogar um mehr als das Fünffache von 80 vor dem Krieg auf 440/100.000 im Jahr 1941 – und in Lodz um mehr als das Doppelte (von 176 auf 371/100.000). Eine ähnliche Entwicklung lässt sich in Posen feststellen (von 198 auf 360/100.000), ebenso in Krakau (von 278 auf 615/100.000) [20]. Das Versorgungssystem war nahezu komplett zusammengebrochen, die TB-Sanatorien waren bis auf eine Ausnahme von den Deutschen requiriert. Von den 12.900 Ärzten im Jahr 1939 waren nach dem Krieg nur noch 6.000 übriggeblieben, ein ähnlicher Mangel herrschte beim Pflegepersonal, das zur Hälfte im Krieg umgekommen war. Röntgenreihenuntersuchungen nach dem Krieg erbrachten bei Studenten mehrerer Universitäten bei 2–4% aktive, behandlungsbedürftige Lungentuberkulosen.

In besonders erschreckendem Maße waren Warschau und der Warthegau betroffen. Im polnischen Warthegau, das 1939 annektiert und als Reichsgau Wartheland dem Deutschen Reich eingegliedert wurde, lag bereits vor dem Krieg eine hohe TB-Prävalenz vor [21]. Dem Bericht von Wilhelm Hagen (1893–1982) – von Januar 1941 bis zu seiner Entlassung Februar 1943 Amtsarzt in Warschau, 1956–58 Präsident des Bundes-gesundheitsamts – ist zu entnehmen, dass die Zahl der Todesfälle an Lungen-TB in Warschau bereits 1940 stark anstieg und 1941 zunächst ihren Höhepunkt erreichte.

> *„1942 sinkt die Zahl der Todesfälle mit dem Absterben der älteren chronischen Tuberkulosekranken wieder ab“* [22, S. 135]. Hagen kam *„unter dem Eindruck der weiterhin hohen Tuberkulosezahlen“* zu dem Schluss: *„Die Tuberkulose hat also gegenüber dem endemischen Charakter im Reich hier [im Generalgouvernement, d. Verf.] durchaus den Charakter einer gewaltigen Seuche, jetzt einer Kriegsseuche, die das Land überzieht. In Warschau ist z.Zt. jeder 50. Mensch Bazillenstreuer und jeder 10. Mensch tuberkulosekrank.“* [23, S. 73]

Hagen zeigte sich empört über die Pläne der SS, wie mit den polnischen TB-Patienten umgegangen werden sollte, und schrieb am 7. Dezember 1942 in einem an Hitler gerichteten Protestbrief:

„Bei einer Regierungsbesprechung über die Tuberkulosebekämpfung wurde uns von dem Leiter der Abteilung Bevölkerungswesen und Fürsorge [Weirauch, d. Verf.] *als Geheime Reichssache mitgeteilt, es sei beabsichtigt oder werde erwogen, bei der Umsiedlung von 200.000 Polen im Osten des Generalgouvernements zwecks Ansiedlung deutscher Wehrbauern mit einem Drittel der Polen – 70.000 alten Leuten und Kindern unter 10 Jahren so zu verfahren, wie mit den Juden, das heißt sie zu töten."* [22, S. 131]

Zur Tuberkulose in der jüdischen Bevölkerung jedoch äußerte sich Hagen im Frühjahr 1942:

„Eine Arbeitsgemeinschaft für Juden [zur Tuberkulosebekämpfung, d. Verf.] *erübrigt sich, weil die Tuberkulose der Juden infolge der Abschließung dieses Bevölkerungsteiles vom Kontakt mit anderen Menschen nicht mehr von allgemeinem Interesse ist."* [nach 23, S. 69]

In dem von Hagen erwähnten Schreiben vom 18. November 1942 des Dr. Kurt Blome (1894–1969) vom Hauptamt für Volksgesundheit (gleichzeitig Vertreter des Reichsgesundheitsführers Leonardo Conti) an den für den Warthegau verantwortlichen Reichsstatthalter Arthur Greiser (1897–1946) wird dargelegt, dass 1939 unter den 4,5 Millionen Polen geschätzt etwa 35.000 an einer offenen Tuberkulose und weitere 120.000 an einer behandlungsbedürftigen Tuberkulose litten und dass, weil „infolge des Krieges die Wohn- und Ernährungsverhältnisse gegenüber dem Jahre 1939 zunehmend schlechter geworden sind, sogar mit höheren Zahlen gerechnet werden muss" [24, S. 225]. Da dies für die angesiedelten etwa 835.000 Deutschen eine „ungeheure Gefahrenquelle" darstelle, schlug Blome folgende grundlegenden Maßnahmen vor:

„1. Sonderbehandlung der Schwerkranken (worunter umschrieben die Tötung analog der Euthanasie-Aktion zu verstehen ist);
2. Strengste Asylierung der Schwerkranken (worunter die Unterbringung in Heilstätten zu verstehen ist) oder
3. Schaffung eines Reservats für alle TB-Kranken (worunter der Vorschlag einer Ansiedlung aller Tuberkulösen in einem gemeinsamen geschlossenen Gebiet zu verstehen (ist)." [24, S. 225]

Wegen verschiedener Bedenken, die im In-und Ausland zu befürchten seien, wird in dem Schreiben die Radikallösung, also der Weg 1, für nicht durchführbar gehalten, ebenso der Vorschlag 2, da nicht genügend polnische Unterbringungsmöglichkeiten in Heilstätten zur Verfügung stünden. Blome schließt daraus:

„Bei sachgemäßer Prüfung aller dieser Bedenken und Umstände erscheint als der gangbarste Weg die Errichtung eines Reservats, sowie man dieses ja auch von den Lepra-Kranken her kennt." [24, S. 228]

Letztendlich ist auch dieser Vorschlag nicht umgesetzt worden, zeigt aber sehr deutlich die menschenverachtende Einstellung der NS-Behörden.

Tuberkulose in Konzentrationslagern

Krankheiten im KZ
(siehe Kap. 5)

Etwa 6 Millionen Juden und 500.000 Sinti und Roma, aber auch andere Minderheiten und politisch Verfolgte wurden in den Konzentrationslagern der Nationalsozialisten interniert und zum größten Teil ermordet. Aufgrund der beengten Lebensbedingungen und der massiven Unterernährung gehörte die Tuberkulose zu den vorherrschenden Krankheiten in den Konzentrationslagern [25]. Schätzungsweise war jeder zehnte Häftling von einer Tuberkulose betroffen.

Die schrecklichen Bedingungen schildert Carol R. Byerly in ihrer 2013 erschienenen Publikation „Good tuberculosis men: The Army Medical Department's struggle with tuberculosis" [26, S. 292]: Die Herausforderungen, mit denen sich das medizinische Personal des US-Militärs in der Betreuung von kranken und verhungernden Kriegsgefangenen und Flüchtlingen konfrontiert sah, waren beispiellos, das Ausmaß von Krankheit und Leiden in den NS-Konzentrationslagern war nahezu unvorstellbar. Die alliierten Truppen hatten zwar von geheimen und tödlichen Lagern gehört, waren aber nicht auf das vorbereitet, was sie vorfanden. Als die Alliierten von Osten und Westen Richtung Berlin vorstießen, evakuierten die Nationalsozialisten Tausende von Gefangenen – die meisten von ihnen Juden aus ganz Europa – sowie Kriegsgefangene in die inneren Gebiete des Reiches, um ihre Verbrechen zu verbergen und zu verhindern, dass die Gefangenen in alliierte Hände fielen. Diese Evakuierungen wurden zum Todesmarsch, die SS prügelte und ermordete die Gefangenen, die Transporte blockierten tagelang die Nahrungszufuhr. Überlebende wurden in überfüllten Lagern wie Buchenwald und Dachau zusammengepfercht, was die Lage noch chaotischer und tödlicher machte. Nach der Befreiung der Lager, deren Insassen von Krankheiten – vor allem Flecktyphus, Tuberkulose und Unterernährung – gezeichnet waren, zeigten sich die Auswirkungen auf die spätere TB-Situation in Europa, den USA und insbesondere in Israel. Wie bei den amerikanischen Kriegsgefangenen begleitete die TB die Überlebenden in ihrem weiteren Leben. Tausende von jüdischen Überlebenden wanderten in die Region des späteren Staates Israel aus. 15 Jahre nach der Befreiung berichtete der israelische Gesundheitsminister, dass, obwohl die KZ-Überlebenden nur 25% der Bevölkerung ausmachten, 65% der TB-Fälle auf sie entfielen [nach, 26, S. 298].

1947 äußerte sich der britische TB-Experte Marc Daniels, Health Officer der Health Division, United Nations Relief and Rehabilitation Administration (UNRRA), in seinem Bericht über die TB-Situation im Nachkriegseuropa:

> *„Wir haben alle von den Schrecken in den Konzentrationslagern erfahren – die Massenvernichtung, die Brutalitäten, die Hungersnot, das Hausen in schmutzigen Unterkünften, die Reduktion auf das niedrigste bestialische Niveau. Das Ausmaß der Tuberkulose dort werden wir nie erfahren. Wir wissen nur, dass nach der Befreiung eine Reihe von Autopsien in Belsen eine weit fortgeschrittene tuberkulöse Erkrankung in den Lungen der verhungerten Fälle zeigte."* [18, S. 206]

Auch der britische Militärarzt F.M. Lipscomb beschrieb die fürchterliche Situation im Konzentrationslager Bergen-Belsen [27], das aus zwei Teilen bestand: Camp I, das als „The Horror Camp" bekannt wurde und in dem ungefähr 22.000 Frauen, 500 Kinder und 18.000 Männer in Baracken hausten, und Camp II mit etwa 17.000 Männern – vorwiegend Russen und Polen, aber auch Tschechen, Belgier, Franzosen, Italiener und Jugoslawen (größtenteils jüdischer Abstammung), die in Backsteingebäuden untergebracht waren. Der Zustand der Gefangenen in Camp I wurde vom Senior Medical Officer nach seinem ersten Eindruck als

> *„eine dichte Masse von abgemagerten, apathischen Vogelscheuchen, die zusammen in Holzhütten, in vielen Fällen ohne Betten oder Decken, in einigen Fällen ohne jegliche Kleidung"* beschrieben: *„Die Frauen waren in noch schlechterem Zustand als die Männer, ihre Kleidung, wenn sie überhaupt welche trugen, waren nur schmutzige Lumpen, die Toten liegen überall im Lager herum."* [27, S. 313]

Etwa 10.000 Tote befanden sich bei der Übernahme im Lager. Tausende Menschen mehr starben, ehe es aufgelöst werden konnte. Etwa 70% der Internierten in Camp I und 20% im Camp II wären für gewöhnlich als Krankenhausfälle eingeordnet worden, jedoch war es unmöglich, eine solch große Zahl gleichzeitig in einem Krankenhaus unterzubringen. Die vorherrschenden Krankheiten bei denjenigen, die aufgenommen werden konnten, waren Mangelerkrankungen, Fleckfieber und Lungen-TB.

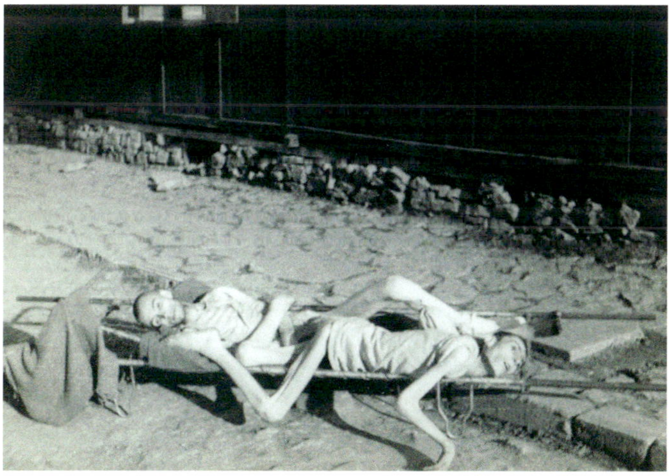

Abbildung 3.3
Buchenwald im April 1945 (Foto des Arztes John E. Chapman, U.S. Army, 120th Evacuation Hospital)

Etwa 6% der in das in Bergen-Belsen notdürftig eingerichtete Krankenhaus aufgenommenen Patienten hatte eine bereits klinisch erkennbare Lungen-TB in fortgeschrittenem Stadium. Die radiologische Untersuchung von 331 Patienten, die per Zufallsprinzip aus verschiedenen Abteilungen des Krankenhauses kamen (solange sie nicht zu krank für dieses Screening waren) erbrachte im Hinblick auf eine Lungen-TB 6,6% positive, 5,3% wahrscheinlich positive und 7,7% möglich positive Befunde.

Lipscomb schätzte die Gesamtrate der aktiven TB-Fälle – unter der Annahme, dass alle wahrscheinlichen und die Hälfte der möglichen TB-Befunde sowie 4% der nur klinisch diagnostizierten Fälle, die für die Untersuchung zu krank waren, letztlich positiv waren – auf etwa 20% [27, S. 314f.]. Detaillierte Beschreibungen über die verzweifelte Lage der Betroffenen, nach dem Krieg veröffentlicht, finden sich beispielsweise in den Publikationen von Königseder und Wetzel [28] sowie von Wyman [29].

Der französische Arzt Henri Rosencher, der acht Monate im Konzentrationslager Dachau überlebte, beschreibt in einem erschreckenden Bericht, dass 40% der Autopsien in Dachau eine Tuberkulose zeigten und etwa 20% der Inhaftierten an Tuberkulose starben. Er nahm an, dass die hohe TB-Inzidenz viel stärker mit der Mangelernährung als mit der beengten Unterbringung zusammenhing, da einige begünstigte Internierte, die in einem speziellen Bereich eine weit überdurchschnittliche Menge an Nahrung erhielten, praktisch frei von TB blieben. Er beobachtete sämtliche klinischen TB-Formen: Akute Formen der Miliartuberkulose machten sich unter den Symptomen von Fleckfieber bemerkbar, jedoch zeigte die charakteristische TB-Form in Dachau einen langsamen Verlauf.

Der Verlauf war so langsam, dass diese Kranken nicht eher zu sterben schienen als die anderen kachektischen Internierten ohne Tuberkulose. Pleuraergüsse waren sehr verbreitet, von denen einige sogar geheilt wurden („mirabile diktu!∑) [30, S. 955]. Insgesamt sei es für ihn überraschend gewesen, dass nicht mehr als 20% der Internierten an Tuberkulose starben.

Berichte aus der Schweiz, dem Krankenhaus in Herisau und einem Sanatorium in Davos im Frühjahr 1945 bestätigten die erschreckend hohe TB-Zahl bei den Inhaftierten deutscher Konzentrationslager: Von 243 Gefangenen hatten 112 eine aktive und 25 eine inaktive Tuberkulose. Auf Grundlage ihrer Patientenstatistiken schätzten die Autoren, dass die Häufigkeit einer aktiven Tuberkulose 200-mal und einer inaktiven 13-mal höher lag als in der Normalbevölkerung [31]. Mittels Röntgenreihenuntersuchungen wurden 1945 in Frankreich bei 4,4% der Rückkehrer aus Konzentrationslagern eine Lungen-TB entdeckt, bei 2,5% aus Arbeitslagern und bei 1,5% aus der Kriegsgefangenschaft [19].

Tuberkulose in Kriegsgefangenenlagern

Es existieren nur wenige Berichte über Tuberkulose bei Kriegsgefangenen in deutschen Lagern. Zwischen 1941 und 1945 gerieten mehr als 5 Millionen sowjetische Soldaten in Gefangenschaft, 3,3 Millionen starben in den Lagern infolge Unterernährung, schwerer Zwangsarbeit und Infektionskrankheiten [32, S. 10f.]. Von 400.00 polnischen Kriegsgefangenen starben etwa 10.000, von 600.000 italienischen Gefangenen etwa 45.000. Etwa 80.000 jüdische Kriegsgefangene der Roten Armee wurden ermordet [32].

Kurt Nicol (1884–1945), Leiter der Heilstätte Donaustauf, berichtete 1942, dass bei sowjetischen Kriegsgefangenen, die als Zwangsarbeiter beschäftigt waren, mehr als 75.000 Schirmbilduntersuchungen durchgeführt wurden [34]. Mehr als 3.860 Todesfälle wurden durch eine akut verlaufende Tuberkulose verursacht, beschleunigt durch Unterernährung. Er warnte davor, dass die Tuberkulose der sowjetischen Gefangenen, die als Zwangsarbeiter arbeiteten, eine echte Gefahr für die allgemeine Bevölkerung darstellte, mit dem TB-Erreger infiziert zu werden.

Im Gegensatz dazu war die Situation für die Kriegsgefangenen der westlichen Alliierten gewöhnlich besser. Man berücksichtigte die Genfer Konvention. Insgesamt 8.348 der 232.000 US-amerikanischen, britischen, kanadischen und anderen Kriegsgefangenen überlebten den Krieg nicht (3,5%) [35, S. 512f.]. Die TB-Sterblichkeit in der US-Armee zeigte 1944 und 1945 einen starken Anstieg bei denjenigen, die im Ausland gedient hatten, und es wurde angenommen, dass diese Zunahme aus einer hohen TB-Inzidenz unter den freigelassenen Kriegsgefangenen resultierte [36, S. 497]. Nach Esmond Ray Long litten etwa 0,6% der aus den europäischen Kriegsgefangenenlagern befreiten Soldaten an Tuberkulose [37]. Noch Jahre nach dem Krieg konnte sich eine TB entwickeln: 1954 wurde in einer Studie nachgewiesen, dass die TB bei amerikanischen Kriegsgefangenen im Zeitraum von sechs Jahren nach der Befreiung die zweithäufigste Todesursache (nach Unfällen) war [zitiert in 26, S. 298].

Wilhelm Roloff (1899–1949) schätzte 1942, dass etwa 3% der gefangenen dunkelhäutigen Soldaten aus verschiedenen Teilen der Welt eine aktive Tuberkulose hatten, die mit 1–3% die führende Krankheit in den Lagern war [38]. Er empfahl deshalb in den Gefangenenlagern eine Trennung nach Rassen. G.B. Leyton beschrieb 1946, dass russische Kriegsgefangene unter einer schwerer verlaufenden Tuberkulose als britische Kriegsgefangene litten und dass sich die TB-Häufigkeit bei britischen und sowjetischen Kriegsgefangenen deutlich unterschied, wofür nach seiner Ansicht ursächlich nur eine Unterernährung der Russen verantwortlich sein konnte [39].

Wilhelm Roloff
(siehe Kap. 8)

Der schottische Arzt Archie Cochrane (1909–1988), der 1941 während der Schlacht um Kreta gefangengenommen wurde, arbeitete im Anschluss vier Jahre lang als medizinischer Offizier in mehreren deutschen Kriegsgefangenenlagern und Krankenhäusern [40] und versorgte u.a. TB-Patienten aus mehreren Nationen. Je nach der Region der Unterbringung in Deutschland, der Art der Arbeit, der Nationalität der Gefangenen und dem Verhalten der Aufseher variierten die Lebensbedingungen stark. Die Unterkünfte für die sowjetischen Gefangenen hielt Cochrane für die schlimmsten – überfüllt, schlecht belüftet und dunkel – und vermerkt ohne Angabe konkreter Zahlen eine vergleichsweise hohe Sterblichkeit.

Cochranes Erfahrungen in den Lagern ließen ihn zweifeln, ob die Medizin immer auf festem wissenschaftlichen Boden stand [41], und seine daraus folgende Forderung nach randomisierten kontrollierten Studien führte schließlich zur Entwicklung der heute vielfach angewandten Cochrane Library Datenbank.

Tuberkulose in Arbeitslagern

In den Lagern für insgesamt 7 bis 11 Millionen Zwangsarbeiter wurden ebenfalls häufig TB-Erkrankungen beobachtet. Ein Bericht aus dem Jahr 1944 konstatiert einen kontinuierlichen Anstieg der TB bei ausländischen Zwangsarbeitern, insbesondere bei Arbeitern aus dem Osten und Polen; die Gesamtzahl wird auf 8.000 bis 10.000 geschätzt [zitiert in 42, S. 74]. Ein erschütterndes Beispiel für den Umgang mit tuberkulösen Zwangsarbeitenden war das gezielte Töten von über 400 als unheilbar geltenden TB-Kranken in Hadamar.

tuberkulöse Zwangsarbeiter
(siehe Kap. 5)

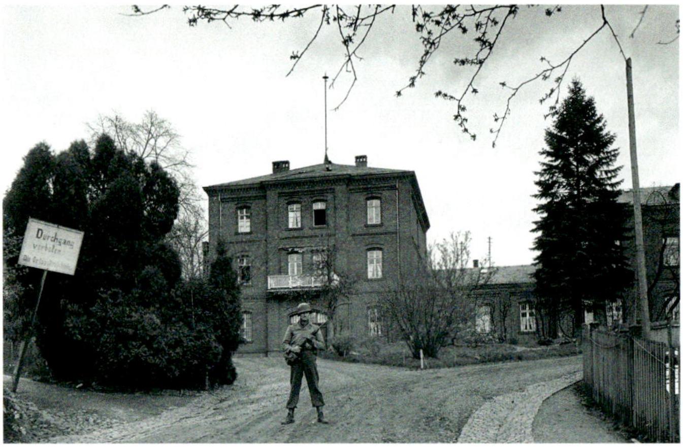

Abbildung 3.4
Hadamar: amerikanischer Soldat vor der Tötungsanstalt, 5. April 1945

Gesetze, Verordnungen und Richtlinien der NS-Regierung ab 1933

„Arisierung“
(siehe Kap. 2)

TB-Fürsorgestellen
(siehe Kap. 4.1)

Kurz nach der Machtübernahme 1933 erließ die NS-Regierung eine Reihe von Gesetzen, Verordnungen und Richtlinien, die die Tuberkulose unmittelbar und mittelbar betrafen. Mit dem Gesetz zur Wiederherstellung des Berufsbeamtentums wurde schon im April 1933 ein Gesetz verabschiedet, das Beamte nichtdeutscher Abstammung oder mit missliebigen politischen Einstellungen von der Beschäftigung im Staatsdienst ausschloss – also auch medizinisches Personal im Öffentlichen Gesundheitsdienst. Ebenfalls sehr weitreichende Folgen hatte das Gesetz für die Vereinheitlichung des Gesundheitswesens, das im Juli 1934 verabschiedet wurde und mit dem das Gesundheitswesen fast vollständig der Kontrolle der Reichsregierung, d.h. dem Reichsministerium des Innern (RMdI) unterstand. Durch eine Exekutivverordnung wurden die meisten der kommunalen TB-Fürsorgeeinrichtungen in die Gesundheitsämter einbezogen. Damit wurde die Entscheidungsbefugnis an die NS-Regierung übertragen, mit potentiell erheblichen Konsequenzen auch für den individuellen TB-Patienten.

Eine der einschneidendsten Maßnahmen war das bereits im Juli 1933 verabschiedete Gesetz zur Verhütung erbkranken Nachwuchses, das die Sterilisation von Personen mit überwiegend psychiatrischen Erkrankungen ermöglichte und dem 1935 das Gesetz zum Schutze der Erbgesundheit des deutschen Volkes (Ehegesundheitsgesetz) folgte. Danach konnte eine Ehe verboten (oder geschieden) werden, wenn einer der Partner an einer infektiösen (oder mentalen) Krankheit litt, die befürchten ließ, dass die Gesundheit des verlobten Partners oder potentieller Nachkommen erheblich gefährdet war. So mussten die Partner vor der Heirat mit einer Bescheinigung des Gesundheitsamtes nachweisen, dass keine Bedenken gegen eine Ehe bestanden. 1937 postulierte Julius Kayser-Petersen, Geschäftsführer der DTG, dass in fast allen Fällen – mit Ausnahme offensichtlich infektiöser Patienten – eine Untersuchung durch einen Facharzt durchgeführt werden und im Falle unklarer Ergebnisse die Entscheidung für eine Ehe verschoben werden sollte [43, S. 748]. Genaue Angaben darüber, wie viele TB-Fälle von diesen und entsprechenden Gesetzen oder Verordnungen letztlich betroffen waren, fehlen. Es waren aber weitaus weniger als bei psychiatrischen Patienten, die zu einem großen Teil sterilisiert oder sogar umgebracht wurden als schrecklichste Folge des Ehegesundheitsgesetzes und anderer relevanter Dekrete. Eine weitere Überlegung war, ob schwangere tuberkulöse Frauen ihr Kind austragen sollten, um sie anschließend sofort in einer gesunden Umgebung aufwachsen zu lassen [44, S. 139; 45]. Zwar wurde in der Theorie eine Schwangerschaftsunterbrechung strikt abgelehnt, doch war in der Praxis die Tuberkulose die häufigste medizinische Indikation für eine Abtreibung [46]. Hintergrund des Konfliktes war die Frage, ob bestimmte Krankheiten, darunter die Tuberkulose, erblich seien. Zum Glück wurde letztendlich auch vom NS-Regime die vorherrschende Argumentation führender TB-Spezialisten zugunsten einer infektiösen Ätiologie anerkannt [8, S. 416].

Weitere Kontrollmaßnahmen

Zur Beseitigung der Rinder-TB mit dem Erreger *M. bovis* wurde bereits 1912 in Preußen ein Gesetz (Tuberkulosetilgungsverfahren) erlassen, das auf freiwilliger Basis die Keulung von Tuberkulin-positiven Rindern beabsichtigte. Es wurde erst nach dem Ersten Weltkrieg angewandt, aber wegen fehlenden Erfolgs 1939 eingestellt [47]. Im Jahr 1930 wurde die Pasteurisierung von Milch eingeführt, allerdings erst nach 1947 systematisch durchgeführt. Eine Untersuchung, die 1943 in Zusammenarbeit mit dem Statens Serum Institut in Dänemark vorgenommen wurde, zeigte, dass bei 1.000 Jugendlichen mit einer offenen Lungen-TB etwa 4% den Erreger *M. bovis* hatten [48]. Schätzungsweise war für 10% der TB-Fälle *M. bovis* verantwortlich [47], bei Kindern dürfte der Anteil sogar noch höher gewesen sein.

Preußisches Tuberkulosegesetz
(siehe Kap. 1)

Röntgenreihenuntersuchungen als Massenscreening der Bevölkerung (Röntgenkataster) – wie auch ein Tuberkulinkataster – zur Früherkennung von Tuberkulose wurden bereits 1926 von Franz Redeker postuliert [4, S. 149]. Nach Blome wurden 3 Millionen Personen von Mitte der 1930er Jahre bis 1941 untersucht [zitiert in 49, S. 82]. Eugen Schrag berichtete 1953, dass Hans Holfelder (1891–1944) vor und während des Zweiten Weltkriegs in verschiedenen Regionen Deutschlands mehr als 20 Millionen Untersuchungen durchgeführt hatte [50, S. 108]. Eine sehr hohe Zahl, ca. 200.000 der ersten 10,6 Millionen Fälle, wiesen Befunde auf, die auf eine aktive Tuberkulose verdächtig waren. Schrag selbst fand in Stuttgart in etwa 1% der mittels Röntgenschirmbild untersuchten Fälle Befunde, die verdächtig auf eine offene, aktive oder inaktive TB waren [50, S.109].

Die TB-Abteilung des Robert Koch-Instituts empfahl 1939 die regelmäßige Anwendung von Tuberkulin-Tests für das Screening der Allgemeinbevölkerung, um Tuberkulin-Konverter zu finden, bei denen dann die Durchführung einer Röntgenaufnahme zum Ausschluss oder Nachweis einer Lungen-TB angezeigt war [51, S. 88], jedoch wurde diese Empfehlung nicht in die Routine übernommen. In einer Anweisung zur Durchführung von Tuberkulin-Tests bei Personen, die beruflich mit TB-Patienten in Kontakt kamen, wurde zunächst eine Röntgenthoraxaufnahme gefordert, und nur dann, wenn diese keine auf Tuberkulose verdächtige Veränderungen zeigte, wurde der Tuberkulin-Test als indiziert angesehen [4, S. 250-253]. Nach Johannes Holm von der Tuberkulose-Abteilung des Statens Serum Instituts in Kopenhagen war der Anteil positiver Tuberkulin-Tests in der Normalbevölkerung, welche die (latente) Infektion mit dem TB-Erreger anzeigten, vor und während des Krieges in vielen Gebieten Deutschlands relativ gering angestiegen [12].

Tuberkulin-Tests bei Rekruten der deutschen Armee im Jahr 1942 zeigten in der Altersgruppe der 20-Jährigen nur in 60% positive Reaktionen, die in den folgenden Jahren anstiegen. In Schleswig-Holstein 1942/43 fanden sich im Alter von 14 Jahren in 30% positive Reaktionen, die im Jahre 1946 auf über 50% anstiegen [12, S. 122].

Abbildung 3.5
„Verantwortlichkeit der Kranken. Papiertaschentuch/Handrücken vor den Mund". Hygienemaßnahmen zur Tuberkulosebekämpfung (um 1937)

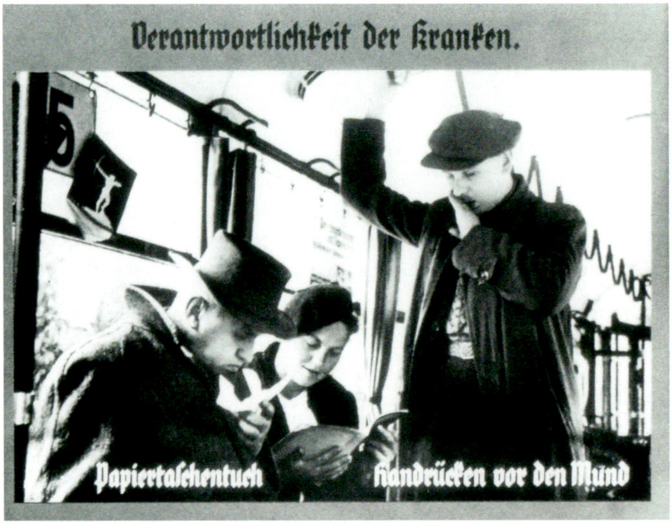

Lübecker Impfunglück
(siehe Kap. 5.1)

Die Einführung der BCG-Impfung wurde im Dezember 1930 offiziell vom Reichsinnenministerium abgelehnt, weil sich keine permanente Immunität gezeigt habe. Vor allem wegen der Lübecker Impfkatastrophe war man vorsichtig, bei der versehentlich 251 Neugeborene mit virulenten Mykobakterien geimpft wurden, was den Tod von 72 Kindern zur Folge hatte [4, S. 250–253; 52]. In den letzten Kriegsjahren wurde die Einführung der BCG-Impfung angesichts der sich verschlechternden TB-Situation vom Reichs-Tuberkulose-Ausschuß (RTA) zwar empfohlen, aber nicht mehr realisiert. Karl Auersbach (1909–1963), zweiter Sekretär des RTA, äußerte 1946 seine Skepsis über die Wirksamkeit und wies auf die negative US-amerikanische Stellung zur BCG-Impfung hin [53, S. 315].

Da die TB-Mortalität in allen Bereichen zunahm – sowohl in der Zivilbevölkerung wie im Militär, unter den Kriegsgefangenen und unter den ausländischen Zwangsarbeitern und den Gefangenen in den verschiedenen Konzentrationslagern –, wurde im Krieg eine Reihe von Maßnahmen zur TB-Kontrolle ergriffen.

Bezogen auf die Zivilbevölkerung wurden mehrere Dekrete erlassen: Der 1940 ergangene Erlass zur Krankenernährung, mit dem die Ernährung der stationär behandelten tuberkulösen Patienten (und der Ärzte und Krankenschwestern) gesichert werden sollte, wurde 1943 quantitativ für alle arbeitsunfähigen TB-Kranken erheblich eingeschränkt. Der Erlass vom 1. Dezember 1941, der „zusätzliche Lebensmittel für tuberkulosegefährdete Jugendliche" empfohlen hatte, wurde bereits am 11. November 1942 wieder weitgehend zurückgenommen.

Als eine inhumane, für das NS-Regime aber typische Handlung wurde – wie bereits für die Vorkriegszeit erwähnt, aber jetzt verschärft durchgeführt – in einigen TB-Krankenhäusern die Ernährung bei schwerkranken, prognostisch ungünstigen Patienten oder „asozialen" („rücksichtslosen") Fällen so stark eingeschränkt, dass deren Sterben beschleunigt wurde.

Nahrungsreduktion bei TB-Kranken
(siehe Kap. 5)

Im Jahr 1940 trat der Erlass über die Anzeige der Aufnahme bzw. Entlassung von Tuberkulosekranken durch die Krankenhäuser in Kraft, der die offenbar unzureichende TB-Melderate verbessern und nun eine vollständige Überwachung ermöglichen sollte. Wegen des steigenden Bedarfs an Arbeitskräften wurden ansteckungsfähige TB-Patienten im Jahre 1941 auf der Grundlage des Erlasses zum Arbeitseinsatz von Tuberkulösen mit nur wenigen Einschränkungen als arbeitsfähig angesehen [4, S. 270f.]. Es wurde aber geschätzt, dass „nur etwa 20% der Offentuberkulösen als geheilt in den Arbeitsprozeß zurückgegliedert werden, die übrigen sind früher oder später dem Tod verfallen" [9, S. 94]. Im Jahr 1942 wurde vom Ministerrat für die Reichsverteidigung eine detaillierte Verordnung über Tuberkulosehilfe erlassen, die zu gewähren ist, „wenn das steuerpflichtige Jahreseinkommen des Kranken den Betrag von 7200 RM nicht übersteigt und soweit die erforderliche Hilfe nicht durch Träger der Sozialversicherung gewährt wird oder anderweitig gesichert ist" [4, S. 278f.]. Jüdische Kranke mit Tuberkulose wurden ausgeschlossen: „Die Verordnung gilt nur für Deutsche." [4, S. 287]

Tuberkulosehilfe
(siehe Kap. 4.2)

Darüber hinaus wurde die Aufklärung über die Tuberkulose für Ärzte und Laien durch den RTA verstärkt, z.B. mit einem „Merkblatt für Ärzte zur Früherkennung der Lungentuberkulose". Dies endete mit dem drohenden Satz: „Die Unterlassung einer Röntgenuntersuchung der Lunge auch nur beim geringsten Verdacht auf Lungentuberkulose ist ein Kunstfehler und zugleich ein schweres Vergehen an der Gesundheit des ganzen Volkes." [4, S. 295f.] Ein Informationsblatt für die allgemeine Bevölkerung mit dem Titel „Was jedermann über Tuberkulose wissen muss" wurde vom RTA zum Preis von 1 Pfennig (bei Abnahme von 1.000 Merkblättern für 10 Reichsmark) vertrieben. Es enthielt ausführliche Hinweise zur Vermeidung einer Ansteckung, u.a.:

> *„Der Lungenkranke soll Gesunde nicht küssen, er muß in einem Bett allein schlafen. Er soll ferner, wenn irgend möglich, allein in einer Stube schlafen. Wenn dies nicht möglich ist, so darf doch nur ein Erwachsener mit ihm den Schlafraum teilen, und es muß sein Bett 2 m von dem Bett des Gesunden entfernt stehen."* [4, S. 299]

Das Merkblatt enthält noch die euphemistisch klingenden Kapitel B: „Die Tuberkulose ist meist heilbar, wenn sie rechtzeitig gründlich behandelt wird", und C: „Die Tuberkulose ist eine vermeidbare Krankheit" [4, S. 300, 301].

1942 wurden die detaillierten „Vorschriften gegen die Verbreitung übertragbarer Krankheiten durch Schulen, Kinderheime und ähnliche Einrichtungen" mit besonderer Betonung der TB erlassen [4, S 263–267]. Offenbar war die TB im Laufe des Krieges zu einem zunehmenden Problem auch bei Kindern geworden, wie eine Verordnung zum Schutz vor TB-kranken Lehrern nahelegt [4, S. 263–267].

Abbildung 3.6
„Der Tuberkulose kann vorgebeugt werden“.
Plakat des Reichsausschusses für Volksgesundheit
1933/1939

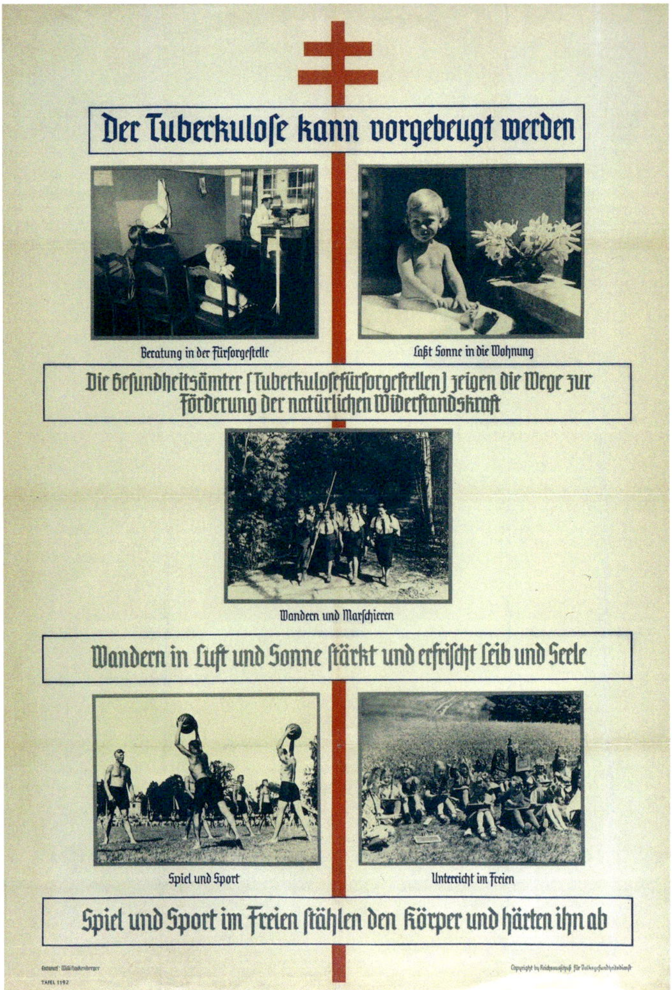

Auch die Unterbringung von TB-Kranken im Falle von Bombenangriffen wurde durch Erlasse des Reichsluftfahrtministeriums in Abstimmung mit dem RMdI geregelt, wobei man sowohl den Luftschutz für die allgemeine Bevölkerung im Auge hatte als auch die Luftschutzräume der Krankenhäuser.

Der Ausschluss von Luftschutzübungen, wie er im Sommer 1939 durch den Runderlass zum Verhalten von ansteckungsfähigen Tuberkulösen und Bazillenträgern bei Ausbildungsveranstaltungen und Übungen im Luftschutz geregelt wurde [54, S. 230], verbot „Massenstreuer[n] von Tuberkelbazillen“ [ebd.] den Zutritt zu den Bunkern. Mit Kriegsbeginn im September war dieses Verbot jedoch „durch den Ernstfall überholt, da man bei Fliegeralarm ja keinem Offentuberkulösen, der sich zufällig auf der Straße befindet, verbieten kann, etwa die öffentlichen Sammelschutzräume aufzusuchen“ [55, S. 294]. Eine separate Unterbringung infektiöser Kranker in Erdgeschoßräumen sollte gewährleistet sein; diejenigen Offentuberkulösen hingegen, von denen tatsächlich eine „massive Infektion“ ausgehen konnte, sollten von den Gesundheitsämtern überprüft und ggf. stationär eingewiesen werden [55, S. 294]. In der Stadt Oberhausen erfolgte in etwa 20 von 200 Fällen eine Zwangsasylierung nach der Verordnung zur Bekämpfung übertragbarer Krankheiten vom 1. Dezember 1938. Bei Krankenanstalten wurde der Fokus auf die Sicherstellung getrennter Luftschutzräume und Zugangswege gelegt, um das „Auftreten gefährlicher Mischinfektionen" – insbesondere Scharlach, Diphtherie, Typhus und Tuberkulose – [...] zu vermeiden" [55, S. 290].

Im Oktober 1944 reagierte der RTA auf Gerüchte, denen zufolge Kliniken die stationäre Aufnahme von schwerkranken Tuberkulösen mit dem Hinweis auf unzureichende Luftschutzräume oder Transportprobleme verweigert hätten, und bat seine Bezirksleiter um Stellungnahme. Die Antworten lassen in ihrem Tenor erkennen, dass zu diesem Zeitpunkt die einzelnen Bezirke (Gaue) eher mit Problemen wie Personalmangel und teils aufgelösten, teils durch die Wehrmacht beschlagnahmten oder durch Bombenangriffe zerstörten Krankenhäusern zu kämpfen hatten als sich gezielt um eine adäquate Versorgung und sichere Unterbringung von TB-Kranken kümmern zu können [s. BArch, R96-II/29, Bl. 2–31].

Angesichts einer sich verschlechternden Versorgungslage in allen Lebensbereichen war die wachsende Angst vor einer epidemischen Ausbreitung der Tuberkulose sicher nicht unbegründet. Zum Schutz der Bevölkerung wurden als Maßnahmen beispielsweise erwogen, alle Infektionskranken vorsorglich in Krankenhäuser einzuweisen [55, S. 289] oder alle Offentuberkulösen „in Gemeinschaftslagern ausserhalb der gefährdeten Städte" unterzubringen, da sie von der „Bunkergesellschaft" auszuschließen seien. [BArch, R96-II/29, Bl. 37]. Auf dieses Anliegen, welches das Reichsministerium des Innern an den RTA herantrug, antwortete RTA-Generalsekretär Kayser-Petersen mit der Replik, erstens seien Offentuberkukulöse nicht per se ansteckend und zweitens könne man „sich des Eindrucks nicht verhehlen, als ob der Berichterstatter die Vorstellungen über die Ansteckungsfähigkeit der Tuberkulose hätte, die wir in unserer ganzen Propaganda bekämpfen" [ebd., Bl. 36, 29.12.43]

Trotz aller Kontrollmaßnahmen und Aufklärungskampagnen konnte das NS-Regime gegen Ende des Krieges keine Erfolge in der TB-Bekämpfung vorweisen, sondern hatte im Gegenteil neue Problemherde geschaffen, die die TB-Zahlen weiter in die Höhe trieben.

Literatur und Quellen

1. Redeker, Franz: Epidemiologie und Statistik der Tuberkulose. In: Hein, Joachim; Kleinschmidt, Hans; Uehlinger, R. (Hg.): Handbuch der Tuberkulose. Stuttgart 1958. Band I, S. 407–498
2. Koch, R.: Epidemiologie der Tuberkulose. Zeitschrift für Hygiene und Infectionskrankheiten 1910 (67), S. 1–18
3. Sartwell, Philip E.; Moseley, C.H., Long Esmond Ray: Tuberculosis in the German population, United States Zone of Germany. In: American review of tuberculosis and pulmonary diseases 1949 (59), S. 481–493
4. Reichs-Tuberkulose-Ausschuß (Hg.): Tuberkulose-Lexikon für Ärzte und Behörden. Leipzig 1943
5. Brügmann, E.: Die Bewegung der Tuberkulosesterblichkeit im I. und II. Weltkrieg und ihre Ursachen. In: Beiträge zur Klinik der Tuberkulose und spezifischen Tuberkulose-Forschung 1947 (101), S. 94–104

6. Kröger, E.; Reuter, H.: Entwicklung und gegenwärtiger Stand der Tuberkulose in deutschen und anderen Ländern. In: Deutsche Medizinische Wochenschrift 1949 (74), S. 721–725
7. Berg, G.: Statistik über Tuberkulosemortalität in Kriegszeiten. In: Beiträge zur Klinik der Tuberkulose und spezifischen Tuberkulose-Forschung 1951 (106), S. 1–9
8. Walter, O.: Die Tuberkulosebekämpfung als politische Aufgabe. In: Beiträge zur Klinik der Tuberkulose und spezifischen Tuberkulose-Forschung 1935 (86), S. 414–424
9. Nicol, K.: Die Wiedereingliederung der Tuberkulösen in den Arbeitsprozeß. In: Deutsches Tuberkulose-Blatt 1940 (14), S. 94–99
10. Herbert, Ulrich: Fremdarbeiter. Politik und Praxis des „Ausländer-Einsatzes" in der Kriegswirtschaft des Dritten Reiches. Bonn 1985
11. Meyer, C.: Die Entwicklung der Tuberkulose in Berlin. In: Beiträge zur Klinik der Tuberkulose und spezifischen Tuberkulose-Forschung 1951 (105), S. 408–428
12. Holm, Johannes: Tuberculosis in Europe after the Second World War. In: American Review of Tuberculosis 1948 (57) S. 115–128
13. Lydtin, Kurt: Übersicht über das Tuberkulosegeschehen in Deutschland während des 2. Weltkrieges und in der Nachkriegszeit. In: Beiträge zur Klinik der Tuberkulose und spezifischen Tuberkulose-Forschung 1950 (102), S. 487–502
14. Federhen, L.: Die Lungentuberkulösen eines Bevölkerungsgebietes von 350.000 Einwohnern während eines Zeitraumes von 1928–1951. In: Beiträge zur Klinik der Tuberkulose und spezifischen Tuberkulose-Forschung 1955 (114), S. 110–120
15. Klesse, M.: Beitrag zum quantitativ-exogenen Tuberkuloseproblem und Wege zur Feststellung des wirklichen Tuberkuloseverlaufs im zweiten Weltkrieg. In: Deutsches Gesundheitswesen 1946 (22), S. 688–695
16. Murray, J.F.; Loddenkemper, Robert (Hg.): Tuberculosis and War. Lessons learned from World War II. Progress in Respiratory Research, Basel 2018
17. Rieder, H.L.; Loddenkemper, Robert: Challenges in the assessment of tuberculosis epidemiology during wartime. Chapter 2 in: Murray, J.F.; Loddenkemper, Robert (Hg.): Tuberculosis and War. Lessons learned from World War II. Progress in Respiratory Research, Basel 2018
18. Daniels, Marc: Tuberculosis in post-war Europe. An international problem. In: Tubercle 1947 (28), S. 201–210
19. Daniels, Marc: Tuberculosis in Europe during and after the Second World War. In: British Medical Journal 1949 (Nov 12), S. 1065–1072
20. Daniels, Marc: Tuberculosis in Poland. In: The Lancet 1946 (2) 6424, S. 537–540
21. Czernay, W.: Über die Verbreitung der Lungentuberkulose bei Polen. In: Der Öffentliche Gesundheitsdienst 1944 B (10), S. 117–119
22. Hagen, Wilhelm: Krieg, Hunger und Pestilenz in Warschau 1939. In: Gesundheitswesen und Desinfektion 1973 (65) S. 115–128 und S. 129–143
23. Schulze, Christian: Wilhelm Hagen und die Seuchenbekämpfung im Generalgouvernement 1941–1943. Kiel: Diss. med. 1994
24. Mitscherlich, Alexander; Mielke, Fred: Wissenschaft ohne Menschlichkeit. Medizinische und eugenische Irrwege unter Diktatur, Bürokratie und Krieg. Heidelberg 1949
25. Ley, Astrid: Zwischen Erbleiden und Infektionskrankheit: Wahrnehmung und Umgang mit Tuberkulose im Nationalsozialismus. In: Pneumologie 2006 (60), S. 360–365
26. Byerly, C.R.: Camp Follower: „Good Tuberculosis Men": The Army Medical Department's Struggle with Tuberculosis. Office of the Surgeon General Borden Institute, Fort Sam Houston, Tex., 2013
27. Lipscomb, F.M.: Medical aspects of Belsen concentration camp. In: The Lancet 1945 (246), S. 313–315
28. Königseder, Angelika; Wetzel, Juliane: Lebensmut im Wartesaal. Die jüdischen DPs (Displaced Persons) im Nachkriegsdeutschland. Frankfurt/M. 1995

29. Wyman, M.: DPs: Europe's displaced persons, 1945–1951 (reprinted). New York 1998
30. Rosencher, H.: Medicine in Dachau. In: British Medical Journal 1946 (2), S. 953–955
31. Zuppinger, A.; Labhart, A.: Gestalt und Frühverlauf der Tuberkulose bei Patienten aus Konzentrationslagern. In: Schweizerische Medizinische Wochenschrift 1947 (77), S. 144–146
32. Streit, C.: Keine Kameraden. Die Wehrmacht und die sowjetischen Kriegsgefangenen 1941–1945. Bonn 1997
33. http://www.yadvashem.org/yv/de/holocaust/about/07/jewish_soldiers.as [Stand: 01.07.2017]
34. Nicol, K.: Die Bedeutung der Tuberkulose der sowjetischen Kriegsgefangenen für die deutsche Zivilbevölkerung. In: Handloser, S. (Hg.): Bericht über die Arbeitstagung Ost der beratenden Fachärzte vom 30. November bis 3. Dezember 1942 in der Militärärztlichen Akademie Berlin. VIII. Tuberkulose. Berlin 1942, S. 107–108
35. Burleigh, M.: The Third Reich – A New History. New York 2000
36. Aronson, J.D.: The occurrence and anatomic characteristics of fatal tuberculosis in the U. S. Army during World War II. In: Military Surgeon 1945 (99), S. 491–503
37. Long, Esmond Ray: Tuberculosis in Germany. Proceedings of the Indian National Science Academy 1948 (34), S. 271–277
38. Roloff, Wilhelm: Über Tuberkulose fremder Kolonialtruppen. In: Handloser, S. (Hg.): Bericht über die Arbeitstagung Ost der beratenden Fachärzte vom 30. November bis 3. Dezember 1942 in der Militärärztlichen Akademie Berlin. VIII. Tuberkulose. Berlin 1942, S. 112–113
39. Leyton, G.B.: Effects of slow starvation. In: The Lancet 1946 (2), S. 73-79
40. Cochrane, A.L.: Tuberculosis among prisoners of war in Germany. British Medical Journal 1945 (Nov 10), S. 656–658
41. Cochrane, A.L.: Sickness in Salonica: My first, worst, and most successful clinical trial. In: British Medical Journal (Clin Res Ed) 1984 (289) 6460, S. 1726–1727
42. Kelting, Kerstin: Das Tuberkuloseproblem im Nationalsozialismus. Kiel: Diss. med. 1974
43. Kayser-Petersen, J.: Das Gesetz zum Schutze der Erbgesundheit des deutschen Volkes vom 18.X.1935 und seine Bedeutung für die Tuberkulosekranken. In: Beiträge zur Klinik der Tuberkulose und spezifischen Tuberkulose-Forschung 1937 (89), S. 736–748
44. Hahn, Susanne: Ethische Grundlagen der faschistischen Medizin, dargestellt am Beispiel der Tuberkulosebekämpfung. In: Thom, A.; Spaar, H. (Hg.): Medizin im Faschismus. Berlin 1985
45. Seiffert, Ernst: Ehegesundheitsgesetz und Tuberkulose. In: Tuberkuloseblatt 1935/36 (9/10), S. 240–246
46. Koester, F.: Lungentuberkulose und Schwangerschaft. In: Tuberkuloseblatt 1939 (13), S. 309–317
47. Ferlinz, Rudolf: Die Tuberkulose in Deutschland und das Deutsche Zentralkomitee zur Bekämpfung der Tuberkulose. In: Pneumologie 1995 (49, Suppl. 3), S. 617–632
48. Griesbach, Rolf; Holm, Johannes: Der Anteil boviner Infektionen an der Lungentuberkulose Erwachsener. In: Tuberkuloseblatt 1948 (2), S. 449–453
49. Blasius Dirk: Die Tuberkulose im Dritten Reich. In: Konietzko, Nikolaus (Hg.): 100 Jahre Deutsches Zentralkomitee zur Bekämpfung der Tuberkulose (DZK). Der Kampf gegen die Tuberkulose. Frankfurt/M. 1996, S. 77–85

50. Schrag, E.: Das Röntgenschirmbild in der Tuberkulosebekämpfung. In: Beiträge zur Klinik der Tuberkulose und spezifischen Tuberkulose-Forschung 1953 (108) S. 107–120
51. Lange, B.; Thon, H.: Das Ergebnis von Tuberkulinreihenprüfungen bei jugendlichen Erwachsenen. Ein Beitrag zur Epidemiologie der Tuberkulose. In: Deutsche Medizinische Wochenschrift 1939 (65), S. 884–888
52. Rieder, H. L.: Die Abklärung der Lübecker Säuglingstuberkulose. In: Pneumologie 2003 (57), S. 402–405
53. Auersbach, Karl: Zur Einführung der Calmette-Impfung in Deutschland. In: Ärztliche Wochenschrift 1946 (1), S. 314–317
54. Verhalten von Tuberkulösen und Bazillenträgern bei Übungen im Luftschutz. In: Der Öffentliche Gesundheitsdienst 1939, (5) Nr. 8, S. 336
55. Schröder, Erich: Infektionsverhütung im Luftschutz. In: Der Öffentliche Gesundheitsdienst A 1941 (6) Nr. 10, S. 289–294
56. Murray, John F.: J. Burns Amberson Lecture. The white plague: down and out or up and coming? In: AmRev Respir Dis 1989 (140), S. 1788–1795
57. Pöhn, H. P; Rasch, G.: Statistik meldepflichtiger Erkrankungen. BGA Schriften 5/1993. München 1994

BArch – Bundesarchiv Berlin: Reichs-Tuberkulose-Ausschuß (R96-II)

4

Versorgungstrukturen im Kampf gegen die Tuberkulose – vom Kaiserreich bis zum „Dritten Reich"

Nikolaus Konietzko

Um zu verstehen, welche Rolle die Versorgungsstrukturen in der Gesundheitspolitik des NS-Regimes, speziell bei der Bekämpfung der Tuberkulose, spielten, erscheint es angebracht, einen Blick zurück auf die Verhältnisse im deutschen Kaiserreich und in der Weimarer Republik zu werfen.

Die Tuberkulose wurde mit der industriellen Revolution zur „Volksseuche": Die Ansiedlung der Arbeiter und ihrer Familien in den Elendsvierteln der großen Städte, die dort herrschende räumliche Enge, die massenhafte Unterbringung und die miserablen hygienischen Verhältnisse leisteten der Ausbreitung der Krankheit Vorschub („Proletarierseuche") [1, S. 15 und S. 29–30]. Im Kaiserreich war die Schwindsucht die zweithäufigste Todesursache, 100.000 bis 120.000 Menschen erlagen ihr jährlich. Die Seuche grassierte hauptsächlich unter der städtischen Bevölkerung und forderte die meisten Todesopfer in der Altersgruppe der 20- bis 40-Jährigen [2]. Soziale Sicherung gab es allenfalls auf privater Ebene. Unter dem Druck der auf die soziale Notlage hin einsetzenden Arbeiterbewegung wurde von 1883 bis 1889 die „Bismarck'sche Sozialreform" durchgeführt. Sie ruhte auf den drei Säulen Kranken-, Alters- und Unfallversicherung und schuf die Rahmenbedingungen für eine institutionalisierte TB-Bekämpfung [1, S. 274].

In der Krankenversicherung übernahmen die Krankenkassen die Funktion des Versicherungsträgers. Sie waren nach dem Prinzip der Selbstverwaltung organisiert. Für die Arbeiter bestand nach dem Krankenversicherungsgesetz Versicherungspflicht. Die Mitgliedschaft begründete den Rechtsanspruch auf Sachleistungen wie ärztliche Behandlung bzw. Geldleistungen wie Krankengeld. Die Beiträge wurden zwischen Arbeitgebern und Arbeitnehmern im Verhältnis eins zu zwei aufgeteilt – was einerseits die Arbeitnehmer benachteiligte, andererseits aber den politischen Einfluss der Sozialdemokratie und der Gewerkschaften stärkte, denn die Besetzung der Selbstverwaltungsorgane erfolgte nach dem Proporz der Beitragszahlung [3, S.339–369]. Die Sozialgesetze stießen zunächst auf große Akzeptanz im Bürgertum, bei den Unternehmern und in der Arbeiterschaft. Die Verzahnung von Demokratie und Sozialstaat stabilisierte dann die junge Weimarer Republik, barg aber auch das Risiko einer finanziellen Krise in ökonomisch schwierigen Zeiten, wie sich in der Weltwirtschaftskrise 1929 zeigen sollte [4].

In der Rentenversicherung fungierten die Landesversicherungsanstalten (LVA) als Versicherungsträger. Sie waren als Körperschaften des öffentlichen Rechts gleichfalls nach dem Prinzip der Selbstverwaltung organisiert, gelenkt von der paritätisch besetzten Vertreterversammlung und dem Vorstand. Auch hier machte sich der Einfluss von Gewerkschaften und Sozialdemokratie bemerkbar, was später dazu führen sollte, dass das NS-Regime gleich zu Beginn des „Dritten Reiches" große Teile der Arbeitnehmervertreter aus den Gremien der Landesversicherungsanstalten ausschloss [5, S. 130–132]. 1911 wurden mit der Reichsversicherungsordnung die gesetzliche Krankenversicherung, die Unfallversicherung und die Rentenversicherung systematisiert und zu einem einheitlichen Regelwerk zusammengefasst.

Das Kaiserliche Gesundheitsamt war 1876 als zentrales Organ für das Medizinal- und Veterinärwesen gegründet und dem Reichsamt des Inneren unterstellt worden. Ein Reichsgesundheitsrat, bestehend aus Vertretern der Länder, sollte seine Arbeit unterstützen. Die Aufgaben des Kaiserlichen Gesundheitsamtes waren im Wesentlichen administrativer Art und im

Gesetz betreffend den Verkehr mit Lebensmitteln, Genußmitteln und Gebrauchsgegenständen von 1879 festgelegt. In der Weimarer Republik wurde das Kaiserliche Gesundheitsamt in Reichsgesundheitsamt (RGA) umbenannt, ohne dass sein Aufgabenspektrum wesentlich geändert wurde. Erst ab 1933 sollte es zu einer der wichtigsten Behörden bei der Umsetzung der nationalsozialistischen Rassenpolitik werden [6, S. 168–176].

Der Öffentliche Gesundheitsdienst war im Kaiserreich und in der Weimarer Republik föderal strukturiert und mit der Gesundheitsfürsorge der Kommunen betraut. Zum Teil lag das Fürsorgewesen auch noch in der Hand von Versicherungen und Wohlfahrtsverbänden. Das änderte sich 1933 mit dem Gesetz über die Vereinheitlichung des Gesundheitswesens [7, S. 204–222]. Das deutschlandweite Netz von Gesundheitsämtern wurde damit zusammengefasst und zentral gesteuert. Seine wesentliche Aufgabe bestand während der Zeit des NS-Terrors in der Umsetzung der angewandten Rassenhygiene und der Gesundheitsfürsorge [8].

Die deutsche Ärzteschaft hatte sich bereits vor der Reichsgründung in diversen regional und fachlich unterschiedlichen Vereinen organisiert. Diese fanden sich 1873 im Deutschen Ärztevereinsbund zusammen, dem Vorläufer der heutigen Bundesärztekammer. Da die niedergelassenen Ärzte nach Einführung der Krankenversicherung im Jahr 1884 eine schlagkräftige Vertretung ihrer Interessen gegenüber den Krankenkassen brauchten, schlossen sie sich 1900 zur Wahrung ihrer wirtschaftlichen Interessen zum Verband der Ärzte Deutschlands, dem später nach ihrem Gründer Hermann Hartmann (1863–1923) benannten Hartmannbund, zusammen. Der Ärztevereinsbund übernahm in Fragen der Berufs- und Standespolitik, der Hartmannbund bei den Tarifverträgen mit den Krankenkassen [9]. Als sich nach dem verlorenen Ersten Weltkrieg die wirtschaftliche Lage der Ärzte verschlechterte – dies betraf vor allem Jungärzte und Kriegsteilnehmer ohne Kassenzulassung –, konstituierte sich 1926 die rechts orientierte Reichsnotgemeinschaft deutscher Ärzte. Sie ging drei Jahre später im Nationalsozialistischen Deutschen Ärztebund (NSDÄB) auf. Sie bot dem ärztlichen Berufsstand so ein Sammelbecken für nationalistisch eingestellte Kollegen, die in der „Kampforganisation" der NSDAP das Ziel verfolgten, „das gesamte Gesundheitswesen dem nationalsozialistischen Führungsanspruch zu unterwerfen und unter der Anleitung linientreuer Mitglieder radikal neu auszurichten" [10, S. 21; 11, S. 213]. Früh vereinnahmt von der NS-Ideologie und unter dem Eindruck ihrer misslichen sozialen Lage huldigten große Teile der deutschen Ärzteschaft schon lange vor der „Machtergreifung" freiwillig dem neuen Zeitgeist [12].

NSDÄB
(siehe Kap. 2)

Die Lungenheilanstalten

Die Tuberkulose wird durch Tröpfcheninfektion von Mensch zu Mensch übertragen und manifestiert sich in der Regel zuerst und meist auch alleinig in der Lunge. Lungenärzte nahmen sich daher der TB-Kranken an und das Fach Lungenheilkunde, Pneumologie, war bis zur Mitte des 20. Jahrhunderts gleichbedeutend mit Phthisiologie, der Lehre von der Schwindsucht. Andere Lungenkrankheiten wie Asthma oder Lungenentzündung, die für die heutige Pneumologie konstituierend sind, existierten zwar, doch die Lungenärzte identifizierten sich und ihr Fach damals ausschließlich über die allgegenwärtige Tuberkulose.

Das änderte sich erst mit deren Rückgang und der Zunahme der nicht-tuberkulösen Lungen- und Bronchialerkrankungen. Die im Folgenden zu beschreibenden Versorgungsstrukturen beschränken sich daher ausschließlich auf die Tuberkulose, die bis weit in das 20. Jahrhundert hinein zu den größten Herausforderungen für die Gesellschaft und die Medizin in Europa zählte und bis heute für die Länder der Dritten Welt eine anhaltende Bedrohung darstellt [2].

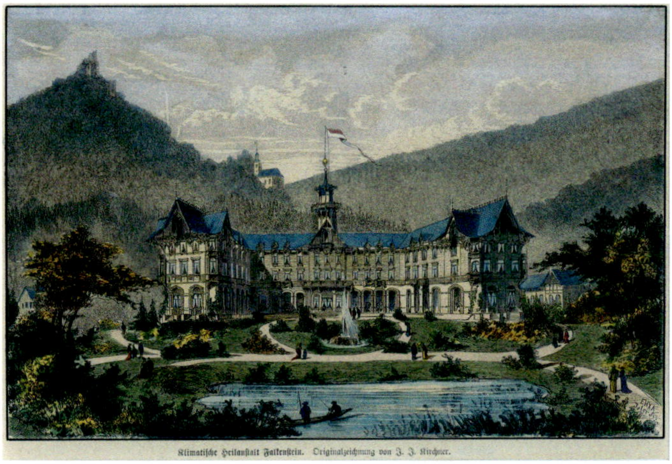

Abbildung 4.1
Klimatische Heilanstalt Falkenstein. Originalzeichnung von J. J. Kirchner (1886)

Die naturwissenschaftlich basierte Medizin war bis zur Mitte des 19. Jahrhunderts in Forschung und Klinik hauptsächlich mit Nosologie, Pathogenese und Diagnostik der Tuberkulose befasst, interessierte sich aber nicht sonderlich für deren Behandlung. Tuberkulose galt als unheilbar. Das änderte sich 1853, als ein bis dahin völlig unbekannter Arzt aus Berlin, Hermann Brehmer (1826–1889), auf den Plan trat und in seiner Dissertation „De legibus ad initium atque progressum tuberculosis pulmonum spectantibus“ das Gegenteil behauptete: „Die Tuberkulose ist im Anfangsstadium immer heilbar.“ [13, S. 15]. Ausgehend von seiner persönlichen Erfahrung als ehemaliger TB-Kranker hatte Brehmer die Theorie der „immunen Orte“ entwickelt, an denen man bei Aufenthalt in frischer Luft und guter Ernährung – Cognac eingeschlossen – die Tuberkulose heilen könne. In einem Hochtal des schlesischen Riesengebirges, 561 Meter über dem Meeresspiegel, fand er einen solchen geeigneten Ort in dem kleinen Dorf Görbersdorf (heute Sokolowsko/Polen). Er nutzte dort die marode Kaltwasserheilanstalt seiner Schwägerin für die Behandlung von TB-Kranken. Die Nachricht von Brehmers Heilerfolgen sprach sich rasch herum, die zumeist gutbetuchten Patienten kamen aus aller Welt. 1862 eröffnete er das neu erbaute „Brehmersche Sanatorium“ in neogotischem Stil, das den Beginn der weltweiten Heilstättenbewegung markierte [14].

Brehmers Theorie der „immunen Orte“
(siehe Kap. 1)

Peter Dettweiler (1837–1904), Brehmers Schüler (und Patient), entwickelte das Konzept weiter. Im Gegensatz zu Brehmer, der eher leichte körperliche Bewegung an der frischen Luft („Spaziersitzen“) propagierte, legte der ehemalige preußische Militärarzt Dettweiler großen Wert auf Ruhezeiten und einen streng reglementierten Tagesablauf.

„Die Patienten hatten minutiös vorgeschriebene Ruhe- und Essenszeiten, einen strikten Speiseplan und strengste Hygienevorschriften zu befolgen. Zu letzteren gehörte das ständige Mitführen des ‚blauen Heinrich', einer speziell gekennzeichneten Spuckflasche im Taschenformat.“ [15, S. 80]

Dettweiler schuf mit der ersten deutschen Volksheilstätte, die 1876 in Falkenstein im Taunus abseits der Großstadt und mit nach Süden ausgerichteten Liegehallen errichtet worden war, den Prototyp aller späteren Lungenheilstätten. Die im Volksmund „Zuchtanstalt“ genannte Heilstätte beinhaltete eine strenge Disziplinierung der Patienten mit Frischluft- und Ruhekur, später erweitert um beschäftigungs- und arbeitstherapeutische Elemente sowie lungenchirurgische Behandlungsmethoden. In den darauffolgenden Jahren ging der Ausbau von Heilstätten jedoch nur zögerlich voran, die Entdeckung des Tuberkelbakteriums durch Robert Koch und die Hoffnung auf die Heilwirkung des von ihm entwickelten Tuberkulins bremsten zunächst die aufkeimende Heilstättenbewegung, die erst mit dem Scheitern der Koch'schen Tuberkulintherapie wieder Fahrt aufnahm. Mangels therapeutischer Alternativen wandte man sich wieder der Heilstättenidee zu [15, S. 17–19].

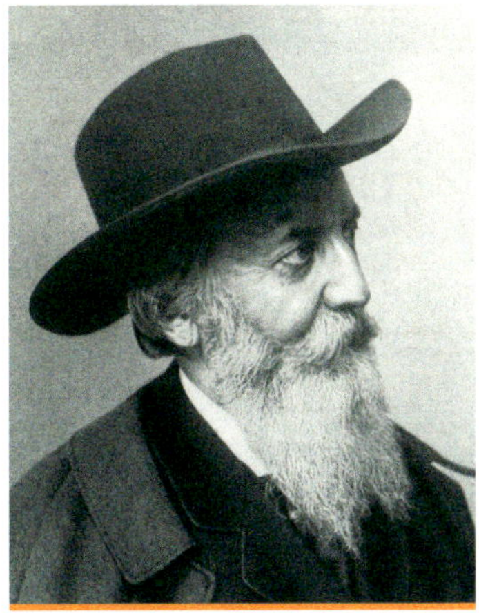

Abbildung 4.2
Peter Dettweiler (1837–1904)

1868 zuerst Patient, dann Assistent in Hermann Brehmers Sanatorium in Görbersdorf
1876 Leitung einer Lungenheilstätte in Falkenstein/Taunus
1889 Präsentation der von ihm entwickelten Taschenspuckflasche („Blauer Heinrich“) auf dem Kongress für Innere Medizin
1892 Gründung der ersten „Volksheilstätte für unbemittelte Lungenkranke“ in Ruppertshain

Träger der Lungenheilstätten

Die Gründung der reichsweiten Organisation Deutsches Centralkomitee zur Errichtung von Heilstätten für Lungenkranke im Jahr 1895 brachte den entscheidenden Aufschwung für die Heilstättenbewegung. Die Aufgabe des Komitees, das 1906 in Deutsches Zentralkomitee zur Bekämpfung der Tuberkulose (DZK) umbenannt wurde, bestand freilich nicht, wie der Name suggerieren könnte, im Bau von Heilstätten, sondern in deren Planung, Organisation und Anschubfinanzierung. Weitere Arbeitsfelder des DZK lagen in der Fürsorge für die Lungenkranken, in der Förderung von Wissenschaft und Forschung auf dem Gebiet der Tuberkulose und in der Volksaufklärung. Insbesondere den von der Tuberkulose am stärksten Betroffenen, den sozial schwachen Bevölkerungsschichten, sollten praktische Hilfe im Alltag erteilt und Liegekuren in Heilstätten vermittelt werden. In der Folge entstanden in vielen Städten Initiativen und Vereine, die sich – unterstützt von Ärzten und Lokalpolitikern – zum Ziel setzten, Volksheilstätten zu errichten. Finanziert wurden diese Initiativen hauptsächlich durch Spenden des Großbürgertums. Träger der Lungenheilstätten waren anfänglich die Armen- und Wohlfahrtsverbände, darunter auch das Rote Kreuz.

DZK
(siehe Kap. 1 und 7)

Später übernahmen die Rentenversicherungen, allen voran die Landesversicherungsanstalten, die Trägerschaft der Heilstätten. Die rechtliche Grundlage dafür war 1899 mit dem Gesetz betr. die Invaliditäts- und Altersversicherung geschaffen worden. Verantwortlich für die Versorgung der Patienten mit Tuberkulose war nun nicht mehr die Krankenversicherung, sondern die Rentenversicherung. Ihr fiel die Aufgabe zu, die Arbeitsfähigkeit der Kranken wiederherzustellen und spezielle Heilbehandlungen durchzuführen, um der Invalidität vorzubeugen.

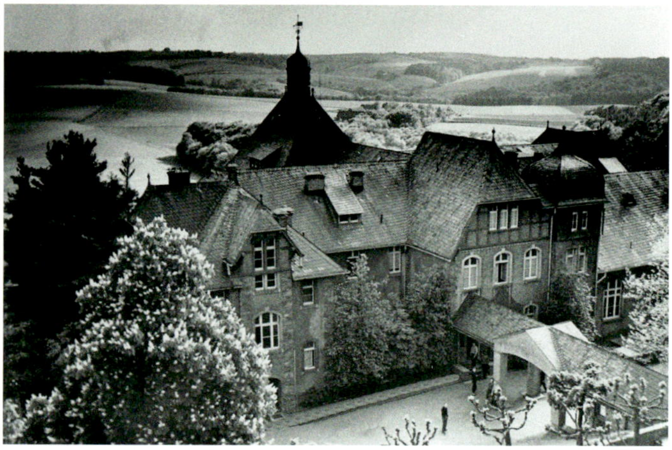

Abbildung 4.3
Prototyp einer Volksheilstätte: Lungenheilstätte Holsterhausen (heute: Ruhrlandklinik), im Bergischen Land gelegen, 1902 vom Verein zur Errichtung von Volksheilstätten für die Kreise Essen Stadt und Land, Mülheim Stadt und Land, Oberhausen, Ruhrort und Duisburg gegründet und 1918 von der LVA Rheinprovinz übernommen

Denn im Falle der Invalidität übertrafen die Rentenzahlungen die Kosten für ein Heilverfahren um ein Vielfaches. Es lag also im Interesse der Rentenversicherungsträger, Maßnahmen gegen die Tuberkulose zu ergreifen [16, S. 150–161]. So finanzierten die Rentenkassen ihren Versicherten „hygienisch-diätetische Liegekuren" und unterstützten die Familie des Versicherten beim Lebensunterhalt, wenn der Erkrankte als Ernährer während der langwierigen Sanatoriumsbehandlung ausfiel. LVA-eigene Beobachtungsstationen entschieden über Heilstättenbedürftigkeit und -fähigkeit [17, S. 224] und wiesen nach mehrtägiger Begutachtung zur Behandlung ein (1921: 67%) oder erklärten eine solche als nicht notwendig (21%) bzw. aussichtslos (12%) [17, S. 227].

> *„Vor allem aber investierten die Rentenversicherer in den Bau weiterer Lungenheilstatten, denn der Vielzahl der Erkrankten standen nur wenige und in den Privatklinken zudem teure Betten gegenüber. Dabei setzten die norddeutschen Anstalten von Anbeginn auf den Bau und Betrieb eigener Kliniken."* [15, S. 18f.]

Es gab freilich vielfach auch Widerstand vonseiten der Anwohner gegen den Bau von sogenannten „Mottenburgen": Man hatte Angst vor der Ansteckung durch die TB-Kranken und fürchtete den Wertverlust der an die Anstalt grenzenden Grundstücke und Häuser. So kam es zu oft jahrelangen Rechtsstreitigkeiten mit entsprechender Verzögerung beim Bau der Heilstätten. Einige Projekte mussten gänzlich aufgegeben werden.

In den folgenden Jahren wurden „TB-Kuren" mehrheitlich von den Landesversicherungsanstalten finanziert. Schon damals wurden Stimmen laut, die die Effizienz solcher Kuren anzweifelten. Kosten-Nutzen-Berechnungen wies man aber mit der irrationalen Begründung ab, Deutschland sei ein reiches Land und könne sich diese aufwendige Behandlung leisten [14]. Klare Kriterien für die Aufnahme in eine Lungenheilstätte existierten nicht, der Nachweis von säurefesten Stäbchen im Sputum des Patienten war nicht zwingend erforderlich, man wollte ja Frühfälle heilen. Die Röntgendiagnostik existierte zwar schon, war aber noch nicht etabliert.

So erklärt sich die Einschätzung eines der besten TB-Experten seiner Zeit, Hellmuth Ulrici (1874–1950), der vermutete, dass nur der geringere Teil der Patienten, die zu Hochzeiten der Heilstättenbewegung in den TB-Sanatorien behandelt wurden, an einer aktiven, therapiebedürftigen Tuberkulose litten. „Zu Beginn meiner Laufbahn waren 15% der Heilstätten-Patienten krank, von den übrigen kaum die Hälfte auch nur Tuberkulose-verdächtig". Einige hätten wohl gar keine Tuberkulose gehabt und diese möglicherweise erst während ihres Aufenthalts in der Heilstätte akquiriert [14, S. 623]. Diese missliche Situation änderte sich erst mit der Einführung der Röntgendiagnostik in die Klinik. Ab 1925 erfolgte die Aufnahme in eine Heilstätte nur noch auf Grundlage eines pathologischen Röntgenbefunds [18].

Um die Jahrhundertwende erreichte die Heilstättenbewegung ihren Höhepunkt. Allein zwischen 1897 und 1900, also innerhalb von drei Jahren, konnten 25 neue Heilstätten eröffnet werden. 1908 zählte man in Deutschland 99 TB-Heilstätten mit gut 10.000 Betten, 1915 bereits 158 Anstalten mit gut 16.000 Betten [17, S. 211]. Mit Beginn des Ersten Weltkriegs wurde der Neubau von Heilstätten eingestellt, die Zahl stieg aber nach Kriegsende auf insgesamt 195 Anstalten mit knapp 20.000 Betten [17, S. 211]. Als die Bewegung dann Mitte der 1920er Jahre rückläufig war, übernahmen die inzwischen etablierten Fürsorgestellen einen Gutteil der Aufgaben, die ursprünglich den Heilstätten zugedacht waren [14].

Die Tuberkulosefürsorge

Während man in Deutschland im Kampf gegen die Volksseuche Tuberkulose ganz auf die stationäre Behandlung in den Heilstätten setzte und sich um die Wende 19./20. Jahrhundert in eine Art „Heilstättenrausch" steigerte [13, S. 15–21], sah man im übrigen Europa schon sehr früh die Notwendigkeit, TB-Kranke auch außerhalb der Heilstätten zu betreuen. Man war zur Einsicht gelangt, dass es – auch aus finanziellen Gründen – nicht möglich war, alle TB-Kranken in Heilstätten unterzubringen. Auch hatte man erkannt, dass das soziale Umfeld des Kranken eine wesentliche Voraussetzung für die Verbreitung der Tuberkulose war und die erfolgreiche Bekämpfung der Seuche nur durch dessen Sanierung gelingen konnte. Dazu waren die Heilstätten allein nicht in der Lage. Ambulante Einrichtungen sollten ihre Arbeit sinnvoll ergänzen. Die Initiative kam ursprünglich aus Schottland und fand ihre Fortsetzung in der Dispensaire-Bewegung in Frankreich und Belgien [19].

Die erste deutsche TB-Fürsorgestelle wurde 1899 in Halle gegründet. Nach und nach entstanden in den meisten größeren Städten des Deutschen Reiches weitere TB-Fürsorgestellen, zunächst von den Kommunen und privaten Vereinen getragen und unterhalten [19]. Sie verstanden ihre Aufgabe darin, TB-Kranke möglichst früh zu erfassen, ihnen eine Liegekur zu vermitteln und sie über ihre Krankheit (Verlauf, Ansteckungsmöglichkeiten, Hygienemaßnahmen) aufzuklären. Darüber hinaus sollte die Wohnsituation der Betroffenen, wenn nötig, verbessert werden, auch zum Schutz gesunder Familienmitglieder. Im Detail werden die verschiedenen Aufgaben in einem Verwaltungsbericht der Stadt Düsseldorf, die bereits 1905 eine Fürsorgestelle für Lungenkranke ihrer Armenverwaltung angegliedert hatte, beschrieben:

„Jeder Kranke erhält ein Exemplar der ‚Ratschläge für Lungenkranke', damit er über das Wesen der Krankheit, die Art ihrer Verbreitung sowie über die Vorsichtsmaßregeln zur Verhütung der Ansteckung aufgeklärt wird. Ferner erhält er eine Speiflasche, eine Zahnbürste, eine Dose mit Zahnpulver und, falls notwendig, eigenes Eß- und Trinkgeschirr (Teller, Tasse, Glas, Messer, Löffel, Gabel sowie Handtuch und Spucknapf). Falls der Kranke nach seinen Lebensverhältnissen mit anderen Personen gemeinsam ein Bett benutzen muß, wird ihm ein vollständiges Bett leihweise geliefert. Ausnahmsweise wird im Rahmen der armenrechtlichen Fürsorge eine nach den Umständen des Einzelfalls zu bemessende Mietunterstützung gewährt, um die Mietung einer gesünderen Wohnung oder eines besonderen Schlafzimmers für den Kranken zu ermöglichen. Zieht ein Kranker aus einer Wohnung aus, oder ist er gestorben, so wird seine Wohnung durch die städtische Desinfektionsanstalt desinfiziert. Im Übrigen findet eine Desinfektion statt, so oft die Umstände dies erfordern. [...] Die Pflegerinnen haben die Kranken alle zwei Monate (im Bedarfsfall öfter) zu besuchen und darüber zu wachen, dass die gewährten Fürsorgemittel hinreichend verwendet und die den Kranken gegebenen Anweisungen und Belehrungen befolgt werden." [nach 15, S. 20f.]

Fürsorgestellen waren relativ einfach zu organisieren, es bedurfte lediglich zentral gelegener Räumlichkeiten, eines Arztes, der stundenweise zur Verfügung stand, und einer Fürsorgeschwester. Diese war vertraut mit den einschlägigen Vorschriften, erledigte die anfallenden Büroarbeiten, beriet den Patienten und klärte ihn über sein Verhalten auf. Wenn erforderlich, suchte sie ihn und seine Familie zu Hause auf.

Die Fürsorgestellen betrieben keine differenzierte Diagnostik und erst recht keine Therapie, darüber wachten die niedergelassenen Ärzte und die Heilstätten argwöhnisch [1, S. 207]. Insbesondere die niedergelassenen Ärzte hatten Sorge, einen Teil ihres Klientels an die Fürsorgestellen zu verlieren. Doch solange sich diese auf die Aufklärung des Kranken und materielle Hilfen beschränkten, stellten sie keine Konkurrenz dar. Trotzdem war (und blieb) die Zurückhaltung der niedergelassenen Ärzte groß, zumal die Zusammenarbeit mit den TB-Fürsorgestellen mit zusätzlicher Bürokratie verbunden war [1, S. 248]. Dazu mag auch die fehlende Neigung vieler Patienten, die Fürsorgestellen aufzusuchen, beigetragen haben [1, S. 244]. Schließlich kontrollierten sie die Einhaltung von Hygienemaßnahmen und dokumentierten für statistische Zwecke ihre Fallzahlen inklusive Lebensumstände, Behandlungsmethoden und Krankheitsverlauf [17, S. 304f.; 20].

Einen kräftigen Schub erhielt die Fürsorgestellen-Bewegung 1911, als das DZK eine Kommission für den Ausbau eines Auskunfts- und Fürsorgewesens für Lungenkranke ins Leben rief. 1914 existierten 1.990 Fürsorgestellen für Lungenkranke und ähnliche Einrichtungen, 1919 stieg die Zahl auf rund 3.000, fiel aber 1925 wieder auf den Vorkriegswert [17, S. 266f.]. Die vom DZK eingesetzte Fürsorgekommission regelte konkret die Aufgaben der Fürsorgestellen und betonte die ausdrückliche Pflicht zu Zusammenarbeit aller an der TB-Bekämpfung beteiligten Einrichtungen sowie die wissenschaftliche Verwertung der gesammelten Daten. Zu diesem Zweck schuf man 1913 eigens die Zeitschrift „Tuberkulosefürsorgeblatt", die zum Vorläufer der heutigen „Pneumologie", des Organs der DGP, wurde. Die kommunalen und privaten Fürsorgestellen waren und blieben freilich chronisch unterfinanziert, auch wenn die Landesversicherungsanstalten substantielle Hilfe leisteten.

In der Weimarer Republik wurde das kommunale Fürsorgestellenwesen zwar ausgebaut, es fehlte aber an gesetzlichen Maßnahmen (z.B. Meldepflicht), die TB-Fürsorgeärzte wie Karl Heinz Blümel, Franz Ickert und Franz Redeker einforderten [7, S. 174f.].

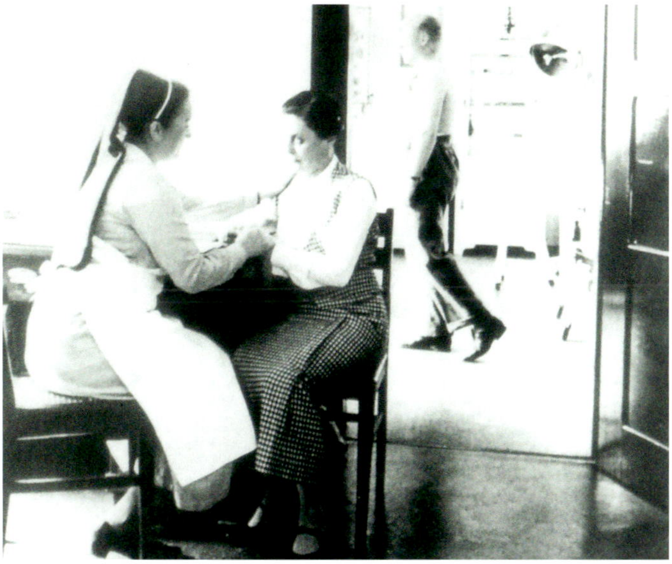

Abbildung 4.4
„Beratung in der Tbc-Fürsorgestelle" (um 1937)
Neben dem Fürsorgearzt, dessen Ausbildung in sozialhygienischen Akademien erfolgte, stellte die Fürsorgeschwester „die Säule der Fürsorgestelle" dar [17, S. 298]. Franz Redeker beklagte 1923 den „Weiberismus in der Fürsorgebewegung [...] ohne Hinzuziehung irgendeines ärztlichen Sozialhygienikers" [nach 7, S. 175].

Zumindest in Preußen kam die Kontrolle der Anzeigepflicht für alle ansteckenden Erkrankungsfälle als weitere Aufgabe der TB-Fürsorge hinzu, ein entsprechendes Gesetz war 1923 erlassen worden. Zu Beginn der NS-Zeit wurde es in einigen Punkten verschärft und 1934 auf das ganze Reichsgebiet ausgedehnt [12].

Das Reichsgesundheitsamt

Zu den „Big Playern" im Kampf gegen die Tuberkulose, die von der Fürsorgekommission des DZK zu Erfahrungsaustausch und Zusammenarbeit aufgefordert waren, gehörte neben den Heilstätten, der Rentenversicherung, den Fürsorgestellen und dem DZK selbst auch das Kaiserliche Gesundheitsamt bzw. Reichsgesundheitsamt (RGA). Sein prominentester Mitarbeiter war zwischen 1880 und 1885 Robert Koch. Zusammen mit Friedrich Loeffler (1852–1915) und Georg Gaffky (1850–1918), zwei renommierten Bakteriologen, sollte er das Amt zu einer Forschungseinrichtung ausbauen. Doch schon wenige Jahre später folgte Koch dem Ruf der Medizinischen Fakultät der Friedrich-Wilhelms-Universität in Berlin auf den neu geschaffenen Lehrstuhl für Hygiene.

Die Gesundheitspolitik setzte in der Kaiserzeit bei der Tuberkulosebekämpfung stark auf die Aufklärung der Bevölkerung. Mit „Bevölkerung" waren in erster Linie die Leistungserbringer im Gesundheitswesen, speziell die Ärzte und Medizinalbeamten gemeint, aber auch die gebildeten bürgerlichen Schichten. Die am stärksten von der Tuberkulose gefährdete Gesellschaftsschicht, die der Arbeiter, wurde nicht adressiert. Vielleicht glaubte man, „das Arbeiterproletariat" damit zu überfordern. Aufklärungskampagnen hinsichtlich Übertragung und Verhütung der Tuberkulose erschienen der Politik im Kampf gegen die „Weiße Pest“ darüber hinaus als wesentlich kostengünstiger als die Sanierung des Grundübels, d.h. die Bekämpfung der brennenden sozialen Missstände, insbesondere der Armut breiter Arbeiterschichten [1, S. 219–224]. Im Jahr 1900 gab das Kaiserliche Gesundheitsamt mit fachlicher Unterstützung des DZK erstmals ein „Tuberkulose- Merkblatt“ heraus, das über die Länderorgane zur weiteren Verbreitung und Verteilung an Ortsvorsteher, Ärzte, Geistliche, Lehrer und Arbeitgeber übermittelt wurde.

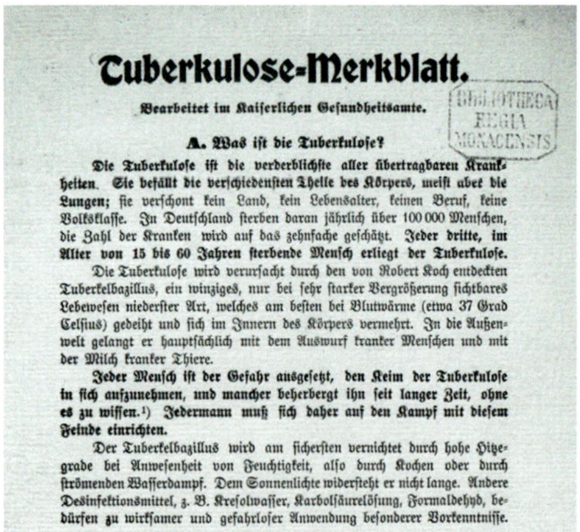

Tuberkulose-Merkblatt.

Bearbeitet im Kaiserlichen Gesundheitsamte.

A. Was ist die Tuberkulose?

Die Tuberkulose ist die verderblichste aller übertragbaren Krankheiten. Sie befällt die verschiedensten Theile des Körpers, meist aber die Lungen; sie verschont kein Land, kein Lebensalter, keinen Beruf, keine Volksklasse. In Deutschland sterben daran jährlich über 100 000 Menschen, die Zahl der Kranken wird auf das zehnfache geschätzt. **Jeder dritte, im Alter von 15 bis 60 Jahren sterbende Mensch erliegt der Tuberkulose.**

Die Tuberkulose wird verursacht durch den von Robert Koch entdeckten Tuberkelbazillus, ein winziges, nur bei sehr starker Vergrößerung sichtbares Lebewesen niederster Art, welches am besten bei Blutwärme (etwa 37 Grad Celsius) gedeiht und sich im Innern des Körpers vermehrt. In die Außenwelt gelangt er hauptsächlich mit dem Auswurf kranker Menschen und mit der Milch kranker Thiere.

Jeder Mensch ist der Gefahr ausgesetzt, den Keim der Tuberkulose in sich aufzunehmen, und mancher beherbergt ihn seit langer Zeit, ohne es zu wissen.[1] Jedermann muß sich daher auf den Kampf mit diesem Feinde einrichten.

Der Tuberkelbazillus wird am sichersten vernichtet durch hohe Hitzegrade bei Anwesenheit von Feuchtigkeit, also durch Kochen oder durch strömenden Wasserdampf. Dem Sonnenlichte widersteht er nicht lange. Andere Desinfektionsmittel, z. B. Kresolwasser, Karbolsäurelösung, Formaldehyd, bedürfen zu wirksamer und gefahrloser Anwendung besonderer Vorkenntnisse.

Abbildung 4.5
„Tuberkulose-Merkblatt“, herausgegeben vom Kaiserlichen Gesundheitsamt 1900, Berlin (Auszug)

Darin wurden Anweisungen zur Körper- und Wohnungshygiene gegeben, im öffentlichen Raum – bezüglich Husten und Spucken – wie auch im privaten Umfeld. Vorträge, Lichtbildvorführungen, Wanderausstellungen und die Aufstellung von Spuckverbotstafeln ergänzten die Aufklärungsarbeit. Diese Bemühungen um TB-Prophylaxe gingen an den hauptsächlich von der Tuberkulose betroffenen Schichten der Gesellschaft, den Arbeitern, vorbei und führten zeitweilig zu Spannungen zwischen der organisierten Arbeiterschaft und der staatlichen TB-Bekämpfung, die sich im Wesentlichen auf Maßnahmen wie Freiluftkuren und gesunde Ernährung bzw. die Unterstützung der Heilstättenbewegung konzentrierte [6, S. 194f.]. Kritisch äußerten sich anlässlich des 50-jährigen Jubiläums 1926 Sozialhygieniker wie Alfred Grotjahn und Julius Moses über die ausbleibenden Erfolge des RGA auf dem Gebiet der öffentlichen Gesundheitspflege [6, S. 146f.]. Erst in den 1920er Jahren wich die ideologisch geprägte Auseinandersetzung einem pragmatisch orientierten gemeinsamen Vorgehen. Unter dem Präsident Carl Hamel und dem Leiter der Medizinischen Abteilung, Gottfried Frey, die beide auch im DZK bzw. dem Reichs-Tuberkulose-Ausschuß (RTA) eine zentrale Rolle spielten, wandte sich das RGA sozial- und rassenhygienischen Ideen zu und damit den vererbbaren Krankheiten und ihrer Bekämpfung z.B. durch Sterilisation [6, S. 356, 358f.].

Carl Hamel und Gottfried Frey
(siehe Kap. 7)

Vorsorgemaßnahmen

Die Isolierung von Patienten mit offener Lungentuberkulose galt spätestens seit dem Nachweis des Erregers durch Robert Koch als probates Mittel der Vorbeugung. Mit der Unterbringung der Erkrankten in Heilstätten fernab der städtischen Metropolen wurde das Konzept in großem Umfang in die Tat umgesetzt, jedoch überstieg die Zahl der TB-Kranken die Zahl der Betten in den stationären Einrichtungen um ein Vielfaches. Dettweiler schätzte 1892 die Zahl der Lungenkranken mit Tuberkulose in Deutschland auf 1,2 Millionen [1, S. 160]. Die Volksheilstätten waren überlaufen und hatten lange Wartelisten. Auch konnte die Tuberkulose bei den meisten Patienten, die in Heilstätten behandelt wurden, gebessert, aber nicht ausgeheilt werden. Was also tun mit den Patienten, die zwar arbeitsfähig, aber potentiell ansteckend waren? Wohin mit ihnen?

In England hatte man 1917 in der Nähe von Cambridge eine Tuberkulösen-Siedlung gegründet, das „Papworth Village“. Das Dorf bestand aus einem Hospital, einem Sanatorium, Wohnhäusern und Werkstätten. Dort sollten die Tuberkulösen entsprechend ihrer Leistungsfähigkeit und unter ärztlicher Kontrolle arbeiten können. Zugleich waren sie dort isoliert und konnten ihre Mitmenschen nicht mehr anstecken [1, S. 225]. In Deutschland wurde diese Idee nur sporadisch aufgegriffen. So plädierte Erwin Dorn, von 1920 bis 1957 Leiter der Heilstätte Charlottenhöhe (Schömberg), 1922 für den entsprechenden Ausbau der vorhandenen Heilstätten [21, S. 98]. In Kolonien um das Sanatorium herum sollten die Kranken, deren Zustand sich gebessert hatte, angesiedelt werden, auch der Nachzug der Familie sollte ermöglicht werden. In den Jahren vor dem Ersten Weltkrieg hatte man sogar an die Gründung solcher Tuberkulose-Kolonien außerhalb Deutschlands gedacht, etwa in Deutsch-Südwestafrika, aber die Idee wurde nie in die Tat umgesetzt. Auch in der Weimarer Republik wurde das Projekt der „Arbeitsheilstätte“ nie auf breiter Basis weitergetrieben. Das Konzept hatte aber Signalcharakter für die Zwangsisolierung „asozialer Bazillenstreuer“ in der NS-Zeit und bereitete den Weg für die Verordnung zur Bekämpfung übertragbarer Krankheiten [22, S. 362].

Zu möglichen Vorsorgemaßnahmen gehörten auch die Ausrottung der Rinder-TB und die generelle BCG-Impfung der Bevölkerung, beide konnten sich in der Zeit zwischen den Weltkriegen in Deutschland – im Gegensatz zu den angelsächsischen Ländern – allerdings nicht durchsetzen. Das hatte spezielle Gründe. Im Fall der Rinder-TB lag ein wissenschaftlicher Irrtum zugrunde, für den ausgerechnet der große Robert Koch verantwortlich war. Er hatte den Erreger der Rinder-TB, das *Mycobacterium bovis*, als nicht menschenpathogen angesehen. Auch wurde lange Zeit die irrige Annahme vertreten, dass nur Rinder mit offener Tuberkulose ansteckend seien. Manche hielten deshalb die Übertragung der Rinder-TB auf den Menschen für unwahrscheinlich. An diesem folgenschweren Irrtum hielten die Wissenschaft und in ihrem Gefolge die Gesundheitspolitik bis Mitte des 20. Jahrhunderts fest. Erst nach dem Zweiten Weltkrieg wurde Ernst gemacht mit der Bekämpfung der Rinder-TB, die etwa 10% aller menschlichen TB-Fälle ausmachte: Kuhmilch musste pasteurisiert und damit erregerfrei gemacht und Tuberkulin-positive Rinderbestände geschlachtet werden [13, S. 31–32]. Dagegen war es bei der BCG-Impfung ein tragisches Impfunglück, das die deutschlandweite Vakzinierung der Bevölkerung bremste. Der BCG-Impfstoff war von den Franzosen Albert Calmette (1863–1933) und Camille Guérin (1872–1961) zu Beginn des 20. Jahrhunderts aus dem Wildtyp des *Mycobacterium bovis* als Lebendimpfstoff entwickelt und in den 1920er Jahren in großem Umfang eingesetzt worden. Doch 1930 kam es in Lübeck zu einer Katastrophe: Von 256 mit BCG geimpften Neugeborenen starben 72 Kinder, 131 Kinder erkrankten an einer ausgedehnten Tuberkulose, verschuldet durch einen vor Ort hergestellten, mit virulenten menschlichen Tuberkelbakterien kontaminierten Impfstoff.

Bekämpfung der Rinder-TB nach 1945
(siehe Kap. 10)

Aufgrund dieses Unglücks konnte sich die BCG-Impfung in Deutschland nie auf breiter Basis durchsetzen [13, S. 32–34]. Heute wissen wir, dass die BCG-Impfung zwar Kinder vor schweren Verlaufsformen der Krankheit wie der Hirnhautentzündung schützt, jedoch nicht vor der Lungentuberkulose.

BCG-Impfung bei Kindern
(siehe Kap. 5.1)

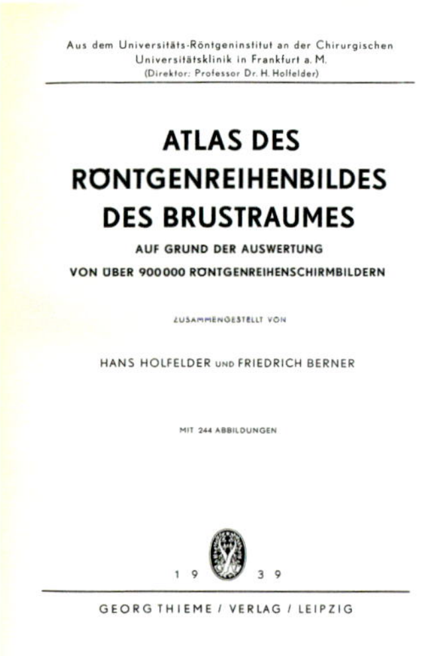
Aus dem Universitäts-Röntgeninstitut an der Chirurgischen Universitätsklinik in Frankfurt a. M.
(Direktor: Professor Dr. H. Holfelder)

ATLAS DES RÖNTGENREIHENBILDES DES BRUSTRAUMES

AUF GRUND DER AUSWERTUNG VON ÜBER 900000 RÖNTGENREIHENSCHIRMBILDERN

ZUSAMMENGESTELLT VON

HANS HOLFELDER UND FRIEDRICH BERNER

MIT 244 ABBILDUNGEN

1939

GEORG THIEME / VERLAG / LEIPZIG

Abbildung 4.6
„Atlas des Röntgenreihenbildes des Brustraumes. Auf Grund der Auswertung von 900 000 Röntgenreihenschirmbildern" von Hans Holfelder und Friedrich Berner. Leipzig 1939

Neue Wege in der Diagnose und Therapie der Tuberkulose

Obwohl Wilhelm Conrad Röntgen (1845–1923) die nach ihm benannten Strahlen nur wenige Jahre nach der Identifizierung des TB-Erregers durch Robert Koch entdeckt hatte, dauerte es – verglichen mit der Sputum-Mikroskopie, die sofort Eingang in die praktische Medizin fand – recht lange, ehe die Röntgenologie für die Frühdiagnostik der Tuberkulose herangezogen wurde. Zwar begann man in der französischen Armee bereits um die Jahrhundertwende mit der Durchleuchtung von Soldaten. Doch dieses Verfahren war nicht nur zeitaufwendig und strahlenintensiv, sondern hatte überdies den Nachteil, dass es vom subjektiven Urteil des untersuchenden Arztes abhängig war und keine objektiven Befunde lieferte. Das änderte sich erst mit der Entwicklung des Schirmbildverfahrens, bei dem die Technik der Fotografie mit der Abbildung von durchleuchteten Objekten kombiniert wurde. Man erhielt so ein Bild, das jederzeit verfügbar und nachprüfbar war [23]. Das erste praktisch breit einsetzbare Schirmbildgerät wurde von der brasilianischen Tochtergesellschaft der Siemens-Reiniger-Werke, Casa Lohner S.A., in Zusammenarbeit mit dem brasilianischen Radiologen Manoel de Abreu (1891–1962) entwickelt („Abreugraphie") und später von den Siemens-Reiniger-Werken in Berlin produziert [24].

Mittels der Schirmbildfotografie war man jetzt in der Lage, Röntgenbilder in kürzester Zeit und zu wirtschaftlich vertretbaren Bedingungen herzustellen. Röntgenreihenuntersuchungen ließen sich so in großem Stil vornehmen. Von solchen Massenuntersuchungen versprachen sich Mediziner und Gesundheitspolitiker sehr viel: Erstens lasse sich die Lungen-TB in einem frühen Stadium erfassen und die Kranken einer Therapie zuführen, zweitens könne man die Krankheit im fortgeschrittenen, kavernösem Stadium, in dem die größte Ansteckungsgefahr bestehe, erkennen und die Betroffenen isolieren, und drittens sei die Methode geeignet zur Überwachung inaktiver Tuberkulosefälle. Solche Überlegungen blieben nicht unwidersprochen, wie das apodiktische Votum des Direktors der Münchner Medizinischen Universitätsklinik, des seinerzeit angesehensten deutschen Internisten Friedrich von Müller (1858–1941), belegt: „Die Tuberkulose sieht man nicht, die Tuberkulose hört man." [13, S. 25f.] Mit dieser autoritativen, nicht begründeten Meinung konnte er zwar die Einführung der Radiologie in die Phthisiologie hinauszögern, aber nicht verhindern. Bereits in den 1920er Jahren empfahl Franz Redeker (1891–1962), der spätere Präsident der DTG und des DZK, alle Tuberkulin-positiven Kinder zu röntgen, und forderte 1926 – vergebens – die Einrichtung eines Volksröntgenkatasters [25, S. 91]. Immerhin konnte auf Empfehlung des DZK 1925 durchgesetzt werden, dass TB-Kranke nur noch auf Grundlage eines pathologischen Röntgenbefunds in eine Heilstätte aufgenommen wurden [13, S. 25]. Es sollte Hitlers Gesundheitspolitik mit ihrer irrationalen Vorstellung eines „gesunden Volkskörpers" vorbehalten bleiben, Röntgenreihenuntersuchungen in großem Stil umzusetzen und für rassenideologische Ziele zu nutzen.

Während die Radiologie Mitte der 1920er Jahre bei der Diagnose der Tuberkulose den Durchbruch brachte, blieb den Lungenärzten bei der Behandlung als einzige Option die Kollapstherapie. Darunter verstand man die vorübergehende Ruhigstellung der Lunge durch das künstlich herbeigeführte Zusammenfallen eines erkrankten Lungenflügels. Man hoffte, dass die Tuberkulose in dem so ruhiggestellten Lungenflügel besser abheilen würde. Die beiden wichtigsten Verfahren dieser sogenannten „aktiven Therapie“ waren der artifizielle, reversible Pneumothorax und die irreversible Thorakoplastik. Beide Methoden waren Ende des 19. Jahrhunderts in Italien entwickelt worden [20, S. 36] und wurden zu Beginn des 20. Jahrhundert von Ludolph Brauer (1865–1951) in Deutschland eingeführt [26, S. 17]. Ferdinand Sauerbruch, einer der bedeutendsten und einflussreichsten Chirurgen in der ersten Hälfte des 20. Jahrhunderts, trug durch die Einführung der Phrenikusparese und die Verfeinerung der Thorakoplastik wesentlich zur breiten Anwendung operativer Verfahren in der TB-Therapie bei [13, S. 34; 27, S. 192f.].

Ferdinand Sauerbruch
(siehe Kap. 8.3)

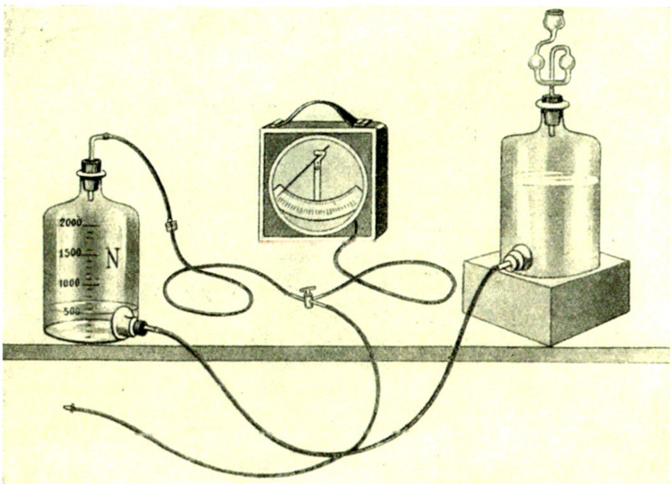

*Brauer*scher Pneumothoraxapparat. (Aus *Klemperer*, Lungentuberkulose, Urban & Schwarzenberg, Berlin u. Wien.)

Abbildung 4.7
Der Brauer'sche Pneumothoraxapparat zur Erzeugung eines kontrollierten Lungenkollapses

Exakte Angaben über die Effizienz der Kollapstherapie liegen nicht vor [20, S. 37–39]. In Einzelfällen war sie wohl im Sinne der Heilung oder zumindest Bakterienfreiheit erfolgreich, wie Joachim Hein, Wilhelm Kremer und Walter Schmidt in ihrem Grundlagenwerk „Kollapstherapie der Lungentuberkulose“ 1938 darlegten, aber die epidemiologische Entwicklung konnte sie nicht beeinflussen [14]. Nicht alle Tuberkulose-Heilstätten praktizierten solche invasiven Therapieverfahren, meist fehlten die fachlichen und apparativen Voraussetzungen. So bildeten sich in der ersten Hälfte des 20. Jahrhunderts zwei unterschiedliche Heilstätten-Typen heraus: die einen mit alleiniger „passiver Therapie“, die anderen mit „passiver und aktiver Therapie“ [13, S. 36–39]. Aus den Letzteren entwickelten sich im Lauf der zweiten Hälfte des 20. Jahrhunderts moderne Lungenkliniken; alle anderen Heilstätten wurden mit der Einführung einer erfolgreichen Chemotherapie, die auch ambulant durchführbar war, und bei rückläufigen Fallzahlen geschlossen oder einer anderen Indikation zugeführt [13, S.43–44].

Literatur

1. Hähner-Rombach, Sylvelyn: Sozialgeschichte der Tuberkulose, Stuttgart 2000
2. Loddenkemper, Robert; Diel, Roland; Schaberg, Tom: Tuberkulose – Geschichtliche Entwicklung, Status quo und Ausblick. In: Pneumologie 2010 (64), S. 567–572
3. Stollberg, Gunnar: Die gewerkschaftsnahen zentralisierten Hilfskassen im Deutschen Kaiserreich. In: Zeitschrift für Sozialreform 1983 (29), S. 339–369
4. Miquel, Marc von: Von Bismarcks „Wechselbalg" zu Adenauers Rentenreform. Einführung in die Institutionen- und Politikgeschichte der Sozialversicherung (1880er- bis 1960er-Jahre). In: Miquel, Marc von; Stumpf, Marcus (Hg.): Historische Überlieferung der Sozialversicherungsträger. Münster 2012, S. 11–31
5. Sachse, Christoph; Tennstedt, Florian: Der Wohlfahrtsstaat im Nationalsozialismus. Geschichte der Armenfürsorge Deutschland. Band 3, Stuttgart; Berlin; Köln 1992
6. Hüntelmann, Axel C.: Hygiene im Namen des Staates. Das Reichsgesundheitsamt 1876–1933. Göttingen 2008
7. Vossen, Johannes: Gesundheitsämter im Nationalsozialismus. Rassenhygiene und offene Gesundheitsfürsorge in Westfalen 1900–1950. Düsseldorf 2001
8. Klein, Franz: Die Aufgaben der Tuberkulosefürsorge und die hierbei erforderliche Zusammenarbeit der Gesundheitsämter mit den praktischen Ärzten, Heilstätten und Parteistellen. In: Veröffentlichungen aus dem Gebiet des Volksgesundheitsdienstes 1938 (50), S. 595–622
9. Osterwald, Gustav: Die Entwicklung des ärztlichen Berufsbildes. In: Deutsches Ärzteblatt 1981, Nr. 46, S. 2191–2195; Nr. 47, S. 2243–2248
10. Tascher, Gisela: Die politisch und ideologisch ausgerichtet „Gleichschaltung" der ärztlichen Standesorganisationen ab 1933 und deren Auswirkung auf die ärztliche Berufsausübung vor und nach 1945. In: Krischel, Matthis; Schmidt, Mathias; Groß, Dominik (Hg.): Medizinische Fachgesellschaften um Nationalsozialismus. Stuttgart 2016, S. 19–30
11. Eckart, Wolfgang: Illustrierte Geschichte der Medizin. Heidelberg 2011
12. Ruther, Martin: Ärztliches Standeswesen im Nationalsozialismus 1933–1945. In: Jütte, Robert (Hg.): Geschichte der deutschen Ärzteschaft. Organisierte Berufs- und Gesundheitspolitik im 19. und 20. Jahrhundert, Köln 1997, S. 143–193
13. Ferlinz, Rudolf: Die Tuberkulose in Deutschland und das Deutsche Zentralkomitee zur Bekämpfung der Tuberkulose. In: Konietzko, Nikolaus (Hg.): Der Kampf gegen die Tuberkulose: 100 Jahre DZK. Frankfurt/M. 1996, S. 9–50
14. Ferlinz, Rudolf: Die Tuberkulose in Deutschland und das Deutsche Zentralkomitee zur Bekämpfung der Tuberkulose. Pneumologie 1995 (95), S. 617–632
15. Hommel, Gabriele; Miquel, Marc von (Hg.): Die vergessene Krankheit. Tuberkulose gestern und heute. Bochum 2010
16. Frei, Norbert (Hg.): Medizin und Gesundheitspolitik in der NS-Zeit. München 1991
17. Teleky, Ludwig: Die Bekämpfung der Tuberkulose. In: Gottstein, A.; Schlossmann, A.; Teleky, L. (Hg.): Handbuch der Sozialen Hygiene und Gesundheitsfürsorge. Band 3: Wohlfahrtspflege, Tuberkulose, Alkohol, Geschlechtskrankheiten. Berlin 1926, S. 207–402
18. Blome, Kurt: Die Aufgaben der Röntgenologie im Rahmen der Gesamtarbeit an der Volksgesundheit. In: Deutsches Ärzteblatt 1938 (68) Nr. 28, S. 491–495
19. Blumenthal, Philipp: Das Dispensaire (Poliklinik für Lungenkranke) im Dienst der Tuberkulosebekämpfung. In: Zeitschrift für Tuberkulose 1904 (5), S. 231–247
20. Braeuning, Hermann: Einiges über die hygienischen und klinischen Aufgaben der Fürsorgestellen und die Behandlung der Kranken zu Hause. In: Tuberkulose-Fürsorge-Blatt 1915 (3), S. 71–73
21. Dorn, Erwin: Siedlungskolonien für „Offentuberkulöse". In: Tuberkulose-Fürsorge-Blatt 1922 (Nr. 9), S. 97–99

22. Ley, Astrid: Zwischen Erbleiden und Infektionskrankheit: Wahrnehmung und Umgang mit Tuberkulose im Nationalsozialismus. In: Pneumologie 2006 (60), S. 360–365
23. Janker, R.: Leuchtschirmphotographie, Rontgenreihenuntersuchung. Die Photographie des Leuchtschirmbildes: eine Methode der Rontgenreihenuntersuchung. Leipzig 1938
24. Braeuning, Hermann: „Welche Mindestanforderungen müssen heute an eine planmäßige Tuberkulosebekämpfung gestellt werden?". In: Der Öffentliche Gesundheitsdienst 1937 (38), S. 469–478
25. Redeker, Franz: Zentrale Lenkung der Röntgen-Reihenuntersuchungen. In: Gesundheitsführung 1939 (3), S. 90–98
26. Deutsche Gesellschaft für Pneumologie und Beatmungsmedizin (Hg.): 100 Jahre DGP – 100 Jahre deutsche Pneumologie. Berlin; Heidelberg; New York 2010
27. Bochalli, Richard: Kurzer historischer Überblick über die klassischen Methoden der Thorakoplastik in Deutschland und ihre Weiterentwicklung. In: Beiträge zur Klinik der Tuberkulose und spezifischen Tuberkulose-Forschung 1950 (3), S. 190–197

4.1

Die Rolle des Öffentlichen Gesundheitsdienstes

Johannes Donhauser

Nach der „Machtergreifung" war die völlige Neuorganisation des Gesundheitswesens das zentrale Anliegen nationalsozialistischer Gesundheitspolitik zur Umsetzung ihres rassistischen Credos der qualitativen Ungleichheit der Menschen. Bevölkerungspolitische Ziele firmierten dabei unter dem neuen Begriffspaar „Erb- und Rassenpflege". Der von Minister Wilhelm Frick (1877–1946) protegierte preußische Kreisarzt Arthur Gütt (1891–1949) avancierte innerhalb eines Jahres zum Ministerialdirektor und Leiter der zum 1. März 1934 neu geschaffenen Gesundheitsabteilung im Reichsministerium des Innern (RMdI). Er fasste das neue gesundheitspolitische Paradigma folgendermaßen zusammen:

> *„Von unserem Arbeitsgebiet der Sorge für die Volksgesundheit aus gesehen, bedeutet das aber nicht mehr und nicht weniger, als die große Verpflichtung, nun nicht nur die ‚Gesundheitspflege' für die gerade lebenden Menschen, sondern auch die ‚Rassenpflege' zur Grundlage der Staatspolitik und damit des Gesundheitswesens im Dritten Reich zu machen!"* [1, S. 3]

Zunächst konnte sich die Gesundheitsabteilung im RMdI gegen den um die Führerschaft in der NS-Gesundheitspolitik erbittert kämpfenden Parteiapparat der NSDAP mit ihrem ebenfalls 1934 von Reichsärzteführer Gerhard Wagner (1888–1939) gegründeten Hauptamt für Volksgesundheit als zentrale staatliche Instanz durchsetzen [2, S. 51-62]. Trotz erheblicher zeitlicher Verzögerung, da Reichsfinanzministerium und vor allem der Deutsche Gemeindetag vehement opponierten [3, S-299-303], verabschiedete das Reichskabinett Anfang Juli 1934 das Gesetz über die Vereinheitlichung des Gesundheitswesens (GVG) [4]. Es normierte die rechtliche Basis für die Einrichtung eines flächendeckenden Netzes staatlicher Gesundheitsämter mit einer im gesamten Deutschen Reich einheitlich vorgesehenen Organisation. Den Ämtern übertrug der Gesetzgeber in § 3 neben den im Wesentlichen bereits im preußischen Kreisarztgesetz von 1899 formulierten Dienstaufgaben als völlige Neuerung die praktische Durchführung der „Erb- und Rassenpflege" an zweiter Stelle – gleich hinter den ärztlichen Aufgaben der „Gesundheitspolizei". Zudem wurden wesentliche Elemente traditioneller kommunaler Gesundheitsfürsorge integriert. Immerhin 87 preußische Städte und einige wenige Großstädte in den übrigen Ländern ertrotzten sich eine Ausnahme und blieben in kommunaler Trägerschaft [5, S. 220]. Die Ministerialbürokratie im RMdI interpretierte die nationalsozialistische „Erb- und Rassenpflege" als eine staatliche Aufgabe im Sinne der klassischen seuchenhygienischen Eingriffsverwaltung. Die Durchsetzung erfolgte in einem bis dahin unbekannten Ausmaß und mit einem entsprechend hohen Aufwand an Organisation, Personal und Sachmitteln [6, S. 36f.].

Bis Mitte 1938 ließ die Gesundheitsabteilung im RMdI den Öffentlichen Gesundheitsdienst mit 1.315 verbeamteten Ärzten, 6.103 Hilfsärzten und einem Gesamtpersonal von 23.792 Personen in 744 Gesundheitsämtern ausstatten. Ende 1938 existierten in meist großstädtischen Gesundheitsämtern immerhin 201 spezielle Abteilungen für Erb- und Rassenpflege [2, S. 64f.].

Gemäß § 3 GVG und § 61 der 3. Durchführungsverordnung sollten die TB-Fürsorgestellen in den neugeschaffenen staatlichen Gesundheitsämtern aufgehen [1, S. 284-288; 7, S. 49f.; 8, S. 327ff.]. Durch diese ausschließliche Zuständigkeit erlangte die neue staatliche Gesundheitsverwaltung neben der Kontrolle über die TB-Fürsorge gleichsam eine Monopolstellung in der TB-Bekämpfung [9, S. 336]. Einzige Ausnahme: In Frankfurt am Main konnte sich auch während der NS-Zeit der Frankfurter Verein Tuberkulose-Fürsorge e.V. als alleiniger Träger der dortigen TB-Fürsorge halten. Erst 1951 übernahm das städtische Gesundheitsamt diese als eigene Dienstaufgabe [10, S. 112-115].

Tuberkulosefürsorge und Gesundheitsämter

Die TB-Fürsorge erfolgte ab 1935 nach den Grundsätzen der klassischen Seuchenbekämpfung, was 1934 durch eine Änderung im preußischen Tuberkulosegesetz von 1923 erstmals festgelegt und in der Verordnung zur Bekämpfung übertragbarer Krankheiten vom 1.12.1938 reichsweit implementiert wurde [1, S. 285; 5, S. 407f.].

Die Anhänger der Bakteriologie konnten sich hier gegen die Erbforscher und Konstitutionsbiologen durchsetzen, sodass die Tuberkulose nunmehr als Infektionskrankheit galt. So fanden die Meldepflicht von Kranken und Krankheitsverdächtigen (auch der Verdacht auf extrapulmonale Manifestationen), die Umgebungsuntersuchung und auch die Zwangsasylierung ihre gesetzliche Normierung [11].

Der behördliche Druck auf die Betroffenen erhöhte sich dadurch immens, mit der Folge, „daß die Neigung der Kranken ihr Leiden zu verheimlichen, im Wachsen begriffen ist“, wie der Landesverband für Württemberg-Hohenzollern in seinem Jahresbericht 1938 konstatierte. Vor allem die Angst der betroffenen Frauen, gegen ihren Willen aus der Familie gerissen zu werden, war umso größer, wenn sie um die Versorgung ihrer zurückgelassenen Kinder bangten [12, S. 279-287].

Durch die Eingliederung der TB-Fürsorge in die staatlichen Gesundheitsämter schuf man die Grundlage für das gewünschte reichsweite Erfassungsnetzwerk zum Kampf gegen die „Bazillenstreuer“ – zunächst aber nur mit mäßigem Erfolg. In Bayern und Württemberg verzögerte sich die flächendeckende Ausstattung der Gesundheitsämter mit Röntgengeräten und technischem Fachpersonal erheblich. Das bayerische Innenministerium ermächtigte im März 1937 die Kreisregierungen, für Ämter mit bereits bewilligten Röntgenapparaten bis zur Genehmigung des Staatshaushaltes zunächst Röntgenassistentinnen mit Zeitverträgen einzustellen [13, S. 14f.]. In Württemberg hatten Ende 1936 erst neun der 35 Gesundheitsämter einen eigenen Röntgenapparat. Der Württembergische Innenminister verfügte die Eingliederung der Fürsorgestellen in die Gesundheitsämter zudem erst für den 1. April 1938 [12, S. 135–137]. So konnte auch die Umsetzung der schon lange geforderten Röntgenreihenuntersuchung erst in der zweiten Hälfte der 1930er Jahre in verstärktem Maße erfolgen und das Erfassungsnetz enger ziehen.

Abbildung 4.1.1
„Eheerlaubnis“-Schreiben des Rasse- und Siedlungshauptamtes an das Staatliche Gesundheitsamt Neuburg/Schwaben vom 14. Juni 1938

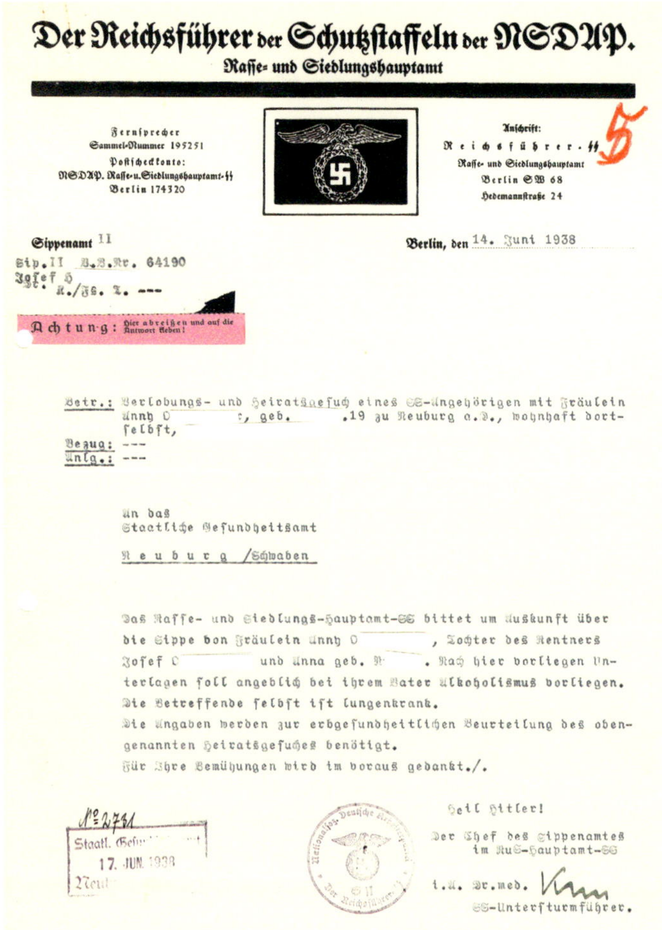

Der Reichsführer der Schutzstaffeln der NSDAP.
Rasse- und Siedlungshauptamt

Fernsprecher
Sammel-Nummer 195251
Postscheckkonto:
NSDAP. Rasse-u.Siedlungshauptamt-SS
Berlin 174320

Anschrift:
Reichsführer-SS
Rasse- und Siedlungshauptamt
Berlin SW 68
Hedemannstraße 24

5

Sippenamt II
Sip.II B.B.Nr. 64190
Josef H
St. R./Fs. T. ---

Berlin, den 14. Juni 1938

Achtung: Hier abreißen und auf die Antwort kleben!

Betr.: Verlobungs- und Heiratsgesuch eines SS-Angehörigen mit Fräulein Anny O r, geb. .19 zu Neuburg a.D., wohnhaft dortselbst,
Bezug: ---
Anlg.: ---

An das
Staatliche Gesundheitsamt

N e u b u r g /Schwaben

Das Rasse- und Siedlungs-Hauptamt-SS bittet um Auskunft über die Sippe von Fräulein Anny O , Tochter des Rentners Josef O und Anna geb. N . Nach hier vorliegen Unterlagen soll angeblich bei ihrem Vater Alkoholismus vorliegen.
Die Betreffende selbst ist lungenkrank.
Die Angaben werden zur erbgesundheitlichen Beurteilung des obengenannten Heiratsgesuches benötigt.
Für Ihre Bemühungen wird im voraus gedankt./.

Heil Hitler!
Der Chef des Sippenamtes
im RuS-Hauptamt-SS
i.A. Dr.med.
SS-Untersturmführer.

No 2731
Staatl. Gesu
17. JUN. 1938
Neu

Konkrete Auswirkungen hatte die nationalsozialistische „Körperpolitik“ in besonderem Maße auf Heiratswillige und Bewerber von Ehestandsdarlehen. Bereits im Juni 1933 verabschiedete die NS-Regierung das Gesetz zur Verminderung der Arbeitslosigkeit [14], mit dem sogenannte „Ehestandsdarlehen“ eingeführt wurden. Arbeitstätige heiratswillige junge Frauen sollten arbeitslosen Männern ihren Arbeitsplatz freimachen. Fördergelder wurden selbstverständlich nur körperlich gesunden und insbesondere „erbgesunden“ Ehepaaren gewährt. Im Vollzug des Ehegesundheitsgesetzes vom Oktober 1935 [15] hatte der untersuchende Amtsarzt ansteckende Krankheiten, insbesondere die Tuberkulose und Geschlechtskrankheiten, Nerven- und Geisteskrankheiten sowie einen ganzen Katalog somatischer Erkrankungen auszuschließen. Besonders engagierte Amtsärzte propagierten deshalb bei Frauen neben einem Urin- und Blutbefund sogar eine vaginale Untersuchung mit Portioabstrich auf Gonorrhoe. Männer galten offensichtlich per se als weniger „ansteckungsgefährlich“ [16, S. 193f.]. Ähnlich forsch taten sich einige TB-Fürsorgeärzte hervor: „Die Sputumuntersuchung mit allen Schikanen“ bis hin zur „Magenaushebung“ (Magenspülung) empfahl beispielsweise Hellmuth Ulrici (1874–1950) im Verdachtsfall [17, S. 483].

Röntgenreihenuntersuchungen und TB-Prävention

Die Umsetzung der schon 1926 von Franz Redeker geforderten Röntgenreihenuntersuchungen wurde, regional recht unterschiedlich, insbesondere durch herausragendes Engagement einzelner Protagonisten mit durchaus hoher Effektivität verfolgt. Hier sei beispielhaft auf die Aktivitäten des eminent ehrgeizigen und daher entsprechend umtriebigen Medizinalrats Rolf Griesbach im Regierungskreis Schwaben verwiesen. Griesbach war damals Leiter der kommunalen TB-Fürsorge in Augsburg und gleichzeitig Chefarzt des auf der Höhe der Zeit eingerichteten Tuberkulosekrankenhauses in Augsburg-Pfersee [18, S. 203]. Er organisierte im Gau Schwaben im Hinblick auf das „Endziel" einer „totalen Erfassung der Lungentuberkulose" mit einer „wiederholten Aufstellung des Volksröntgenkatasters" [19, S. 201] ein recht effektives Netzwerk staatlicher Fürsorgestellen an den örtlichen Gesundheitsämtern. Selbstbewusst, systemkonform und mit markigem Vokabular aufgerüstet verortete er sein Wirken im Vorwort seines im Herbst 1941 publizierten Handbuches folgendermaßen:

> *„Eine alte Welt geht in Trümmer; die Morgenröte einer Neugestaltung zeichnet sich bereits am Himmel Europas. Inmitten dieses gewaltigen Geschehens, dessen geschichtliche Bedeutung in seiner ganzen Größe erst von kommenden Generationen überblickt werden kann, steht jeder einzelne auf seinem Platz [...]".* Er sah sich selbst *„an vorderster Front des Tuberkuloseabwehrkampfes."* [19, S. VIIif.]

Durch Griesbachs Engagement – er hatte einen „Stufenplan der Vordringlichkeitsaufgaben" zur Intensivierung der TB-Fürsorge im Gau Schwaben entworfen [19, S. 206] – steigerten die 17 schwäbischen Gesundheitsämter (918.000 Einwohner in 1941) [20] die Anzahl ihrer durchgeführten Röntgen-Durchleuchtungen von 2.782 in 1935 auf 15.225 in 1938 [19, S. 54]. Griesbach war auch an einer stetigen Verbesserung der ambulanten Röntgenmöglichkeiten interessiert und beteiligte sich daher an der Neuentwicklung transportabler Schirmbildgeräte der Koch & Sterzel AG. In Augsburg, so Griesbach, arbeite man mit dem Kleinapparat „Telix" (s. Abb. 4.1.2) mit automatischen fotografischen Kleinbildaufnahmen und einer Rollpapierkassette. Telix lasse „bei normalem Betrieb über 1.000 Aufnahmen am Tage ohne weiteres" zu und sei zudem einfacher als der Holfelder'sche Apparat zu bedienen und vor allem zu transportieren. [19, S. 199, S. 234f.]

Ab November 1940 führte der von Hans Holfelder aufgebaute „SS-Röntgensturm" im Gau Württemberg-Hohenzollern flächendeckend die Röntgenreihenuntersuchung durch. Aus Stuttgart berichtete im August 1941 der Abteilungsleiter im Württemberger Innenministerium, Staatskommissar Eugen Stähle (1890–1948), dem Präsidenten des Reichs-Tuberkulose-Ausschusses (RTA), Oberbereichsleiter Otto Walter, der sich auf Inspektionsreise durchs Reich befand, dass laut Gesundheitsamt „0,2% aller untersuchten Personen tuberkulös" seien [12, S. 140]. Trotz all dieser administrativen Anstrengungen und des Engagements Einzelner konnte die im Instanzenzug des RMdI aufgegangene TB-Fürsorge die erhofften schnellen Erfolge bis 1938 nicht vorweisen.

Das Reichsgesundheitsamt verbuchte einen stetigen Anstieg der jährlich gemeldeten Neuerkrankungen an Lungen- und Kehlkopftuberkulose: 1938 waren es noch 59.654 Fälle. Diese Zahl stieg vor allem durch die aggressivere Erfassung bis 1940 auf 73.267 Fälle im Altreich an. 1941 starben zudem knapp 50.000 Menschen an Tuberkulose, während es 1940 noch knapp 40.000 waren [21–24]. Nun entstand die paradoxe Situation, dass die zahlreichen neu entdeckten Fälle nicht adäquat versorgt werden konnten, da weder ausreichend Ärzte noch Krankenhaus- bzw. Heilstättenplätze zur Verfügung standen [9, S. 341].

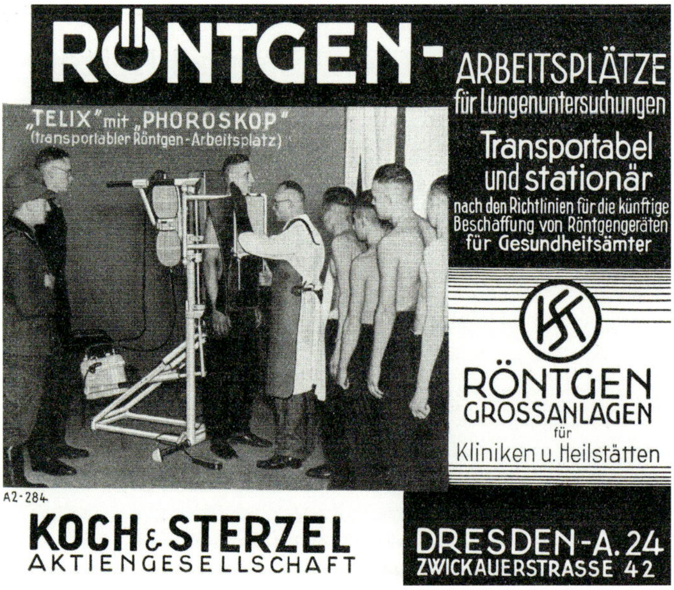

Abbildung 4.1.2
„Telix" mit „Phoroskop" (transportabler Röntgen-Arbeitsplatz). Anzeige der Firma Koch & Sterzel Aktiengesellschaft 1939

Im polykratischen Kompetenzgerangel der NS-Gesundheitspolitik hatte das mit der Medizinalabteilung im RMdI um die Herrschaft in der TB-Bekämpfung konkurrierende Hauptamt für Volksgesundheit der NSDAP auch diese Entwicklung argwöhnisch beobachtet und deshalb bereits 1934 unter den Fittichen der Nationalsozialistischen Volkswohlfahrt (NSV) ein eigenes Tuberkulosehilfswerk gegründet. Nun erzwang es mit Unterstützung des Reichsarbeitsministeriums (RAM), das ebenfalls um einen Anteil am öffentlichen Gesundheitswesen kämpfte, eine völlige Neugestaltung der TB-Fürsorge auf Kosten des staatlichen Gesundheitsdienstes. Damit sollte insbesondere die Einleitung und Durchführung der Heilverfahren beschleunigt werden [2, S. 65]. Deren Abwicklung hatte sich insbesondere durch ungeklärte Kostenübernahmefragen bei nicht in der gesetzlichen Krankenversicherung versicherten Patienten erheblich in die Länge gezogen und die Kapazitäten der Fürsorgestellen an den Gesundheitsämtern über Gebühr beansprucht. So blieben viele Heilverfahrensanträge oft monatelang liegen [5, S. 407].

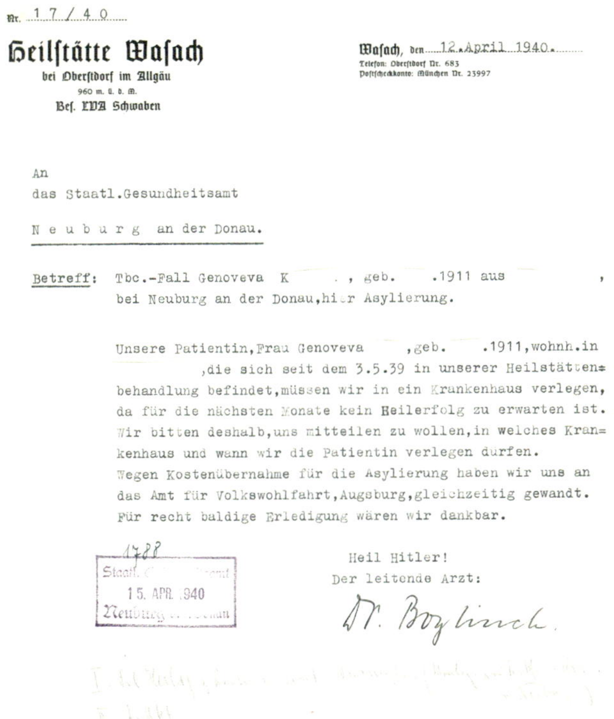

Nr. 17/40

Heilstätte Wasach
bei Oberstdorf im Allgäu
960 m. ü. d. M.
Bes. LVA Schwaben

Wasach, den 12.April 1940.
Telefon: Oberstdorf Nr. 683
Postscheckkonto: München Nr. 23997

An
das Staatl.Gesundheitsamt

N e u b u r g an der Donau.

Betreff: Tbc.-Fall Genoveva K ., geb. .1911 aus ,
bei Neuburg an der Donau,hier Asylierung.

Unsere Patientin,Frau Genoveva ,geb. .1911,wohnh.in ,die sich seit dem 3.5.39 in unserer Heilstättenbehandlung befindet,müssen wir in ein Krankenhaus verlegen, da für die nächsten Monate kein Heilerfolg zu erwarten ist. Wir bitten deshalb,uns mitteilen zu wollen,in welches Krankenhaus und wann wir die Patientin verlegen dürfen.
Wegen Kostenübernahme für die Asylierung haben wir uns an das Amt für Volkswohlfahrt,Augsburg,gleichzeitig gewandt.
Für recht baldige Erledigung wären wir dankbar.

1788
Staatl. [illegible]
15. APR. 1940
Neuburg [illegible]

Heil Hitler!
Der leitende Arzt:
Dr. Boylinck

Abbildung 4.1.3
Bitte um Verlegung der Tuberkulosekranken Genoveva K. Schreiben der Heilstätte Wasach v. 12.4.1940. Unten ist mit Bleistift der autografische Vermerk des Neuburger Amtsarztes Dr. Holländer zu lesen:

„I. Frl. Heilig [Gesundheitsfürsorgerin] z. Kenntn. u. weit. Veranlassung (Verlg. ins Krhs. d. Elis. in Neuburg)". Gemeint ist das Krankenhaus der Elisabethinerinnen; die Patientin verstarb in der zweiten Jahreshälfte 1940. Das genaue Sterbedatum geht aus den Quellen nicht hervor, aber die Versicherung Deutscher Herold verlangte mit Schreiben v. 17.1.1941 Auskunft über die Schutzmaßnahmen des Gesundheitsamtes im Umfeld der Verstorbenen, deren Erkrankung durch eine Schwangerschaft 1938/39 erst zur Exazerbation kam.

Der Maßnahmenstaat, wie er sich seit Kriegsbeginn auch im Gesundheitswesen immer deutlicher manifestierte und dadurch auch in Bezirksregierungen und Gesundheitsämtern den Tätigkeitsschwerpunkt von der „Erb- und Rassenpflege" hin zur Seuchenbekämpfung und Mangelverwaltung verlagerte, führte auch in der staatlich kontrollierten Tuberkulosefürsorge zu einer erneuten Umorganisation [5, S. 410]. Mit Gründung des Reichs-Tuberkulose-Rates (RTR) als zentraler Koordinierungsinstanz in Verbindung mit der Aufnahme der Tuberkulose in die Verordnung zur Bekämpfung übertragbarer Krankheiten waren entscheidende organisatorische und gesetzliche Voraussetzungen zur Bekämpfung der „Volkskrankheit Nr. 1" geschaffen [5, S. 409]. Reichsgesundheitsführer Leonardo Conti (1900–1945) übertrug die „zielsichere Lenkung aller dem Kampf gegen die Tuberkulose dienenden Einrichtungen des Staates" im Juli 1941 per Erlass dem Präsidenten des RTA und Oberbereichsleiter Otto Walter von der NSV [25]. Dafür nahm das RMdI eine institutionelle Schwächung der Reichsebene in Kauf, als Conti bei sämtlichen Mittelbehörden im Reich, „Reichsstatthaltern, Oberpräsidenten und Bezirksregierungen", die Stelle eines leitenden Medizinalbeamten schuf [26] und den Bezirksleitern des RTA eine zentrale Funktion zuerkannte, indem er sie zu Fachberatern der leitenden Medizinalbeamten und zu „Gautuberkulosereferenten" des Amtes für Volksgesundheit der NSDAP und der NSV in Personalunion machte [27]. Dazu gehörte schließlich in der Endphase des Krieges auch die „planwirtschaftliche Lenkung sämtlicher Tuberkuloseanstalten" [28].

RTA-Bezirksleiter
(siehe Kap. 7)

Leistungsmedizin

Die Leistungsmedizin, ein weiterer Eckpfeiler der NS-Gesundheitspolitik, erfuhr im Krieg eine erhebliche Radikalisierung und ließ auch die TB-Kranken nicht ungeschoren. Die staatliche TB-Fürsorge stellte dazu ihre bisherigen Prinzipien auf den Kopf. Hatte sie zu Beginn ihres Tätigwerdens ganz im Sinne der klassischen Seuchenhygiene den „offen" Erkrankten zur Vermeidung von Ansteckung baldmöglichst aus dem Arbeitsgeschehen herausgenommen und versucht, ihn so lange wie möglich davon fernzuhalten, war sie nun bestrebt, den Genesenden wegen des kriegsbedingten Arbeitskräftemangels so schnell wie möglich wieder in die Beschäftigung zu drängen [5, S. 411]. Bagatellisierend verfügte man im Juni 1941, der „Offentuberkulöse" mit „geringem Husten" bedeute

> *„unter normalen Umwelts- und Arbeitsverhältnissen praktisch eine geringere Gefahr für Erwachsene als die, welcher jeder Mensch im modernen Verkehrsleben ausgesetzt ist."* Abschließend hieß es: *„Auf die Notwendigkeit einer engen Zusammenarbeit zwischen Gesundheitsämtern, Arbeitsämtern, behandelnden Ärzten und Betriebsärzten wird nachdrücklich hingewiesen."* [29]

Damit nahm man auf Reichsebene nicht nur eine Ansteckung bisher Gesunder am Arbeitsplatz billigend in Kauf, sondern beförderte die Ausbeutung der noch verbliebenen Arbeitskraft von „einsatzfähigen" TB-Kranken [30, S. 83]. Präzisiert und verschärft wurde die Vorgehensweise dann noch durch „Ärztliche und Fürsorge-Richtlinien für den Arbeitseinsatz Lungentuberkulöser" im Juni 1943 [31; 32]. Ganz im Sinne des Leistungsgedankens, nämlich arbeitsfähige, arbeitswillige und angepasste „Volksgenossen" zu bevorzugen, regelte die Reichsärztekammer Anfang März 1943 die Zuteilungen von „Sonderzulagen" eiweißreicher Lebensmittel für TB-Kranke; die Arbeitsfähigen erhielten die Höchstzulage. Ohne Bürokratie ging es auch hier nicht: Die TB-Fürsorgestellen sollten dem Arzt, der die „Zusatzlebensmittel" für seine Patienten beantragte, einen schriftlichen Vorschlag auf amtlichem Vordruck erstellen. Dazu waren vom RMdI Kategorien für wöchentliche Zulagen definiert, die je nach Arbeitsfähigkeit bzw. Schwere der Erkrankung gestaffelte Rationen vorschrieben: So gewährte die „Zulage I" beispielsweise „5,25 l Vollmilch, 125 g Butter, 250 g Fleisch, 1000 g Brot oder Nährmittel (entspricht etwa 7664 Kal.)" für „Kranke mit noch aktiver Tuberkulose, die aber bereits arbeiten", die „Zulage III" hingegen für „Arbeitsunfähige, deren sich ständig verschlechternder Befund und evtl. deren Alter keine Einsatzfähigkeit mehr erwarten lässt" gerade noch „1,75 l Vollmilch, 62,5 g Butter, 150 g Fleisch (entspricht etwa 1863 Kal.)" dafür aber keinerlei Brot oder sonstige „Nährmittel" [33].

Trotzdem enthielten manche Gesundheitsbehörden den TB-Patienten die für den Heilungsverlauf so notwendigen Lebensmittelzulagen zugunsten der noch Arbeitsfähigen vor – und nicht einmal die im Arbeitseinsatz Stehenden erhielten diese Zulagen immer. Hier scheinen vor allem die gesundheitspolitischen Mittelbehörden des Parteiapparates ohne Absprache mit dem RTA die Sonderzulagen für die Kranken unter Verweis auf die vorrangigen Bedürfnisse der gesunden „Volksgenossen" verweigert zu haben [6, S. 295].

Arbeitseinsatz von TB-Kranken

So vehement sich manche Fürsorgeärzte gegen die Ideologie der Erbpathologen in der Frage der Vererbung der Tuberkulose gestemmt hatten, so still verhielten sich die erfahrenen Infektionshygieniker, als man im Krieg dazu überging, „offene" TB-Patienten, die man zuvor noch ohne Federlesen abgesondert hatte, obwohl immer noch ansteckend, zügig in die Arbeit zu zwingen. Dazu gab das RMdI im August 1943 „Richtlinien für den Arbeitseinsatz Lungentuberkulöser" heraus. Hier waren als Anlage „Ärztliche und Fürsorge-Richtlinien" des RTA beigefügt, die zumindest vor der geplanten Arbeitsaufnahme ein fachmännisches Urteil vorschalteten: „Die Feststellung der Einsatzfähigkeit des Lungentuberkulösen obliegt dem Tuberkulosefürsorgearzt des Gesundheitsamts." [32, Sp. 1330] Einschränkend hieß es: „Es darf keine enge und dauernde Zusammenarbeit mit Jugendlichen und Mitarbeitern unter 25 Jahren erlaubt werden." Und: „[I]nsbesondere darf ein Offentuberkulöser nicht am gleichen Arbeitstisch einem andern gegenübersitzen, ohne daß zwischen ihnen ein Abstand von mindestens 2 m oder eine Schutzwand besteht." Andererseits sollten die TB-Kranken „nach Möglichkeit am Gemeinschaftsleben des Betriebes teilnehmen, insbesondere an Kameradschaftsabenden". Verboten war hingegen der Einsatz „bei der Gewinnung und Behandlung von Nahrungs- und Genußmitteln" [32, Sp. 1331]. Keiner der führenden TB-Bekämpfer, ob sie nun Rolf Griesbach, Franz Ickert, Julius Kayser-Petersen, Franz Redeker oder Hellmuth Ulrici hießen, ließ sich kritisch dazu vernehmen. Im Gegenteil, die Kriegsausgaben des Reichstuberkuloseblattes enthalten einige Artikel namhafter Autoren, die sich dazu positiv äußerten. Die körperliche Ausbeutung der chronisch TB-Kranken war offensichtlich im totalen Krieg allgemeiner ärztlicher Konsens und damit wichtiger als die ärztliche Fürsorge um die Genesung des kranken Individuums. Wie schnell die einfach gestrickten Worthülsen der NS-Propaganda auch in der medizinischen Fachwelt rezipiert wurden, mag Julius Kayser-Petersens systemkonforme, euphorische Äußerung 1934 in dieser Fachzeitschrift veranschaulichen:

> *„So hat wohl jeder, der seit Jahren an der Front der Tuberkulosebekämpfung steht, es wie eine Erlösung empfunden, als er lernte den Grundsatz ‚Gemeinnutz geht vor Eigennutz' auf sein Arbeitsgebiet anzuwenden".* [12, S. 19]

Von damals tätigen Amtsärzten ist dazu ebenfalls keine öffentlich vorgetragene Kritik bekannt geworden, obwohl beispielsweise in der medizinischen und juristischen Fachpresse im Zusammenhang mit dem Zwangssterilisierungsgesetz sehr wohl heftig über Diagnosen und insbesondere die sogenannte Kann-Bestimmung im Gesetz diskutiert wurde [13, S. 74, 78, 81-83]. Unangefochten führte daher die oberste Reichsgesundheitsbehörde ganz offiziell im Reichsministerialblatt eine Hierarchie der Wertigkeit des Einzelnen für die „Volksgemeinschaft" ein, wie sie analog im Bereich der regionalisierten „Euthanasie" bei den Psychiatriepatienten mit dem bayerischen „Hungerkosterlaß" bereits seit Ende November 1942 praktiziert wurde [6, S. 319–322].

Abbildung 4.1.4
Auszug aus den „Ärztlichen und Fürsorgerichtlinien für den Arbeitseinsatz Lungentuberkulöser" von 1943

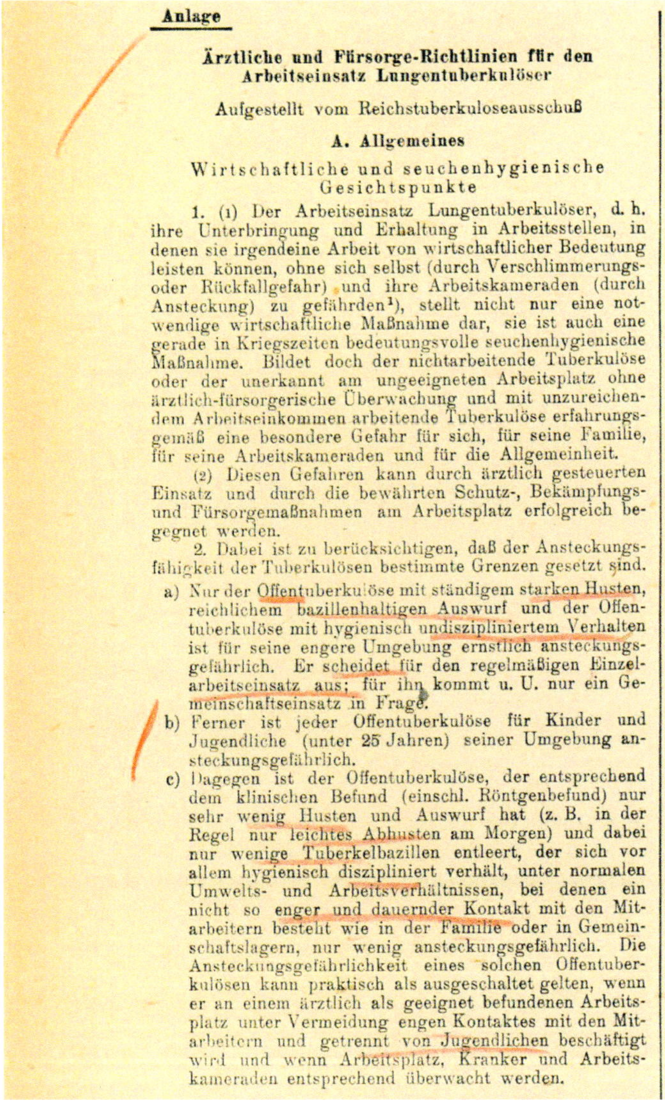

Anlage

Ärztliche und Fürsorge-Richtlinien für den Arbeitseinsatz Lungentuberkulöser

Aufgestellt vom Reichstuberkuloseausschuß

A. Allgemeines

Wirtschaftliche und seuchenhygienische Gesichtspunkte

1. (1) Der Arbeitseinsatz Lungentuberkulöser, d. h. ihre Unterbringung und Erhaltung in Arbeitsstellen, in denen sie irgendeine Arbeit von wirtschaftlicher Bedeutung leisten können, ohne sich selbst (durch Verschlimmerungs- oder Rückfallgefahr) und ihre Arbeitskameraden (durch Ansteckung) zu gefährden[1]), stellt nicht nur eine notwendige wirtschaftliche Maßnahme dar, sie ist auch eine gerade in Kriegszeiten bedeutungsvolle seuchenhygienische Maßnahme. Bildet doch der nichtarbeitende Tuberkulöse oder der unerkannt am ungeeigneten Arbeitsplatz ohne ärztlich-fürsorgerische Überwachung und mit unzureichendem Arbeitseinkommen arbeitende Tuberkulöse erfahrungsgemäß eine besondere Gefahr für sich, für seine Familie, für seine Arbeitskameraden und für die Allgemeinheit.

(2) Diesen Gefahren kann durch ärztlich gesteuerten Einsatz und durch die bewährten Schutz-, Bekämpfungs- und Fürsorgemaßnahmen am Arbeitsplatz erfolgreich begegnet werden.

2. Dabei ist zu berücksichtigen, daß der Ansteckungsfähigkeit der Tuberkulösen bestimmte Grenzen gesetzt sind.

a) Nur der Offentuberkulöse mit ständigem starken Husten, reichlichem bazillenhaltigen Auswurf und der Offentuberkulöse mit hygienisch undiszipliniertem Verhalten ist für seine engere Umgebung ernstlich ansteckungsgefährlich. Er scheidet für den regelmäßigen Einzelarbeitseinsatz aus; für ihn kommt u. U. nur ein Gemeinschaftseinsatz in Frage.

b) Ferner ist jeder Offentuberkulöse für Kinder und Jugendliche (unter 25 Jahren) seiner Umgebung ansteckungsgefährlich.

c) Dagegen ist der Offentuberkulöse, der entsprechend dem klinischen Befund (einschl. Röntgenbefund) nur sehr wenig Husten und Auswurf hat (z. B. in der Regel nur leichtes Abhusten am Morgen) und dabei nur wenige Tuberkelbazillen entleert, der sich vor allem hygienisch diszipliniert verhält, unter normalen Umwelts- und Arbeitsverhältnissen, bei denen ein nicht so enger und dauernder Kontakt mit den Mitarbeitern besteht wie in der Familie oder in Gemeinschaftslagern, nur wenig ansteckungsgefährlich. Die Ansteckungsgefährlichkeit eines solchen Offentuberkulösen kann praktisch als ausgeschaltet gelten, wenn er an einem ärztlich als geeignet befundenen Arbeitsplatz unter Vermeidung engen Kontaktes mit den Mitarbeitern und getrennt von Jugendlichen beschäftigt wird und wenn Arbeitsplatz, Kranker und Arbeitskameraden entsprechend überwacht werden.

Bezeichnend für eine Haltung, die das Recht auf Gesundheit in erster Linie aus der gesellschaftlichen Nützlichkeit des Kranken herleitete, ist die Antwort eines Württemberger TB-Arztes auf eine Beschwerde über die minderwertige Verpflegung der Kranken: „Die Gewichtszunahme der Kranken, deren Krankheitszustand besserungsfähig ist", sei „genügend, zumal man ja heute nicht mehr viel Wert auf eine Fettmast der Tuberkulösen" lege [6, S. 295].

In der berüchtigten Tuberkuloseanstalt Stadtroda in Thüringen verfuhr man mit den dort zwangsuntergebrachten „uneinsichtigen" und damit als „asozial" geltenden TB-Kranken ähnlich rigoros [12, S. 272f.]. Unter dem Eindruck des „totalen Krieges" wurde auf die Gesundheit der noch arbeitseinsatzfähigen TB-Kranken keinerlei Rücksicht mehr genommen [34]. Sie wurden von der Erhöhung der wöchentlichen Arbeitszeit auf 60 Stunden nicht ausgenommen.

Diese lange Arbeitszeit ließ sie um ihr Leben fürchten: Bei Reichsgesundheitsführer Conti ging im Sommer 1944 ein anonymer Brief ein:

> *„Wie ist es nun mit der langen Arbeitszeit? Sollen diese Menschen wieder akut werden und der staatlichen Fürsorge zur Last fallen? Soll ihr Arbeitswille zunichte gemacht werden durch Überanstrengung? [...] 11 Stunden mit einer Mittagsrast von ½ oder ¾ Stunde ist auch für den gesunden Menschen Gesundheits-Raub. 1 ½ Stunden sind das mindeste in diesem Fall."* [5, S. 412]

Durch die vermehrten alliierten Luftangriffe in der zweiten Kriegshälfte gestaltete sich die Krankenhausversorgung im Reich immer schwieriger. Bereits in den ersten beiden Kriegsjahren belegte die Wehrmacht knapp 20% aller Krankenhausbetten [6, S. 208–212]. Diese Quote blieb zwar bis zum Wegbrechen der Reservelazarette an der Ostfront im Sommer 1944 in etwa stabil, führte aber bereits ab 1941 zu einer zunehmenden Beschlagnahmung von TB-Heilstätten für Wehrmachtslazarette. Für den RTR wurde der Bettenmangel für zivile TB-Kranke immer prekärer. Obwohl teilweise (durch Massenmord im Rahmen der „Euthanasie") „freigemachte" Betten in psychiatrischen Heil- und Pflegeanstalten nach deren Umbau mit TB-Kranken belegt wurden, konnte die Bettennot nicht wesentlich gelindert werden [6, S. 295]. In der Endphase des Krieges versuchte das RMdI vergeblich, mit einem Erlass zur „Anstalts- und Bettenplanwirtschaft" diese Situation zu entschärfen [26]. Durch weitere Richtlinien sollten darüber hinaus die Heilstättenpatienten stärker selektioniert werden. Demnach war Anstaltsbehandlung nur noch unter der Voraussetzung angezeigt, dass durch sie die Arbeitsfähigkeit wieder hergestellt bzw. eine Ansteckungsfähigkeit beseitigt werden konnte. Zudem sollte sie nur dann infrage kommen, wenn eine ambulante Behandlung als nicht mehr ausreichend angesehen wurde, bzw. sofort abgebrochen werden, falls sie nicht mehr erfolgversprechend erschien [5, S. 413]. Neben den Kranken mit inaktiver und geschlossener Tuberkulose sollten quasi als Sofortmaßnahmen alle „aussichtslosen" Kranken, solche, die eine vorgeschlagene Behandlung verweigerten, Kranke mit „zweifelhaften Erfolgsaussichten" und „alle ausgesprochenen Asylierungsfälle" aus den Heilstätten entfernt werden [5, S. 413]. Ein vertraulicher Erlass des Reichsinnenministeriums generierte Anfang Juni 1944 eine neue Hierarchie der Werte, die nunmehr für pflegebedürftige Menschen galt. Für die Unterbringung von an offener Tuberkulose leidenden Menschen waren inzwischen wegen der Kriegszerstörungen durch regelmäßige alliierte Bombardements zu wenig Betten vorhanden. Daher schlug der zuständige Referent des RMdI vor, Offentuberkulöse in Krankenhäuser zu verlegen, die man gemäß Reichsluftschutzgesetz vorsorglich geräumt hatte. Als Begründung führte er an:

Schutz im Krieg für TB-Kranke
(siehe Kap. 3)

> *„Es wird den Luftgauärzten gegenüber dabei der Standpunkt vertreten werden müssen, dass heute für ansteckungsgefährliche Offentuberkulöse nicht die gleichen Gesichtspunkte hinsichtlich der Luftsicherheit gelten können wie für die laut Führerbefehl in erster Linie zu schützenden hochschwangeren Frauen und Säuglinge."* [35]

Eine andere Menschengruppe galt den damaligen Gewaltherrschern als noch weniger schutzwürdig. Daher empfahl das RMdI dann doch noch zu prüfen,

> *„ob die Unterbringung der Offentuberkulösen in aus Luftschutzgründen geräumten Krankenanstalten vermieden werden kann, indem diese Anstalten mit unheilbaren Geisteskranken belegt und die Offentuberkulösen in den dadurch freiwerdenden Betten einer Heil- und Pflegeanstalt untergebracht werden."* [35; 5, S. 413]

Hier manifestiert sich eine weitere Radikalisierung hin zu einem auch von den Gesundheitsämtern zu verantwortenden gegenseitigen Verdrängen der „Minderwertigen", das in sich jedoch noch weiter skaliert war. So verdrängten Wehrmachtsangehörige die Zivilkranken, potentiell Produktive die in der Kriegswirtschaft nicht Brauchbaren, und Alte, Sieche und TB-Kranke die Psychiatriepatienten [6, S. 297–310]. Der Kampf gegen die Tuberkulose in Kriegszeiten mutierte somit von der Krankheitsbekämpfung zum militärischen Kampfkonzept, das zum Endsieg beitragen sollte [30, S. 81].

Abbildung 4.1.5
Liste von insgesamt 74 durch das Arbeitsamt Hersfeld nach Hadamar deportierter TB-kranker polnischer und sowjetischer Zwangsarbeiter v. 27. Juli 1944 (aus [41] S. 2)

Arbeitsamt Hersfeld
-Ausländerstelle-
5780

Hersfeld, den 27.Juli 1944

T r a n s p o r t l i s t e

über die am 28.7.1944 nach der Landesheilanstalt Hadamar
Krs.Limburg abgehenden Ostarbeiter.

Lfd. Nr.	Lager-Nr.	N a m e	Vorname	Geb.-tag	Krankenbefund.	
1	3452	Myll	Wladimir	26. 8.25	Lungen-Tbc.	
2	3600	Wenogradowa	Paraska	1873	"	
3	3634	Kudrawtschuk,	Alexander	1901	"	
4	3814	Michkowa	Nuna	5. 5.25	"	
5	3889	Below,	Larion	21.11.85	"	
6	4015	Dratschenko,	Grigori	19. 1.24	"	
7	4093	Dubina,	Sina	25. 6.26	"	
8	4065	Tarasük,	Wasil	16. 1.25	"	
9	4098	Kresanow,	Stepan	10. 4.75	"	
10	4204	Bilowusowa,	Nadija	23. 7.23	"	
11	4255	Grinenko,	Nikolai	5. 5.24	"	
12	4233	Türin,	Alexander	10. 6.25	"	
13	4263	Hontscharenko,	Andrei	6. 9.26	"	
14	4267	Holoborodko,	Marija	3. 4.24	"	
15	4277	Liwow,	Michael	18.11.18	"	
16	4278	Malzew,	Nikolai	25. 3.29	"	
17	4280	Boluch,	Iwan	2. 8.23	"	
18	4306	Dewektowskij,	Wladimir	1926	"	
19	4361	Kopilow,	Waldimir	6.11.25	"	
20	4372	Pisnenko,	Anna	22.12.22	"	
21	441o	Iskrowa,	Warwara	18.12.31	"	
22	4431	Schpilko,	Marija	15. 8.24	"	
23	4446	Karpelük,	Boris	13. 9.24	"	
24	4451	Tomaschowa,	Marija	30. 4.26	"	
25	4511	Sosulenko,	Sergei	16. 9.22	"	
26	4524	Malinikowa,	Marija	11. 5.25	"	
27	4546	Dolita,	Scharga	1. 9.12	"	
28	4566	Titarenko,	Peter	16. 7.25	"	
29	4540	Woropaew,	Michail	15. 4.24	"	
30	4553	Prokopenko,	Sinaida	5.10.26	"	
31	4578	Walowoi,	Wasil	10.5.24	"	
32	4585	Slobodenük,	Katja	11.11.26	"	
33	4802	Tuktarew,	Iwan	9. 6.26	"	
34		Bondarenko,	Konstantin	6. 3.96	"	
35		Owdii,	Pawlo	24. 3.24	"	
~~36~~	~~4697~~	~~[illegible]enko,~~	~~Lidija~~	~~6.10.22~~	"	
37	3900	Sidorenko,	Anastasia	1. 8.14	"	mit Kind
38	4449	Gusin,	Georg	1925	"	
39	4514	Lamakina,	Wera	9. 5.2o	"	mit Kind
40	4769	Polosok,	Olga	7. 8.05	"	
41	4773	Sahorojko,	Nina	1.1o.24	"	
42	4501	Datschenko,	Marija	1925	"	
43	4502	Kitljaj,	Marija	20. 4.25	"	
44	4645	Schewtschuk,	Nadija	1912	Drüsen-Tbc.	
45	4589	Kamaretz,	Iwan	15. 6.24	"	
46	4544	Sirotenko,	Iwan	11.1o.24	Lungen-Tbc.	

bitte wenden!

Zwangsarbeit und Tuberkulose

Zunächst besser als den soeben aufgeführten Opfergruppen erging es, allerdings rein vom medizinischen Versorgungsaspekt her gesehen, den Zwangsarbeitenden aus den besetzten Gebieten Polens und der Sowjetunion. Dienstaufgabe der Gesundheitsämter war es, alle „Ostarbeiter" bei Ankunft zum Ausschluss einer Lungentuberkulose zu röntgen und als prophylaktische Maßnahme zur Fleckfieberbekämpfung gegen Kleiderläuse zu „entwesen" [36; 37]. Längerfristig kranke oder schwangere Zwangsarbeitende wurden bis Ende 1942 in ihre Heimat zurückgeschickt. Als das wegen des Frontverlaufs 1943 nicht mehr durchgängig möglich war und kranke Zwangsarbeitende zunehmend Plätze in den wenigen noch vorhandenen Krankenhäusern belegten, richtete man sogenannte „Barackenkrankenhäuser" ein.

Hier wurden die Kranken in „Heilbare" und „Unheilbare" getrennt, Neugeborene ließ man dort meist verhungern [38, S. 401f.]. An Tuberkulose erkrankte Zwangsarbeitende zählten im Herbst 1944 immerhin 8.000 bis 10.000 Menschen [5, S. 415; 39, S. 39f.]. Im Gau Hessen entschloss man sich deshalb, sich der als unheilbar geltenden Fälle in der „Heil- und Pflegeanstalt" Hadamar, die bereits seit 1941 intensiv die massenweise Ermordung psychisch Kranker praktizierte, durch Giftinjektionen zu entledigen [40, S. 278; 41]. Über 400 Personen fielen dieser inhuman radikalisierten Abart der „Seuchenhygiene" zum Opfer. Wer als „hoffnungslos" galt, entschied der TB-Fürsorgearzt des Gesundheitsamtes, der Amtsarzt des örtlichen Gesundheitsamtes, der für das Arbeitsamt in Nebentätigkeit als Gutachter tätig war, oder bei größeren Betrieben der Betriebsarzt. Die Verschickung organisierte das örtliche Arbeitsamt [42, S. 685f.]. Noch 1942 lehnte Reichsführer-SS Heinrich Himmler (1900–1945) für den Warthegau die als radikale Maßnahme der „Seuchenhygiene" geplante Vergasung von etwa 20.000 bis 25.000 Polen mit ansteckender Lungentuberkulose mit Rücksicht auf außenpolitische Implikationen ab [5, S. 415]. Die Anregung zu diesem Vorstoß des Gauleiters Arthur Greiser (1897–1946) kam offensichtlich aus der örtlichen Gaugesundheitsverwaltung. Auch hier sollten Amtsärzte entscheiden, wer „ins Gas sollte" [43, S. 223–229].

radikale Seuchenhygiene, u.a. in Hadamar
(siehe Kap. 3, Abb. 3.4 und Kap. 5)

Literatur

1. Gütt, Arthur (Hg.): Der Öffentliche Gesundheitsdienst, 2. Aufl. Berlin 1939
2. Labisch, Alfons; Tennstedt, Florian: Gesundheitsamt oder Amt für Volksgesundheit, in: Frei, Norbert (Hg.): Medizin und Gesundheitspolitik in der NS-Zeit. München 1991, S. 35–66
3. Labisch, Alfons; Tennstedt, Florian: Der Weg zum „Gesetz über die Vereinheitlichung des Gesundheitswesens" vom 3. Juli 1934. Düsseldorf 1985, 2. Teil, S. 299–303
4. Reichsgesetzblatt I, 1934, Nr. 71, v. 3.7.34, S. 531–532
5. Vossen, Johannes: Gesundheitsämter im Nationalsozialismus. Rassenhygiene und offene Gesundheitsfürsorge in Westfalen 1900–1950. Düsseldorf 2001
6. Süß, Winfried: Der Volkskörper im Krieg. München 2003
7. Schütt, Eduard; Wollenweber, Nathanael: Der Arzt des öffentlichen Gesundheitsdienstes. Berlin 1941, S. 21–57
8. 3. Durchführungsverordnung v. 30.3.1935, Reichsministerialblatt der Inneren Verwaltung (RMBliV) 1935, Spalten (Sp.) 327ff.
9. Ellerbrock, Dagmar: „Healing Democracy" – Demokratie als Heilmittel. Gesundheit, Krankheit und Politik in der amerikanischen Besatzungszone 1945–1949. Bonn 2004
10. Börchers, Sabine: Aufklärung – Vorsorge – Schutz. 100 Jahre Gesundheitsamt der Stadt Frankfurt (hg. v. Gesundheitsamt Frankfurt am Main). Frankfurt/M. 2017

11. Reichsgesetzblatt I, 1938, Nr. 208, v. 1.12.38, S. 1721–1724
12. Kayser-Petersen, J.E.: Eigennutz und Gemeinnutz in der Tuberkulosebekämpfung. In: Reichstuberkuloseblatt 1934 (21) Nr. 3, S. 19–20
13. Schreiben des Bayerischen Innenministeriums vom 18.03.1937, Nr. 5001 ae 217 (Staatsarchiv München, Gesundheitsämter 5782)
14. Reichsgesetzblatt (RGesBl.) I 1933, Nr. 60, v. 1.6. 1933, S. 323–329
15. Reichsgesetzblatt (RGesBl.) I 1935, Nr. 114, vom 18.10.1935, S. 1246
16. Czarnowski, Gabriele: Das kontrollierte Paar. Weinheim 1991
17. Ulrici, Hellmuth: Klinik der Lungentuberkulose. Berlin 1944
18. Gotto, Bernhard: Nationalsozialistische Kommunalpolitik. München 2006
19. Griesbach, Rolf: Die Tuberkulosebekämpfung. Leipzig 1941
20. Staatsarchiv Augsburg; Staatl. Gesundheitsamt Neuburg: Jahresgesundheitsbericht 1942
21. Reichsgesundheitsblatt (RGeshBl.) 1940, Nr. 3, S. 52 (Erkrankungen 1938)
22. Reichsgesundheitsblatt (RGeshBl.) 1941, Nr. 4, S. 71 (Sterbefälle 1940)
23. Reichsgesundheitsblatt (RGeshBl.) 1942, Nr. 3, S. 60 (Erkrankungen 1940)
24. Reichsgesundheitsblatt (RGeshBl.) 1942, Nr. 4, S. 79 (Sterbefälle 1941)
25. Reichsministerialblatt der Inneren Verwaltung (RMBliV), 1941, Nr. 28, v. 9.7.41, Sp. 1243–1244, RdErl. RMdI v. 1.7.41 – IVg 6294/41-5800
26. Reichsministerialblatt der Inneren Verwaltung (RMBliV), 1942, Nr. 29, v. 22.7.42, Sp. 1539, RdErl. RMdI, IVa 27/42-1000
27. Reichsministerialblatt der Inneren Verwaltung (RMBliV), 1942, Nr. 39, v. 30.9.42, Sp. 1904–1905, RdErl. RMdI u. RAM v. 26.9.42, IVg 7713/42-5800 u. IIa 13537/42
28. Reichsministerialblatt der Inneren Verwaltung (RMBliV), 1944, Nr. 8, v. 22.2.44, Sp. 229-231, RdErl. RMdI u. RAM v. 17.2.44, Ag 9330/43-5800 u. II 1301/44
29. Reichsministerialblatt der Inneren Verwaltung (RMBliV), 1941, Nr. 25, v. 18.6.41, Sp. 1077-1078, RdErl. RMdI u. RAM v. 9.6.41, IVg 6007/41-5800 u. Ib 1933/1500/41
30. Blasius, Dirk: Die Tuberkulose im Dritten Reich. In: Konietzko, Nikolaus (Hg.): 100 Jahre Deutsches Zentralkomitee zur Bekämpfung der Tuberkulose. Der Kampf gegen die Tuberkulose. Frankfurt/M. 1996, S. 77–85
31. Reichsgesetzblatt (RGesBl.) 1943, Nr. 36, v. 8.6.43, S. 619-620, RdErl. des Generalbevollmächtigten für den Arbeitseinsatz betr. Arbeitseinsatz Lungenkranker VI2-1933/2
32. Reichsministerialblatt der Inneren Verwaltung (RMBliV), 1943, Nr. 33, v. 18.8.43, Sp. 1327-1332, RdErl. RMdI IVg 9268/43-5800
33. Reichsministerialblatt der Inneren Verwaltung (RMBliV), 1943, Nr. 9, v. 3.3.43, Sp. 363-366, RdErl. RMdI v. 1.3.43, IVg 9142/43-5820
34. Knödler, Ulrich: Von der Reform zum Raubbau. Arbeitsmedizin, Leistungsmedizin, Kontrollmedizin. In: Frei, Norbert (Hg.): Medizin und Gesundheitspolitik in der NS-Zeit. München 1991, S. 115–136
35. Staatsarchiv München, Gesundheitsämter 128, RdErl. RMdI v. 5.6.1944, A 2168/44
36. Reichsministerialblatt der Inneren Verwaltung (RMBliV), 1941, Nr. 15, v. 9.4.41, Sp. 619-620, RdErl. RMdI v. 4.4.41, IVg 5749/41 5801
37. Runderlaß des Reichsministeriums des Innern v. 1. Juni 1940, IV g 946/40/5538 „Schnellbrief". Staatsarchiv München, Gesundheitsämter 5982
38. George, Uta: Polnische und sowjetische Zwangsarbeitende als Opfer der NS-„Euthanasie"-Verbrechen. Das Beispiel Hadamar. In: Frewer, Andreas; Siedbürger, Günther (Hg.): Medizin und Zwangsarbeit im Nationalsozialismus. Frankfurt/M. 2004, S. 389–406

39. Vossen, Johannes: Tuberkulosefürsorge in Deutschland 1900 bis 1945. In: Forßbohm, Michael; Loytved, Gunther; Königstein, Bodo (Hg.): Handbuch Tuberkulose für Fachkräfte an Gesundheitsämtern. Düsseldorf 2009, S. 19–47
40. Kaufmann, Holker; Schulmeyer, Klaus: Die polnischen und sowjetischen Zwangsarbeiter in Hadamar. In: Roer, Dorothee; Henkel Dieter (Hg.): Psychiatrie im Faschismus. Die Anstalt Hadamar. Bonn 1986, S. 256–282
41. Hamann, Matthias: Die Morde an polnischen und sowjetischen Zwangsarbeitern in deutschen Anstalten. In: Aly, Götz; Ebbighaus, Angelika; Pfäfflin, Friedemann; Preissler, Gerd (Hg.): Aussonderung und Tod. Die klinische Hinrichtung der Unbrauchbaren. Berlin 1985, S. 121–187
42. Sandner Peter: Verwaltung des Krankenmordes. Der Bezirksverband Nassau im Nationalsozialismus. Gießen 2003
43. Mitscherlich, Alexander; Mielke, Fred: Wissenschaft ohne Menschlichkeit. Medizinische und eugenische Irrwege unter Diktatur, Bürokratie und Krieg. Heidelberg 1949

4.2

Der Tod und die Rente:

Tuberkulosebekämpfung und Sozialversicherung im Nationalsozialismus

Patrick Bernhard

Historisch betrachtet ist die Rentenversicherung einer der wichtigsten institutionellen Akteure des deutschen Sozialsystems im Kampf gegen die Volkskrankheit Tuberkulose, die noch zu Beginn des 20. Jahrhunderts die Statistik der Todesursachen anführte. Da es sich um eine chronische Krankheit handelte und TB-Patienten meist über längere Zeit erwerbsunfähig wurden, übernahmen die jeweiligen Landesversicherungsanstalten (LVA) als Träger der Gesetzlichen Rentenversicherung für Arbeiter seit Ende des 19. Jahrhunderts die Kosten für die stationäre Behandlung von TB-Kranken in Lungenheilstätten [1, S. 139–141]. Dort setzte man therapeutisch neben chirurgischen Eingriffen vor allem auf gute Ernährung, körperliche Schonung, ein hygienisches Umfeld und viel frische Luft. Ziel der Rentenversicherung war es, durch solche Maßnahmen die Arbeitsfähigkeit der Patienten wiederherzustellen und auf diese Weise weitere Rentenzahlungen zu verhindern. Bald unterhielten die 30 bestehenden Landesversicherungsanstalten die Hälfte aller Lungenheilstätten und unterstützen die anderen Anstalten zu einem großen Teil finanziell. Das waren Mitte der 1920er Jahre etwa 500 Anstalten mit zusammen 43.000 Planbetten. Darüber hinaus beteiligten sich die Landesversicherungsanstalten an den TB-Fürsorgestellen, um Kranke ambulant und damit kostengünstig zu betreuen. Mitfinanziert, beraten und kontrolliert von der Rentenversicherung, erteilten die Fürsorgestellen u.a. Informationen über Hygienemaßnahmen und gewährten materielle Unterstützungen etwa in Form von Mietzuschüssen zur Verbesserung problematischer Wohnsituationen, die vor allem bei wirtschaftlich schwachen Familien erheblich zur Ausbreitung der Krankheit beitrugen.

Auch nach der nationalsozialistischen Machteroberung blieb die Rentenversicherung strukturell in erheblichem Maß in die Gesundheitspolitik des „Dritten Reichs" eingebunden und arbeitete eng mit den für die TB-Bekämpfung zuständigen Stellen von Staat und Partei zusammen. Das geschah jedoch nicht ausschließlich, weil die nationalsozialistische Diktatur Druck auf die Rentenversicherung ausübte, wie nach 1945 in apologetischer Absicht zu lesen war. Neben Zwang spielten noch andere Faktoren eine entscheidende Rolle: institutionelle Kontinuitäten, ideologische Schnittmengen im Denken von NS-Gesundheitspolitikern und leitenden Mitarbeitern der Rentenversicherung sowie Eigeninteressen von Heilanstalten, die das nationalsozialistische Zwangssystem nutzten, um sich unbequemer TB-Patienten zu entledigen.

Konflikt: die nationalsozialistischen Pläne einer Einheitshilfe für TB-kranke „Volksgenossen"

Konflikte zwischen neuem Regime und Rentenversicherung resultierten primär aus zwei Faktoren: den personellen Säuberungen, denen missliebige Arbeitnehmervertreter aus den Selbstverwaltungsgremien zum Opfer fielen, und der Stellung der Rentenversicherung im Gefüge der TB-Bekämpfung, insbesondere in Fragen der Kostenübernahme bei sozialversicherten und nichtversicherten TB-Kranken. Auf freiwilliger Basis übernahm die Rentenversicherung für versicherte Patienten sowie für deren Witwen und Kinder die Kosten für die teils mehrmonatigen Heilverfahren in Sanatorien. Das geschah allerdings nur im Falle einer günstigen Prognose, d.h. wenn zu erwarten war, dass die Arbeitsfähigkeit wiederhergestellt werden würde [2]. Nichtversicherte Kranke waren dagegen auf die TB-Fürsorge der öffentlichen Wohlfahrt und privater Fürsorgevereine angewiesen.

Zwar wurde das Versicherungsprinzip teilweise aufgeweicht und Zuschüsse von Landesversicherungsanstalten wurden an die ambulanten Fürsorgestellen gezahlt [3]. Letztlich waren das jedoch freiwillige Sonderleistungen, die je nach Kassenlage in den einzelnen Landesversicherungsanstalten regional sehr unterschiedlich ausfielen und zudem die prinzipielle Trennung zwischen Versicherung und Fürsorge eher festschrieben als sie aufzulösen.

Angesichts der sehr hohen Aufwendungen im Bereich der TB-Bekämpfung glaubten die Träger der Rentenversicherung, nur in begrenzten Fällen die öffentliche Fürsorge finanziell unterstützen zu können. Auch Versicherte selbst stemmten sich gegen eine allzu starke Nivellierung der Leistungen. Einige zeigten massive Vorbehalte gegenüber großen Patientensälen und äußerten sich zudem abfällig über die dort untergebrachten nichtversicherten Mitpatienten, die ihre Behandlung nicht durch Beitragszahlungen selbst erarbeiteten, sondern „lediglich" staatliche Hilfen erhalten würden [Sitzung der Arbeitsgruppe „Planwirtschaft im Anstaltswesen" am 2.9.1941, BArch, R 96-II/7, Bl. 78]. Kritiker bemängelten schon im Kaiserreich den Klassencharakter des deutschen Gesundheitswesens: Die „Klassenfürsorge" zerstöre letztlich eine „einheitliche Bekämpfung" der Tuberkulose [4, S. 4].

Nationalsozialistischen Gesundheitspolitikern war diese Trennung ebenfalls ein Dorn im Auge. Das Regime handelte entsprechend und baute die TB-Fürsorge für Nichtversicherte aus. Die eigenständige Tuberkulosehilfe des parteieigenen Wohlfahrtsverbandes NSV trat in Konkurrenz zu den bereits etablierten Einrichtungen und sollte eine dominierende Position innerhalb der gesamten TB-Bekämpfung einnehmen [5, S. 59; 7]. Letztlich erwiesen sich aber bis Kriegsbeginn 1939 die traditionellen Akteure der Gesundheitspolitik als zu übermächtig. Über verschiedene Maßnahmen konnten Landesversicherungsanstalten ihre Position sogar noch einmal stärken [6, S. 75–105]. Das Ergebnis war, dass, wie schon in der Weimarer Republik, wieder 85% aller TB-Behandlungen von den Landesversicherungsanstalten erfasst wurden und nur 15% von der kommunalen Fürsorge, einschließlich der NSV [6, S. 294].

Nach Beginn des Krieges 1939 gerieten die Rententräger allerdings unter erheblichen Druck. Vor dem Hintergrund steigender TB-Fälle rief das NS Regime zum „Großkampf gegen die Volksseuche" auf [8, S. 147] und etablierte die Reichstuberkulosehilfe der NSV für nichtversicherte TB-Patienten und das sogenannte Tuberkuloseversorgungswerk der Rentenversicherung für versicherte Patienten als ein Zwei-Säulen-System. Verbunden war damit eine beträchtliche Leistungsausweitung auf Kosten der Rentenversicherung, die nun die wirtschaftliche Versorgung für alle an Tuberkulose Erkrankten und deren Familien sicherzustellen hatte [9, S. 744]. Die finanziellen Auswirkungen waren gravierend, wie man in der Führungsetage der Rentenversicherer vermerkte. Offenbar um den staatlichen Druck zu kompensieren, betonte der Präsident des Spitzenverbandes der Rentenversicherungsträger, Martin Moebius (geb. 1888), in seinen Rundschreiben, dass die Neuerungen aus freien Stücken unternommen worden seien [SHLA, Abt. 374, 779, Bl. 17, Bl. 48].

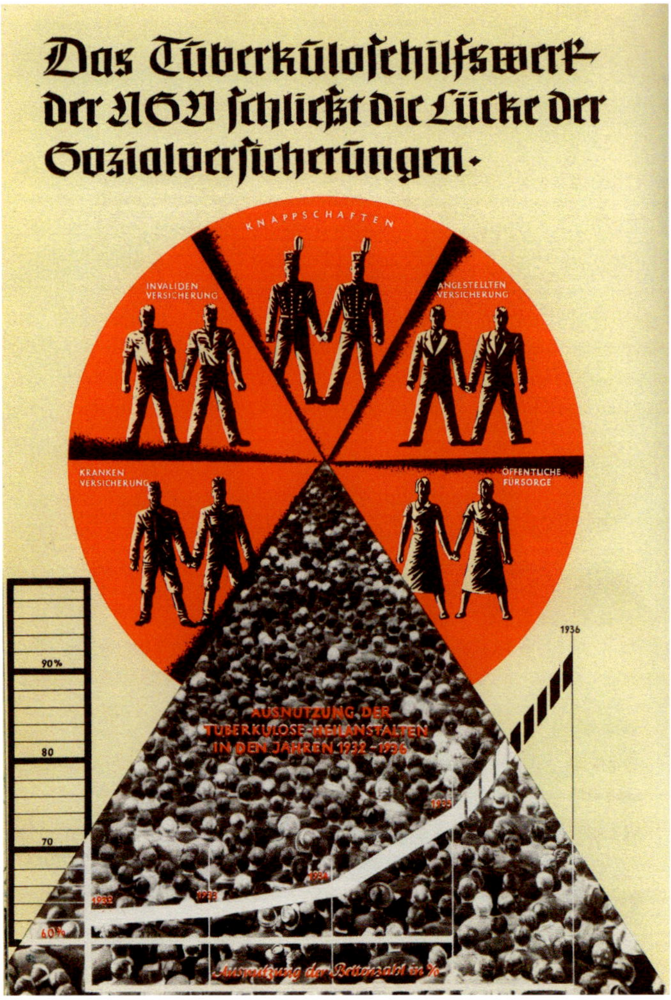

Abbildung 4.2.1
„Das Tuberkulosehilfswerk der NSV schließt die Lücke der Sozialversicherungen." (aus: Eckart, Wolfgang Uwe: Medizin in der NS-Diktatur. Ideologie, Praxis, Folgen. Wien [u.a.] 2012, S. 242)

Das Bild zeigt im unteren Abschnitt die „Ausnutzung der Tuberkulose-Heilanstalten in den Jahren 1932–1936" mit einer Steigerung von rund 60% auf über 90%. Im oberen Bildabschnitt sind als Sozialversicherungen kreisförmig angeordnet die Knappschaften, Angestelltenversicherung, öffentliche Fürsorge, Krankenversicherung und Invalidenversicherung. Das fehlende Sechstel ist die Tuberkulosehilfswerk.

Ungeachtet ihrer Bemühungen sahen sich die Rententräger gleichzeitig wachsender Kritik ausgesetzt. Den wohl massivsten Angriff auf das Selbstverständnis der Rentenversicherung startete Julius Emil Kayser-Petersen (1886–1954) als Tuberkulosereferent im Reichsinnenministerium und Generalsekretär des Reichs-Tuberkulose-Ausschusses (RTA). Der maßgebliche Mitgestalter deutscher Tuberkulosepolitik veröffentlichte im März 1943 einen kritischen Aufsatz in „Der Öffentliche Gesundheitsdienst" [10, S. 744], in dem er – ganz im Sinne des NS-Regimes – stark unterschied zwischen dem vermeintlich an Besitzständen orientierten Klassendenken der Versicherer auf der einen und der angeblich modernen, auf die Gesundheit der „Volksgemeinschaft" zielenden nationalsozialistischen Gesundheitspolitik auf der anderen Seite. Für die Landesversicherungsanstalten mit ihrer „versicherungstechnischen Sichtweise" stehe letztlich nur die Erwerbsfähigkeit des einzelnen Erkrankten im Vordergrund. Sie gewährten Heilstättenkuren nur dann, wenn die Invalidität des Patienten mit an Sicherheit grenzender Wahrscheinlichkeit vermieden werden könne. Eine zukunftsweisende Gesundheitsfürsorge ziele dagegen auf eine „totale Tuberkulosebekämpfung", d.h. die rigorose Beseitigung der Infektionsherde.

Dahinter hätten andere, auch wirtschaftliche Überlegungen zurückzustehen. Der Versuch Kayser-Petersens, die Rentenversicherungsträger als egoistische Kapitalisten abzustempeln, verstand deren Führungsetage als starken Affront. Moebius unterstellte Kayser-Petersen, von den Strukturen und Arbeitsweisen der TB-Bekämpfung letztlich keine Ahnung zu haben [SHLA, Abt. 374, 779, Bl. 34], und schaltete Reichsgesundheitsführer Leonardo Conti ein, der Kayser-Petersen um Stellungnahme bat. Dieser blieb jedoch bei seiner Meinung, dass die Sozialversicherung mit ihren „alten" Ansätzen letztlich Teil des Tuberkuloseproblems und nicht dessen Lösung sei [BArch, R 96-II, 20].

In der Folge rückte das Führungspersonal der Rentenversicherung zumindest auf ideologischer Ebene von den staatlichen und NSDAP-eigenen Einrichtungen immer stärker ab und sah sich als eigentlichen Träger der TB-Bekämpfung. Diese Distanzierung erleichterte den Landesversicherungsanstalten nach 1945 die Weiterarbeit in der Tuberkulosehilfe in ganz erheblichem Maße.

Die starken Bande des Wohlfahrtsstaates: strukturelle Kontinuitäten

Tatsächlich war das Verhältnis zwischen Rentenversicherung und NS-Staat nicht ausschließlich konfliktgeladen. Es war auch gekennzeichnet durch etwas, das sich am besten als strukturelle Kontinuität unter veränderten politischen Rahmenbedingungen umschreiben lässt. Die Arbeit in der TB-Bekämpfung prägte bei Ärzten und Pflegekräften bestimmte Handlungsroutinen und Perspektiven auf Krankheit und Kranke aus, die auch über das Jahr 1933 hinaus bestehen blieben, und zwar ungeachtet der Tatsache, dass sich allgemeine Zielsetzung und Methoden der Tuberkulosepolitik im Gefolge der nationalsozialistischen Machtübernahme teils veränderten. Das heißt, diese Menschen blieben eingebunden in ein ihnen bekanntes System und engagierten sich auch weiterhin in diesem.

Dies zeigt sich eindrücklich am Beispiel der TB-Fürsorgestellen, von denen bis in die späten 1920er Jahre etwa 1.400 mit rund 2.000 Ärzten und 4.0000 Schwestern aufgebaut wurden. Finanziell unterstützt, beraten und kontrolliert wurden sie von den Landesversicherungsanstalten. Diese behielten sich das Recht vor, bei Personalentscheidungen mitzureden, auch inhaltlich Einfluss auf die konkrete Arbeit der Fürsorgestellen zu nehmen [11] und Rechenschaft über die getätigten Ausgaben einzufordern. Unentgeltliche medizinische Untersuchung der Kranken in regelmäßigen Sprechstunden, materielle Hilfestellungen wie Wohnzuschüsse und vor allem die Aufklärungsarbeit über hygienische Vorsichtsmaßnahmen wie der Umgang mit Spuckbechern waren Aufgaben, die von den Fürsorgeschwestern übernommen wurden. Sie kontrollierten auch das familiäre Umfeld und die Wohnverhältnisse, d.h. die Absonderung der TB-Kranken innerhalb der Wohnung, empfahlen (wie die LVA Schleswig-Holstein) ggf. Einweisung in Heilstätten [SHLA, Abt. 374, 351, Bl. 4-5] und meldeten TB-Verdachtsfälle [12, S. 302]. Belehrung, Kontrolle und ggf. Entfernung aus der Gesellschaft bildeten die Eckpfeiler dieses Systems [13, S. 7].

Die ambulante TB-Fürsorge war nicht frei von paternalistischem Denken [14] und verstand ihr Klientel als vermeintlich gesellschaftlich minderbemittelt, „sozial schwach“ oder gar als „asozial“. Diese Menschen hatten jedoch oftmals schlicht wirtschaftliche Probleme. In den Anlaufstellen für TB-Kranke hatten es Fürsorgeärzte und -schwestern überwiegend mit finanziell schlecht gestellten Menschen in schwierigen Wohnverhältnissen zu tun, die meist nicht sozialversichert waren und deshalb in der Regel keine teuren Kuren, sondern lediglich kleinere Hilfsangebote in Anspruch nehmen konnten. Trotzdem zeigten sie wenig Verständnis, wenn Männer aus Angst vor Verdienstausfall einen Sanatoriumsaufenthalt ablehnten [15, S. 98] oder Mütter die freiwillige Asylierung verweigerten, weil sie sich nicht von ihren Kindern trennen wollten [SHLA, Abt. 374, 351, Bl. 22]. Etliche TB-Experten sahen allein die Gefahr, die vermeintlich vom Verhalten der Kranken für die Gesundheit anderer ausging. Sie dachten nicht vom kranken Individuum und dessen Bedürfnissen her, sondern vom „deutschen Volk“, dessen gesamte „Volkskraft“ in Mitleidenschaft gezogen werde, wie Karl Wilhelm Jötten (1886–1958) in einem viel beachteten medizinischen Handbuch zu den Fürsorgestellen formulierte [16, S. 2]. Tatsächlich gerieten ganze Gruppen von Menschen ins Visier dieser Mediziner, die ohnehin bereits an den Rand der Gesellschaft gedrängt waren: Alkoholiker, Prostituierte und Obdachlose seien die Kreise, aus denen die „asozialen Offentuberkulösen“ primär hervorgehen würden. Sie bildeten aus dieser Sicht gewissermaßen das gesellschaftliche Substrat der Krankheit.

„Der Begriff Stadtroda ist nicht nur in Deutschland, sondern in der ganzen Kulturwelt zum Symbol des endlichen Bruches mit einer schwächlich-humanitären Vergangenheit geworden.“ Günther Krutzsch, 1939 [36, S. 69]

Vor diesem Hintergrund forderten bekannte Fürsorgeärzte wie Franz Ickert und Günther Krutzsch – vorerst allerdings noch ohne Erfolg – eine reichsweite Registrierung aller ansteckenden TB-Kranken und die Aufhebung der ärztlichen Schweigepflicht. Die Idee der Sozialkontrolle und Erziehung bestimmter, als bedrohlich wahrgenommener gesellschaftlicher Gruppen gehörte mithin von Anfang an zum Selbstverständnis derer, die sich in der TB-Fürsorge engagierten.

Aus deren Perspektive führte das neue nationalsozialistische Regime ab 1933 die bisherige Fürsorgearbeit lediglich fort bzw. setzte das konsequent um, was Lungenfachärzte wie Ickert und Krutzsch schon seit Längerem gefordert hatten: die verstärkte Kontrolle und Disziplinierung von Kranken, die sich gegenüber der „Volksgemeinschaft“ vermeintlich unverantwortlich benahmen. Tatsächlich kam es unmittelbar nach 1933 lediglich zu graduellen Verschiebungen innerhalb der konkreten TB-Fürsorgetätigkeit. Organisatorisch wurden die bislang zumeist als Vereine in unterschiedlicher Trägerschaft geführten TB-Fürsorgestellen 1934 zunächst den neu gebildeten staatlichen Gesundheitsämtern unterstellt [17, S. 49]. Wie schon in der Weimarer Republik dienten die Fürsorgestellen als Frühwarnsystem, um teure stationäre Aufenthalte in Heilanstalten und Neuansteckungen möglichst zu vermeiden [18], u.a. durch Röntgenreihenuntersuchungen [19, S. 41-42] in Betrieben und Schulen oder durch Beratung in ambulanten Sprechstunden.

Eine große Bedeutung kam der TB-Fürsorgeschwester zu, die als ein wichtiges Bindeglied zwischen Arzt und Patienten angesehen wurde, weil sie den direkteren Kontakt zu den Kranken hatte [siehe Abb. 4.4; 20, S. 647]. Das NS-Regime stockte das pflegerische Personal von 4.000 Schwestern 1930 auf 5.000 im Jahr 1938 auf [21, S. 49, 67].

Verbunden damit war ein wachsender Kontrollanspruch und eine Betreuungsquote von 600 Kranken pro Fürsorgeschwester. In anderen Worten: Die Alltagspraxis blieb weitgehend gleich und wurde lediglich quantitativ ausgeweitet und ideell aufgewertet.

Was sich hingegen wandelte, war der weitere Rahmen der Tuberkulosepolitik. Es kam zu einer Radikalisierung vor allem im Umgang mit als „asozial" abgestempelten TB-Kranken. Mitarbeiter der Fürsorgestellen meldeten solche Kranke den übergeordneten Gesundheitsämtern, die wiederum bei den Polizeibehörden die zwangsweise Verbringung der Patienten in eigens aufgebaute Sonderanstalten für „asoziale" TB-Kranke erwirkten. Dort erwarteten Tausende nicht nur gefängnisähnliche Haftbedingungen, sondern auch vielfach der Tod insbesondere durch gezielten Nahrungsentzug. Fürsorgeärzte und -schwestern wurden damit zu wichtigen Instrumenten im nationalsozialistischen System der Überwachung, Ausgrenzung und schließlich Tötung von Patienten im Gesundheitswesen – indem sie schlicht weiterhin ihre gewohnte Arbeit taten.

Für Mitarbeiter der Rentenversicherung, die dieses System mitfinanzierte und mitorganisierte, schien ebenfalls kein gravierender Unterschied zur Weimarer Republik zu bestehen. Ausdrücklich bezeichneten hochrangige Vertreter der Rentenversicherung im Wegsperren von TB-Patienten lediglich die konsequente Weiterentwicklung ihrer bereits in der Weimarer Republik erfolgten Vorstöße, Menschen mit ansteckender Tuberkulose zu isolieren und hierfür auch freiwillige Zusatzleistungen zu erbringen. Dass sich inzwischen Entscheidendes verändert hatte und das Prinzip der Patienteneinwilligung durch staatliche Gewalt ersetzt worden war, vermochte man hingegen nicht zu sehen. Als sich die Spitzenfunktionäre der Rentenversicherung Anfang der 1940er Jahre dazu entschieden, die Zwangsasylierung sogar vollständig zu finanzieren, wurde dies als Kontinuität verstanden. So vertrat Wilhelm Schow, Leiter der LVA in Schleswig-Holstein, in einem Rundschreiben vom 24. Juni 1943 die Ansicht, dass die Rentenversicherung bereits seit Ende der 1920er Jahre der Asylierung der unheilbaren Kranken eine entscheidende Bedeutung beimesse [SHLA, Abt. 374, 778, Bl. 117] und beispielsweise Krankenhausträgern Darlehen zur Modernisierung ihrer Anstalten gewähre, wenn diese im Gegenzug Plätze zur Absonderung von TB-Kranken bereitstellten. Durch die letzten Neuerungen habe sich an der Situation letztlich „nichts Wesentliches" verändert.

Das stark standardisierte und formalisierte Verwaltungshandeln trug offenbar ein Übriges dazu bei, dass Mitarbeiter der Rentenversicherung insbesondere auf der mittleren und unteren Ebene die zwangsweise und illegale Verbringung von Menschen in Anstalten gar nicht als solche wahrnahmen, da das Verfahren sich in seiner verwaltungstechnischen Durchführung kaum unterschied von der bisherigen „normalen", auf Freiwilligkeit basierenden Einweisung. In anderen Worten: Für Handelnde im Bereich der Tuberkulosebekämpfung war der vom berühmten Juristen Ernst Fraenkel beschriebene Maßnahmenstaat nationalsozialistischer Prägung nicht immer vom Normenstaat der Weimarer Republik unterscheidbar. Diese offensichtlichen Blindstellen verweisen letztlich auf das starke Traditionsverständnis, das innerhalb der Rentenversicherung gepflegt wurde.

Wegsperren, strafen, den frühen Tod herbeiführen: ideologische Affinitäten im Umgang mit TB-Kranken

Zwischen einigen Mitarbeitern der Rentenversicherung, Lungenfachärzten und NS-Gesundheitspolitikern kam es aber auch zur bewussten und freiwilligen Zusammenarbeit, die auf ideologischen Affinitäten zum Nationalsozialismus gründete. Größtenteils war man sich darüber einig, TB-Kranke, die durch ihr „asoziales" Verhalten die deutsche Gesellschaft vermeintlich gesundheitlich gefährdeten, zwangsweise in staatliche Sonderanstalten mit Gefängnis- und damit Strafcharakter zu verbringen. Leitende TB-Ärzte, darunter einige Anstaltsärzte der Landesversicherungsanstalten, wurden sogar von sich aus aktiv und drängten Vertreter des NS-Regimes regelrecht, rigoros gegen diese Menschen vorzugehen. Vieles weist darauf hin, dass zumindest leitende Mitarbeiter der Rentenversicherung vom frühen Tod von Patienten in diesen Anstalten insbesondere durch bewusste Vernachlässigung wussten und diesen billigend in Kauf nahmen.

Die Zusammenarbeit zwischen Regime und Rentenversicherung bei der Bekämpfung von „asozialen" TB-Kranken nahm dabei unterschiedliche Formen an. Führende Lungenfachärzte, die in Heilanstalten der Rentenversicherungsträger arbeiteten, beteiligten sich an der Debatte über gesetzliche Bestimmungen zur Zwangsasylierung von „bösartigen" und „asozialen" TB-Kranken. Ein Beispiel ist Felix Lommel, langjähriger medizinischer Direktor der Tuberkuloseklinik der LVA Thüringen, Autor wichtiger Handbucheinträge zur Inneren Medizin und darüber hinaus auch als Eugeniker publizistisch tätig [22]. Zusammen mit seinem akademischen Schüler Kayser-Petersen machte er immer wieder Druck auf die Politik, endlich eine gesetzliche Handhabe zur zwangsweisen Asylierung zu schaffen. Im Interesse der Allgemeinheit bleibe aus medizinischer Sicht letztlich keine andere Wahl.

Das Argument der Alternativlosigkeit verfing bei den Politikern der Weimarer Republik noch nicht, ein Reichstuberkulosegesetz mit drastischen Zwangsvorschriften blieb aus. Aber auch der nationalsozialistische Staat erfüllte die Forderungen zunächst nur teilweise. Zwar baute das nationalsozialistische Regime nur ein Jahr nach der Machtübernahme in Stadtroda nahe Jena eine Modellanstalt auf, in der als asozial stigmatisierte Patienten unter gefängnisähnlichen Bedingungen eingesperrt waren [23; 24].

So waren die Räumlichkeiten der Anstalt vergittert, es gab bewaffnete Wärter und bei Verstößen gegen die strikte Hausdisziplin hatten Patienten mit Einzelhaft und Nahrungsentzug zu rechnen. Auch wurden die dort eingesperrten Patienten sehr schnell Opfer einer gezielten Politik der Vernachlässigung, die den Tod der Patienten zumindest billigend in Kauf nahm. Neuere Studien belegen, dass zu hoffnungslosen Fällen abgestempelte TB-Kranke dort nicht mehr die notwendigen zusätzlichen Lebensmittelrationen erhielten, um ihren körperlichen Verfall aufzuhalten. Infolge dieser absichtlichen Unterversorgung verdoppelte sich in Stadtroda bereits ab 1935 die Zahl der Todesfälle [25, S. 2, 26; 27]. Unter TB-Experten war das durchaus bekannt, da Thüringische Fürsorgeärzte, manchmal nur wenig verklausuliert, in einschlägigen Fachjournalen für Tuberkulose von den Lebensbedingungen der Patienten in Stadtroda berichteten. Der Lungenfacharzt Franz Heisig, der die Kranken fachmedizinisch betreute, machte 1934 im Tuberkulosefürsorgeblatt klar, dass es allein um Verwahrung von „Schädlinge[n]" gehe und daher alle Maßnahmen ausblieben, „die den schicksalsmäßigen Ablauf der Tuberkulose hemmen". Symptom-

Franz Heisig
(siehe Kap. 8)

lindernde Medikamente wie Hustentabletten wurden ausgegeben [27], Lungenoperationen und andere echte therapeutische Maßnahmen fanden aber nicht mehr statt. Laut dem damaligen Direktor, Berthold Kihn, war die Anstalt „nach Art der Konzentrationslager" geschaffen worden und gründete auf den „Prinzipien des Gebotes und Verbotes". Als Anstaltsleiter habe er kein Interesse daran, bei uneinsichtigen, unheilbar kranken Patienten „das Leben zu verlängern" [28, S. 417–418]. Auch durch Studienreisen nach Stadtroda wurden Ärzte, Anstaltsleiter und Mitarbeiter der Landesversicherungsanstalten über die dort herrschenden Zustände unterrichtet, wie aus Berichten z.B. „über die Besichtigung der Asozialenabteilung in der Thüringischen Landesheilanstalt Stadtroda vom 28.11.1940" [LWL, Bestand 663, D 8 Nr. 53] deutlich wird. Die Unterbringung von „asozialen Patienten" in Stadtroda sei „im Allgemeinen endgültig", heißt es 1936 in einem Bericht von Wilhelm Roloff, Oberarzt im Landeskrankenhaus Treuenbrietzen in Brandenburg, der damit andeutete, dass die Patienten dort zum Sterben bestimmt waren [BLHA, Rep. 55 VII b, 267].

Wilhelm Roloff
(siehe Kap. 8)

Das war einigen besonders radikal denkenden Tuberkulosefachleuten jedoch immer noch nicht genug. Sie forderten ein reichsweites Gesetz zum Aufbau weiterer solcher Sonderanstalten. Unverhohlen kritisierten sie die vermeintliche Passivität des NS-Regimes wie etwa Joachim Hein, langjähriger Chefarzt des Tuberkulosekrankenhauses Tönsheide der Landesversicherungsanstalt Schleswig-Holstein, der von einer „kühlen Reserve" sprach, die der Staat in dieser Frage an den Tag lege und die es abzulegen gelte [29].

Lommel und Kayser-Petersen gingen noch einen Schritt weiter. Einer ihrer Doktoranden legte 1935 einen Entwurf für ein eigenes Gesetz zur Bekämpfung „asozialer" TB-Kranker vor und ging darin auch auf die gesundheitspolitischen und insbesondere ökonomischen Auswirkungen ein, die die Gesetzesreform angeblich mit sich bringe: So stellte der Promovend einem geschätzten Gesamtschaden von 5 Milliarden RM durch Berufsunfähigkeit den errechneten Unterbringungskosten für „asoziale Tuberkulosekranke" von weniger als 10 Millionen RM pro Jahr gegenüber [30].

Ganz offenbar war die Strategie Lommels und Kayser-Petersens, dem NS-Regime nicht einfach nur ihr medizinisches Wissen zur Verfügung zu stellen. Vielmehr unterbreiteten sie selbst dezidierte politische Handlungsvorschläge und untermauerten diese mit vermeintlich harten wirtschaftlichen Fakten.

Diesmal war der Vorstoß von Erfolg gekrönt. Im Dezember 1938 verabschiedete das nationalsozialistische Regime eine Verordnung zur Bekämpfung übertragbarer Krankheiten, in der die Vorschläge Lommels und Kayser-Petersens zumindest in ihren Grundzügen einflossen. Damit war die rechtliche Grundlage dafür gelegt, dass neben der Modelleinrichtung in Stadtroda noch andere Abteilungen aufgebaut werden konnten – bis 1942 insgesamt 18 weitere Sonderanstalten.

Die Verordnung vom Dezember 1938 zeitigte aber noch andere Effekte. Sie sorgte für eine Normalisierung von Gewalt gegenüber TB-Patienten. Zwang stellte ab sofort eine legitime, ja sogar staatlicherseits gebotene Option für Mediziner in der Bekämpfung der Krankheit dar. Entscheidend ist hier, dass diese Vorgaben auch nicht mehr infrage gestellt wurden, sondern im Gegenteil nach 1938 der kollektiven Orientierung unter deutschen Lungenfachärzten dienten und somit Handlungssicherheit herstellten.

Beispielhaft sind hier die vollständig erhaltenen Patientenakten der damaligen Heil- und Pflegeanstalt Karthaus bei Regensburg, die eine der 18 Sonderanstalten war und deren Akten systematisch ausgewertet werden konnten [Archiv Psychiatr. Univ. klinik Regensburg, hist. Pat.akten].

Tatsächlich rekurrierten in den bald folgenden Kriegsjahren Ärzte, Anstaltsvorstände und Leiter von Gesundheitsbehörden in ihren Entscheidungen über die Behandlung einzelner Patienten regelmäßig auf die Verordnung und die hierzu erlassenen ausführenden Richtlinien.

Hochrangige Vertreter der Rentenversicherung wie Eduard Storck waren es auch, die diese Ausführungsbestimmungen mit erarbeitet hatten und so die Aktionsmöglichkeiten gegen TB-Kranke weiter verschärften. Storck war zunächst leitendes Mitglied im Deutschen Verein für öffentliche und private Fürsorge gewesen, einem der wichtigsten sozialpolitischen Austauschforen für Kommunen, Wohlfahrtsorganisationen und Wissenschaftler, bevor er 1933 von den nationalsozialistischen Machthabern zum Präsidenten der Landesversicherungsanstalt der Hansestädte ernannt wurde [31]. Als Leiter der „Arbeitsgruppe Absonderung" im Reichs-Tuberkulose-Ausschuß, dem zentralen Koordinationsforum für TB-Bekämpfung im „Dritten Reich", stand Storck einem Gremium vor, das zum Ort teils heftiger Querelen wurde. In der Frage, was mit den als asozial bezeichneten TB-Kranken zu geschehen habe, herrschte jedoch weitgehend Einigkeit und man verständigte sich nach mehreren Jahren intensiver Beschäftigung mit dem Thema im Januar 1943 auf allgemeine „Richtlinien für die Absonderung der Offentuberkulösen", die Ärzten für ihre Therapieentscheidungen an die Hand zu geben waren [BArch, R 96/II, 6, Bl. 39].

Absonderung und gezielte Vernachlässigung
(siehe Kap. 5)

Über das Schicksal dieser Patienten sollte anhand zweier zentraler Kriterien entschieden werden: Arbeitsfähigkeit sowie Verhalten gegenüber der Gesellschaft. „Mit allen Mitteln" sei die Heilung bei den „sozial gutartigen, heilfähigen Tuberkulösen" anzustreben, die nach der Therapie wieder in den Arbeitsprozess, wenn auch nur eingeschränkt, integriert werden könnten und damit einen Aktivposten im Krieg darstellten. Dagegen solle der Arzt bei denen, die weder zur Arbeit noch zur Gemeinschaft fähig seien, „alle Maßnahmen unterlassen, die den schicksalsmäßigen Ablauf der Tuberkulose aufhalten könnten".

Die Richtlinien sprechen es nicht direkt aus, aber aus dem Kontext der Quelle wird deutlich, dass solche Patienten letztlich keine qualifizierte medizinische und pflegerische Betreuung mehr erhalten sollten. Ausdrücklich hieß es etwa an anderer Stelle, es reiche aus, wenn sich nicht mehr eigens ein ausgebildeter Lungenfacharzt, sondern ein externer Arzt nebenher um die Kranken kümmerte [ebd., Bl. 39]. Damit sprach sich der Ausschuss, der regelmäßig vor Ort in Lungenheilstätten und Tuberkulosekliniken tagte, für die gezielte Vernachlässigung von Patienten aus und legitimierte diese auf höchster Ebene. Die Richtlinien vom Januar 1942 dienten damit auch der kollektiven Rückendeckung und Selbstvergewisserung der Heilstätten selbst, die in die Erarbeitung dieser Richtlinien eingebunden worden waren [BArch, R 96/II, 6, Bl. 5.].

Hochrangige Vertreter der Landesversicherungsanstalten halfen, diese Politik gegenüber sogenannten asozialen TB-Kranken in die Tat umzusetzen. Während die Initiative hierzu in Regionen wie Westfalen von Vertretern der öffentlichen Fürsorge wie dem Oberpräsidenten der Provinz Westfalen und der Partei ausging [SHLA, Abt. 374, 351] und in Mecklenburg der örtliche Rententräger sich aus Sicht der NSDAP sogar sehr passiv in der Frage verhielt [BArch, NS 25, 291, Bl. 137-138], waren in anderen Landesteilen die örtlichen Landesversicherungsanstalten treibende Kräfte. Die Thüringische LVA war etwa materiell am Aufbau von Stadtroda beteiligt [27, S. 107].

Da die Thüringische Anstalt Stadtroda ausgelastet und Überstellungen von Patienten auf absehbare Zeit nicht möglich waren, trieben in Pommern die Leiter der örtlichen Landesversicherungsanstalt und der Fürsorge zudem den Aufbau einer eigenen Anstalt „nach dem Muster von Stadtroda" voran [SHLA, Abt. 374, 351]. Die Beteiligten rühmten sich sogar, bereits vor dem Erlass der Verordnung vom Dezember 1938, die ja erst die rechtliche Grundlage für den Aufbau solcher Sonderanstalten schuf, die ersten Schritte hierzu eingeleitet zu haben [ebd.]. Von einem erzwungenen Mitmachen an den Untaten der neuen Machthaber in Berlin, wie das nach 1945 gerne angeführte Argument lautete, kann hier also nicht die Rede sein. Ganz im Gegenteil zeigten sowohl der Chef der Provinzialbehörde als auch der Leiter der LVA ein erhebliches Maß an Eigeninitiative.

Insgesamt wurden neben Stadtroda und Ueckermünde noch 16 weitere Anstalten dieser Art im gesamten Reichsgebiet aufgebaut [7]. Nach den an Stadtroda angelehnten Hausordnungen hatten die Patienten zum einen den Anordnungen des Arztes und des Pflegepersonals „unbedingt und widerspruchslos Folge zu leisten". Verstöße ahndete man ähnlich wie in Thüringen mit Nahrungsentzug und Einzelhaft [7]. Ein Zwang zur Arbeit wurde eingeführt, der anfangs leichte Arbeiten im Bereich Versorgung und Pflege, später auch Akkordarbeit für Betriebe umfasste und unter Umständen die Gesundheit der betroffenen Patienten beeinträchtigte [SHLA, Abt. 374, 720, Bl. 30].

Damit war die Rentenversicherung auch in das System der nationalsozialistischen Zwangsarbeit eingebunden [32, S. 87]. Fälle von Widerstand gegen die ökonomische Ausbeutung von Patienten sind nicht bekannt; im Gegenteil stellten einige Leiter der Landesversicherungsanstalten (z.B. der Präsident der LVA Hansestadt Hamburg) sowie Ärzte, die im Dienst der Rentenversicherung standen, ihre Expertise dem Regime zur Verfügung [StA, 352-3_VI_33].

In einer Kommissionsbesprechung zu Fragen der „Arbeitstherapie" bekräftigten im Mai 1939 beispielsweise Wilhelm Braun, Leiter der LVA Hessen-Kassel, Hans Fleischer von der LVA Sachsen, Rüdiger Wagner von der LVA Hannover und der Direktor der LVA-Heilstätte Donaustauf bei Regensburg, Kurt Nicol, „einstimmig" eine solche Pflicht zur Arbeit, die notfalls sogar erzwungen werden müsse [SHLA, Abt. 374, 720, Bl. 1.]. Sie stärke nicht nur den Arbeitswillen des Patienten und fördere seine Wiedereingliederung in den Arbeitsprozess, sondern sei auch sinnvoll „für das Volksganze" [ebd.]. Dass es hier letztlich um Ausbeutung ohne Rücksicht auf die Gesundheit der Betroffenen ging, war ganz offensichtlich den Beteiligten klar: Laut Joachim Hein kämen Asylierungsfälle auch für eine „energische Arbeitsbehandlung" infrage, von der „normale" TB-Kranke ausgenommen seien, weil sie einen gesundheitlichen Rückfall hervorrufen könnten. Hier stellten Mitarbeiter der Rentenversicherung erneut Leib und Leben von als „asozial" bezeichneten TB-Patienten zur Disposition.

Die staatlichen Sonderanstalten, deren Aufbau die Landesversicherungsanstalten unterstützt hatten und die sie ab den frühen 1940er Jahren sogar vollständig finanzierten, wurden schließlich auch Orte von Patientenmord: Wir wissen inzwischen, dass nach Kriegsbeginn manche dieser Anstalten nicht nur weiterhin Patienten gezielt vernachlässigten und ihren Tod insbesondere durch die Unterversorgung mit Nahrungsmitteln billigend in Kauf nahmen [33; 17, S. 53]. Einige Anstalten gingen zudem dazu über, TB-

Kranke durch Medikamentenüberdosierung zu töten. Die Anstalt Feldberg bei Graz setzte das Beruhigungsmittel Luminal ein, um Patienten in einem andauernden Dämmerzustand zu halten, im Westfälischen Benninghausen waren es hohe Dosen Morphium. Beide Mittel waren bei Lungenkranken ausdrücklich kontraindiziert, weil sie zu Atemdepressionen und im schlimmsten Fall zum Erstickungstod führen, und gehörten zu den Medikamenten, die auch in den Zentren des Patientenmords zur Tötung geistig behinderter und psychisch kranker Menschen angewandt wurden [34, S. 68]. Der Umfang von gezielter Patientenvernachlässigung und -mord in den Tuberkulose-Sonderanstalten war allem Anschein nach beträchtlich: Schätzungsweise über 30.000 Menschen wurden in eine der 18 Anstalten zwangseingewiesen, beinahe jeder Zehnte verstarb an den Folgen der Haft [33]. Mitarbeiter der Rentenversicherung waren auf allen Ebenen dieser Verbrechen eingebunden, d.h. aktiv beteiligt an der Ausformulierung der rechtlichen Bestimmungen zum repressiven Umgang mit „asozialen“ TB-Kranken und am Aufbau, der Finanzierung und dem Betrieb der Sonderanstalten, in denen Tausenden von Menschen Schaden an Leib und Leben zugefügt wurde.

Das System nutzen: Zur Abschiebung und Tötung von TB-Patienten in Anstalten der LVA

Schließlich lernten Mitarbeiter in LVA-eigenen Heilanstalten, das bestehende System der Zwangsasylierungen für ihre eigenen Interessen zu nutzen, ohne dass sie selbst zwingend glühende Nationalsozialisten gewesen wären oder deren Ideologie teilten. So schoben sie zum einen unbequeme Patienten in die Sonderanstalten ab, wo diesen der Tod drohte. Gravierender noch war, dass zu Kriegsende einige LVA-Ärzte wie Werner Sick (s.u.) ganz offenbar dazu übergingen, ihrerseits TB-Kranke, die sie als hoffnungslose Fälle einstuften, in den eigenen Anstalten zu töten.

Die staatlichen Sonderanstalten dienten Ärzten und Pflegepersonal insbesondere der Einschüchterung der eigenen Patienten und der Aufrechterhaltung dessen, was damals als Anstaltsordnung bezeichnet wurde [17, S. 53]. Patienten, die sich nicht der strikten Disziplin oder medizinischen Anordnungen fügen wollten, drohten Ärzte und Pflegepersonal immer wieder mit der Verbringung in eine der Sonderanstalten und taten das in Einzelfällen auch. Verstöße gegen Hygieneregeln und Hausordnungen oder Fehlverhalten von Patienten, die etwa „dauernd unverschämt in der Anstalt umherlärmten“, fielen unter diese Kategorie, da sich das Verhalten solcher „renitenter“ Patienten „sehr ungünstig auf die gesamte Disziplin der übrigen Patienten“ auswirke, wie der Direktor der Lungenheilstätte Grabowsee der LVA Brandenburg im Juni 1934 mitteilte [BLHA, Rep. 55 VII b, 267].

Heilanstalten und NS-Regime arbeiteten Hand in Hand. Abschreckung und Einschüchterung von TB-Kranken gehörten zu den erklärten gesellschaftspolitischen Zielsetzungen, die hinter dem Aufbau der Sondereinrichtungen standen. Zwangsasylierung sollte nicht nur präventiv wirken, sondern als Drohkulisse jeden TB-Patienten gefügig machen und zu einem konformen Verhalten zwingen. Obgleich sie immer nur eine kleine Minderheit aller TB-Kranken beherbergten, kam den Sonderanstalten mithin eine eminente Bedeutung zu: Sie sollten zeigen, was Menschen drohte, wenn sie die gesetzten Regeln überschritten. Dem Thüringischen Tuberkulosefürsorgearzt Heisig zufolge wurde so die Achtung vor den Anordnungen der Fürsorgestellen erheblich gesteigert und bei widerspenstigen, schwierigen Heilstättenpatienten genüge „meist schon die bloße Androhung in eine geschlossene Abteilung, um sie zu einem ordentlichen Verhalten zu bewegen“ [35, S. 225, 250]. Erklärtes Ziel war mithin die Schaffung des „disziplinierten Menschen“; es ging um Verhaltensregulierung durch Terror [StA, 352-3_VI_33]. In letzter Konsequenz gerieten auf diese Weise auch die Lungenheilanstalten der Rentenversicherung zu einem Teil des nationalsozialistischen Terrorapparates.

Wie rigide und unbarmherzig Mitarbeiter der Rentenversicherung in den Heilstätten gegen Patienten vorgingen, beweisen die Akten der LVA-Lungenklinik Tönsheide, denen zufolge der dort tätige Oberarzt Kruse dem Direktor Joachim Hein gegenüber unumwunden zugab, seinen Patienten regelmäßig mit der zwangsweisen Verbringung in eine Sonderanstalt zu drohen [SHLA, Abt. 374, 649, Bl. 134.]. Auch Angehörige, die sich seinen Anordnungen widersetzten, versuchte er mit polizeilichen Maßnahmen einzuschüchtern [ebd., Bl. 132]. Er würde grundsätzlich auch bei noch heilungsfähigen Patienten, die sich uneinsichtig verhielten, „auf den drohenden Tod hinweisen“ [ebd., Bl. 134]. Das bedeutet, Ärzte im Dienst der Rentenversicherung drohten Patienten mit gefängnisähnlicher Haft, in einigen Fällen versetzten sie diese sogar in Todesangst, um sie gefügig zu machen.

In den Führungsetagen der Rentenversicherung wurde einem solchen Verhalten kein Riegel vorgeschoben, vielmehr bestärkten sie Ärzte und Pflegepersonal teils noch in ihrem Handeln. So sprach sich beispielsweise der Vorstand der LVA Brandenburg ausdrücklich dafür aus, „asoziale Elemente“ zu bestrafen [BLHA, Rep. 55 VII b, 267]. Als besonders rücksichtslos zeigte sich der Leiter der Hamburgischen LVA Eduard Storck, der aus Eigeninitiative Anträge auf Zwangsabsonderung stellte. In einem Fall focht Storck sogar die Entscheidung einer anderen Behörde an, die den betreffenden TB-Kranken ursprünglich zu Hause wohnen lassen wollte [StA, 352-3_VI_33]. Storck hätte die Sache also einfach auf sich beruhen lassen können, tat das aber nicht. Storck setzte sich schließlich durch: Der betroffene Patient wurde zwangsasyliert.

Belegt sind zudem Beispiele aus Landesversicherungsanstalten, die pflegeintensive Patienten zur Arbeitsentlastung in die Sonderanstalten verlegten, obwohl diese für die Verwahrung reiner Pflegefälle gar nicht vorgesehen waren [BLHA, Rep. 55 VIIb, 267]. Auffallend ist jedenfalls, wie oft in den Begründungen für die Überweisungen darauf hingewiesen wurde, dass der betreffende Patient die eigene Körperhygiene vernachlässige und so dem Pflegepersonal enorm Arbeit mache. „E. ist ein sehr schmutziger und schmieriger Patient“, hieß es etwa hierzu kurz und bündig über einen Patienten [LWL, Bestand 663, Akte 2871] – die vermeintliche Asozialität des Patienten wurde als Erklärung lediglich nachgeschoben.

Ärzte und Schwestern begründeten dieses Vorgehen in einigen besonders eklatanten Fällen mit der vermeintlich großen finanziellen Bürde, die diese Kranken insgesamt für die „Volksgemeinschaft“ darstellten. Beispielhaft ist der Beschwerdebrief einer TB-kranken Patientin aus Tönsheide, die massive Vorwürfe gegenüber einer dort beschäftigten Oberschwester und deren Aussage erhob: „Wenn der Engländer wirklich mal eine Bombe hier reinsetzt, ist auch nicht schade, Ihr liegt ja doch nur dem Staat zur Last.“ [SHLA, Abt. 374, 649, Bl. 117]

Solcherart vom NS-Regime verbreitete Parolen konnten dafür herhalten, ein unbarmherziges Vorgehen gegen unbequeme und arbeitsaufwendige Patienten zu rechtfertigen – vor dem nationalsozialistischen Regime und stärker wohl noch vor sich selbst.

Das Argument, unheilbare Patienten fielen der Gemeinschaft doch nur zur Last, diente in der Spätphase des Krieges schließlich Mitarbeitern in einigen Landesversicherungsanstalten als Vorwand, selbst Patienten zu töten. Entsprechende Vorwürfe wurden etwa gegenüber dem Direktor Joachim Hein und Schwestern des TB-Krankenhauses Tönsheide auch noch in einem Ermittlungsverfahren von 1977 laut [SHLA, Abt. 786 Nr. 2579]. Im Fall der von der LVA-Mecklenburg betriebenen Heilstätte Amsee bei Waren/Müritz im heutigen Mecklenburg-Vorpommern gab der beschuldigte Arzt Werner Sick in den 1960er Jahren vor den ermittelnden Polizeibeamten sogar unumwunden zu Protokoll, dass er in den letzten Kriegstagen sieben seiner Patientinnen durch die Verabreichung einer hohen Dosis des Narkotikums Evipan gezielt umgebracht hatte. Die zuständige Staatsanwaltschaft machte sich kritiklos Sicks Rechtfertigungsstrategie zu eigen, wonach die Kranken ohnehin bald gestorben wären und Sick sie nur habe vor der drohenden Vergewaltigung durch Soldaten der heranrückenden Roten Armee habe bewahren wollen [SHLA, Abt. 352.4 Nr. 551, Bl. 74]. Der betreffende Arzt ging – wie auch die wenigen anderen Mediziner, gegen die überhaupt in der Bundesrepublik und der DDR Ermittlungen wegen der Misshandlung und Tötung von TB-Patienten anliefen – völlig straffrei aus.

Zusammenfassung und Ausblick

Der Befund einer weitreichenden Kooperation zwischen Rentenversicherung und NS-Regime birgt erhebliche Brisanz, weil TB-Bekämpfung im „Dritten Reich" nicht einfach nur als die ungebrochene Fortentwicklung einer sich zwischen Kaiserreich und Weimarer Republik verfestigenden modernen Leistungsmedizin verstanden werden kann. Die Ausweitung von Leistungen für Kranke und diagnostische Innovationen wie Röntgenreihenuntersuchungen sind nur die eine Seite der gesundheitspolitischen Medaille. Die andere Seite ist, dass der nationalsozialistische Kampf gegen die Tuberkulose oftmals den Charakter eines Kampfs gegen TB-Kranke annahm [17, S. 45]. Das schloss genuine Verbrechen an Patienten mit ein. Das NS-Regime ging mit Unterstützung von Lungenfachärzten und anderen TB-Experten unerbittlich gegen all jene vor, die durch ihr angeblich rücksichtsloses Verhalten die imaginierte neue „Volksgemeinschaft" als Ganzes zu bedrohen schienen. Als asozial abgestempelt, wurden diese Patienten zwangsweise in gefängnisähnlichen Sonderanstalten abgesondert, wo sie bereits vor Kriegsbeginn 1939 einen raschen Tod durch die bewusste Mangelversorgung mit Lebensmitteln finden sollten. Im Krieg schließlich trat noch Patientenmord durch Medikamentenüberdosierung hinzu. Ungeachtet aller Konflikte über die Stellung der Rentenversicherung im Gefüge der nationalsozialistischen Tuberkulosebekämpfung und trotz aller Finanzierungsquerelen trugen die Landesversicherungsanstalten diese Politik mit.

Die bisherigen Ergebnisse zeigen zudem, dass einige Ärzte und Schwestern in LVA-eigenen Anstalten noch einen entscheidenden Schritt weiter gingen. Sie töteten von sich aus als unbequem oder lästig angesehene TB-Patienten, um Platz zu schaffen für vermeintlich „wertvolle" Kranke.

Es bedarf dazu noch weiterer Forschung, um den Umfang dieses Patientenmords vollständig auszuloten. Eines jedoch haben die bisherigen Studien allemal gezeigt: Tuberkulosebekämpfung war keine reine Erfolgsgeschichte, wie Festschriften der Rentenversicherung in der Nachkriegszeit gerne suggerierten. Die Landesversicherungsanstalten bekämpften an vorderster Stelle eine der tödlichsten Seuchen und retteten damit Menschenleben, allerdings um den Preis, dafür andere Menschenleben zu opfern. Tod und Rente standen damit in einem doppelsinnigen Verhältnis: Die Rentenversicherung verhinderte weitere Tuberkuloseopfer, zugleich wirkte sie jedoch mittelbar mit an der nationalsozialistischen Mordpraxis an TB-Kranken, schließlich töteten einige ihrer Mitarbeiter auch von sich aus Patienten, die in ihrer Obhut standen.

Literatur und Quellen

1. Lindner, Ulrike: Gesundheitspolitik in der Nachkriegszeit: Großbritannien und die Bundesrepublik im Vergleich. München 2004
2. Reichsversicherungsordnung (RVO) vom 19.07.1911. In: Reichsgesetzblatt 1911, 42 (Nr. 3921), S. 509–860
3. Grundsätze der LVA Brandenburg für die Übernahme des Heilverfahrens. o.D. (1930), Brandenburgisches Landeshauptarchiv, Rep. 55, VII b, 194
4. Pütter, Ernst: Die Berliner Auskunfts- und Fürsorgestellen für Lungenkranke, Alkoholkranke und Krebskranke im Jahre 1912 und die Landesversicherungsanstalt Berlin. Berlin; Heidelberg 1913
5. Süß, Winfried: Der „Volkskörper" im Krieg: Gesundheitspolitik, Gesundheitsverhältnisse und Krankenmord im nationalsozialistischen Deutschland 1939–1945. München 2003
6. Hansen, Eckhard: Wohlfahrtspolitik im NS-Staat: Motivationen, Konflikte und Machtstrukturen im „Sozialismus der Tat" des Dritten Reiches. Augsburg 1991
7. Miquel, Marc von: Der Umgang mit Tuberkulosekranken. In: ders.; Schmidt, Anne (Hg.): 125 Rentenversicherung in Westfalen: Sicherheit für Generationen, 1890 bis 2015. Münster 2015
8. Deutschland im Kampf 1944 (113/116)
9. Ministerialblatt des Reichs- und Preußischen Ministeriums des Inneren 1944 (Nr. 31)
10. Kayser-Petersen, Julius Emil: Die Aufgabe der Tuberkulosefürsorgestellen im Rahmen der neuen Tuberkulosehilfe. In: Der Öffentliche Gesundheitsdienst B 1943 (9) Nr. 6, S. 89–93
11. Landesarchiv Baden-Württemberg, Abt. Generallandesarchiv Karlsruhe, 462 Zugang 1994-38 Nr. 315
12. Dresel, Ernst Gerhard; Gottstein, Adolf; Schloßmann, Arthur; Teleky, Ludwig: Wohlfahrtspflege: Tuberkulose, Alkohol, Geschlechtskrankheiten. Berlin; Heidelberg 1926
13. Blümel, Karl Heinz (Hg.): Handbuch der Tuberkulosefürsorge. München 1926
14. Steckmann, Ulrich: Paternalismus und Soziale Arbeit. In: Soziale Passagen 2014 (6), S. 191–203
15. Wolters, Christine: Tuberkulose und Menschenversuche im Nationalsozialismus. Stuttgart 2011
16. Jötten, Karl Wilhelm: Die Auskunfts- und Fürsorgestelle für Lungenkranke: Wie sie ist und wie sie sein soll. 2. Aufl. Berlin; Heidelberg 1926
17. Flessner, Alfred: Tuberkulose und Krankenmord in Oldenburg. In: Flessner, Alfred; George, Uta; Harms, Ingo; Keller, Rolf (Hg.): Forschungen zur Medizin im Nationalsozialismus. Vorgeschichte – Verbrechen – Nachwirkungen. Göttingen 2014
18. Hähner-Rombach, Sylvelyn (Hg.): Geschichte der Prävention. Akteure, Praktiken, Instrumente. Stuttgart 2015

19. Nikolow, Sybilla (Hg.): Erkenne Dich selbst! Strategien der Sichtbarmachung des Körpers im 20. Jahrhundert. Köln; Weimar; Wien 2015
20. Zentralblatt für die gesamte Tuberkuloseforschung 1936 (43), S. 647
21. Kayser-Petersen, Julius E. (Hg.): Bericht des Reichs-Tuberkulose-Ausschusses über das Berichtsjahr 1939-40. Berlin (SHLA, Abt. 374, 346)
22. Lommel, Felix: Die Wohlgeborenen. Ein Vorschlag zur Eugenik. In: Wacht im Osten 1933 (1), S. 111–117
23. Hähner-Rombach, Sylvelyn: The Construction of the „Anti-social TB-Patient" in the Interwar Years in Germany and the Consequences for the Patients. In: Borowy, Iris; Gruner, Wolf D. (Hg.): Facing Illness in Troubled Times: Health in Europe in the Interwar Years, 1918–1939. Oxford 2005, S. 345–363;
24. Wolters, Christine: „Gesellschaftsunwürdige Volksgenossen". Psychiatrisierung von Tuberkulosekranken im Nationalsozialismus und in der Nachkriegszeit. In: Wolters, Christine; Beyer, Christof; Lohff, Brigitte (Hg.): Abweichung und Normalität. Psychiatrie in Deutschland vom Kaiserreich bis zur Deutschen Einheit. Bielefeld 2013, S. 243–279
25. Renner, Renate: Zur Geschichte der Thüringer Landesheilanstalten/des Thüringer Landeskrankenhauses Stadtroda 1933 bis 1945 unter besonderer Berücksichtigung der nationalsozialistischen „Euthanasie". Jena: Diss. med. 2004
26. Faulstich, Heinz: Hungersterben in der Psychiatrie 1914–1949. Mit einer Topographie der NS-Psychiatrie. Freiburg 1998
27. Heisig, Franz: Zur Errichtung einer Abteilung für zwangsweise Absonderung Offentuberkulöser in Stadtroda i. Thür. In: Tuberkulosefürsorgeblatt 1934 (21), S. 106–108
28. Kihn, Bertold: Zur Frage der Unterbringung asozialer Kranker. In: Der Öffentliche Gesundheitsdienst B 1937/38 (3), S. 415–420
29. Hein, Joachim: Aufgaben und Ziele der Arbeitsbehandlung und ihre Durchführungsmöglichkeit unter Berücksichtigung zu erwartender Sondergesetze für den Tuberkulösen. In: Beiträge zur Klinik der Tuberkulose 1937 (89), S. 774–787
30. Rössler, Alexander: Schutzverwahrung gemeinschaftswidriger Schwindsüchtiger. Jena: Diss. med. 1937 [Zusammenfassung in: Zeitschrift für Tuberkulose 1935 (73), S. 359–366]
31. Tennstedt, Florian: Fürsorgegeschichte und Vereinsgeschichte: 100 Jahre Deutscher Verein in der Geschichte der deutschen Fürsorge. In: Zeitschrift für Sozialreform 1981 (27), S. 72–100
32. Kelting, Kristin: Das Tuberkuloseproblem im Nationalsozialismus. Kiel: Diss. med. 1974
33. Bernhard, Patrick: In the Shadow of In the Shadow of „Euthanasia": The Murder of Tuberculosis Patients during National Socialism (in Vorbereitung für German History)
34. Oelschläger, Thomas: Beiträge zur NS-„Euthanasie"-Forschung 2002. Ulm 2003
35. Deutsches Tuberkulose-Blatt 1942 (16), S. 225 und 250
36. Krutzsch, Günther: Erfahrungen aus der Praxis der Seuchenbekämpfung der Tuberkulose, in: Ziel und Weg 1939 (9), S. 69

LWL – Archiv LWL Münster, Bestand 663, D 8
Archiv der Psychiatrischen Universitätsklinik Regensburg, historische Patientenakten Maria Bleier, Friedrich Meyer, Josef Riess
BArch – Bundesarchiv
BLHA – Brandenburgisches Landeshauptarchiv, Rep. 55 VII b, 267
SHLA – Landesarchiv Schleswig-Holstein, Abt. 374, Abt. 786, Abt. 352.4
StA – Staatsarchiv Hamburg, Bestand Medizinkollegium, 352-3_VI_33

4.3

Wehrmacht und Tuberkulose: die „Beratenden Fachärzte“ und ihre „Arbeitstagungen Ost“, 1942–1944

Peter Steinkamp

Während des Zweiten Weltkriegs wurde in der Wehrmacht das System von Beratenden Fachärzten in der Heeressanitätsinspektion ausgebaut, das in ähnlicher Art und Weise bereits im Ersten Weltkrieg angewendet worden war. Die Aufgabenbereiche der Beratenden Fachärzte hatten gewissermaßen einen Doppelcharakter und wiesen in zwei Richtungen [vgl. 1–3]: Beratende Fachärzte des Feld- und Ersatzheeres erstellten regelmäßig Tätigkeits- und Erfahrungsberichte, die der vorgesetzte Beratende Facharzt beim Heeressanitätsinspekteur seinerseits der Heeressanitätsinspektion vorlegte und die zugleich der „Orientierung aller Beratenden Ärzte über Beobachtungen und Erfahrungen, die für das gesamte Heer von Bedeutung sind“ [4], dienten. Zugleich wurden die Beratenden Fachärzte bei ihrer täglichen Arbeit und bei Dienstreisen in die Wehrkreise oder zu den Armeen und Heeresgruppen dazu angehalten, die Einhaltung von Richtlinien und Anordnungen zu überprüfen, die auf Basis ihrer Berichte erlassen worden waren, und wenn nötig durchzusetzen.

Am 9. Mai 1942 sprach die Dienststelle Beratender Internist beim Heeressanitätsinspekteur unter der Leitung von Oberstabsarzt Prof. Dr. Kurt Gutzeit (1893–1957) in einem als „Geheim“ eingestuften Bericht „Betr. Ernährungsstörungen und tuberkulöse Gefangene“ [5] eine eindringliche Warnung vor einer als akut angesehenen gesundheitlichen Bedrohung der Landbevölkerung in der Lüneburger Heide aus:

Kriegsgefangene und TB
(siehe Kap. 3)

> „*Im russischen Kriegsgefangenenlager* [gemeint: Kriegsgefangenenlager für Sowjetsoldaten, d. Verf.] *Wietzendorf (Wehrkreis X) leidet eine zunehmende Zahl der kriegsgefangenen Russen – schätzungsweise z. Zt. 25% – an einer aktiven Lungentuberkulose. Es verlautet, dass dieses Kriegsgefangenenlager demnächst aufgelöst und die Kriegsgefangenen zur Feldarbeit aufs Land geschickt werden sollen. In der Zeit zwischen dem 15.–20.IV. hat ein Hauptmann v. d. Osten […] über die Ernährungslage berichtet und den Einsatz sämtlicher Arbeitskräfte unter Zurückstellung aller hygienischen Bedenken gefordert. […] Die Gefahr einer solchen Verteilung von Offentuberkulösen unter die Landbevölkerung liegt auf der Hand. Eine solche Vogel[-]Strauß-Politik müsste sich bitter rächen. Es muß gefordert werden, dass vor einer Öffnung der Lager mittels des Röntgenreihenbildverfahrens die Kranken von den Gesunden getrennt und nur die letzteren zur Arbeitsleistung freigegeben werden.*“ [ebd.]

Damit war bereits umrissen, welche Gefahrenlage die deutsche militärische Sanitätsführung mit oberster Priorität betrachtete: In erster Linie ging es um die Ansteckungsgefahr für die deutsche Bevölkerung, nicht aber um die medizinische Behandlung der offentuberkulösen Kriegsgefangenen. Auch das Mittel der Wahl zur Verhinderung von Ansteckungen wird hier bereits benannt: Identifizierung der Erkrankten durch systematische Röntgenreihenuntersuchung und – hier unausgesprochen – Isolierung dieser Kranken.

Der Bericht zeigt auch, dass noch in der ersten Jahreshälfte 1942 keine klaren Zuständigkeiten in Fragen der Tuberkulose bestanden, denn nicht der zuständige Beratende Hygieniker sprach hier die Warnung aus, sondern der fachlich an sich weniger zuständige Beratende Internist.

Tatsächlich hatte sich zu diesem Zeitpunkt bei der Heeressanitätsinspektion noch keine eigenständige Abteilung für Tuberkulose etablieren können, eine solche wurde erst in der zweiten Jahreshälfte mit der Dienststelle Beratender Tuberkulosefacharzt beim Heeressanitätsinspekteur eingerichtet. Dementsprechend fand auf der 1. Arbeitstagung Ost der beratenden Fachärzte, die am 18. und 19. Mai 1942 in der Militärärztlichen Akademie Berlin stattfand, die Tuberkulose noch keine eigenständige Erwähnung in einer der 15 dort verhandelten Fachsektionen. Aus dem Bereich der Infektionserkrankungen und Seuchen wurde in insgesamt sechs Sektionen lediglich berichtet über „Fleckfieber, Wolhynisches Fieber, Rückfallfieber", „Bazillen- und Amöbenruhr", „Feldnephritis", „Diphtherie", „Typhus" und „Tularämie", damals auch als „Hasenpest" bezeichnet [6, S. 4].

Mit der Einrichtung der Dienststelle Beratender Tuberkulosefacharzt um die Jahresmitte 1942 änderte sich dies: Auf allen drei noch folgenden Arbeitstagungen Ost wurde die Tuberkulose jeweils in einer eigenen Fachsektion verhandelt, erstmals auf der 2. Arbeitstagung Ost vom 30. November bis 3. Dezember 1942 mit sechs Vorträge zu:

1. „Bedeutung bestimmter Klimaformen für die Behandlung tuberkulöser Soldaten" (Oberstarzt Dozent Hellmuth Deist),
2. „Die Bedeutung der Tuberkulose der sowjetrussischen Kriegsgefangenen für die deutsche Zivilbevölkerung" (Oberfeldarzt Dozent Kurt Nicol),
3. „Formen der Tuberkulose beim Frontsoldaten" (Oberfeldarzt Otto Steinmeyer),
4. „Die rechtzeitige Auffindung der Tuberkulose im Felde" (Oberstarzt Prof. Emil Szerreiks),
5. „Die Versorgung tuberkulöser Soldaten beim Feldheer" (Oberfeldarzt Fritz Kreuser),
6. „Die Tuberkulose fremder Kolonialtruppen" (Oberstabsarzt Wilhelm Roloff) [7, S. 107–113].

Beratende Tuberkuloseärzte und Mitglieder der DTG:

Ludwig Adelberger
Albert Anthony
Adolf Bacmeister
Hellmuth Deist
Joachim Hein
Wilhelm Kremer
Fritz Kreuser
Wilhelm Neumann
Ludger Rickmann
Wilhelm Roloff
Otto Schedtler
Konrad Sixt
Otto Steinmeyer
Hellmuth Ulrici

Bis auf Emil Szerreiks waren alle Beratenden Tuberkulosefachärzte Mitglieder der Deutschen Tuberkulose-Gesellschaft (DTG).

DTG-Mitglieder
(siehe Kap. 8)

In Szerreiks' Vortrag kamen vor allem die Probleme der Diagnostik an der „Ostfront" zur Sprache, d.h. der Mangel an Fachärzten und an geeigneten Röntgengeräten. Diese sollten durch systematische Röntgenreihenuntersuchungen an den Durchgangsbahnhöfen der Truppenbewegung aufgefangen werden, die bereits als Entlausungsstationen dienten. Kreuser dagegen konzentrierte sich auf die einzig möglichen Schutzmaßnahmen: „frühzeitige Erkennung, Einrichtung von Auffangstationen und eine schleunige Rückverlegung" [7, S. 112] sowie Isolation der infektiösen TB-Kranken. Bezogen auf eine Untersuchung „des Ostheeres für die Zeit vom 22.6.41–15.9.42, und zwar auf 1282 Fälle" ermittelte Steinmeyer eine „erbliche Belastung für alle Altersklassen" von 19,8% und einen Wert von 7,02% Fehleinstellungen: Diese insgesamt 26,82% zweifelhaften Rekrutierungen seien „der Beweis dafür, daß eine sorgfältige Aufnahme der Vorgeschichte bei Musterung und Einstellungsuntersuchung eine nennenswerte Zahl von Erkrankungen hätte verhüten bzw. der Wehrmacht fernhalten" können [7, S. 108].

„Die Länge des Osteinsatzes, die Härte des Kampfes, die Primitivität der Unterkunft, die Unregelmäßigkeit der Verpflegung, der Wechsel der klimatischen Bedingungen, die Einwirkungen auf den Seelenzustand [...], ein das physiologische Maß weit überschreitender Grad der Ermüdung und andererseits eine unnatürliche Aufpeitschung haben die angeborene allgemeine Widerstandskraft und gegebenenfalls vorhandene spezifische Immunität so herabgesetzt oder gar aufgehoben, daß alle Abwehrschranken gefallen sind.“ [7, S. 109]

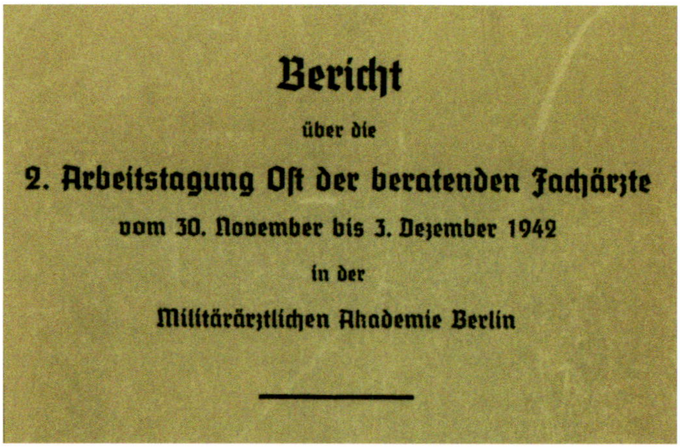
Bericht

über die

2. Arbeitstagung Ost der beratenden Fachärzte

vom 30. November bis 3. Dezember 1942

in der

Militärärztlichen Akademie Berlin

Abbildung 4.3.1
Bericht über die 2. Arbeitstagung Ost der beratenden Fachärzte vom 30. November bis 3. Dezember 1942 in der Militärärztlichen Akademie Berlin. Berlin 1942 (Titelblatt)

Die 3. Arbeitstagung Ost Ende Mai 1943 in Berlin führte sogar acht Vorträge der „Fachgruppe Tuberkulose“ auf, die sich mit „Arbeitstherapie bei Lungentuberkulose“ (Oberfeldarzt Otto Steinmeyer), mit „Schichtbilduntersuchungen bei Lungentuberkulose und Lungenkrankheiten“ (Geschwaderarzt Prof. Adolf Bacmeister) und „Organisation der Schirmbilduntersuchung in der Wehrmacht“ (Oberstabsarzt Heinrich Grass), mit „Funktionsprüfungen bei Lungenkranken“ (Stabsarzt Prof. Albert Anthony) und „Erfahrungen in der Diagnostik und Behandlung der extrapulmonalen Tuberkulose in Wehrmachtlazaretten“ (Oberstabsarzt Wilhelm Kremer), mit „Gymnastik für Tuberkulöse“ (Oberstabsarzt Prof. Hellmuth Ulrici) sowie der „Kleine[n]“ (Oberstabsarzt Ludger Rickmann) und „Große[n] Chirurgie bei Lungentuberkulose“ (Oberarzt Dozent Ludwig Adelberger) befassten. Der gedruckte Bericht beinhaltete auch die sich daraus ergebenden Richtlinien sowie Zusammenfassungen der Diskussionen [8, S. 230–247].

Die letzte dieser Tagungen, im Mai 1944 abgehalten im weniger luftkriegsgefährdeten Hohenlychen, brachte schließlich zehn Vorträge zum Thema, beginnend mit drei Referaten zur „Pleuritis exsudativa“ eines Tuberkulosefacharztes (Stabsarzt Prof. Otto Schedtler), eines Internisten (Oberstabsarzt Prof. Werner Hangarter) sowie eines Pathologen (Stabsarzt Prof. Willy Giese). Sodann folgten „Tuberkulinbehandlung der tuberkulösen Pleuritis“ (Prof. Wilhelm Neumann), „Formen der Tuberkulose“ (Flottenarzt Prof. Adolf Bacmeister) inklusive einer ausführlichen systematischen Aufstellung, „Einteilung der Röntgenschirmbefunde“ (Oberstabsarzt Joachim Hein), „Diensttauglichkeit und Tuberkulose nach den neuen Tauglichkeitsbestimmungen“ (Oberstarzt Hellmuth Deist), „Die akute Tuberkulose Jugendlicher“ (Stabsarzt Konrad Sixt) und „Akute Tuberkulose jugendlicher

Erwachsener“ (Stabsarzt Prof. Karl Wurm) sowie „Die konservative Behandlung der offenen Lungentuberkulose“ (Stabsarzt Helmuth Dohmen) [9, S. 280-299].

Eine für Anfang Mai 1945 in der Nähe von Prag geplante 5. Arbeitstagung Ost konnte angesichts der bevorstehenden endgültigen Niederlage des Deutschen Reiches nicht mehr durchgeführt werden. Vorgesehen waren hier Fragen der Wundinfektion, Leistungssteigerung, Vortäuschung von Krankheiten, Grippe und Viruspneumonie [10, fol. 19–20]. Diese Schwerpunktsetzungen dürften zum Teil den besonderen sanitätsdienstlichen Anforderungen der Kriegsendphase geschuldet gewesen sein, vor allem hinsichtlich der Mittel zur Leistungssteigerung sowie dem Erkennen von Krankheitssimulationen. Angesichts der überall zusammenbrechenden Fronten wurde die Tuberkulose offenbar als nicht mehr allzu vordringlich betrachtet.

Trotz der Einrichtung der Dienststelle Beratender Tuberkulosefacharzt verteilten sich die Zuständigkeiten in Tuberkulosefragen bis Kriegsende offensichtlich noch immer auf mehrere Beratende Fachärzte und der von ihnen in Personalunion geleiteten Institute innerhalb der Militärärztlichen Akademie Berlin. Manche Tuberkulosefragen wurden weiterhin von anderen Beratenden Fachärzten behandelt, so z.B. 1943 die „Behandlung von Keimträgern und Dauerausscheidern“ [BA-MA, RH 12-23/2046] seitens des Beratenden Hygienikers und seines Instituts für allgemeine und Wehrhygiene [BA-MA, RH 12-23/349]. In den Akten der Dienststelle Beratender Röntgenologe existiert noch ein Manuskript zu „Röntgenuntersuchung und TBC“ [BA-MA, RH 12-23/1287], allerdings fehlen die Unterlagen zu den zugrundeliegenden Röntgenreihenuntersuchungen. Auch im Rahmen der von dem Malariaexperten Prof. Dr. Ernst Rodenwaldt (1878–1965) geleiteten Dienststelle Beratender Tropenmediziner erschienen wiederholt Publikationen zur Tuberkulose bei Nichteuropäern.

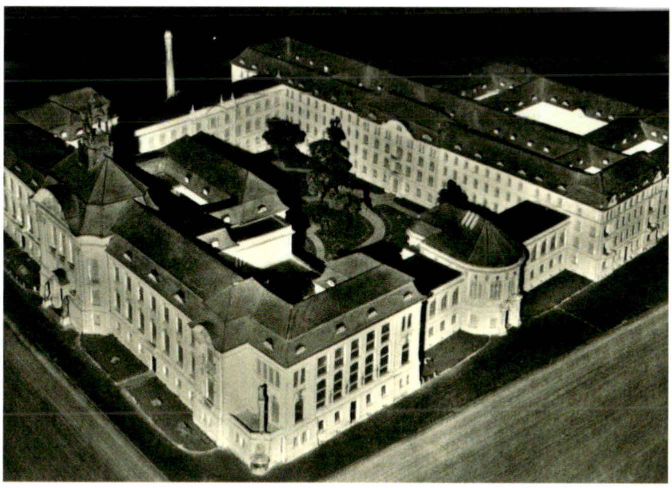

Abbildung 4.3.2
Die Militärärztliche Akademie in Berlin (Hauptportal: Invalidenstraße, Seitenportal: Scharnhorststraße) Ende der 1930er Jahre (Foto: Dr. med. Werner Korge, Absolvent der Militärakademie 1937)

Selbst die Dienststelle Beratender Pathologe, das zugehörige Pathologisch-anatomische Institut an der Militärärztlichen Akademie Berlin und die angeschlossene Berichtsammelstelle, die im Rahmen ihrer Aufgaben – u.a. „Sammeln kriegsärztlicher Erfahrungen" – eine wehrpathologische Sammlung von über 200.000 Leichenöffnungsberichten anlegte, beschäftigten sich mit der Tuberkulose. Im Abschnitt „K. Seuchen", der nach Todesursachen systematisch angelegten Sammlung finden sich zahlreiche Sektionsbefunde von an Tuberkulose Verstorbenen. Der Heeressanitätsinspekteur selbst – seit 1942 Siegfried Handloser (1885–1954) – beschäftigte sich in seinen seit 1940 herausgegebenen „Anordnungen zum ärztlichen Dienst", die sich vor allem mit organisatorischen Fragen befassten und an sämtliche Sanitätsdienststellen verteilt wurden [12, S. 1], mit Tuberkulosethemen. 1941 wurde etwa der Meldeweg zwischen den militärischen und zivilen staatlichen Stellen geregelt:

> *„Von allen Soldaten, bei denen eine Lungentuberkulose festgestellt wird, ist durch den behandelnden Arzt des betr. Lazaretts die vorgeschriebene Meldung an das Gesundheitsamt einzusenden und die Absendung im Krankenblatt zu vermerken. Zuständig ist das Gesundheitsamt, in dessen Bereich der Erkrankte vor Dienstantritt gewohnt hat bzw. in dem seine Familie noch wohnt."* [13, S. 3]

Die Aktenüberlieferung der Dienststelle Beratender Tuberkulosefacharzt umfasst zwar 63 Aktenbände, dennoch ist die Überlieferung bruchstückhaft und offensichtlich recht zufällig zustande gekommen. Es finden sich zwar zahlreiche Einzelvorgänge, etwa zu Konstitutionsfragen bei Tuberkulose [BA-MA, RH 12-23/2003, RH 12-23/1514, RH 12-23/1995 und RH 12-23/1997] bis hin zu Einzelfällen in einzelnen Fachlazaretten [BA-MA, RH 12-23/2029], doch sind die jeweiligen Berichte Beratender Tuberkulosefachärzte der Wehrkreise nur lückenhaft, ihre Zusammenfassungen in immerhin sieben Sammelberichten aber zumindest bis Ende 1944 komplett vorhanden [BA-MA, RH 12-23/1998, RH 12-23/1981, RH 12-23/1494, RH 12-23/2027, RH 12-23/1993, RH 12-23/2024, RH 12-23/2031].

Eine Sammlung von Merkblättern der Dienststelle enthält u.a. das maßgebliche Merkblatt über „Erfassung, Behandlung und wehrmachtärztliche Beurteilung tuberkulöser Soldaten und Versorgungskranker" von 1943 [BA-MA, RH 12-23/2030], das die Priorität der für notwendig erachteten Maßnahmen widerspiegelt. In erster Linie ging es auch bei den Wehrmachtsangehörigen um die Erfassung der Erkrankten und um die Frage, ob deren Tuberkulose zu einer erhöhten Ansteckungsgefahr führen könnte, ob es sich um „Offentuberkulöse" handle oder um die als erheblich weniger ansteckungsgefährdend eingeschätzte geschlossene Tuberkulose. Dies festzustellen war Ziel der Röntgenreihenuntersuchungen, denen sämtliche Angehörige einer militärischen Einheit oder Dienststelle unterzogen wurden, also nicht nur die bereits Erkrankten, sondern auch die Verdachtsfälle. An zweiter Stelle der Maßnahmen stand die medizinische Behandlung der Erkrankten und erst dann die Frage nach den Krankheitsursachen, die darauf abzielte, eine sogenannte Wehrdienstbeschädigung zu beurteilen, um ärztlicherseits eine Ansteckung im Zusammenhang mit dem militärischen Dienst ausschließen zu können. Nur denjenigen Erkrankten wurde eine Wehrdienstbeschädigung bescheinigt, die nachweisen konnten, dass sie sich im Dienst angesteckt hatten und nicht schon vorher erkrankt waren.

Und nur diesen oder im Todesfall deren Hinterbliebenen standen materielle Entschädigungen wie Rentenzahlungen zu, wobei die Details in einer Reihe von Regelungen hinsichtlich Lungentuberkulose und Wehrdienstbeschädigung nach dem Wehrmachtfürsorge- und Versorgungsgesetz (WFVG) festgeschrieben waren [14, S. 46–49].

Fragen ähnlicher Art wurden auch in der Fachpresse thematisiert. Beispielsweise wurde die Bedeutung der Röntgenreihenuntersuchungen in „Reichsheer, Reichsmarine und Schutzpolizei" hervorgehoben mit der Zielsetzung, dass „auf diese Weise die Morbidität an Lungentuberkulose bei Heer, Marine und Polizei weiter zurückgeht" [15, S. 7]. Allein einheitliche Kriterien für Schirmbildaufnahme, Blutsenkung und Blutbild sowie deren Beurteilung garantierten eine erfolgreiche systematische Erfassung [16, S. 544ff.]. Einzeluntersuchungen z.B. zur Erstinfektion bei der Kriegsmarine erbrachten allerdings nur „vereinzelte, verwertbare Angaben" zum Thema „Durchseuchungsziffern bei der deutschen Wehrmacht" [17, S. 470f.].

Verlässliche Gesamtzahlen über an TB erkrankte Wehrmachtangehörige bis Kriegsende liegen nicht vor. Diese zu ermitteln, wäre Aufgabe zukünftiger Forschungsanstrengungen auf dem insgesamt bisher ohnehin wenig beleuchteten Feld der Tuberkulose im Zweiten Weltkrieg bei deutschen Militärangehörigen. Abschließend bleibt hier schlaglichtartig festzuhalten: Mit fortschreitender Kriegsdauer scheinen sich, insbesondere in den letzten Kriegsmonaten, selbst TB-kranke Wehrmachtangehörige zunehmend dem Verdacht ausgesetzt gesehen zu haben, sich zum Zwecke der Kriegsdienstentziehung vorsätzlich oder wenigstens fahrlässig infiziert zu haben, wenn man ihnen nicht sogar Simulationsabsicht unterstellte. Auf Letzteres weist ein Entwurf eines als Geheimsache eingestuften Merkblatts „Mittel und Verfahren zur Selbstbeschädigung" der Heeressanitätsinspektion von Oktober 1944 hin. Zum Erkennen von Versuchen der Simulation von Lungenkrankheiten wird dort hinsichtlich der Lungen-TB detailliert ausgeführt:

„Lungentuberkulose bezw. das Aktivsein obsoleter Lungenherde wird durch mitgebrachtes oder von anderen Kranken beschafftes Sputum vorgetäuscht. Gewichtsabnahme und Müdigkeit kann durch Einnehmen von Dinitrophenol oder Schilddrüsenextrakt (Thyroid) hervorgerufen worden sein. Nachweis von Dinitrophenol durch Methämoglobinbestimmung. Tuberkelbazillen im Auswurf werden durch Beimischung von Smegma vorgetäuscht. Die im Vorhautsekret vorhandenen Smegmabakterien (Pseudotuberkelbazillen) sind hinsichtlich ihrer Form, Größe und ihrem färberischen Verhalten von echten Tuberkelbazillen kaum zu unterscheiden. Die Täuschung gelingt am vollendesten, wenn mehrfach täglich im Mund kleine Smegmateilchen und Blut dem Speichel und damit dem Auswurf beigemischt werden. Nachweis: Prüfung der verdächtigen Tuberkelbazillen durch Kultur und Tierversuch. Das Blut im Auswurf wird aus dem Zahnfleisch gesogen oder aus künstlich beigebrachten Schnittwunden dem Mundspeichel bezw. Auswurf beigemengt. [...] Zur Vortäuschung einer (tuberkulösen) Verschattung im Röntgenbild kann die Brust- oder Rückenhaut einseitig über einem Lungenoberlappen unregelmäßig dick mit Schwermetalle enthaltender Salbe eingerieben werden (z.B. farbloses Quecksilber)." [BA-MA, RH 12-23/230, S. 1f.]

Eine konsequente Tuberkulosekontrolle und -bekämpfung blieb ein wesentliches Ziel der Heeressanitätsinspektion, denn einerseits hatte „die Wehrmacht die Blüte der deutschen männlichen Jugend 2–3 Jahre unter ihrer Obhut" und eine gewisse Sorgfaltspflicht, andererseits war die „rein zahlenmäßige Bedeutung der Tuberkulose bei den Dienstbeschädigungsleiden [...] sehr groß" und der Staat vor „Ausbeutung durch Rentenbegehrer" zu schützen [18, S. 340f.]

Literatur und Quellen

1. BA-MA, RHD 6/53/8, Heeres-Sanitätsinspektion (Hg.): Richtlinien für das Sammeln kriegsärztlicher Erfahrungen, 11.10.1939
2. BA-MA, RH 12-23/220, Beratender Internist: Entwurf, Dienstanweisung an Beratende, o.D. [1941]
3. BA-MA, RH 12-23/220, Beratender Internist: Richtlinien für das Sammeln kriegsärztlicher Erfahrungen, Innere Medizin, Oktober 1944
4. BA-MA, RH 12-23/237, Beratender Internist beim Heeressanitätsinspekteur, Hauptarbeitsgebiete, 5.1.1943
5. BA-MA, RH 12-23/228, Beratender Internist beim Heeressanitätsinspekteur, 9.5.1942
6. BA-MA, RHD 43/74, Bericht über die Arbeitstagung Ost der beratenden Fachärzte am 18. und 19. Mai 1942 in der Militärärztlichen Akademie Berlin [Inhaltsverzeichnis]
7. BA-MA, RHD 43/52, Bericht über die 2. Arbeitstagung Ost der beratenden Fachärzte vom 30. November bis 3. Dezember 1942 in der Militärärztlichen Akademie Berlin
8. BA-MA, RHD 43/53, Bericht über die 3. Arbeitstagung Ost der Beratenden Fachärzte vom 24.–26. Mai 1943 in der Militärärztlichen Akademie Berlin
9. BA-MA, RHD 43/54, Bericht über die 4. Arbeitstagung der Beratenden Ärzte vom 16. bis 18. Mai 1944 im SS-Lazarett Hohenlychen
10. BA-MA RH 12-23/282, Beratender Internist, Themenliste für die 5. Arbeitstagung der Beratenden Ärzte, o.D.
11. Roloff, Wilhelm: Über die Tuberkulose bei farbigen Kolonialtruppen. Stuttgart 1944 (Tropenhygienische Schriftenreihe, Heft 12), S. 5–11
12. BA-MA, RH 12-23/658, Der Heeres-Sanitätsinspekteur, Anordnungen zum ärztlichen Dienst Nr. 1, 15.4.1940, Vorbemerkung
13. BA-MA, RH 12-23/658, Anordnungen zum ärztlichen Dienst Nr. 4, 25.8.1941, 66.
14. Absolon, Rudolf (Hg.): Sammlung wehrrechtlicher Gutachten und Vorschriften, Heft 1 [Aachen-]Kornelimünster 1963, S. 46–49
15. Beese, Hans Joachim: Über Reihenröntgenuntersuchungen auf Lungentuberkulose in Reichsheer, Reichsmarine und Schutzpolizei. In: Beiträge zur Klinik der Tuberkulose und spezifischen Tuberkulose-Forschung 1934 (1), S. 1–8
16. Grass, Heinrich: Erfahrungen aus einer Schirmbildstelle ... In: Beiträge zur Klinik der Tuberkulose und spezifischen Tuberkulose-Forschung 1951 (6), S. 538–563
17. Jensen, E.: Zur Frage der tuberkulösen Erstinfektion in der Kriegsmarine. In: Beiträge zur Klinik der Tuberkulose und spezifischen Tuberkulose-Forschung 1943 (6), S. 470–480
18. Deist, Hellmuth: Die Bedeutung der Tuberkulose als Dienstbeschädigung für die Wehrmacht. In: Beiträge zur Klinik der Tuberkulose und spezifischen Tuberkulose-Forschung 1939 (4), S. 325–341

BA-MA – Bundesarchiv Militärisches Archiv (Freiburg)

5

Ausgegrenzt – vernachlässigt – ermordet.

TB-Kranke im Nationalsozialismus

Astrid Ley

Die öffentliche Wahrnehmung der Tuberkulose und in der Folge auch der gesundheitspolitische Umgang mit ihr haben sich in der Neuzeit mehrfach gewandelt [1, S. 20-35]. Im 18. Jahrhundert, als das Leiden noch selten war, herrschte das verklärte Bild einer „romantischen Krankheit" vor, die vor allem besonders sensible und leidenschaftliche Individuen wie Künstler und Intellektuelle befiel. Diese Vorstellung wich zur Mitte des 19. Jahrhunderts einer anderen Wahrnehmung. Bedingt durch ein epidemisches Auftreten der Tuberkulose setzte sich seit etwa 1850 allmählich die Sichtweise durch, dass es sich um eine „proletarische Krankheit" handele, auch wenn der Begriff „Proletarierkrankheit" erst im Jahr 1912 entstand [2, S. 650]. Als Krankheitsursache wurde neben konstitutioneller Disposition und Infektion mit dem spezifischen Erreger in erster Linie die mangelhafte Arbeits-, Wohn- und Ernährungssituation der Unterschichten angesehen. Zur Bekämpfung der „Volksseuche" verlangten die Vertreter der jungen Spezialdisziplin der Sozialhygiene daher vor allem wohlfahrtsstaatliche Reformen und sozialmedizinische Präventionsmaßnahmen.

In der Zeit des Nationalsozialismus wurde das Leiden dann von einer Krankheit der Armen zu einem Kennzeichen von Asozialität umgedeutet. Vor dem Hintergrund der von NS-Politikern proklamierten „Pflicht zur Gesundheit" kam Krankheit grundsätzlich einem „Pflichtversäumnis" und „Versagen" gleich [3]. Tuberkulöse, die als „unheilbar" und „uneinsichtig" galten, wurden zu „asozialen Bazillenstreuern" herabgewürdigt, gegen die „mit Zwangsmaßnahmen" vorzugehen war [4, S. 602]. Da sie nach NS-Anschauung für die „Volksgemeinschaft" wertlos waren, wurden sie sozial vernachlässigt, zum Teil systematisch unterversorgt und in „Euthanasie-Anstalten" und Konzentrationslagern sogar gezielt getötet.

Zwischen Erbleiden und Infektionskrankheit: Wahrnehmung und Umgang mit Tuberkulose im Nationalsozialismus

Mit der Entdeckung des *Mycobacterium tuberculosis* im Jahr 1882 hatte Robert Koch (1843–1910) zwar die Ansteckungstheorie bei Tuberkulose bewiesen. Die seit der Antike nachweisbare Diskussion allerdings, ob es sich bei dem Leiden um eine Infektions- oder um eine Erbkrankheit handele [5, 6], hatte er damit nicht dauerhaft beendet. Auch deutete ein Rückgang der Tuberkulosesterblichkeit von Arbeitern infolge verbesserter Lebensbedingungen, der im späten 19. Jahrhundert zu beobachten war, auf den Einfluss weiterer Faktoren jenseits von Ansteckung und Disposition zur Krankheit hin. Seit Beginn des 20. Jahrhunderts führten daher sogar Repräsentanten der eigentlich auf die gesellschaftliche Bedingtheit von Krankheit fokussierten Sozialhygiene die Tuberkulose auf ein Ursachengeflecht aus Infektion, Konstitution und Milieu zurück. Alfred Grotjahn (1869–1931), einer der wichtigsten Fachvertreter in spätem Kaiserreich und Weimarer Republik, plädierte schon vor dem Ersten Weltkrieg für sozialprophylaktische und für eugenische Maßnahmen [7, S. 91].

Alfred Grotjahns Sozialhygiene (siehe Kap. 1)

Nach dem Machtantritt der Nationalsozialisten nahm die öffentliche Bedeutung der Vererbungsforschung – und in der Folge auch die Summe der dafür bereitgestellten staatlichen Fördergelder – stark zu. Vor diesem Hintergrund wuchs auch das Interesse an der Rolle des Erbfaktors bei der Entstehung der Tuberkulose beträchtlich.

Wichtigste Vertreter der These einer weitgehend genetischen Disposition zur Tuberkulose waren der Berliner TB-Arzt Karl Diehl (1896–1969) und der am Kaiser-Wilhelm-Institut für Anthropologie, menschliche Erblehre und Eugenik tätige Genetiker Otmar von Verschuer (1896–1969), die aufgrund ihrer Zwillingsforschungen von einer Heredität des Leidens ausgingen [8, 9]. Die beiden Wissenschaftler hatten eine familiäre Häufung im Auftreten der Erkrankung beobachtet, welche sie als Hinweis auf die Existenz einer genetischen Veranlagung zur Krankheit interpretierten: Eine „hohe Bedeutung des Erbes bei der Entstehung und dem Ablauf der Tuberkulose" hielten sie deshalb für „erwiesen" und plädierten dafür, die freiwillige Sterilisierung von TB-Kranken zu legalisieren [10, S. 87]. Eine Gegenposition vertrat ab 1935 Bruno Lange (1885–1942) von der Seuchenabteilung des Robert Koch-Instituts, der die Aussagekraft der Zwillingsstudien Diehls und von Verschuers aus methodischen Gründen in Zweifel zog [11, S. 73–79]. In der Folge gewannen zwar die Kritiker der Erblichkeitsthese um Franz Redeker (1891–1962) im Reichs-Tuberkulose-Ausschuß an Gewicht [12, S. 261f.], dennoch wurde die Krankheit in der NS-Gesundheitspolitik gleichermaßen als Erbkrankheit und als Infektionsleiden eingestuft. Diese Zwischenstellung zwischen Erb- und Infektionskrankheit spiegelte auch das Anti-Tuberkulose-Programm der Nationalsozialisten wider, das eugenische und seuchenprophylaktische Maßnahmen miteinander kombinierte.

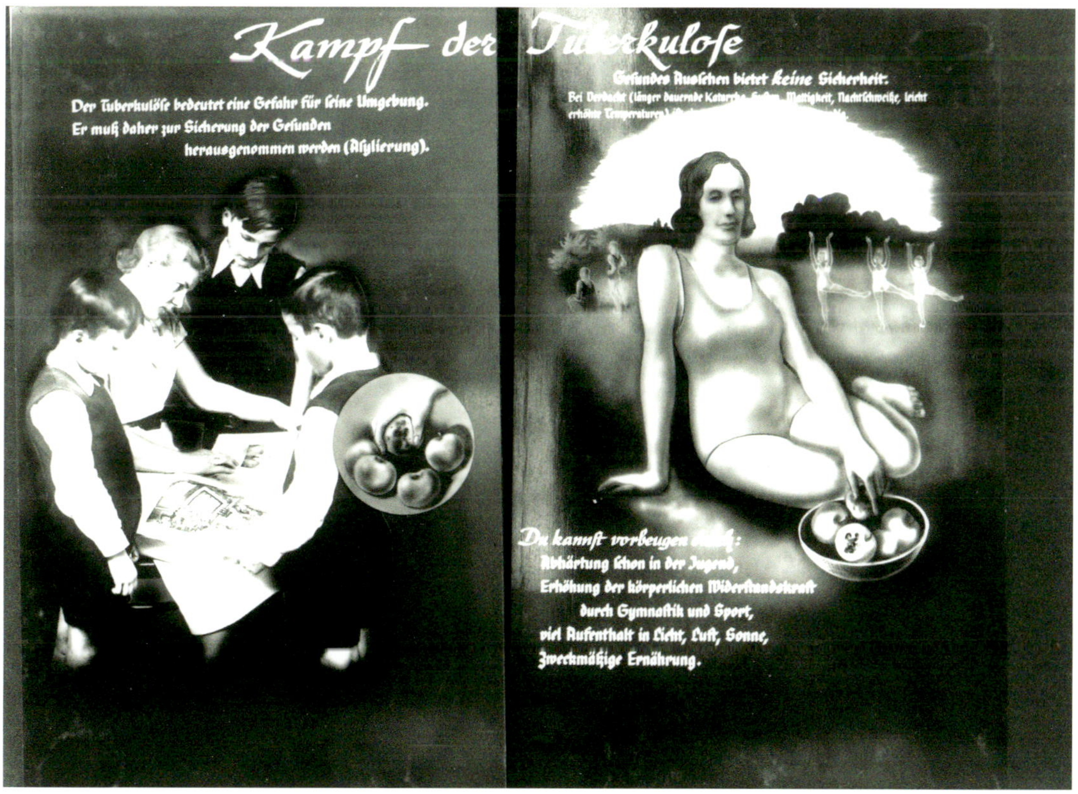
Kampf der
Der Tuberkulöse bedeutet eine Gefahr für seine Umgebung.
Er muß daher zur Sicherung der Gesunden
herausgenommen werden (Asylierung).
Gesundes Aussehen bietet keine Sicherheit.
Du kannst vorbeugen
Abhärtung schon in der Jugend,
Erhöhung der körperlichen Widerstandskraft
durch Gymnastik und Sport,
viel Aufenthalt in Licht, Luft, Sonne,
Zweckmäßige Ernährung.

Abbildung 5.1
„Kampf der Tuberkulose"
Tafel einer Wanderausstellung des Deutschen Hygienemuseums, Dresden, ca. 1939

Verhütung von Nachwuchs: Eugenische Maßnahmen

Die erste und wichtigste eugenische NS-Vorschrift war das Gesetz zur Verhütung erbkranken Nachwuchses vom 14. Juli 1933, das die zwangsweise operative Unfruchtbarmachung legalisierte. Etwa 400.000 Menschen wurden in Deutschland auf der Basis dieser Vorschrift sterilisiert, fast 1% der Bevölkerung im fortpflanzungsfähigen Alter [13, S. 237f.; 14, S. 34–120]. In § 1 des Gesetzes waren neun „Erbleiden" genannt, deren Weitergabe „verhütet" werden sollte: fünf psychiatrisch-neurologische Krankheitsbilder, drei somatische Behinderungen und eine Suchterkrankung [15, S. 529–531]. Nach Meinung des Stettiner Obermedizinalrats und TB-Arztes Franz Ickert (1883–1954) fehlte jedoch die Tuberkulose in jener Liste. Ickert wollte das Sterilisationsgesetz daher ausgedehnt wissen:

Franz Ickert
(siehe Kap. 8)

> *„1. auf Personen mit fortgeschrittener und weiter fortschreitender Tuberkulose,*
> *2. auf asoziale und antisoziale Offentuberkulöse,*
> *3. auf beide Partner derjenigen Ehen, in denen beide Partner klinisch tuberkulös sind"* [16, S. 660].

Doch trotz dieser und ähnlicher Forderungen aus der Ärzteschaft nahm die NS-Regierung die Tuberkulose nicht als Sterilisationsindikation in das Gesetz auf, wohl weil die exogene Natur der Krankheit nur allzu offensichtlich war. Zudem konnte aus bevölkerungspolitischen Gründen kaum an einen konsequenten Ausschluss Tuberkulöser aus der Fortpflanzung gedacht werden. Die Krankheit war zu weit verbreitet: Bis zu 400.000 Offentuberkulöse wurden 1935 für Deutschland geschätzt, also so viele Menschen, wie unter allen neun gesetzlich verankerten Sterilisationsindikationen insgesamt im Gültigkeitszeitraum der Vorschrift unfruchtbar gemacht wurden [17]. Anders als psychisch Kranke sowie geistig oder körperlich Behinderte konnten somit TB-Patienten nicht gegen ihren Willen unfruchtbar gemacht werden. Tuberkulose stellte auch keine gesetzlich sanktionierte Indikation für einen eugenisch motivierten Schwangerschaftsabbruch dar, der ebenfalls auf die im Sterilisationsgesetz genannten neun „Erbleiden" begrenzt war [14, S. 93f., Anm. 55]. Ein Schwangerschaftsabbruch bei TB-Kranken konnte einzig aus medizinischen Gründen „zur Abwendung einer ernsten Gefahr für das Leben oder die Gesundheit" der betroffenen Frau vorgenommen werden. Derartige „medizinisch indizierte" Eingriffe bedurften aber der Einwilligung der Schwangeren [18].

Es wurde in der NS-Zeit jedoch auf andere Weise versucht, die zu „Trägern minderwertigen Erbguts" herabgewürdigten Tuberkulösen an der Fortpflanzung zu hindern. So konnte diesen Menschen das im Sommer 1933 eingeführte „Ehestandsdarlehen" verweigert werden, ein einmaliger zinsloser Kredit von durchaus beträchtlichem Umfang, den der NS-Staat „arisch-erbgesunden" Brautpaaren gewährte. Erklärtes Ziel des Darlehens war eine Hebung der Geburtenrate, denn für jedes der Ehe entstammende Kind wurde den Darlehensnehmern ein Viertel der Tilgungssumme erlassen.

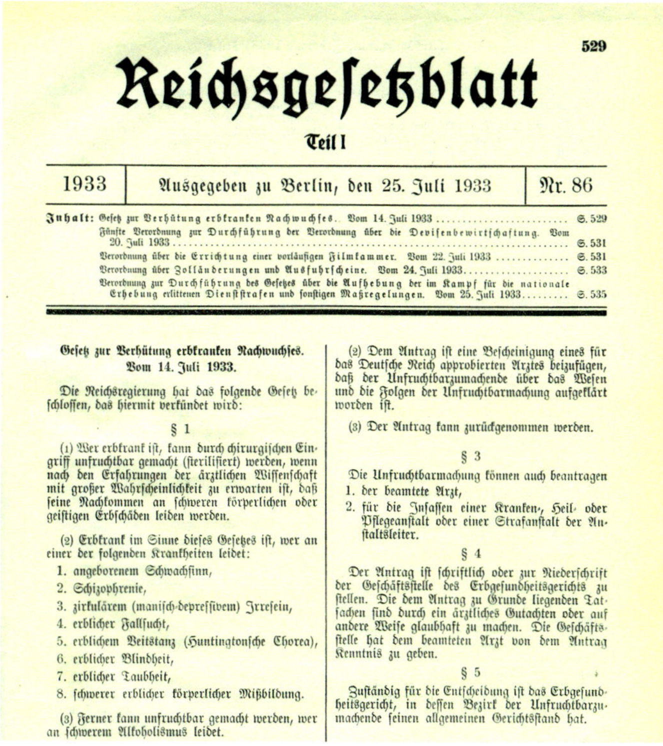
529

Reichsgesetzblatt

Teil I

1933	Ausgegeben zu Berlin, den 25. Juli 1933	Nr. 86

Gesetz zur Verhütung erbkranken Nachwuchses. Vom 14. Juli 1933.

Die Reichsregierung hat das folgende Gesetz beschlossen, das hiermit verkündet wird:

§ 1

(1) Wer erbkrank ist, kann durch chirurgischen Eingriff unfruchtbar gemacht (sterilisiert) werden, wenn nach den Erfahrungen der ärztlichen Wissenschaft mit großer Wahrscheinlichkeit zu erwarten ist, daß seine Nachkommen an schweren körperlichen oder geistigen Erbschäden leiden werden.

(2) Erbkrank im Sinne dieses Gesetzes ist, wer an einer der folgenden Krankheiten leidet:

1. angeborenem Schwachsinn,
2. Schizophrenie,
3. zirkulärem (manisch-depressivem) Irresein,
4. erblicher Fallsucht,
5. erblichem Veitstanz (Huntingtonsche Chorea),
6. erblicher Blindheit,
7. erblicher Taubheit,
8. schwerer erblicher körperlicher Mißbildung.

(3) Ferner kann unfruchtbar gemacht werden, wer an schwerem Alkoholismus leidet.

(2) Dem Antrag ist eine Bescheinigung eines für das Deutsche Reich approbierten Arztes beizufügen, daß der Unfruchtbarzumachende über das Wesen und die Folgen der Unfruchtbarmachung aufgeklärt worden ist.

(3) Der Antrag kann zurückgenommen werden.

§ 3

Die Unfruchtbarmachung können auch beantragen

1. der beamtete Arzt,
2. für die Insassen einer Kranken-, Heil- oder Pflegeanstalt oder einer Strafanstalt der Anstaltsleiter.

§ 4

Der Antrag ist schriftlich oder zur Niederschrift der Geschäftsstelle des Erbgesundheitsgerichts zu stellen. Die dem Antrag zu Grunde liegenden Tatsachen sind durch ein ärztliches Gutachten oder auf andere Weise glaubhaft zu machen. Die Geschäftsstelle hat dem beamteten Arzt von dem Antrag Kenntnis zu geben.

§ 5

Zuständig für die Entscheidung ist das Erbgesundheitsgericht, in dessen Bezirk der Unfruchtbarzumachende seinen allgemeinen Gerichtsstand hat.

Abbildung 5.2
Das Gesetz zur Verhütung erbkranken Nachwuchses, aus: Reichsgesetzblatt (Teil 1) vom 25. Juli 1933 (Nr. 86)

Als nicht kreditwürdig galten „Erbkranke" sowie Paare, bei denen „einer der beiden Ehegatten zur Zeit der Antragstellung an Infektionskrankheiten oder sonstigen das Leben bedrohenden Krankheiten" litt [19; 20]. Die Tuberkulose war somit zwar nicht explizit in der Verordnung genannt, sie ließ sich aber – gemäß der damaligen Lehrmeinung – als Erbleiden wie auch als Infektionskrankheit bzw. als lebensbedrohliche Erkrankung betrachten, sodass es in die Entscheidungskompetenz des zuständigen ärztlichen Gutachters fiel, ob und mit welcher Begründung ein Antrag auf das Ehestandsdarlehen abgelehnt wurde [1, S. 264f.]. Bei dieser Entscheidung sollte sich der Gutachter von folgendem Grundsatz leiten lassen:

> *„Der Arzt, der mit der Untersuchung von Bewerbern um das Ehestandsdarlehen betraut ist, muss sich bewusst sein, dass der heutige Staat nur rassisch und gesundheitlich wertvollen Menschen zur Aufzucht ihrer Nachkommen verhelfen will."* [21, S. 90]

Ab 1935 konnte Tuberkulösen sogar das Heiraten untersagt werden: Grundlage war das Gesetz zum Schutze der Erbgesundheit des deutschen Volkes vom 18. Oktober 1935, mit dem die NS-Regierung Eheverbote bei bevölkerungspolitisch „unerwünschten" Infektions- und Geisteskrankheiten ermöglichte; als Beispiel für solche Erkrankungen führte der offizielle Begründungstext des Reichsinnenministers unter anderem die Lungentuberkulose an [22, S. 1246; 23].

Ursprüngliches Ziel des Gesetzgebers war eine lückenlose Überprüfung aller deutschen Eheanwärter. In der Praxis konnten solche „Ehetauglichkeitsuntersuchungen" aber aufgrund von Personalmangel nur in „begründeten Verdachtsfällen" vorgenommen werden, also in der Regel bei Personen, die den Gesundheitsämtern aus der Infektionskranken- und Randgruppenfürsorge bekannt waren. Folglich mussten sich Klienten von TB-Fürsorgestellen häufig derartigen „Ehetauglichkeitsprüfungen" unterziehen, wie z.B. eine Lokalstudie für die Stadt Bremen dokumentiert [24, S. 197–214]. Reichsweite Angaben zur Zahl der mit einem Eheverbot belegten Tuberkulösen fehlen jedoch.

In dem Gesetz zum Schutze der Erbgesundheit des deutschen Volkes wurden in Bezug auf Tuberkulose sowohl seuchenprophylaktische als auch eugenische Ziele verfolgt. Diese zweifache Zielsetzung lässt sich daran erkennen, dass der Gesetzgeber nur die Lungentuberkulose, also die häufigste und ansteckendste TB-Form, in das Gesetz einbezogen hatte. Ihre Weitergabe innerhalb einer Paarbeziehung sollte durch Eheverbote verhindert werden, die somit der Seuchenprophylaxe dienten. Zugleich hoffte man, über Eheverbote auch gezielt solche Kranke aus der Fortpflanzung ausschließen zu können, die bereits als Brautleute im relativ jungen Alter ein fortgeschrittenes Krankheitsstadium erreicht hatten, die also nach der Meinung der Eugeniker eine nur geringe konstitutionelle Widerstandskraft gegen Tuberkuloseerreger aufwiesen [1, S. 265f.]. Über die beschriebenen Verordnungen und Gesetze zur Erschwerung bzw. Verhinderung von Eheschließungen Tuberkulöser hinaus führte die NS-Regierung 1938 eine Regelung ein, die es gesunden Personen erleichterte, sich von einem TB-kranken Ehepartner scheiden zu lassen. Wie die anderen genannten Maßnahmen auch sollte die Regelung in erster Linie bei schweren oder chronisch offenen Lungentuberkulösen zur Anwendung kommen [1, S. 266f.].

Zwangsisolierung „asozialer Bazillenstreuer"

TB-Kranke galten in der NS-Zeit aber vor allem als Ansteckungsquelle und möglicher „Seuchenherd". Mit der am 1. Dezember 1938 erlassenen Verordnung zur Bekämpfung übertragbarer Krankheiten hob der Gesetzgeber daher bei Tuberkulose das ärztliche Verschwiegenheitsgebot auf und statuierte eine Meldepflicht innerhalb von 24 Stunden [25]. Mit der Verordnung vereinheitlichte die NS-Regierung die auf Länderebene bestehenden Regelungen aus der Zeit vor und nach 1933. Die damit reichsweit statuierte allgemeine Meldepflicht bei Tuberkulose war zwar schon seit dem Ende des 19. Jahrhunderts diskutiert worden, sie hatte sich aber – nicht zuletzt wegen des Widerstands frei praktizierender Ärzte – bisher politisch nicht durchsetzen lassen [26, S. 83f.; 1, S. 240–243, 271f.]. Zur Anzeige verpflichtet war nach der 1938er-Verordnung neben Ärzten und Pflegepersonal auch das private Umfeld der Erkrankten. Adressat solcher Meldungen war das staatliche Gesundheitsamt, das umgehend die örtliche Polizei verständigte und mit Ermittlungen über „Ursache, Art, Ansteckungsquelle und Ausbreitung der Krankheit" begann [4, S. 602]. Sah sich der Amtsarzt dabei von „Uneinsichtigkeit sowie offenem oder verstecktem Widerstreben der Kranken" behindert, konnte die Zwangsasylierung angeordnet werden, auch wenn in der Realität „die Kostenfrage oft die notwendige langdauernde Aussonderung erschwert[e]", wie ein Amtsarzt aus dem Münsterland beklagte [4, S. 602].

Staatlichen Vorgaben zufolge waren vor allem ansteckungsfähige Lungen- oder Kehlkopftuberkulöse zu isolieren, die sich (amts-)ärztlichen Anordnungen gegenüber uneinsichtig zeigten. Für die Zwangsasylierung kamen neben Krankenhäusern vor allem spezielle Anstalten infrage, wie sie z.B. in Thüringen, Brandenburg und Westfalen entstanden. Die älteste und bekannteste derartige Einrichtung, die „Abteilung für zwangsweise Absonderung Offentuberkulöser" der psychiatrischen Landesheilanstalt Stadtroda (Thüringen), war bereits 1934 auf der Basis der dortigen Landesseuchenordnung eröffnet worden. Hier wurden polizeilich eingewiesene „asoziale oder unbelehrbare Kranke" unter gefängnisähnlichen Bedingungen und bei knapper Verpflegung „zwangsverwahrt". Darüber hinaus war die Einrichtung zur Unterbringung „freiwillig asylierter" Offentuberkulöser vorgesehen, bei denen die „Voraussetzungen zur häuslichen Absonderung" fehlten [1, S. 272–276].

In den ersten Jahren ihres Bestehens zielte die Stadtrodaer TB-Abteilung vorrangig auf eine Isolierung – und weniger auf die Behandlung – Tuberkulöser ab, wie ein Schreiben des damaligen Anstaltsleiters Heinrich Boening (1895–1960) vom 17. Dezember 1935 an das thüringische Innenministerium verdeutlicht:

> *„Die bei den hiesigen Anstalten bestehende Abteilung für asoziale Offentuberkulöse ist als Krankenanstalt, nicht als Heilanstalt anzusprechen. Der Aufenthalt hier dient primär einer Art ‚Krankenhaft', der Absonderung und ‚hygienischen Erziehung' der Kranken mit dem Ziel, die Weiterverbreitung der Krankheit zu verhüten."* [27, S. 34]

Diese eher sanitätspolizeiliche denn kurative Ausrichtung der Abteilung kam auch im ärztlichen Personal zum Ausdruck: Bis 1940 wurde die TB-Abteilung von dem jeweiligen psychiatrischen Direktor der Nervenheilanstalt mitgeleitet, der auch für die hausärztliche Betreuung der Tuberkulösen und ihre Erziehung zu hygienischem Verhalten verantwortlich war. Die Position des psychiatrischen Anstaltsdirektors hatten bis 1936 der erwähnte Boening und nach ihm die Nervenärzte Berthold Kihn (1895–1964) und Gerhard Kloos (1906–1988) inne. 1940, als die TB-Abteilung erstmals einen eigenen Leiter erhielt, wurde mit dem Bevölkerungsökonomen und Rassenhygieniker Alfred Aschenbrenner (geb. 1913) sogar ein Nichtmediziner mit der Führung der Abteilung betraut. Die fachärztliche Betreuung der durchschnittlich 140 Asylierten übernahm ein niedergelassener Lungenarzt aus Weimar, der ein bis zwei Mal pro Woche zur Visite kam [27, S. 144f.; 28, S. 68f.].

Seit 1939 führte man in Stadtroda jedoch – zumindest bei manchen Insassen – auch therapeutische Maßnahmen durch. Über die Auswahl der in der TB-Abteilung Therapierten gibt eine Publikation des Abteilungsleiters Aschenbrenner Auskunft. Danach wurden nur solche Personen in die Behandlung einbezogen, „deren Krankheitsbefund Aussicht auf Entseuchung bot und bei denen sich auf Grund ihres sozialen Wertes therapeutische Maßnahmen lohnten". Die als „sozial wertlos" klassifizierten übrigen Insassen hingegen wurden nicht therapiert. Für sie wurde „überhaupt nichts getan, was den schicksalsmäßigen Ablauf ihres Lungenleidens entscheidend beeinflussen und ihr für die Volksgemeinschaft offenbar unnützes Leben verlängern könnte", wie auch der psychiatrische Direktor Gerhard Kloos in bemerkenswerter Offenheit berichtete [29, S. 637; 30, S. 228].

Kloos' 1942 publizierter Bericht über die „Durchführung der Zwangsunterbringung von rücksichtslosen Offentuberkulösen" in Stadtroda lässt erkennen, wie sehr sich mittlerweile die Stimmung gegenüber den TB-Kranken aufgrund der NS-Gesundheitspolitik radikalisiert hatte: Kloos zufolge handelte es sich bei Zwangsasylierten um

> *„die Asozialen im eigentlichen Sinne. Sie gefährden ihre Umgebung mit bewusster Rücksichtslosigkeit. [...] Besonders abstoßend sind jene, glücklicherweise nicht häufigen Fälle, in denen ein Lungenkranker seine nächsten Angehörigen absichtlich der Ansteckungsgefahr aussetzt. Eine verbrecherische Selbstsucht, die den anderen Familienmitgliedern die Gesundheit missgönnt, eine Eifersucht über den zu erwartenden Tod hinaus, die dem voraussichtlich überlebenden Ehepartner ein etwaiges neues Glück und weiteren Lebensgenuss neidet."* [30, S. 227]

Tuberkulose und „Euthanasie"

Wie Kloos 1942 berichtete, erhielten die als „sozial wertlos" und „für die Volksgemeinschaft" nutzlos eingestuften TB-Kranken in der Stadtrodaer Asylierungsabteilung „dieselbe Kostform wie die geisteskranken Anstaltspatienten" [30, S. 228]. Angesichts der Tatsache, dass damals Psychiatriepatienten in vielen Anstalten durch systematische Unterversorgung gezielt zu Tode gebracht wurden, lässt sich diese Aussage durchaus als Hinweis darauf lesen, dass in Stadtroda auch Tuberkulöse in das „Euthanasie-Programm" einbezogen wurden.

Wie in allen staatlichen psychiatrischen Anstalten im Deutschen Reich waren auch in der Landesheilanstalt Stadtroda die Verpflegungssätze für die Kranken seit der Mitte der 1930er Jahre beständig gesenkt worden. Auch aufgrund dessen war die Sterberate in Stadtroda während des Zweiten Weltkriegs hoch: Fast 1.500 psychiatrische Patienten – von denen nicht wenige infolge der jahrelangen Mangelernährung zusätzlich an Tuberkulose erkrankt waren – und knapp 450 zwangsasylierte Offentuberkulöse verloren dort von Anfang 1940 bis zum Ende des NS-Regimes im April 1945 ihr Leben. Mindestens 60 weitere Geisteskranke wurden im Rahmen der „Aktion T4" über die „Zwischenanstalt" Zschadraß in die „Euthanasie-Anstalt" Sonnenstein/Pirna verlegt und mit Giftgas getötet [27, S. 50–52, 63].

Bereits im Jahr 1940 betrug die Sterberate in der psychiatrischen Abteilung der Thüringischen Landesheilanstalt Stadtroda über 23%, der höchste dort jemals verzeichnete Wert [27, S. 68]. Psychiatrische Einrichtungen, die in der Zeit des Zweiten Weltkriegs eine Sterberate von über 20% aufwiesen, werden in der historischen Forschung als Tötungsanstalten angesehen, in denen Kranke von den dortigen Ärzten und Pflegern systematisch durch Unterversorgung und Medikamente ermordet wurden [31, S. 584]. Diese Form des NS-Krankenmords stellt allerdings ein typisches Kennzeichen der zweiten, dezentralen Phase der NS-Euthanasie nach 1941 dar, die auf die erste, zentral gesteuerte Phase der „Aktion T4" folgte. Bis in den August 1941 hinein war das Krankenmordprogramm in wenigen eigens eingerichteten, zentralen „T4"-Gasmordanstalten vollzogen worden, in welche die Patienten der psychiatrischen Einrichtungen des Reichs nach und nach – teils über sogenannte Zwischenanstalten – verlegt worden waren.

Eine dieser Mordstätten befand sich auf dem Sonnenstein im sächsischen Pirna. Erst nach dem Stopp der „Aktion T4" im August 1941 verlagerte sich das Morden in mehr als 30 verschiedene Anstalten im Reichsgebiet [32]. Dass die Sterberate bei den psychiatrischen Patienten in Stadtroda aber bereits im Jahr 1940 sprunghaft angestiegen war – sie hatte sich gegenüber 1939 mit 226 Sterbefällen fast verdoppelt –, weist auf eine Sonderentwicklung in der Thüringischen Landesheilanstalt im Nationalsozialismus hin. Die für den massiven Anstieg der Sterblichkeit in der psychiatrischen Abteilung verantwortlichen Bedingungen – mutmaßlich Hungerkost kombiniert mit überdosierten Medikamenten – scheinen auch auf der TB-Asylierungsabteilung vorgeherrscht zu haben, denn dort verdoppelte sich 1940 ebenfalls mit einem Mal die Totenzahl. Hatte diese in den Jahren von 1936 bis 1939 durchschnittlich 35 Personen betragen, so lag sie ab 1940 fast konstant bei 80 TB-Kranken im Jahr [27, S. 51f.].

1942 entwickelte sich die Thüringische Landesanstalt zudem zu einem Zentrum der sogenannten „Kindereuthanasie", einem speziellen Mordprogramm, bei dem psychisch kranke und behinderte Kinder in besonderen „Kinderfachabteilungen" stationär untersucht, teils zu medizinischen Experimenten missbraucht und bei schlechter Prognose ermordet wurden, die meisten mit dem Schlafmittel Luminal. Eine solche „Kinderfachabteilung" entstand im Herbst 1942 an der Landesheilanstalt Stadtroda. Mindestens 133 psychisch kranke und behinderte Kinder und Jugendliche kamen dort bis 1945 ums Leben [27, S. 202–218].

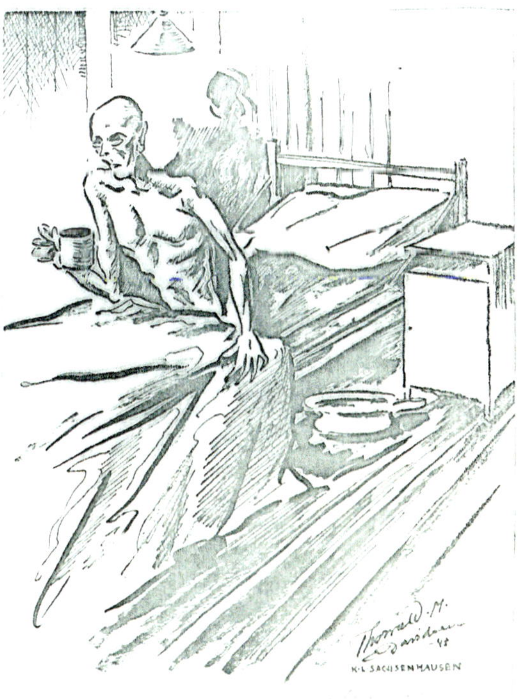

Abbildung 5.3
„Tuberkulose"
Zeichnung von Thorwald Davidsen, Häftling im KZ Sachsenhausen, 1943

Auch in der Heil- und Pflegeanstalt Wehnen, der zentralen psychiatrischen Einrichtung für das Oldenburger Land, wurden seit den 1930er Jahren „uneinsichtige“ Offentuberkulöse isoliert. Ähnlich wie in Stadtroda herrschte in Wehnen ein „System von Mangelernährung und Vernachlässigung“ vor, das im Krieg zu einem massiven Anstieg der Patientensterblichkeit führte. Ausweislich der in den Krankenakten verzeichneten Todesursachen waren dort vor allem Tuberkulöse der Unterversorgung zum Opfer gefallen.
In der Endphase des Nationalsozialismus wurde dann das nahegelegene Kloster Blankenburg als zentrale TB-Asylierungseinrichtung des Oldenburger Landes genutzt. Die nur unzureichend gegen Luftangriffe geschützte Anlage diente ab April 1944 der Isolierung infektiöser TB-Kranker, bei denen keine Heilbehandlung mehr vorgesehen war, deren Arbeitskraft aber noch für die deutsche Kriegswirtschaft ausgebeutet werden konnte [33, S. 53f.].

Die in den TB-Asylierungsabteilungen praktizierte Aussonderung und gezielte Vernachlässigung als „lebensunwert“ eingestufter Tuberkulöser entsprachen letztlich der in nationalsozialistischen Konzentrations- und Vernichtungslagern durchgeführten Selektion.

Das Schicksal TB-kranker KZ-Häftlinge

In Konzentrationslagern trat Tuberkulose so massenhaft auf, dass man fast schon von einem „typischen KZ-Phänomen“ sprechen kann. Konzentrationslager waren der SS unterstellt und damit der ordentlichen Gerichtsbarkeit entzogen. Zentraler Bestandteil des dort herrschenden Terrors waren die unmenschlichen und auf Dauer tödlichen Lebensbedingungen für die Häftlinge, die in primitiven Holzbaracken unter völlig unzureichenden hygienischen Bedingungen zusammengepfercht und – spätestens seit Kriegsbeginn – systematisch mangelernährt wurden. Solche Verhältnisse waren ein geeigneter Nährboden für Tuberkulose, wie der ehemalige Häftling des KZ Sachsenhausen Günther Wackernagel (1916–2001) berichtete:

> *„Von der Tbc, die sich langsam als eine Seuche innerhalb des Lagers ausbreitete, wurde kein Organ oder Organsystem der Erkrankten verschont. Von allen Tbc-Arten war die Lungentuberkulose die schwerste und weit verbreitete Krankheit unter den Häftlingen. Sie wurde durch die Lebensbedingungen im Lager, das sehr enge Beisammensein der Häftlinge am Tage auf dem Arbeitsplatz und in der Nacht auf dem Strohlager, Mann neben Mann, verbreitet. Durch Husten und Sputumauswurf eines Erkrankten wurde diese Krankheit auf andere Häftlinge übertragen.“* [34, S. 3]

Das Vorgehen gegenüber tuberkulösen KZ-Insassen reichte von der Versorgung bis zur „Vernichtung“. Nicht selten erhielten TB-Kranke zunächst eine – wenn auch minimale – medizinische Behandlung im Häftlingskrankenbau. Solche Einrichtungen zur Versorgung erkrankter Häftlinge gab es in allen Konzentrationslagern. Noch vor Kriegsbeginn wurden Krankenstationen, z.B. die von Dachau, Sachsenhausen und Buchenwald, zu größeren Häftlingskrankenhäusern ausgebaut. Im 1940 eingerichteten KZ Auschwitz bildete sich bis zum Frühjahr 1944 ein ausgedehntes Netz von Häftlingsspitälern heraus, das die drei Lagerbereiche Auschwitz-Stammlager, Birkenau und Monowitz umfasste.

Einige KZ-Krankenbauten verfügten über moderne Therapie- und Diagnoseeinrichtungen, wie das Krankenrevier von Sachsenhausen: Vor allem die Ausstattung der zuerst errichteten Revierbaracken I und II wurde von ehemaligen Häftlingen später für alle Phasen der Lagergeschichte als vorbildlich beschrieben. Noch 1944/45 hätten diese Baracken „einer richtigen großen Klinik" entsprochen, so die Erinnerung des im März 1944 nach Sachsenhausen überstellten Häftlingsarztes Dr. Friedrich Leo (1904–1989), der sich nach dem Krieg Fritz Lettow nannte:

> *„Die beiden ersten Revierdoppelbaracken, je ungefähr hundertzehn Meter lang, waren fast als elegant zu bezeichnen. Mit modernen Operationsräumen, Röntgen- und Zahnstation, Lichtbehandlungs- und Baderäumen, mit großer Apotheke und Laboratorium, mit getrennten Abteilungen für septische und aseptische Fälle waren sie sicher manchem Lazarett ebenbürtig. Sogar ein Pathologisches Institut, gut eingerichtet, war angeschlossen."* [35, S. 181f.]

Allerdings waren nur wenige Abteilungen des schließlich auf mehr als sechs Gebäude angewachsenen Sachsenhausener Reviers so gut ausgestattet wie die Baracken R I und R II, wo es bis zuletzt Bettwäsche gab und in einigen Krankensälen sogar Einzelbetten aufgestellt waren. In anderen Stationen fehlte es dagegen am Nötigsten und die Betten waren mit zwei oder mehr Kranken belegt, sodass dort katastrophale Zustände herrschten [36, S. 11f.].

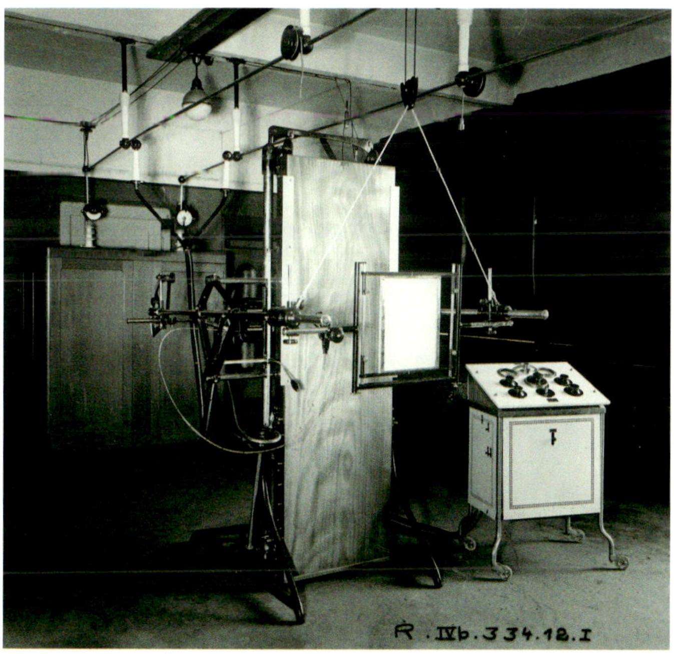

Abbildung 5.4
Der „Polydor" mit Klinoskop – Röntgengerät der Firma Siemens 1933

Im Krankenbau des KZ Sachsenhausen gab es schon früh eine eigene TB-Abteilung, die aus zwei Krankensälen sowie Sanitärräumen bestand. Im November 1939 wurde ein „4-Ventil-Röntgen-Diagnostik-Apparat“ der Siemens-Reiniger-Werke AG für den Krankenbau angeschafft, den Mitarbeiter der Berliner Siemens-Geschäftsstelle unter Mithilfe eines KZ-Häftlings im Lager installierten [37]. Der zur Hilfstätigkeit verpflichtete Gefangene Franz Cyranek (1900–1976), ein Elektriker aus der oberschlesischen Stadt Ratibor, erhielt dabei profunden Einblick in die Funktion des Apparats, weshalb ihn der SS-Lagerarzt anschließend kurzerhand zum „Röntgentechniker“ des Krankenreviers ernannte. Bis zur Befreiung des KZ Sachsenhausen bediente Cyranek das auch zur TB-Erkennung genutzte Gerät, was er, so gab ein ehemaliger Mithäftling an, später „mit einer schweren Strahlenkrankheit bezahlte“ [36, S. 147f.].

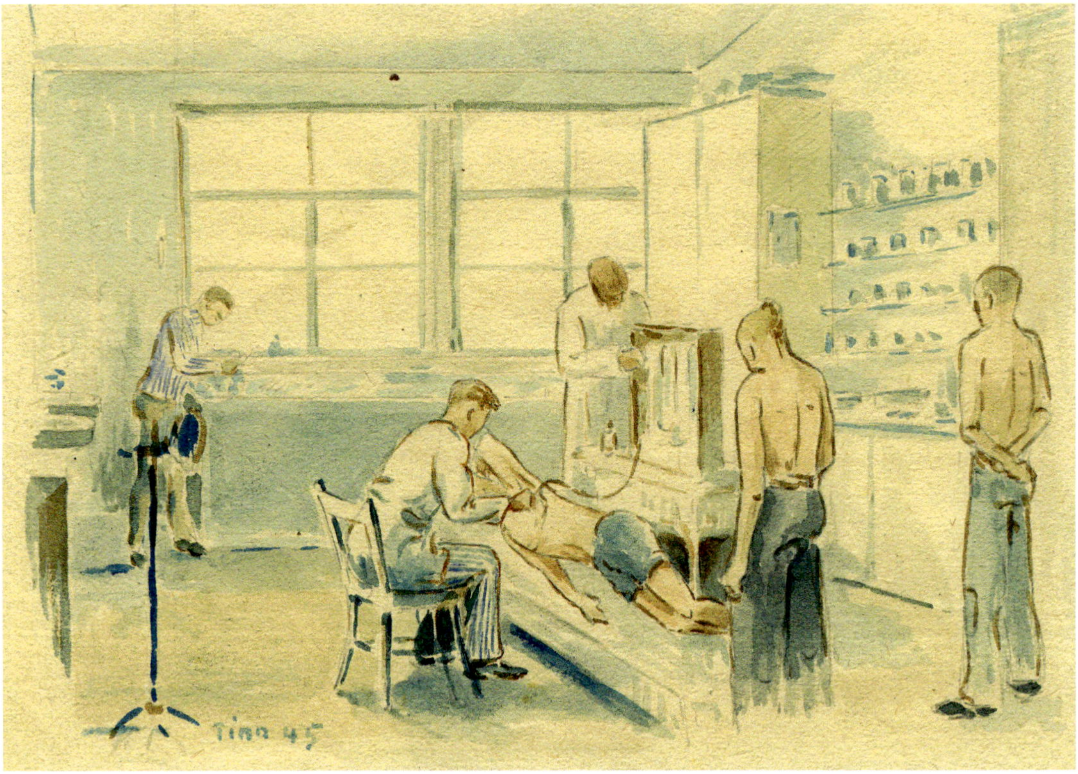

Abbildung 5.5
Gasbrustbehandlung (Pneumothorax-anlage bzw. -auffüllung) im Krankenrevier. Aquarell von Walter Timm, Häftling des KZ Sachsenhausen, 1945

Zur Sachsenhausener TB-Abteilung zählte darüber hinaus ein Zimmer mit einem Pneumothorax-Gerät, in dem die seit den 1920er Jahren viel praktizierte Gasbrustbehandlung durchgeführt wurde. Durch wiederholtes Einblasen von Luft in den Brustkorb wurde dabei ein Lungenflügel zum Kollabieren gebracht und gleichsam „stillgelegt“, sodass sich das tuberkulöse Organ – damaligen Vorstellungen zufolge – regenerieren konnte. Doch eine solche Gasbrustbehandlung dürften – vor allem in Zeiten großer Verbreitung der Krankheit – nur wenige tuberkulöse Häftlinge des KZ Sachsenhausen erhalten haben. In den meisten Fällen beschränkte sich die Therapie wohl auf Bettruhe und gelegentliche Medikamentengaben zur Linderung der Symptome.

So war es auch bei dem TB-kranken Brüsseler Allgemeinarzt Dr. Michel Goffart (1912–2002), der wegen seiner Zugehörigkeit zum belgischen Widerstand als „Nacht-und-Nebel“-Häftling nach Deutschland verschleppt und 1944 ins KZ Sachsenhausen gebracht worden war. Nach der Einlieferung wurde Goffart zwar sofort in die TB-Station des Krankenbaus eingewiesen, war dort aber weiterhin in Lebensgefahr:

> *„Ich erhielt keine Behandlung“,* so Goffart in einem späteren Erinnerungsbericht, *„daher stapelten sich meine Krankenblätter ohne Anzeichen einer Veränderung. Nachdem man mir zu verstehen gegeben hatte, dass ich deshalb gefährdet sei und bald als unnötiger Ballast betrachtet werden könne, wurde ich offiziös als Häftlingsarzt eingesetzt und erhielt im Revier IV ein Zimmerchen neben einem Krankenzimmer.“* [36, S. 157]

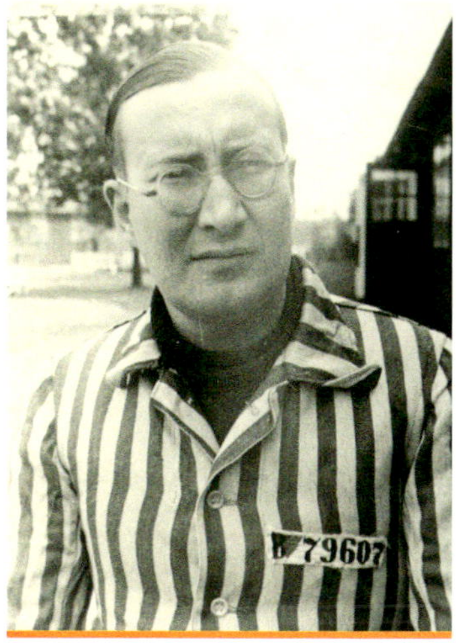

Abbildung 5.6
Michel Goffart (1912–2002)
in Häftlingskleidung im Revier, Juni 1945

Trotz eigener schwerer Erkrankung kümmerte sich Goffart also um seine Mitpatienten auf der TB-Station. Das aber ermöglichte es dem geschwächten Mann, bis zur Befreiung des Lagers im April 1945 im Krankenbau zu bleiben, und bewahrte ihn davor, einem schweren Arbeitskommando unter der Aufsicht eines brutalen Wachmanns zugeteilt zu werden [36, S. 157f.].

Zur der Zeit von Goffarts Ankunft in Sachsenhausen hatte die Tuberkulose dort ein solches Ausmaß erreicht, dass die TB-Abteilung eine ganze Baracke – die Baracke R IV – einnahm. Die durchschnittliche Belegungsstärke betrug 1944 zwischen 800 und 900 Patienten. Wie der als Häftlingsarzt eingesetzte Gefangene Dr. Leo Clasen (geb. 1909) später vor Gericht bezeugte, führte ein SS-Lagerarzt von Zeit zu Zeit Selektionen in der TB-Abteilung durch. Die dabei ausgesonderten Kranken „ohne Heilungsaussicht“ wurden aus dem Krankenbau entfernt. Sie wurden planmäßig vernachlässigt, in andere Lager abgeschoben oder ermordet [38].

Selektion und Mord

Die Furcht vor solchen Selektionen hielt viele erkrankte Häftlinge davon ab, sich im Krankenrevier behandeln zu lassen. Damit entrannen sie aber nicht der Gefahr, als „unnütze Esser“ ausgesondert zu werden, wenn sie aufgrund ihrer Erkrankung die geforderten Arbeitsleistungen nicht mehr erbringen konnten.

Kranke Häftlinge wurden von der SS seit Begründung des KZ-Systems im Jahr 1933 als Belastung angesehen. Seit Kriegsbeginn nahm die Zahl der Geschwächten und chronisch Kranken infolge steigender Häftlingszahlen und einer sich rapide verschlechternden Versorgungslage massiv zu. Zugleich mehrten sich ab 1940 die meist im Affekt und ohne höheren Befehl erfolgten SS-Gewaltaktionen und Mordtaten gegen Erkrankte. Im Januar 1940 zwang etwa der damalige Lagerführer von Sachsenhausen, Rudolf Höß (1901–1947), der spätere Kommandant von Auschwitz, über 800 geschwächte Häftlinge zu einem mehrstündigen Dauerappell bei minus 20 Grad Kälte. Fast 150 Männer, darunter nicht wenige Tuberkulöse, starben unmittelbar an den Folgen der Tortur [39]. Waren die Versuche der SS, sich der arbeitsunfähigen Kranken zu entledigen, zunächst auf solche unsystematischen Einzeltaten beschränkt gewesen, so setzte sich ab 1941 ein gezieltes Vorgehen durch. In allen Konzentrationslagern im deutschen Machtbereich fanden seit Frühjahr 1941 planmäßig Selektionen zur „Säuberung des Krankenbaus“ und des übrigen Lagers von chronisch Kranken und Siechen statt.

Bei der nun einsetzenden gezielten Tötung arbeitsunfähiger KZ-Häftlinge lassen sich drei Phasen unterscheiden. In einer ersten Phase ab Frühjahr 1941, als die Konzentrationslager noch nicht über Anlagen zum Massenmord verfügten, wurden Personal und Einrichtungen der „Euthanasieaktion T4“ zur Ermordung der kranken Gefangenen genutzt. Der KZ-Krankenmord dieser ersten Phase wird als „Sonderbehandlung 14f13“ bezeichnet. In einer zweiten Phase nach dem Ende dieser „Sonderaktion“ – teilweise aber auch bereits parallel dazu – nahmen SS-Lagerärzte die Selektionen selbstständig vor. Die ausgesonderten Kranken wurden in dieser Phase zumeist in „Invalidenlager“ abgeschoben, in vielen Fällen aber auch vor Ort in den Konzentrationslagern selbst zu Tode gebracht. Die letzte Phase des KZ-Krankenmords wird schließlich durch die massenhafte Selektion und Tötung kranker und geschwächter Häftlinge im Vorfeld der Lagerräumungen Anfang 1945 markiert.

Die „Aktion 14f13“

Die „Sonderbehandlung 14f13“ war eine von der KZ-Inspektion, der Verwaltungszentrale der Konzentrationslager, gelenkte Mordaktion, die sich auf sämtliche damals existierende große Konzentrationslager im deutschen Machtbereich erstreckte. Sie war nach dem Aktenzeichen benannt, das in der KZ-Inspektion für den Mord durch Gas verwendet wurde: „14f“ war das Kürzel für „Tod im Konzentrationslager“, die Zahl „13“ bedeutete „Vergasung“. Bei der von April 1941 bis 1943 andauernden „Aktion 14f13“ wurden etwa 10.000 KZ-Häftlinge in Tötungsanstalten der „Aktion T4“ verlegt und mit Giftgas ermordet [40].

Die Auswahl der zu Tötenden nahmen „T4“-Gutachter vor, die bereits im Rahmen des NS-„Euthanasie-Programms“ von Heilanstalt zu Heilanstalt gereist waren, um Psychiatriepatienten zu selektieren. Wie schon bei der Krankenmordaktion „T4“ wurden die für die „Sonderbehandlung 14f13“ vorgesehenen Menschen zunächst durch Meldebögen erfasst. Die KZ-Inspektion kündigte den Lagerkommandanten den Besuch einer Ärztekommission „zur Ausmusterung von Häftlingen“ an und übersandte ein Exemplar des auch in den Heil- und Pflegeanstalten verwendeten „T4“-Meldebogens. In die Bögen sollten bereits vorab verschiedene Angaben wie Personalien, bekannte Krankheiten und Behinderungen sowie Vorstrafen eingetragen werden. Dies bedeutete, dass die Lagerverwaltungen eine Vorauswahl der in Betracht kommenden Häftlinge vornehmen konnten. In einigen Konzentrationslagern erleichterte sich die SS diese Erfassungstätigkeit, indem sie an TB und anderen Leiden erkrankten Häftlingen, die sich selbst als arbeitsunfähig meldeten, die Verlegung in ein „Erholungslager“ in Aussicht stellte. Die von der SS Ausgewählten wurden später den „T4“-Gutachtern, die nach und nach alle Konzentrationslager aufsuchten, zur eigentlichen „Ausmusterung“ vorgeführt. Die Häftlinge mussten vor den „T4“-Ärzten antreten, wobei diese die Meldebögen komplettierten. Auf der Basis der Angaben im Meldebogen entschieden die „T4“-Gutachter dann, ob ein Häftling in die „Aktion 14f13“ einbezogen werden sollte [40, S. 37].

Die fertiggestellten Bögen wurden an die „T4“-Zentrale in Berlin gesandt, wo aber – anders als beim „Euthanasie-Programm“ – offenbar keine weitere Überprüfung der Entscheidungen durch einen Obergutachter erfolgte. Anhand der Bögen erstellten die Mitarbeitenden der „T4“-Zentrale Verlegungslisten und leiteten sie den beteiligten „T4“-Tötungsanstalten zu, die ihrerseits mit den Konzentrationslagern Kontakt aufnahmen und die Überstellung der „Ausgemusterten“ regelten.

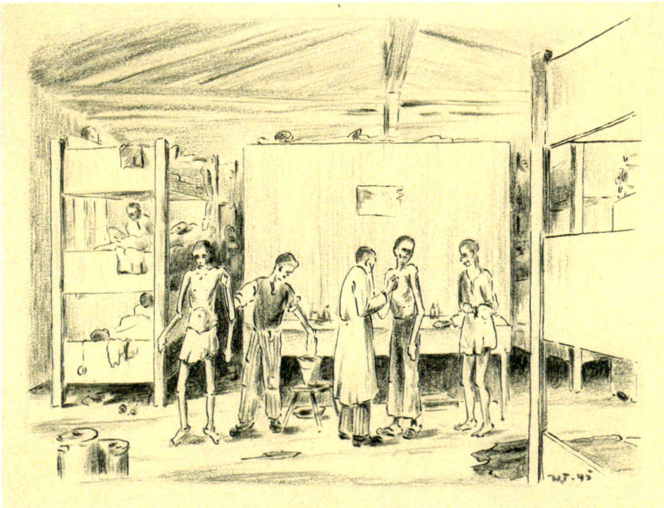

Abbildung 5.7
Häftlingsarzt und Pfleger in einer Krankenbaracke. Zeichnung von Walter Timm, Häftling des KZ Sachsenhausen, 1945

Für die Tötung der Selektierten – unter denen sich etwa im KZ Sachsenhausen auch viele TB-Kranke befanden – waren die „Euthanasie-Anstalten" Pirna-Sonnenstein (Sachsen), Bernburg (Saale) und Hartheim bei Linz (Österreich) zuständig. Die KZ-Häftlinge wurden dort unmittelbar nach ihrer Ankunft entkleidet, in die als Duschräume getarnten Gaskammern geführt und – wie zuvor die Psychiatriepatienten – mit Kohlenmonoxid getötet. Ihre Leichen wurden in den Krematorien der „T4"-Tötungsanstalten verbrannt, ihre Kleider, Prothesen und Brillen an die jeweiligen Konzentrationslager zurückgeschickt. Den Tod der Häftlinge beurkundeten die KZ-Standesämter als im jeweiligen Konzentrationslager eingetretene Todesfälle mit fingierten Angaben natürlicher Todesursachen und falschen Todesdaten [10, S. 38].

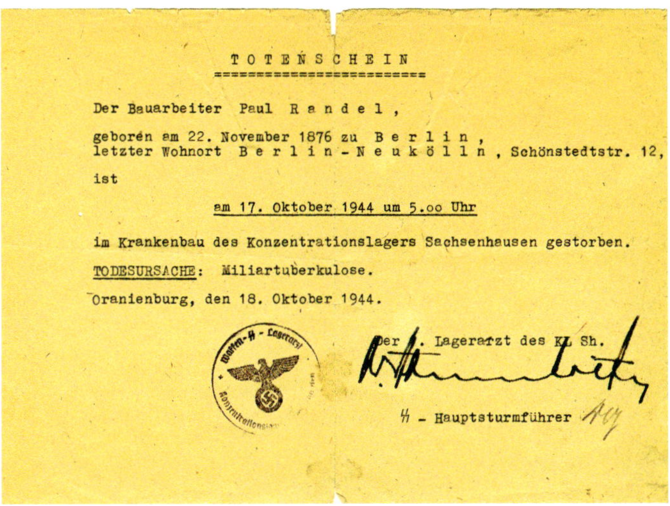
T O T E N S C H E I N

Der Bauarbeiter Paul R a n d e l ,

geboren am 22. November 1876 zu B e r l i n ,
letzter Wohnort B e r l i n - N e u k ö l l n , Schönstedtstr. 12,

ist

am 17. Oktober 1944 um 5.oo Uhr

im Krankenbau des Konzentrationslagers Sachsenhausen gestorben.

TODESURSACHE: Miliartuberkulose.

Oranienburg, den 18. Oktober 1944.

Der I. Lagerarzt des KL Sh.

ϟϟ - Hauptsturmführer

Abbildung 5.8
„Todesursache: Miliartuberkulose". Totenschein für den Häftling Paul Randel, unterzeichnet von SS-Lagerarzt Dr. Heinz Baumkötter, 18.10.1944

Wie sich am Beispiel des KZ Sachsenhausen zeigen lässt, fielen der Mordaktion auch zahlreiche Tuberkulöse zum Opfer. Anfang April 1941 kam der Psychiater und „T4“-Gutachter Friedrich Mennecke (1904–1947) mit zwei Kollegen für mehrere Tage in das Oranienburger Lager, wo sie insgesamt 400 von der SS vorab ausgewählte KZ-Häftlinge untersuchten. In die Selektion wurden nicht nur Insassen des Krankenbaus und der TB-Abteilung, sondern auch Kriegsversehrte und Körperbehinderte einbezogen. Dabei sortierte die Kommission einige der von der SS vorab ausgewählten Männer wieder aus, sodass 269 Gefangene übrig blieben. Diese stellte die Häftlingsschreibstube dann auf Anweisung der SS auf einer „Kommando S“ (für „Sonnenstein“) betitelten Liste zusammen. Über das Vorgehen der Gutachter bei der Selektion sagte der ehemalige Häftlingsschreiber Emil Büge (1890–1950) später aus:

> *„Für das ‚Kommando S‘ werden solche Häftlinge ausgesucht, die kaum noch zur Arbeit gehen, ja arbeitsunfähig sind, also ‚Muselmänner‘ – Körperschwache, aber auch ‚asoziale Elemente‘ wie Handwerksburschen, Trinker, Zuhälter etc. sowie Amputierte usw., eben Leute, denen man jedes Recht zum Weiterleben abspricht. Der größte Teil sind Kranke aus dem Revier, und den Rest holt man sich aus den Blocks.“* [41, S. 212]

Die Selektierten wurden zwei Monate später in die „T4“-Anstalt Sonnenstein verlegt und ermordet, wie erhalten gebliebene Transportlisten der KZ-Kommandantur vom Juni 1941 belegen [42]. Unter den dort namentlich aufgeführten Opfern finden sich Angehörige fast aller Häftlingskategorien, keine der Gruppen, auch nicht die der Juden, ist signifikant überrepräsentiert. Gemeinsames Merkmal jener Häftlinge jedoch war, dass fast alle eine gewisse Zeit im Lagerkrankenbau verbracht hatten. 68 der Männer – und damit gut 25% der Opfer – lassen sich in den nur lückenhaft überlieferten Patientenlisten der TB-Abteilung nachweisen oder wurden im Laborbuch des Krankenbaus im Zusammenhang mit Tuberkulin-Tests genannt. Bei diesen Opfern dürfte es sich also zweifelsfrei um Tuberkulöse gehandelt haben [40, S. 41].

Planmäßige Vernachlässigung und Ermordung

Ende 1942 war die durch eine umfassende Mitarbeit der „T4“-Organisation gekennzeichnete „Aktion 14f13“ de facto ausgelaufen. Spätestens seit dieser Zeit – in vielen Lagern aber auch erheblich früher – nahmen die örtlichen SS-Lagerärzte die Selektion arbeitsunfähig kranker Häftlinge selbstständig vor. Dabei legten sie besonders bei TB-Kranken und Körperbehinderten erweiterte Selektionskriterien an, sodass auch weniger stark Erkrankte betroffen waren. Die ausgesonderten Gefangenen „ohne Heilungsaussicht“ wurden mit sogenannten „Krankentransporten“ in andere Lager abgeschoben, gezielt vernachlässigt oder durch Giftinjektionen ermordet. Im KZ-Komplex von Auschwitz wurden die Ausgemusterten ab 1943 in den lagereigenen Gaskammern getötet. Die Entwicklung der Gaskammern von Auschwitz hatte im Herbst 1941 begonnen, wenige Wochen nachdem dort die „Aktion 14f13“ durchgeführt worden war [43].

Ziel von Transporten zur Verlegung geschwächter und nicht mehr arbeitsfähiger Häftlinge war zunächst das KZ Dachau, wo die Männer – in den Herkunftslagern kursierenden Gerüchten zufolge – im KZ-eigenen Heilkräutergarten eingesetzt werden sollten.

„*Dachau*", so der bereits genannte Häftlingsschreiber Emil Büge, „*ist sozusagen die letzte Versuchsanstalt für diese Dahinsiechenden, denn es soll dort leichtere Arbeit für sie geben, so dass sich eventuell für einige Hundert wieder Besserung im Befinden einstellen könnte. Der Rest wird aber dann meistens von dort in die ‚Vernichtungsanstalten' geschickt und so kurzer Prozess mit ihnen gemacht.*" [41, S. 206]

Ende 1941 schob beispielsweise das KZ Sachsenhausen eine Gruppe von 68 TB-Kranken nach Dachau ab. Einer dieser Männer war der Warschauer Jurist Józef Ogiński (1902–1972), der nach Kriegsbeginn als Angehöriger der polnischen Intelligenz verhaftet und nach Sachsenhausen deportiert worden war. Hier hatte sich Ogiński mit Tuberkulose infiziert und mehrere Monate auf der TB-Station im Krankenbau gelegen, bis er für den erwähnten „Krankentransport" selektiert worden war. Trotz seiner Erkrankung überlebte Ogiński die Zeit im KZ, das Leiden brach jedoch nach 1945 erneut schwer bei ihm aus [36, S. 131f.].

Ab Ende 1943 gingen die „Invalidentransporte" in das Konzentrationslager Lublin-Majdanek und nach Bergen-Belsen, das ab Frühjahr 1944 als „Sterbelager" des KZ-Systems diente. Hier wurden die Häftlinge bei minimaler Versorgung und katastrophalen hygienischen Bedingungen ihrem Schicksal überlassen. Unter den Opfern jener Transporte, die für die Mehrheit der Betroffenen den sicheren Tod bedeuteten, waren viele Tuberkulöse. Für das KZ Sachsenhausen sind sogar mehrere Transporte bezeugt, die ausschließlich aus TB-Kranken bestanden. Bei den Selektionen nutzten die Sachsenhausener SS-Ärzte das lagereigene Röntgengerät: So führten sie z.B. im Sommer 1942 und im Herbst 1944 jeweils Reihenuntersuchungen der gesamten Lagerpopulation durch. In der Folge wurden auch viele zuvor nicht als TB-infiziert erkannte Häftlinge „auf Invalidentransport" geschickt [44].

Viele Kranke, bei denen keine Aussicht auf Wiedererlangung der Arbeitsfähigkeit bestand, wurden aber auch vor Ort in speziellen „Schonungsblocks" durch planmäßige Vernachlässigung zu Tode gebracht. In solchen Baracken vegetierten in Sachsenhausen vor allem Tuberkulöse und Geschwächte ohne jede ärztliche Betreuung vor sich hin:

„*Der Schonungsblock war während meiner Zeit stark überbelegt*", so der als Schreiber im Krankenbau eingesetzte Gefangene Alfred Jahn (1885–1974). „*Es verging kaum ein Tag, an dem nicht mindestens ein Häftling starb. An vielen Tagen starben aber mehrere. Meines Erachtens sind die Schwerkranken im Schonungsblock bewusst und systematisch ohne ärztliche Hilfe gelassen worden.*" [45]

Zudem gingen die SS-Lagerärzte mit Giftinjektionen planmäßig gegen Tuberkulöse vor, wie der Bericht des ehemaligen Revierschreibers Eugen Kogon (1903–1987) aus dem KZ Buchenwald belegt:

„*In den KL scheint die Zahl der Tbc-Kranken von vornherein durch eine Berliner Zentralstelle irgendwie begrenzt gewesen zu sein [...]. Jedenfalls hat* [der SS-Arzt, d. Verf.] *Dr. Eisele im Sommer 1941 plötzlich festgestellt, dass Buchenwald ‚genug Tbc-Kranke' besitze. Er ging dazu über, sie in ganzen Partien durch intravenöse Einspritzungen von Evipan-Natrium oder*

Herzstich mit dem gleichen Mittel zu töten. Ein panischer Schrecken erfasste alle Kranken, besonders als der Lagerarzt begann, Tuberkulöse im Lager einfach zusammenzufangen und der Vernichtung zuzuführen. [...] Bei dieser Aktion wurden von Eisele mindestens 300 Menschen getötet. Die Opfer, und zwar ganze Krankensäle, bekamen meist vor der tödlichen Spritze ein Schlafmittel. Der eine oder andere besonders herzstarke Patient überstand manchmal zwei Injektionen und erlag erst der dritten." [46, S. 280f.]

Abbildung 5.9
„Schonungsblock 2".
Zeichnung eines unbekannten Häftlings, nach 1945 (aus: Odd Nansen, Fra Dag til Dag, 1946)

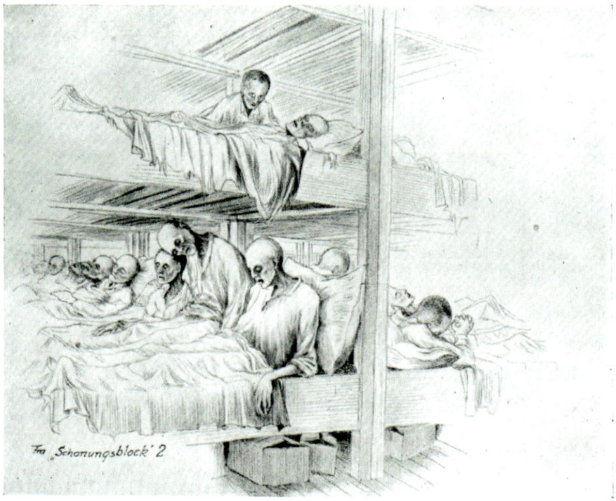

Krankenmord im Vorfeld der Lagerräumung 1945
Anfang 1945 erreichte der Krankenmord in den Konzentrationslagern im Reichsgebiet seinen Höhepunkt, als sich Lager wie Sachsenhausen, Buchenwald und Dachau gezielt auf die erwartete Evakuierung vorbereiteten. Bei vorangegangenen KZ-Räumungen im Osten – aufgrund des Kriegsverlaufs musste z.B. Auschwitz im Januar 1945 aufgegeben werden – hatte die SS die Erfahrung gemacht, dass riesige Gruppen entkräfteter und häufig marschunfähiger Häftlinge nicht halbwegs geordnet verlagert werden konnten. Im Februar und März 1945 führte die SS daher in allen noch bestehenden KZ großangelegte Mordaktionen durch gegen Häftlinge, die die geplanten Evakuierungsmärsche voraussichtlich nicht durchhalten würden. Im damals etwa 58.000 männliche Gefangene umfassenden KZ Sachsenhausen wurde die Gruppe der Kranken und Geschwächten in nur vier Wochen um mindestens 16.000 Personen reduziert. Wenigstens 3.000 Schwerkranke wurden vor Ort oder in Außenlagern ermordet, 13.000 Entkräftete und Gehbehinderte wurden in „Sterbelager" abgeschoben, die große Mehrheit der Opfer war unter Mitwirkung von SS-Ärzten selektiert worden [47].

Aufgrund eines Befehls der KZ-Inspektion zur Liquidierung der „Marschunfähigen" ordnete der leitende Lagerarzt von Sachsenhausen Anfang Februar 1945 die Erfassung aller „zufolge ihres körperlichen Zustands" nicht mehr evakuierungsfähigen Häftlinge an. Unmittelbar darauf begann der für die Revierbaracken R IV und V zuständige SS-Arzt Adolf Winkelmann (1887–1947) mit der Selektion in der TB-Abteilung. Dazu ließ er sich „nach einem Durchgang" durch die Baracke R IV „die Krankenblätter der

Abbildung 5.10
Aufnäher mit der Aufschrift „Häftl.[ings]-Arzt“ aus dem Besitz von Michel Goffart 1945

[hierbei] von ihm ausgewählten Häftlinge“ geben, anhand derer er dann „in seinem Arztzimmer eine weitere Auswahl traf“. Diese umfasste nach der Aussage des belgischen Häftlingsarztes Michel Goffart etwa 300 Personen, also ein Drittel aller auf der TB-Station liegenden Kranken [48, S. 72]. Parallel zur Selektion im Krankenbau wurde das gesamte Stammlager nach „Marschunfähigen“ durchkämmt: Dabei wurden zunächst die überfüllten „Schonungsblocks“ 45 und 46 überprüft – zwei nicht zum Krankenrevier zählende Baracken, in denen weitere Tuberkulöse und Geschwächte bei minimaler Versorgung ihrem Schicksal preisgegeben waren. Anschließend wurden sämtliche Arbeitskommandos gemustert. Die dabei als evakuierungsunfähig Identifizierten stellte man auf Listen zusammen. Zugleich erging an alle „älteren und kränklichen Häftlinge“ im Lager die Aufforderung, sich freiwillig für einen Transport nach Bergen-Belsen zu melden, wo „die Lebensbedingungen besonders günstig seien“ [47, S. 46f.].

Im Verlauf des Monats Februar gingen mehrere Großtransporte mit leichter erkrankten, alten und schwachen Häftlingen in die als „Sterbelager“ dienenden KZ Bergen-Belsen und Mauthausen ab. Die im Rahmen der Revierselektion ermittelten Schwerkranken dagegen wurden im Krematoriumsbereich des außerhalb der Lagermauer gelegenen Industriehofs ermordet. Mehrere Zeugen gaben später zu Protokoll, dass Mitte Februar 1945 wiederholt Revierkranke des Lagers in den Industriehof gebracht wurden. So konnte der im Kommando „Bauhof“ auf dem Industriehof eingesetzte Häftling Arthur von Lankisch-Hoernitz (geb. 1894) beobachten,

> *„wie einen gesamten Vormittag lang Häftlinge aus dem Revier zum Lagertor getrieben wurden. Dabei handelte es sich teilweise um Häftlinge, die sich kaum mehr aus eigener Kraft fortbewegen konnten. Diese Häftlinge, es müssen Hunderte gewesen sein, wurden am Lagertor auf Rollwagen verladen. Bei den Rollwagen handelte es sich um Wagen, die keinen Aufbau hatten und von Häftlingen gezogen wurden. Es waren auch Häftlinge, die die kranken, aus dem Revier stammenden Häftlinge auf diese Rollwagen verluden. […] Die ganze Strecke zwischen Lagertor und Industriehof (Krematorium) war von der SS abgesperrt. Es war ein regelrechter Pendelverkehr von Rollwagen zwischen dem Lagertor und dem Krematorium. Die vollen Rollwagen gingen zum Krematorium und die leeren gingen zurück, um neu beladen zu werden.“* [49, S. 17]

Die Mitwirkung der SS-Ärzte an der Ermordung der „Marschunfähigen“ gegen Kriegsende muss – neben den Selektionen an der Rampe von Auschwitz und anderen Vernichtungslagern – als das größte Medizinverbrechen der NS-Zeit gelten, da es die vorausgegangenen ärztlichen Gewalttaten in den Konzentrationslagern in Bezug auf die Opferzahl weit übertraf. Die Kranken und Schwachen wurden von den SS-Ärzten nur deshalb zur Tötung bestimmt, weil sie den Ablauf der bevorstehenden Evakuierung – und damit letztlich auch die Flucht der Täter – zu behindern drohten und den Medizinern das Schicksal der Opfer aus ideologischen Gründen gleichgültig war.

Missbrauch für medizinische Experimente

Tuberkulöse KZ-Häftlinge wurden außerdem als Versuchspersonen bei medizinischen Experimenten missbraucht. Seit Beginn des Zweiten Weltkriegs fanden zahlreiche Menschenversuche zur Erprobung neuer Impfstoffe, Medikamente und Behandlungsverfahren in Lungenheilstätten, psychiatrischen Anstalten und Konzentrationslagern statt, die als medizinische Verbrechen gelten müssen. Bei den Experimenten behandelten die Ärzte ihre menschlichen Versuchspersonen im Grunde wie Tiere, die zu Forschungszwecken – unter Inkaufnahme eines tödlichen Verlaufs – mit gefährlichen Krankheitskeimen infiziert oder operativ verstümmelt wurden. Bei einigen KZ-Versuchen war der Tod des Probanden sogar geplanter Teil des Experiments. Trotz der brutalen Versuchspraxis und ihrer ethischen Verwerflichkeit sind diese Experimente aber nicht als sinnlose pseudomedizinische Grausamkeiten anzusehen, denn die übergroße Mehrheit entsprach in Fragestellung und Methodik damals üblichen wissenschaftlichen Standards [50].

Für die moralisch entgrenzten Forschungen in der Lungenheilkunde während des „Dritten Reichs“ dürften neben den NS-spezifischen politischen Rahmenbedingungen auch medizinimmanente Faktoren verantwortlich gewesen sein. Bei der weit verbreiteten Krankheit, die nach Meinung von Experten erheblichen volkswirtschaftlichen Schaden anrichtete, lagen damals die medizinischen Möglichkeiten in Bezug auf Diagnose und Therapie weit auseinander: Zwar ließ sich die Krankheit durch Fortschritte in der Röntgentechnik immer besser erkennen, größere Heilungschancen folgten daraus aber nicht. Der hieraus resultierende Druck auf die beteiligten Mediziner hatte in der NS-Zeit nicht nur – wie oben dargestellt – zu einer Radikalisierung im ärztlichen Umgang mit TB-Kranken geführt, die sozial ausgegrenzt und zum Teil zwangsasyliert wurden, sondern zudem eine Verstärkung der Forschungsbemühungen bei der Suche nach einer effektiven Impfung oder Therapie bewirkt. Ein Faktor dürfte auch gewesen sein, dass für die Zulassung neuentwickelter Medikamente in Deutschland seit den frühen 1940er Jahren ein wissenschaftlicher Wirksamkeitsnachweis – und damit häufig der Menschenversuch – notwendig war [28, S. 207–211].

Die deutsche Tuberkuloseforschung der 1930er und 1940er Jahre verfolgte zwei Richtungen: Die Suche nach einem Impfstoff, der die Entstehung der Krankheit verhindern konnte, und die Entwicklung neuer Medikamente und Behandlungsverfahren zur Heilung der Tuberkulose. Experimente zur Erprobung neue Impfstoffe fanden zumeist in psychiatrischen Anstalten und Kinderheimen – also außerhalb des KZ-Systems – statt. Neuentwickelte Medikamente und Heilverfahren wurden dagegen an Konzentrationslagerhäftlingen getestet.

Impf-Versuche
(siehe Kap. 5.1)

Für den Zeitraum von 1941 bis 1945 konnten bisher vier großangelegte TB-Versuche nachgewiesen werden: Die Experimente mit homöopathischen bzw. naturheilkundlichen Präparaten gegen Lungen-TB im KZ Dachau, die TB-Experimente des niederländischen Mediziners Gualtherus Zahn (1891–1958) im KZ Sachsenhausen, die Heilversuche mit Kohlenruß des SS-Lagerarztes Waldemar Hoven (1903–1948) im KZ Buchenwald und die Versuche von Kurt Heißmeyer (1905–1967), Oberarzt der Heilanstalt Hohenlychen, im KZ Neuengamme.

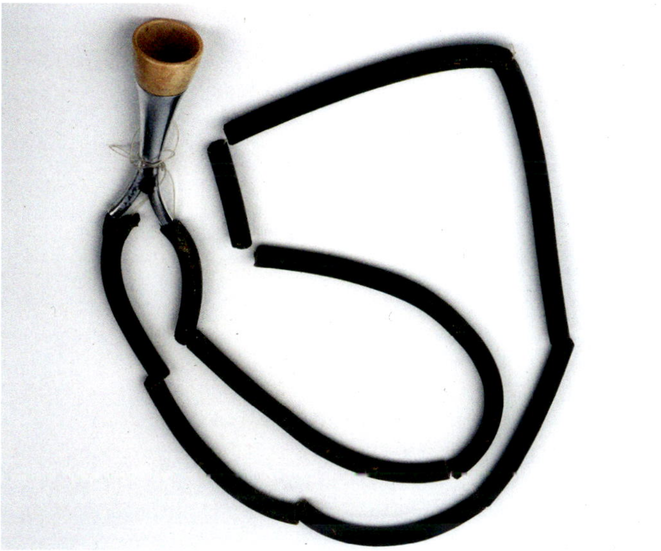

Abbildung 5.11
Selbstgemachtes Stethoskop des russischen Häftlingsarztes Nikolaj Scheklakow, 1944

TB-Versuche im KZ Dachau

Zwischen Anfang 1941 und Anfang 1942 wurden im Krankenrevier des KZ Dachau Experimente mit homöopathisch-naturheilkundlichen TB-Arzneien durchgeführt. Bei diesen von „Reichsführer-SS" Heinrich Himmler (1900–1945) persönlich angeordneten Versuchen sollte u.a. die Wirksamkeit des Mittels „Spenglersan" nachgewiesen werden, ein damals schon längere Zeit vertriebenes homöopathisches Präparat, dem 1941 aufgrund geänderter gesetzlicher Prüfbedingungen für Medikamente in Deutschland die Zulassung entzogen zu werden drohte. Mindestens 170 tuberkulöse Häftlinge von ähnlicher Körperkonstitution und in vergleichbarem Krankheitsstadium wurden in verschiedene Versuchsgruppen eingeteilt. Zwei dieser Gruppen behandelte Himmlers Münchner Heilpraktiker Karl Hann von Weyhern, die eine mit dem erwähnten „Spenglersan", die zweite erhielt ein anderes homöopathisches Präparat. Eine dritte Gruppe wurde schulmedizinisch – also mittels chirurgischer Verfahren (wie Gasbrustbehandlung oder Entfernung befallener Lungenteile) sowie Calcium- und Stärkungsmittelgaben – versorgt. Für diese Gruppe war der SS-Mediziner Rudolf Adalbert Brachtel (1909–1988) verantwortlich, der damals als SS-Lagerarzt die Dachauer Versuchsstation leitete. Eine vierte Gruppe TB-Kranker blieb als Kontrollgruppe unbehandelt. Alle Versuchspersonen erhielten zusätzliche Essensrationen [28, S. 194–198].

Einen Eindruck vom Versuchssetting auf der homöopathischen und auf der schulmedizinischen Versuchsstation gibt der Bericht des Münchner Rechtsanwalts Oscar Greiner an das Reichsgesundheitsamt vom 17. Oktober 1941, der damals im Auftrag des „Spenglersan"-Herstellers Paul A. Meckel das Dachauer Krankenrevier besucht hatte:

> *„Beide Stationen arbeiten unter [...] gleichen Bedingungen: Gleiche Räume, gleiche Betten, gleiche Kost usw., monatlich Röntgenbild, 2 mal Sputum-Blutsenkung und Blutbild-Nahme. Die Kranken waren vorher alle mit positivem Befund 60 bis 120 Tage im Revier."* [28, S. 198]

Ende 1941 geriet der schulmedizinische Versuchsleiter Brachtel jedoch in Verdacht, den Ausgang der Experimente zu manipulieren, indem er Kranke, die zu versterben drohten, kurzerhand aus seiner Versuchsgruppe entfernte und durch andere Häftlinge ersetzte. Anfang 1942 wurden die Experimente daher eingestellt [28, S. 199f.]. Wie viele Häftlinge insgesamt in die Versuche einbezogen wurden und wie viele dabei ums Leben kamen, ist nicht bekannt. Hinter den Dachauer TB-Experimenten standen die Interessen eines Arzneimittelherstellers, dessen Initiative zum Wirksamkeitsnachweis für sein bekanntes homöopathisches Präparat „Spenglersan" bei dem alternativmedizinisch interessierten Himmler auf offene Ohren gestoßen war.

TB-Experimente in den KZ Sachsenhausen und Buchenwald

Auch bei den TB-Experimenten im KZ Sachsenhausen wurde der Effekt eines naturheilkundlichen Mittels mit der Wirkung herkömmlicher schulmedizinischer Verfahren verglichen, anders als in Dachau handelte es sich aber um ein neugeschaffenes Präparat. Die Initiative zu den Versuchen ging von dem Schöpfer des Mittels aus, dem niederländischen Mediziner Gualtherus Zahn, der mit seinen Experimenten vor allem wirtschaftliche Interessen verfolgt haben dürfte. Zahn – ein von der NS-Ideologie überzeugter Weltenbummler, der erst spät zur Medizin gefunden hatte – verdankte die Möglichkeit zu Versuchen an KZ-Häftlingen einem persönlichen Zugang zu Heinrich Himmler. Von Herbst 1941 bis Ende 1943 erprobte er im KZ Sachsenhausen ein selbst entwickeltes – und später erfolgreich vermarktetes – naturheilkundliches TB-Heilmittel an Häftlingen, die an offener Lungentuberkulose litten. Parallel dazu wurde – wie bei den oben geschilderten Versuchen in Dachau – eine Vergleichsgruppe Erkrankter unter der Leitung des SS-Lagerarztes mit anerkannten Verfahren aus dem Bereich der naturwissenschaftlichen Medizin behandelt [28, S. 167–179].

Ort der Experimente war ein im Laufe des Jahres 1941 errichtetes kleines Gebäude im Bereich des Krankenreviers, das als „Tbc-Versuchsstation" bezeichnet wurde. Es bestand aus zwei Krankensälen, in denen Zahn ab Herbst 1941 seine „Tuberkuloseheilmethode mittels Inhalation" erprobte. Über den Versuchsablauf berichtete der Niederländer Johann E.A. Post Uiterweer (geb. 1917), der damals als Funktionshäftling im Krankenrevier tätig war, später Folgendes:

> *„Neben der Baracke, wo ich arbeitete, stand eine ganz kleine Baracke, wo zwei Therapien für Tbc-Erkrankte ausprobiert wurden. [...] In jedem Zimmer waren immer in den einander gegenüberliegenden Betten Häftlinge mit diesen Tbc-Kavernen (Löcher in der Lunge) gelegen. Beide bekamen*

> *sie verschiedene Therapien. Der eine sollte täglich mehrmals Säure inhalieren. Dafür war ein Apparat an der Wand angebracht. Dem anderen wurden edle Metalle injiziert. [...] Wie ich es verstanden habe, war es Sache herauszukriegen, welche Therapie die beste war.“* [51, S. 1f.].

Uiterweers Bericht verdeutlicht, dass Zahn TB-kranke Häftlinge zu seinen Experimenten heranzog. Bei den Versuchen verabreichte er einigen von ihnen sein selbstentwickeltes Inhalat. Die Vergleichsgruppe erhielt Edelmetallinjektionen, wie sie damals in der Schulmedizin üblich waren. In der Vergleichsgruppe kamen aber auch Pneumothorax-Behandlungen zur Anwendung, wie andere Zeugen der Versuche berichteten. Den Angaben von Überlebenden zufolge experimentierte Zahn zumeist an 50 bis 60 Häftlingen gleichzeitig, Verstorbene wurden durch neue Versuchspersonen ersetzt. Die Experimente liefen mindestens bis Ende 1943. Etwa ein Drittel der Probanden soll während der Versuche gestorben sein, wobei die Sterblichkeit in beiden Vergleichsgruppen gleich hoch gewesen zu sein scheint [28, S. 172f.].

Die TB-Versuche von Waldemar Hoven in Buchenwald waren dagegen als Bausteine für dessen eigene wissenschaftliche Karriere gedacht. Die fast schon skurrile Geschichte dieser Versuche ist zudem ein Beispiel dafür, wie SS-Mediziner ihre Position als Lagerärzte für persönliche Interessen nutzten. Der 1903 geborene Hoven, der seit 1934 der SS angehörte, war nach wenig gradliniger Ausbildungszeit im September 1939 aufgrund des Kriegsbeginns vorzeitig zum Arzt „notapprobiert“ worden, ohne ein medizinisches Staatsexamen abgelegt und ohne ein praktisches Jahr in einem Krankenhaus geleistet zu haben. Wenig später erhielt er den Gestellungsbefehl zur Waffen-SS, wurde aber – anscheinend frontuntauglich – im KZ-Dienst eingesetzt und als Lagerarzt nach Buchenwald kommandiert. Hier ließ er ab 1942 drei Versuchsreihen durchführen, bei denen jeweils mehrere TB-kranke Häftlinge mit Kohlenruß – als Inhalat oder Injektion verabreicht – behandelt wurden und andere Versuchspersonen als Kontrollgruppe unbehandelt blieben. Als Indikator für den Therapieeffekt wurde eine Gewichtszunahme bei den Probanden gewertet. Mit den Ergebnissen der Experimente wurde Hoven 1943 in Freiburg von dem Internisten Kurt Ziegler (1877–1947) zum Doktor der Medizin promoviert, die dazu eingereichte Dissertation hatte er sich jedoch von KZ-Häftlingen schreiben lassen, wie 1947 im Zusammenhang mit dem Nürnberger Ärzteprozess bekannt wurde. Daraufhin entzog ihm die Freiburger Universität die Doktorwürde [28, S. 191–194].

TB-Versuche in Neuengamme und die „Kinder vom Bullenhuser Damm“
Bei den bisher geschilderten TB-Experimenten wurden Häftlinge als Versuchspersonen missbraucht, die bereits an Tuberkulose litten. Bei den Versuchen des Lungenarztes Kurt Heißmeyer im KZ Neuengamme wurden zum Teil nichttuberkulöse Opfer zunächst künstlich mit Tuberkelbazillen infiziert. Heißmeyers Versuche sind ein besonders erschreckendes Beispiel, weil er dazu neben russischen und serbischen Kriegsgefangenen auch 20 jüdische Kinder heranzog, die eigens aus dem KZ Auschwitz für die Experimente überstellt worden waren.

Von Mitte 1944 an experimentierte Heißmeyer im KZ Neuengamme bei Hamburg. Bei seinen Versuchen ging es zunächst um die Frage, ob sich der Zustand von Lungentuberkulösen durch gezieltes Setzen eines weiteren TB-Herds auf der Haut günstig beeinflussen ließ, also um die Erprobung eines therapeutischen Verfahrens. Darüber hinaus war Heißmeyer auch an einem möglichen Zusammenhang von „Rassenzugehörigkeit" und TB-Anfälligkeit interessiert. Die Experimente berührten also auch Fragen aus den Bereichen „Rassenforschung" und Erbpathologie [52]. Opfer der Versuche wurden zunächst 100 russische und serbische Kriegsgefangene. Zumindest ein Teil der Männer – die mehrheitlich als zivile Zwangsarbeiter nach Deutschland deportiert worden waren – litt bereits vor Beginn der Versuche an einer Form der Tuberkulose [53]. Sie galten daher als arbeitsunfähig und wurden wahrscheinlich deshalb als Versuchspersonen ausgewählt. Nachdem viele von ihnen bei den Experimenten verstorben waren, stellte die KZ-Inspektion im Januar 1945 20 jüdische Kinder im Alter von fünf bis zwölf Jahren für die Versuche zur Verfügung [54, S. 28–33].

Heißmeyer infizierte die Kinder zunächst mit TB-Erregern. Um die Wirkung seines Therapieverfahrens zu prüfen, entnahm er ihnen später die Lymphknoten und schickte diese zur histologischen Untersuchung ins Berliner Rudolf-Virchow-Krankenhaus. Sorgfältig wurden anschließend die Narben der Eingriffe fotografisch dokumentiert. Als kurz darauf die alliierten Truppen nahten, vergrub Heißmeyer die Bilder und andere Versuchsunterlagen, um das Material später wissenschaftlich auswerten zu können [55]. Die Opfer der Versuche, zehn Mädchen und zehn Jungen, die meisten von ihnen aus Polen, wurden am 20. April 1945 im Keller der als KZ-Außenlager genutzten Hamburger Schule am Bullenhuser Damm zur Beseitigung von Spuren erhängt. Auch die Mehrzahl der zuerst für die Versuche herangezogenen überlebenden Kriegsgefangenen war nach Abschluss der Experimente getötet worden.

Die Ermordung tuberkulöser Zwangsarbeiter und die Planungen zur „Sonderbehandlung" TB-kranker Polen

Gezielter Massenmord an TB-Kranken in der NS-Zeit fand auch außerhalb des rechtsfreien Raums der Konzentrationslager statt. Betroffen war neben den als Arbeitskräfte zwangsrekrutierten Ausländern vor allem die Bevölkerung der besetzten Gebiete im Osten.

Zwischen 1939 und 1945 wurden 8,4 Millionen Frauen, Männer und Kinder aus den von Deutschland besetzten Gebieten zur Zwangsarbeit ins Reich verschleppt. Diese sogenannten zivilen „Fremdarbeiter" kamen vor allem aus den annektierten Gebieten in Polen, Frankreich, Belgien, dem heutigen Tschechien und der Sowjetunion. Die große Mehrheit von ihnen musste unter harten Bedingungen und bei karger Verpflegung in Arbeitslagern leben, wobei die Situation der polnischen und sowjetischen „Ostarbeiter" am schlimmsten war [56]. Menschen, die aufgrund dieser Bedingungen an Tuberkulose erkrankten – Tuberkulose war mit Abstand die häufigste Krankheit bei den Zwangsarbeitern –, wurden bis zum Mai 1944 zunächst in sogenannte Ausländerkrankenhäuser verlegt und dann in ihre Heimatländer zurückgeschickt. Als sich der Rücktransport aufgrund der Kriegslage zunehmend schwieriger gestaltete, wurden die tuberkulösen und psychisch erkrankten Zwangsarbeiter in Sammellagern ihrem Schicksal überlassen oder in „Euthanasie-Anstalten" ermordet. Eines der Mordzentren war die Anstalt Hadamar, die auch in der zweiten, dezentralen Phase des Krankenmords als Tötungsanstalt diente. Hier wurden seit Juli 1944 über 600 TB- und geisteskranke „Fremdarbeiter" durch überdosierte Medikamente und Nahrungsentzug ermordet, die meisten kamen aus Polen und der Sowjetunion [57].

Wegen der vielfältigen diskriminierenden und offen rassistischen Sonderverordnungen, die ihr Leben in Deutschland regelten – so durften die „Fremdarbeiter" ihre Arbeitslager nicht verlassen, Kontakt zu Deutschen war untersagt etc. –, gerieten nicht wenige „Fremdarbeiter" mit der deutschen Justiz in Kontakt. Auch in den Gefängnissen wurde ihre Arbeitskraft ausgebeutet, war diese aufgrund von Krankheit erschöpft, schob man sie in Sonderlager wie die Strafanstalt Mürau im Bezirk Leitmeritz ab. Hier wurden ab März 1943 sogenannte ansteckungsfähige TB-Fälle konzentriert. Von 500 Gefangenen, die 1944 in Mürau untergebracht waren, kamen im Verlauf jenes Jahres über 300 zu Tode [57; 58, S. 282f.].

Im okkupierten Polen zielte die NS-Besatzungspolitik auf eine sogenannte „Germanisierung" der dem Deutschen Reich eingegliederten Gebiete ab, die mit unmittelbarem Terror umgesetzt wurde. Bestandteile dieser später auf den gesamten Osten ausgedehnten „Lebensraumpolitik" waren die Ansiedlung von Deutschen, die „Eindeutschung" eines Teils der örtlichen Bevölkerung, der gemäß der „Rassenanthropologie" als „nordisch" eingestuft wurde, und schließlich die Vertreibung bzw. Ermordung der übrigen Bewohner, von denen aber viele auch als Zwangsarbeiter ins Reich deportiert oder vor Ort als Hilfskräfte verpflichtet wurden. Vor allen von diesen Menschen ging nach Meinung der Besatzungsbehörden eine erhebliche Seuchengefahr aus, der die deutsche Gesundheitsverwaltung mit selektiv gewährten medizinischen Leistungen sowie Repressionsmaßnahmen zu begegnen versuchte. Die Grundsätze der Tuberkulosebekämpfung im sogenannten Generalgouvernement verdeutlicht das Schreiben des deutschen Oberverwaltungsrats Lothar Weirauch an den Höheren SS- und Polizeiführer Ost vom 4. Februar 1943:

> *„1. Möglichst umfassende Heilfürsorge bei den Volksdeutschen, 2. Asylierung der offentuberkulösen polnischen Seuchenträger, soweit sie durch ihren Beruf oder Aufenthaltsort eine Ansteckungsgefahr für Deutsche bedeuten, 3. eine Heilbehandlung bei Polen nur dann, wenn es sich um kriegswichtige Arbeitskräfte (z.B. Eisenbahner, Spezialarbeiter in Rüstungsbetrieben) handelt und Aussicht auf Wiederherstellung der Arbeitskraft besteht."* [59, S. 168]

Gängige Vorstellungen zum Umgang mit den Schwerkranken ohne Heilungsaussicht offenbart eine – in dieser Form allerdings nicht realisierte – Initiative des Reichsstatthalters Warthegau, Arthur Greiser (1897–1946), der sich am 1. Mai 1942 mit Planungen zur „Ausrottung tuberkulöser Polen" an Heinrich Himmler wandte:

> *„Es befinden sich im Gau etwa 230.000 bisher bekannte Tbc-Kranke polnischer Volkszugehörigkeit. Von diesen wird die Zahl der mit offener Tuberkulose behafteten Polen auf etwa 35.000 geschätzt. [...] Eine ganze Reihe führender Männer, insbesondere auch aus der Polizei, sind in letzter Zeit angesteckt worden und fallen durch die notwendig gewordene Behandlung für den Kriegseinsatz aus. [..] Wenngleich auch im Altreich*

mit entsprechend drakonischen Maßnahmen gegenüber dieser Volkspest nicht durchgegriffen werden kann, glaube ich es doch verantworten zu können, Ihnen vorzuschlagen, hier im Warthegau die Fälle der offenen Tbc. innerhalb des polnischen Volkstums ausmerzen zu lassen. Selbstverständlich dürfte nur derjenige Pole bei einer solchen Aktion überstellt werden, bei dem amtsärztlich nicht nur die offene Tbc., sondern auch deren Unheilbarkeit festgestellt und bescheinigt worden ist." [60, S. 299f.]

Auch wenn Greisers Initiative scheiterte: Zwischen 1939 und 1945 wurden Zehntausende TB-kranke Polen im Rahmen des Krankenmords in den besetzten Gebieten getötet oder durch Vernachlässigung und Mangelernährung ums Leben gebracht [28, S. 91f.].

Literatur

1. Hähner-Rombach, Sylvelyn: Sozialgeschichte der Tuberkulose. Vom Kaiserreich bis zum Ende des Zweiten Weltkriegs unter besonderer Berücksichtigung Württembergs. Stuttgart 2000
2. Koelsch, Franz: Tuberkulose und Beruf. In: Grotjahn, Alfred; Kaup, J. (Hg.): Handwörterbuch der sozialen Hygiene. Band 2, Leipzig 1912, S. 650–655
3. Reeg, Karl-Peter: Friedrich Georg Christien Bartels (1892–1968). Ein Beitrag zur Entwicklung der Leistungsmedizin im Nationalsozialismus. Husum 1988
4. Klein, Franz: Die Aufgaben der Tuberkulosefürsorge und die hierbei erforderliche Zusammenarbeit der Gesundheitsämter mit den praktischen Aerzten, Heilstätten und Parteistellen. In: Veröffentlichungen aus dem Gebiet Volksgesundheitsdienstes 50 (1938), S. 595–622
5. Bochalli, Richard: Die Geschichte der Schwindsucht. Leipzig 1940
6. Voigt, Jürgen: Tuberkulose. Geschichte einer Krankheit. Köln 1994
7. Grotjahn, Alfred: Soziale Pathologie. Berlin 1912
8. Diehl, Karl; Verschuer, Otmar von: Zwillingstuberkulose. Jena 1933
9. Diehl, Karl; Verschuer, Otmar von: Der Erbeinfluss bei der Tuberkulose. Zwillingstuberkulose II. Jena 1936
10. Diehl, Karl: Erkrankungen der Atemorgane und die Tuberkulose unter dem Gesichtspunkt der Vererblichkeit. In: Wer ist erbgesund und wer ist erbkrank? Praktische Ratschläge für die Durchführung des Gesetzes „zur Verhütung erbkranken Nachwuchses" und zur Verleihung der Ehrenpatenschaft. (hg. von Wilhelm Klein im Auftrage der Berliner Akademie für ärztliche Fortbildung). Jena 1935, S. 56–88
11. Hinz-Wessels, Annette: Das Robert Koch-Institut im Nationalsozialismus. Berlin 2008
12. Schmuhl, Hans-Walter: Grenzüberschreitungen. Das Kaiser-Wilhelm-Institut für Anthropologie, menschliche Erblehre und Eugenik 1927–1945, Göttingen 2005
13. Bock, Gisela: Zwangssterilisation im Nationalsozialismus. Studien zur Rassenpolitik und Frauenpolitik. Opladen 1986.
14. Ley, Astrid: Zwangssterilisation und Ärzteschaft. Hintergründe und Ziele ärztlichen Handelns 1934–1945. Frankfurt/M. 2004
15. Gesetz zur Verhütung erbkranken Nachwuchses vom 14. Juli 1933. In: Reichsgesetzblatt Teil I, 80 (1933), S. 529–531
16. Ickert, Franz: Rassenhygiene und Tuberkulosebekämpfung. In: Beiträge zur Klinik der Tuberkulose und spezifischen Tuberkuloseforschung 83 (1933), S. 660
17. Walter, O.: Die Tuberkulosebekämpfung als politische Aufgabe. In: Beiträge zur Klinik der Tuberkulose 1935 (86), S. 414–424.

18. Czarnowski, Gabriele: „Hereditary and Racial Welfare“ (Erb- und Rassenpflege): The Politics of Sexuality and Reproduction in Nazi Germany. In: Social Politics 4 (1997) Nr. 1, S. 114–135
19. „Gesetz zur Verminderung der Arbeitslosigkeit“ vom 1.6.1933, Abschnitt V. In: Reichsgesetzblatt I, 1933, S. 377
20. „Zweite Durchführungsverordnung des Reichsministers der Finanzen über die Gewährung von Ehestandsdarlehen“ vom 26.7.1933. In: Reichsgesetzblatt I, 1933, S. 540
21. Roloff, Wilhelm: Ehestandsdarlehen und Tuberkulose. In: Deutsches Tuberkulose-Blatt 8 (1934), S. 88–91
22. „Gesetz zum Schutze der Erbgesundheit des deutschen Volkes“ vom 18.10.1935. In: Reichsgesetzblatt I, 1935, S. 1246
23. Gütt, Arthur; Linden, Herbert; Maßfeller, Franz: Blutschutz und Ehegesundheitsgesetz. München 1937
24. Nitschke, Asmus: Die „Erbpolizei“ im Nationalsozialismus. Zur Alltagsgeschichte der Gesundheitsämter im Dritten Reich. Opladen 1999
25. „Verordnung zur Bekämpfung übertragbarer Krankheiten“ vom 1.12.1938. In: Reichsgesetzblatt I, 1938, S. 1721–1724
26. Condrau, Flurin: Lungenheilanstalt und Patientenschicksal. Sozialgeschichte der Tuberkulose in Deutschland und England im späten 19. und frühen 20. Jahrhundert. Göttingen 2000
27. Renner, Renate: Zur Geschichte der Thüringischen Landesheilanstalten / des Thüringischen Landeskrankenhauses Stadtroda 1933 bis 1945 unter besonderer Berücksichtigung der nationalsozialistischen Euthanasie. Jena: Diss. med. 2004
28. Wolters, Christine: Tuberkulose und Menschenversuche im Nationalsozialismus. Das Netzwerk hinter den Tbc-Versuchen im Konzentrationslager Sachsenhausen. Stuttgart 2011
29. Aschenbrenner, Alfred: Die Wirkung der Zwangsasylierung auf asoziale Offentuberkulöse. In: Beiträge zur Klinik der Tuberkulose 1940 (94), S. 635–641
30. Kloos, Gerhard: Die Durchführung der Zwangsunterbringung von rücksichtslosen Offentuberkulösen. In: Deutsches Tuberkulose-Blatt 16 (1942), S. 222–229, 242–246
31. Faulstich, Heinz: Hungersterben in der Psychiatrie 1914–1949. Mit einer Topographie der NS-Psychiatrie. Freiburg/Br. 1998
32. Jütte, Robert (in Verbindung mit Wolfgang U. Eckart, Hans-Walter Schmuhl und Winfried Süß): Medizin und Nationalsozialismus. Bilanz und Perspektiven der Forschung. Göttingen 2011, S. 214–255
33. Fleßner, Alfred: Tuberkulose und Krankenmord in Oldenburg. In: ders.; George, Uta; Harms, Ingo; Keller, Rolf (Hg.): Forschungen zur Medizin im Nationalsozialismus. Vorgeschichte – Verbrechen – Nachwirkungen. Göttingen 2014, S. 45–58
34. Wackernagel, Günther: Zur Errichtung und Funktion des Häftlingsreviers von 1937 bis 1940, S. 3 (Manuskript: Archiv der Gedenkstätte Sachsenhausen [AS], P3 Wackernagel)
35. Lettow, Fritz: Arzt in den Höllen. Erinnerungen an vier Konzentrationslager. Berlin 1997
36. Ley, Astrid; Morsch, Günter: Medizin und Verbrechen. Das Krankenrevier des KZ Sachsenhausen 1936–1934. Berlin 2007
37. Schreiben der Siemens-Reiniger-Werke AG, Geschäftsstelle Berlin, an den Direktor der Siemens und Halske AG, Berlin-Siemensstadt, 6.11.1947. Siemens-Archiv, München, Nr. 18534
38. Zeugenaussage von Leo Clasen im Strafverfahren gegen Heinz Baumkötter u.a. vor dem Landgericht Münster 1961/62 (Kopie: AS, JD 1/11, S. 82–87)
39. Ley, Astrid: Dauerappell in eisiger Kälte. In: Morsch, Günter (Hg.): Exzess- und Direkttäter im KZ Sachsenhausen. Berlin 2016, S. 142–157

40. Ley, Astrid: Vom Krankenmord zum Genozid. Die „Aktion 14f13" in den Konzentrationslagern. In: Dachauer Hefte 2009 (25), S. 36–49
41. Büge, Emil: 1470 KZ-Geheimnisse. Heimliche Aufzeichnungen aus der Politischen Abteilung des KZ Sachsenhausen Dezember 1939 bis April 1943. Berlin 2010
42. Nummernlisten Kommando „S" vom 4., 5. und 7.6.1941. In: Archiv Sachsenhausen, JSU 1/83, Bl. 6–10
43. Pelt, Robert Jan van: Auschwitz. In: Neue Studien zu nationalsozialistischen Massentötungen durch Giftgas. Historische Bedeutung, technische Entwicklung, revisionistische Leugnung (hg. von Günter Morsch, Bertrand Perz und Astrid Ley). Berlin 2011, S. 196–218
44. Protokoll von Berichten und Diskussionen beim Workshop „Der Umgang mit geschwächten Häftlingen in Konzentrationslagern [...]", 20.–22.6.2004, Gedenkstätte Buchenwald (Kopie: AS)
45. Zeugenaussage Alfred Jahn im Strafverfahren gegen Heinz Baumkötter u.a. vor dem Landgericht Münster 1961/62 (Kopie: AS, JD 1/8, S. 31-33)
46. Kogon, Eugen: Der SS-Staat. Das System der Konzentrationslager, 6. Aufl. München 1979
47. Ley, Astrid: Verbrechen gegen Kranke und Geschwächte im Vorfeld der Lagerräumung 1945. Die Abschiebung und Ermordung als „marschunfähig" eingestufter Häftlinge im KZ Sachsenhausen. In: Konzentrationslager. Studien zur Geschichte des NS-Terrors 2015 (1), S. 37–62
48. Zeugenaussage Michel Goffart im Strafverfahren gegen Heinz Baumkötter u.a. vor dem Landgericht Münster 1961/62 (Kopie: AS, JD 1/14, S. 69–74)
49. Zeugenaussage Arthur von Lankisch-Hoernitz im Strafverfahren gegen August Höhn u.a. vor dem Landgericht Düsseldorf 1960 (Kopie: AS, JD 4/4, S. 11–19)
50. Roelcke, Volker: Die Sulfonamid-Experimente in nationalsozialistischen Konzentrationslagern: Eine kritische Neubewertung der epistemologischen und ethischen Dimension. In: Medizinhistorisches Journal 44 (2009), S. 42–60
51. Uiterweer, J.E.A Post: Versuchsanstalt für Tbc im KZ Sachsenhausen, 1990 (Kopie: AS, P3 Thierhoff). Grammatikalische Fehler in dem Bericht des Niederländers wurden von der Verfasserin korrigiert.
52. Weindling, Paul: Genetik und Menschenversuche 1940–1950. Hans Nachtsheim, die Kaninchen von Dahlem und die Kinder vom Bullenhuser Damm. In: Hans-Walter Schmuhl (Hg.): Rassenforschung an den Kaiser-Wilhelm-Instituten vor und nach 1933. Göttingen 2003, S. 245–274
53. Villiez, Anna von: Heißmeyer's forgotten victims. In: Weindling, Paul (Hg.): From Clinic to Concentration Camp. Reassessing Nazi Medical and Racial Research, 1933–1945. Abingdon 2017, S. 272–289
54. Groschek, Iris; Vagt, Kristina: „... dass du weißt, was hier passiert ist". Medizinische Experimente im KZ Neuengamme und die Morde am Bullenhuser Damm. Bremen 2012
55. Diercks, Herbert: Gesucht wird: Dr. Kurt Heißmeyer. In: Beiträge zur Geschichte der nationalsozialistischen Verfolgung in Norddeutschland, Heft 9. Hamburg 2005, S. 102–115
56. Wagner, Jens-Christian: Zwangsarbeit im Nationalsozialismus – ein Überblick. In: Zwangsarbeit. Die Deutschen, die Zwangsarbeiter und der Krieg, Begleitband zur Ausstellung (hg. von Volkhard Knigge, Rikola-Gunnar Lüttgenau und Jens-Christian Wagner im Auftrag der Stiftung Gedenkstätten Buchenwald und Mittelbau-Dora). Weimar 2010, S. 180–193
57. Woniak, Katarzyna: Ermordung „arbeitsunfähiger" Zwangsarbeiter. Unveröffentlichtes Vortragsmanuskript von der Tagung Verbindungslinien zwischen den Euthanasie-Morden und Holocaust-Verbrechen. Berlin, Juni 2016
58. Wachsmann, Nikolaus: Hitler's prisoners. Legal terror in Nazi Germany. New Haven 2004

59. Dreßen, Willi; Rieß, Volker: Ausbeutung und Vernichtung. Gesundheitspolitik im Generalgouvernement. In: Frei, Norbert (Hg.): Medizin und Gesundheitspolitik in der NS-Zeit. München 1991, S. 157–171

60. Mitscherlich, Alexander; Mielke, Fred (Hg.): Medizin ohne Menschlichkeit. Dokumente des Nürnberger Ärzteprozesses. 3. Aufl. Frankfurt/M. 1995

5.1

Zur Entwicklung einer Tuberkulose-Schutzimpfung im „Dritten Reich“

Thomas Beddies

Gelangen Erreger der Tuberkulose in den menschlichen Körper, so werden sie von Abwehrzellen aufgenommen [1]. In den meisten Fällen werden diese infizierten Makrophagen durch die Bildung einer bindegeweblichen Wucherung, eines Granuloms, isoliert. So kann sich in der Mehrzahl der Fälle ein dynamisches Gleichgewicht zwischen Erregern und Immunsystem des Wirts einstellen: Zwar hat eine Infektion stattgefunden, die Krankheit bricht jedoch nicht aus. Eine geschwächte Immunabwehr ermöglicht es der Tuberkulose allerdings jederzeit, sich im Körper auszubreiten. Auch schützt eine persistierende Infektion nicht zwangsläufig vor einer exogenen Reinfektion. Diskutiert wurde in diesem Zusammenhang u.a., ob die Impfung mit Lebendvakzine sich bei persistierender Infektion nicht als „Superinfektion“ (erneute Infektion vor dem Eintreten einer Immunität) zum Nachteil des Patienten auswirken würde. Vor diesem Hintergrund kam der Tuberkulin-Probe zum Nachweis einer bereits stattgefundenen Infektion besondere Bedeutung zu [2].

Seit 2003 wird die Impfung von der Ständigen Impfkommission am Robert Koch-Institut aufgrund der günstigen epidemiologischen Situation in Deutschland, wegen der nicht sicher belegbaren Wirksamkeit der Impfung sowie wegen der „nicht seltenen unerwünschten Nebenwirkungen“ nicht mehr empfohlen [5].

Mit der Entdeckung des Erregers 1882 durch Robert Koch wurde auch die Bekämpfung der Krankheit mittels Immunisierung Gegenstand lebhafter Forschungen [vgl. 3]. Erste Schutzimpfungen in großem Umfang fanden mit der Lebendvakzine *Mycobacterium bovis* BCG (Bacille Calmette-Guérin) seit Sommer 1921 in Frankreich statt [4, S. 149–151]. BCG kann eine generalisierte Tuberkulose vor allem bei abwehrgeschwächten Patienten (Miliartuberkulose) oder eine tuberkulöse Hirnhautentzündung (Meningitis) bei Kindern verhindern, schützt aber nicht zuverlässig vor der Lungen-TB bei Erwachsenen. Nach heutigem Kenntnisstand trägt die BCG-Impfung nicht merklich zur Verringerung der Neuerkrankungen oder zur besseren Kontrolle von TB-Infektionen bei [1, S. 78].

Ein weiterer Ansatz zur Entwicklung eines Impfstoffes war und ist die Verwendung einer Totvakzine, also die Applikation abgetöteter Mykobakterien, die unkalkulierbare Auswirkungen eines lebenden Impfstammes im menschlichen Körper ausschließt. Dem steht allerdings eine unzureichende Aktivierung der Immunabwehr entgegen, was – wie man heute weiß – u.a. daran liegt, dass lebende Mykobakterien Antigene ausscheiden, die in der frühen Phase der Infektion von T-Zellen erkannt werden können [1, S. 81]. Die fragliche Wirksamkeit und die immer wieder behauptete Gefährlichkeit des BCG-Impfstoffes auf der einen und die Entwicklung einer Totvakzine mit den Problemen einer ausreichenden Aktivierung der Immunabwehr und einer möglichst langen Verweildauer im Wirtsorganismus auf der anderen Seite: Diese relevanten Fragen der TB-Forschung wurden nach dem Ersten Weltkrieg international intensiv diskutiert und beforscht. Im Fokus der folgenden Betrachtung stehen die Anstrengungen zur Entwicklung einer TB-Schutzimpfung im „Dritten Reich“ nach 1933 und vor allem in der Zeit des Zweiten Weltkriegs. Als Quellen dienen in der Hauptsache die wenigen erhaltenen Akten des Reichs-Tuberkulose-Ausschusses (RTA) und die Bestände des Reichsgesundheitsamtes im Bundesarchiv sowie die Archivbestände des Robert Koch-Instituts (RKI), außerdem Akten der Gesellschaft für Kinderheilkunde im Archiv der Humboldt-Universität zu Berlin, einige kleinere Bestände in anderen Archiven sowie zeitgenössische Beiträge in Zeitschriften und Monografien.

BCG-Impfung und AO-Impfstoff

Die von den französischen Forschern Albert Calmette (1863–1933)und Camille Guérin (1872–1961) entwickelte BCG-Impfung, die seit Beginn der 1920er Jahre vor allem in Frankreich [6, S. 70–73], aber auch international praktiziert wurde, war in Deutschland aus sachlichen Bedenken und wohl auch aus einem gewissen Chauvinismus heraus zunächst nicht eingeführt worden; erst Ende der 1920er Jahre begann man mit der Erprobung. Unter dem Eindruck der sogenannten Lübecker Impfkatastrophe im Frühjahr 1930 kam es jedoch nicht zu einer weiteren Verbreitung in Deutschland. 72 Kinder fielen damals mutmaßlich einer Verwechslung des BCG-Impfstoffs mit virulenten Tuberkelbakterien zum Opfer, zahlreiche weitere erkrankten und erlitten zum Teil schwere Folgeschäden. Ende 1930 riet der Reichsgesundheitsrat von einer allgemeinen Anwendung der „Tuberkulose-Schutzbehandlung" ab und schloss in diese Empfehlung alle Impfformen ein, die auf der Immunisierung mit „lebenden Bazillen – wenn auch in abgeschwächter Form" beruhten [7; 8; 9; 10; 11].

Erst nach Kriegsbeginn 1939 begann angesichts der absehbaren Verschlechterung der Lebensbedingungen und einer sicher zu erwartenden Verschärfung des TB-Problems eine erneute Auseinandersetzung mit dem Impfproblem. Hinweise darauf finden sich etwa seit Ende 1941: Aus einer Mitteilung des Reichsinnenministeriums (RMdI) an das Reichsgesundheitsamt vom 16. Januar 1942 geht hervor, dass man sich in Danzig aus eigener Initiative an den japanischen TB-Forscher Raikichi Arima gewandt und um den von ihm entwickelten AO-Impfstoff aus abgetöteten Erregern bemüht hatte [vgl. 12; 13; 14]. Der Medizinal-Dezernent beim Regierungspräsidenten in Danzig, Wilhelm Hilsinger, informierte das RMdI im Dezember 1941 über diese Aktivitäten, worauf ihm mitgeteilt wurde, dass

> *„nach allen bisher vorliegenden Erfahrungen von einer Schutzimpfung gegen Tuberkulose beim Menschen kein Nutzen zu erwarten sei, und dass ich persönlich* [Oberregierungsrat Walter Bieber, Anm. d. Verf.] *gegen derartige Versuche am deutschen Menschen bin. Wenn er, Dr. Hilsinger, Immunisierungsversuche anstellen wolle, so will ich nichts dagegen einwenden, wenn diese Versuche an Polen oder Juden in seinem Bezirk ausgeführt werden und Prof. Kayser-Petersen, an den ich ihn als zuständigen Referenten im übrigen verwies, hiermit sich einverstanden erklärt."*
> [BArch, R 86/4087, Bl. 185]

Julius Kayser-Petersen, bis dahin Leitender Arzt der TB-Fürsorgestelle und Oberarzt der TB-Klinik in Jena, war 1940 zum Ersten Generalsekretär des Reichs-Tuberkulose-Ausschusses berufen worden und zugleich als TB-Sachbearbeiter im RMdI tätig [15; s. Kap. 8.1]

Am 24. Dezember 1941 informierte Bieber Hilsinger von dem Ergebnis einer Besprechung mit Reichsgesundheitsführer Leonardo Conti und dem SS-Obersturmbannführer Joachim Mrugowsky (1905–1948), wonach keine Bedenken bestünden, dass Immunisierungsversuche in den besetzten Ostgebieten, insbesondere in der Ukraine, ausgeführt würden [BArch, R 86/4087, Bl. 187].

Joachim Mrugowsky, Chef des Hygiene-Instituts der Waffen-SS und ab 1943 Oberster Hygieniker und Amtschef III beim Reichsarzt SS und Polizei, war u.a. „in alle unfreiwilligen Humanexperimente an KZ-Häftlingen verstrickt, die während des Nürnberger Ärzteprozesses verhandelt wurden." [16, S. 636]

Offenbar gelangte der Impfstoff über recht abenteuerliche Wege tatsächlich nach Deutschland, doch erfuhr man in Berlin nicht mehr, ob noch Versuche stattgefunden hatten [ebd., 187, 187 v., 213 a und b, 219–221].

Das Reichsgesundheitsamt hatte auf die Nachricht von der geplanten Verwendung des AO-Impfstoffes eindeutig ablehnend reagiert [ebd., Bl. 189] und auch im RMdI war man der Meinung, dass die grundsätzliche Frage einer Schutzimpfung „noch nicht hinreichend" geklärt sei. Dies, so der Sachbearbeiter, „erscheint mir um so notwendiger, als Herrn Staatssekretär Dr. Conti auf seinen Auslandsreisen (besonders in Schweden und Dänemark) sehr eindrucksvolle Berichte über die dortigen Maßnahmen auf diesem Gebiete und ihre Erfolge erstattet worden sind." [ebd., Bl. 190]

Es begann eine intensivere Auseinandersetzung um die TB-Immunisierung, in der es hauptsächlich um folgende Probleme ging:

- Grad der Durchseuchung der Bevölkerung und damit zusammenhängend der Einsatz von Tuberkulin-Reihenuntersuchungen zur Feststellung von Infektionen,
- Wirksamkeit und Risiken der BCG-Impfung,
- Auswahl der Bevölkerungsgruppen für die BCG-Impfung,
- konkrete Durchführung der Impfungen.

Außerdem wurde immer wieder die Frage angesprochen, ob es eventuell eine deutsche Alternative zur BCG geben könnte.

Arbeitsgruppe Impfung im Reichs-Tuberkulose-Ausschuß

Vor diesem Hintergrund fand am 9. September 1942 die erste Sitzung einer Arbeitsgruppe Impfung des Reichs-Tuberkulose-Ausschusses statt. In einer Aktennotiz hielt Ludwig Lange aus dem Robert Koch-Institut (RKI) fest, dass im Ganzen etwa 30 bis 35 Herren anwesend gewesen seien. Ludwig Lange vertrat den am 13. Mai 1942 selbst an Tuberkulose verstorbenen Abteilungsleiter des Instituts, Bruno Lange [17, S. 20f.], der sich bereits 1939 in einem längeren Artikel zur „Immunität bei der Tuberkulose" geäußert und dabei hinsichtlich der Aussichten für eine spezifische Schutzimpfung skeptisch gezeigt hatte [18–20]. Neben Ludwig Lange war noch Eduard Boecker aus dem RKI vertreten, der im Verlauf der Sitzung ausführte, dass am Institut der Impfstoff nur auf Unschädlichkeit, nicht jedoch auf Wirksamkeit geprüft werden könne. Boecker stand damals noch der (Toll-)„Wutschutzabteilung" des RKI vor; er übernahm 1944 die Tuberkulose-Abteilung [21].

Die Sitzung wurde von Otto Walter, Präsident des RTA, eröffnet. Aus den Notizen Langes geht hervor, dass offenbar auch Georg Hensel anwesend war, ein früherer Mitarbeiter des ebenfalls teilnehmenden Ordinarius für Kinderheilkunde an der Berliner Universität, Georg Bessau, der über seine Versuche mit abgetöteten Erregern in verschiedenen Hüllen referierte. Bessau informierte über Experimente an „Idioten" an der Berliner Heil- und Pflegeanstalt Wittenau, auf die im Weiteren noch zurückzukommen sein wird. Im Übrigen war er der Meinung, dass für die allgemeine Einführung einer Schutzimpfung nur BCG infrage käme. Walter Ekhart vom Hauptgesundheitsamt in Wien verlas einen Brief des dortigen Ordinarius für Kinderheilkunde, Franz Hamburger, der sich ebenfalls für die BCG-Impfung aussprach und seinerseits von Versuchen an „Idioten" berichtete [ebd., Bl. 214 v.].

Außerdem lassen sich noch die Namen Julius Kayser-Petersen, Franz Redeker und Gessner aus den schwer lesbaren Notizen Langes entziffern. Mutmaßlich handelte es sich um den Facharzt für Lungenkrankheiten Werner Gessner, der während des Krieges zunächst im Staatlichen Gesundheitsamt in Danzig und dann beim Reichsstatthalter für den Reichsgau Wartheland in Posen tätig war [22].

Aus dieser Gründungsversammlung heraus wurde ein Arbeitsausschuss mit folgenden Mitgliedern gebildet: Georg Bessau (Vorsitz), Hans von Behring (Schering-Werk Berlin), Ludolph Brauer (Forschungsinstitut für allgemeine Medizin, Wiesbaden), Walter Ekhart (Hauptgesundheitsamt Wien), Franz Hamburger (Wien), Georg Hensel (Heilstätte Mittelberg bei Oy), Wilhelm Hilsinger (RMdI), Carl List (Auskunfts- und Fürsorgestelle für TB, Danzig), Franz Redeker (Oberregierungs- und Medizinalrat im Polizeipräsidium Berlin), Hans Schmidt (Behring-Werke Marburg) und Erich Schröder (Ltd. Stadtmedizinaldirektor Berlin). Als juristische Personen gehörten der Arbeitsgruppe das RMdI, das Reichsarbeitsministerium, die Reichsgesundheitsführung, das Reichsgesundheitsamt, das Institut für Infektionskrankheiten „Robert Koch" (RKI) sowie die Berufsgenossenschaft für Gesundheitsdienst und Wohlfahrtspflege an [BArch, R 86/4087, Bl. 214 v.].

In Vorbereitung der ersten Arbeitsgruppensitzung hatte Ludwig Lange im Sommer 1942 ein Gutachten über den Wert der BCG-Schutzimpfung und über die Frage ihrer Einführung für das Innenministerium erstellt [17, S. 30]. „Unter kritischer Berücksichtigung der großen Erfahrungen des Auslandes, besonders der skandinavischen Länder, und in Fühlungnahme mit deutschen Sachverständigen" war er zu dem Ergebnis gekommen, dass sich die BCG-Schutzimpfung im Kampf gegen die Tuberkulose unter die Waffen einreihe, für die zwar keine absolute, aber doch eine „beachtliche Wirksamkeit" als erwiesen gelten müsse [BArch, R 86/4087, Bl. 213-228]:

> *„... wenn durch die Impfung auch nur erreicht würde, die virulente Erstansteckung in den ersten Lebensjahren fernzuhalten bezw. das Angehen der Erkrankung während dieser hinfälligen Lebenszeit zu verhüten, ist das ein beachtlicher Gewinn, denn vom 3. Lebensjahr steigt mit jedem Jahre die unspezifische natürliche Resistenz an [...]. Insofern ist bei den zu dieser Zeit noch nicht spontan Infizierten eine Schutzimpfung durchaus begründet."* [ebd., Bl. 226]

Als Bedingung wurde einschränkend festgelegt:
1) Unabdingbar sei zunächst die Feststellung einer negativen Tuberkulin-Reaktion,
2) bei Kindern aus gefährdeten Familien müsse zudem die Isolierung nach der Impfung gewährleistet sein,
3) nur eine parenterale Impfung komme infrage [ebd., Bl. 206f.].

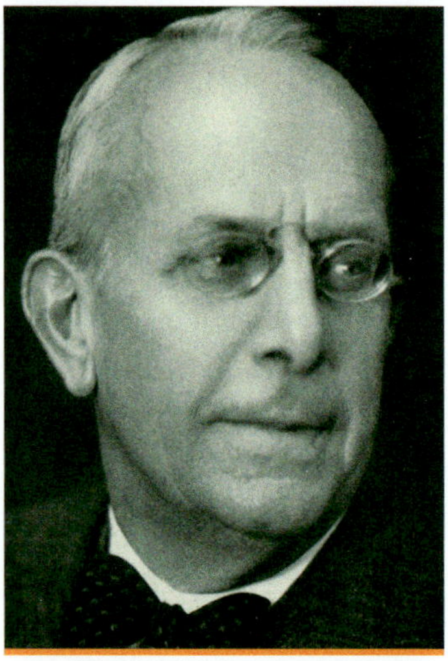

Abbildung 5.1.1
Franz Hamburger (1874–1954)
Pädiater, Befürworter der Sterilisierung von „schwachsinnigen" und diabetischen Kindern, Professor für Kinderheilkunde der Wiener Poliklinik

1930 Professor und Vorstandsmitglied der Universitätskinderklinik Wien
1944 Emeritierung, Leitung der Kinderabteilung im Krankenhaus in Vöcklabruck

Entschieden positiv hatte sich der Wiener Pädiater Franz Hamburger am 26. März 1942 auf eine entsprechende Anfrage des RKI (für das Lange-Gutachten vom Sommer 1942) geäußert:

> „*Ich bin ein Anhänger der aktiven Tuberkuloseschutzimpfung und glaube, dass sich der Calmette-Stamm, solange wir keinen autochthonen deutschen Stamm haben, dafür gut eignet. Die Untersuchungen von Heinbeck in Oslo, von dem besonders verlässlichen Wallgren in Gotenburg* [Göteborg, Anm. d. Verf.] *sowie meine eigenen Untersuchungen aus dem Jahr 1929–30 mit Rupilius in Graz* [23], *sind für mich eine gerechtfertigte Grundlage für die Anwendung der parenteralen und zwar intrakutanen Tuberkuloseschutzimpfung mit dem Stamm BCG. Es sind bereits jetzt in Wien schon ungefähr 40 tuberkulosegefährdete Säuglinge im Laufe des letzten Halbjahres geimpft worden. Einerseits von meinem Assistenten Dr. med. habil E. Türk, andrerseits von dem Leiter der städtischen Fürsorgeklinik Dr. Hassmann. Wir arbeiten im Einvernehmen mit Hilfe des Hauptgesundheitsamtes Wien und Dr. Ekhart, der das Tuberkulosereferat dort hat, liefert die tuberkulosegefährdeten Fälle.*" [BArch, R 86/4087, Bl. 208]

BCG-Versuche in Wien und Berlin

Diese BCG-Versuche mit Kindern fanden in Wien bereits seit Ende 1941 statt, allerdings nicht ohne Probleme: Am 2. April 1942 wandte sich Franz Hamburger mit einer Bitte an das RKI: Unter 40 Impffällen sei es zweimal zu einem Drüsenabszess gekommen. Eine entsprechende Nachfrage bei Arvid Wallgren aus dem Kinderkrankenhaus in Göteborg/Schweden habe ergeben, dass dort das Phänomen zwar früher auch, jetzt – gemeint ist das Jahr 1941 – jedoch unter 4.000 Fällen nicht ein einziges Mal mehr aufgetaucht sei [24]. Hamburger bat um Vermittlung, um sich den Wallgren'schen BCG-Stamm beschaffen zu können [BArch, R 86/4087, Bl. 130]. Tatsächlich teilte Wallgren bereits am 18. April 1942 auf ein entsprechendes Schreiben des RKI mit, dass er über das Deutsche Konsulat in Göteborg seinen BCG-Stamm nach Deutschland geschickt habe [ebd., Bl. 131–133].

Am 6. Oktober 1942 war Hamburger erneut in Schwierigkeiten und schrieb nun an das Reichsgesundheitsamt, Präsident Reiter persönlich:

> „*Sie waren voriges Jahr so freundlich, mir die Vermittlung von BCG-Kulturen und auch eines Impfstoffes vom Institut Pasteur in Aussicht zu stellen. Da wir nun aus verschiedenen Gründen gerade vorübergehend in Schwierigkeiten sind* [der Göteborger Stamm war eingegangen, Anm. d.Verf., vgl. BArch, R 86/4087, Bl. 182], *Prof. Gildemeister wohl noch rekonvaleszent und Bruno Lange gestorben ist, so möchte ich jetzt von ihrem so freundlichen Anerbieten Gebrauch machen und bitte Sie, uns erstens: einen BCG-Stamm; zweitens: einige Nährböden, die der Stamm ‚gewöhnt' ist, schicken zu lassen; und endlich drittens: uns wenn möglich BCG-Aufschwemmungen für parenterale Injektionen (steril) von bekannter Konzentration zukommen zu lassen.*" [ebd., Bl. 183]

Matthias Dahl hat 2002 eine Arbeit über „behinderte Kinder als Versuchsobjekte und die Entwicklung der Tuberkulose-Schutzimpfung" in Wien, insbesondere die BCG-Schutzimpfung und -Impfexperimente an der Universitäts-Kinderklinik, vorgelegt [25; 26, S. 140–144]. Diese wurden unter Franz Hamburger von Elmar Türk durchgeführt und ihnen fiel eine nicht bekannte Zahl von Kindern zum Opfer. Dass in den Wiener Versuchen von Türk der sogenannte Bessau-Impfstoff verwendet wurde, wie Michael Hubenstorf in Anlehnung an Wolfgang Neugebauer meint, ist zu bezweifeln [27, S. 83]. Es finden sich für die BCG-Impfungen Hamburgers zahlreiche Belege, aber nicht ein einziger für die Verwendung der Bessau'schen Totvakzine; außerdem scheint das persönliche Verhältnis zwischen Hamburger und dem Berliner Pädiatrie-Ordinarius Bessau kein sehr gutes gewesen zu sein; angeblich wussten sie nichts von den Forschungen des jeweils anderen [BArch, R 96 II/8, Bl. 248f.].

Georg Bessau, der führende deutsche Experte in der Frage der TB-Schutzimpfung, war ebenfalls bereits im Vorfeld des Lange-Gutachtens um eine Stellungnahme gebeten worden. Ein wesentlicher Punkt seiner Kritik an der BCG-Impfung war die Frage der immunbiologischen Erfolgskontrolle. Da man von der Annahme ausging, dass eine Resistenz gegen Tuberkulose nur durch einen inaktiv gewordenen tuberkulösen Infekt zustande kommen könne, galt die allergene Reaktion auf das von Robert Koch entwickelte Alt-Tuberkulin (AT) als sichtbares Zeichen dieses Infektes und des damit verbundenen temporären Schutzes. Die Einschätzung, „daß die lokale Tuberkulinempfindlichkeit Ausdruck des spezifischen Schutzes sei", führte so zu der Auffassung, dass die „erwünschte spezifische Folge der Darreichung eines Tuberkulose-Impfstoffs das Auftreten einer möglichst starken lokalen Allergie" sein sollte [28, S. 1709]. Diesen Effekt hoffte Bessau auch durch die Impfung mit abgetöteten Erregern erreichen zu können. Auf konkrete Forschungsvorhaben in dieser Richtung weist seine zunächst hinhaltende Antwort an Lange am 25. März 1942 hin, der er hinzufügt: „Im übrigen wird es Sie interessieren, dass ich gerade mit Schutzimpfungsversuchen an Kindern mich zu beschäftigen im Begriff bin. Ich hatte vor 8 Tagen dieserhalb bereits mit dem Reichsgesundheitsführer eine Unterredung." [BArch, R 86/4087, Bl. 196] Worum es konkret ging, wird dann aus einem kurzen Abschnitt des Lange-Gutachtens deutlich:

> *„Wenn für eine allgemeine Durchführung der Tuberkulose-Schutzimpfung zur Zeit auch nur der BCG-Impfstoff in Betracht kommt, so steht nichts im Wege, an umschriebenen Stellen und Personenkreisen auch andere Verfahren, wie z.B. Impfstoffe aus abgetöteten Tuberkelbazillen, die in Paraffin oder dergleichen eingebettet sind, zu prüfen. So erfuhr ich von Prof. Bessau, dass in Berlin-Wittenau Versuche mit nach H. Schmidt (Marburg) in menschlichem (aus Lipomen gewonnenem) Fett eingebetteten abgetöteten Tuberkelbazillen vorgenommen würden. Für solche neueren Impfstoffe müßten aber vor ihrer ausgedehnteren Anwendung erst noch die Erfahrungen beschafft werden, die für den BCG-Impfstoff in einem verwertbaren Masse und Grade schon vorliegen."* [BArch, R 86/4087, Bl. 218]

Schmidt und Bessau dürften sich spätestens auf der Jubiläumsfeier „50 Jahre Serumtherapie" bzw. der anschließenden wissenschaftlichen Tagung im Dezember 1940 in Marburg getroffen haben, auf der beide zum Komplex der „Passiven Immunität" sprachen [29, S. 26f.; s. auch 30].

Dass Bessau sich um die Gewinnung dieser Erfahrungen bemühte, geht aus einem Schreiben des „Reichsausschuss"-Gutachters und Kinderarztes Ernst Wentzler an Werner Blankenburg hervor [31], in dem Wentzler berichtete, „dass die Reichsausschußkinder noch auf zwei andern Gebieten der Wissenschaft dienen, indem sie einerseits die Testung des Scharlachimpfstoffes ermöglichen (Dr. Heinze) und andererseits der ausserordentlich wichtigen Frage der tuberkososen [sic!] Immunisierung zur Verfügung stehen (Bessau-Hefter)"[BArch, R NS 51/227, Bl. 9]. Der „Reichsausschuss zur wissenschaftlichen Erfassung erb- und anlagebedingter schwerer Leiden" diente zur Tarnung und Organisation der Ermordung minderjähriger Kranker seit 1939. Werner Blankenburg war als Leiter des Amtes IIa in der Kanzlei des Führers einer der Hauptverantwortlichen für die nationalsozialistischen „Euthanasie"-Morde („Aktion T4").

Unter diesen Versuchen in Berlin haben zahlreiche Kinder schwer gelitten; mindestens zehn von ihnen starben unmittelbar an den Folgen der Impfungen [32]. Den Versuchen von Bessaus Mitarbeiter und Partner Georg Hensel, die Martina Schweizer-Martinschek untersucht hat [33; s. auch 34], fielen in Kaufbeuren-Irsee mindestens sechs Kinder zum Opfer.

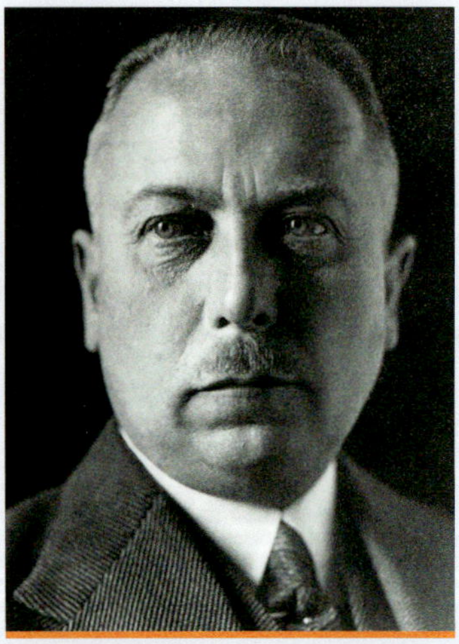

Abbildung 5.1.2
Georg Bessau (1884–1944)

1920 Professor der Kinderheilkunde Universität Marburg
1922 Direktor der Universitäts-Kinder- und Poliklinik Leipzig
1932 Lehrstuhl für Kinderheilkunde an der Charité Berlin
1942 außerordentliches Mitglied des Wissenschaftlichen Senats des Heeressanitätswesens
1944 wissenschaftlicher Beirat des Bevollmächtigten für das Gesundheitswesen

Exkurs: Menschenversuche Georg Bessaus in Berlin

Georg Bessau hatte bereits 1928 mit „Überlegungen zur Calmetteschen Schutzimpfung" in die Diskussion um eine allgemeine Einführung der Impfung in Deutschland eingegriffen und unverhohlen seine Bedenken geäußert **[28]**. Gleichzeitig wies er auf den von ihm favorisierten Weg zu einer allgemeinen TB-Schutzimpfung hin. In seinen grundsätzlichen Ausführungen unterschied er zunächst drei Arten von Impfmethoden: „1. Impfung mit lebenden, virulenten Tuberkelbazillen, 2. Impfung mit lebenden, in ihrer Virulenz herabgesetzten bis avirulenten Bazillen, 3. Impfung mit abgetöteten Bazillen", und stellte dann dezidiert fest: „Impfmethode 1 muß für den Menschen wegen ihrer Gefährlichkeit ausscheiden, Impfmethode 3 ist ungefährlich, führt aber nach der gegenwärtig herrschenden Meinung nicht zu dem gewünschten Ziele (nach Ansicht des Referenten ist sie entwicklungsfähig und wahrscheinlich sogar die Methode der Zukunft)." **[ebd.,S. 1707]** Tierversuche hatten gezeigt, dass die pathogene Wirkung, also der Grad der „allergischen Umstimmung" durch die abgetöteten Bazillen, wesentlich von der Wahl der „Hüllsubstanz" abhängig war, mit der die Erreger in den Körper eingebracht wurden. Die französischen Forscher Saenz und Boquet berichteten 1939 von Versuchen, bei denen Kaninchen abgetötete Erreger unter Verwendung von Vaselinöl als Hüllsubstanz in die Hoden gespritzt worden waren. Bei den Tieren war in der Folge „eine tatsächliche Krankheit fortschreitenden Charakters", also Tuberkulose, hervorgerufen worden **[BArch, R 96 II, 19, Bl. 40f.]**. Auch Georg Bessaus späterer Mitarbeiter Georg Hensel hatte Tierversuche angestellt und feststellen können, „daß die pathogene Wirksamkeit der toten Bazillen wesentlich verstärkt wird, wenn man sie in aliphathischen Hüllsubstanzen einspritzt." **[BArch, R 96 II, 19, Bl. 42v.]** Zu den sogenannten aliphatischen Verbindungen, organischen Verbindungen mit offenen Kohlenstoffketten in der Strukturformel, zählen u.a. die Paraffine, zu denen auch die Vaseline zu rechnen wäre.

Die Frage, welche Träger- oder Hüllsubstanz zur Aufnahme und Verabreichung der abgetöteten TB-Erreger dienen konnte, wurde so zur entscheidenden Forschungsaufgabe bei der weiteren Entwicklung dieser Impfmethode. Darüber hinaus ging aus den Versuchen der französischen Forscher aber auch hervor, dass die Applikationsart, also Ort und Form der Einbringung der Erreger in den Körper, wesentlich für den Grad der allergenen Reaktion sein konnte. In einer grundsätzlichen Stellungnahme zu den Ergebnissen von Saenz und Boquet zeichnete der Präsident des Reichsgesundheitsamtes Hans Reiter am 21. Oktober 1944 diese Schwierigkeiten nach und stellte fest: „Eine Nachprüfung der von Saenz und seinen Mitarbeitern gemachten Feststellungen [...] ist in der gegenwärtigen Kriegszeit unmöglich. Sie würde sich vor allem wegen des Mangels an Versuchstieren, insbesondere Kaninchen, nicht durchführen lassen." **[ebd., Bl. 41]**

Es ist vor diesem Hintergrund unübersehbar, dass die Forschungen Georg Bessaus zur Entwicklung einer gefahrlosen TB-Schutzimpfung aus abgetöteten Tuberkeln wissenschaftliche Relevanz besaßen und dass zu diesem Thema auch international breit geforscht wurde. Es geht im Weiteren also nicht darum, die in den Zeitzusammenhang einzuordnende Bedeutung dieser Versuche infrage zu stellen oder sie als pseudowissenschaftlich zu entlarven.

Der entscheidende Punkt ist der Übergang von den Tierversuchen zu Versuchen mit Kindern, die – als „lebensunwert" abqualifiziert – bedenkenlos für äußerst schmerzhafte, gefährliche und häufig tödlich verlaufende Experimente zur Verfügung gestellt und in Anspruch genommen wurden, und zwar ohne dass hierüber mit den Angehörigen ein Einverständnis hergestellt oder auch nur über den Charakter und die Risiken der Versuche informiert worden wäre.

Im Archiv der Klinik für Kinder- und Jugendpsychiatrie und Psychotherapie in Berlin-Reinickendorf (jetzt im Landesarchiv Berlin) fanden sich insgesamt 20 und im Archiv der Charité-Kinderklinik bislang zwölf Akten von Kindern, die nachweisbar in die Versuche Georg Bessaus einbezogen wurden. Die Kinder wurden in drei Gruppen zeitlich aufeinanderfolgend geimpft. Die Probanden der beiden ersten Gruppen befanden sich zum Zeitpunkt der Impfung im Sommer 1942 und sowie Ende 1942/Anfang 1943 in der Städtischen Nervenklinik für Kinder Wiesengrund (angeschlossen an die Wittenauer Heilstätten); sie wurden dort beobachtet, behandelt und ggf. auch obduziert. Die dritte Gruppe wurde am Ausweichstandort der Kinderklinik der Charité in Berlin-Buch geimpft und betreut. Diese Reihe begann in der zweiten Hälfte des Jahres 1943 und zog sich bis über das Kriegsende hinaus.

Aus den Krankengeschichten ist eine Gruppe von insgesamt 20 Kindern für die beiden in der Klinik Wiesengrund durchgeführten Impfreihen zur „Tuberkulose-Immunisierung" („Bessau-Impfung") nachweisbar. Ausgewählt wurden vorwiegend Kinder ohne nennenswerte familiäre Bindungen; viele waren unehelich geboren und in Kinderheimen aufgewachsen. Es handelte sich durchweg um Kinder, die mit dem Vermerk „Reichsausschuß" im Aufnahmebuch versehen waren, die also auf Veranlassung des Reichsausschusses zur Beobachtung oder zur „Behandlung"/Tötung in den Wiesengrund aufgenommen worden waren. Im unmittelbaren zeitlichen Umfeld der Impfung wurden alle Kinder nach „abgeschlossener klinischer Beobachtung" auf den reduzierten „Heimkostensatz" gesetzt, verblieben aber für die sich oft über Monate hinziehenden Versuche und Kontrolluntersuchungen in der Klinik. Die Versuchsreihen begannen zunächst mit einer Alt-Tuberkulin-Probe, also mit der Probe auf eine allergene Reaktion. Fiel diese negativ aus, d.h. hatten die Kinder noch keine Antikörper in der Folge einer vorausgegangenen Infektion entwickelt, wurde die Impfung vorgenommen. Die verwendete Impfsubstanz („Tb-Impfstoff 0,001") ist nicht näher identifizierbar. Allerdings ist aufgrund der oben dargelegten Zusammenhänge anzunehmen, dass es sich um einen Impfstoff aus abgetöteten Erregern und Vaseline handelte. Eine erste Gruppe von Probanden bestand aus zehn Kindern: neun älteren (10- bis 14-jährigen) Knaben und einem dreijährigen Mädchen.

Der körperliche Status gerade der Knaben war zumeist durchaus befriedigend, sie befanden sich in einem guten Kräfte- und Ernährungszustand. Die Kinder wurden im Juni und Juli 1942 in den Unterbauch oder Oberschenkel geimpft, fünf Kinder erneut am 10. September 1942. Bei den meisten Kindern traten in der Folge äußerst schmerzhafte, schwer heilende eitrige Abszesse auf. Zwei Jungen starben im zeitlichen Zusammenhang mit der Impfung in der Nervenklinik.

Eine zweite Gruppe von zehn jüngeren Kindern wurde in der Zeit von November 1942 bis März 1943 geimpft. Diese Kinder waren mit einer Ausnahme (sieben Jahre) erst drei bis vier Jahre alt; im Gegensatz zu den Kindern der ersten Gruppe war ihr Kräfte- und Allgemeinzustand reduziert. Für mindestens zwei der Kinder ist anhand entsprechender Akteneinträge nachweisbar, dass Georg Bessau sie persönlich impfte bzw. im Wiesengrund behandelte (Erich K.: „Behandlung hier durch Prof. Bessau"; Erich E.: „Kind von Prof. Bessau geimpft"); für die anderen Probanden kann Entsprechendes angenommen werden. Sieben der Kinder starben in der Nervenklinik im zeitlichen und sachlichen Zusammenhang der Impfungen. Diese Kinder wurden von Bertold Ostertag, dem Pathologen des Städtischen Rudolf-Virchow-Krankenhauses bzw. von dessen Assistenten Hans Klein seziert. Ein weiteres Kind starb nach der Verlegung in ein allgemeines Krankenhaus. Nur zwei der zehn Kinder überlebten das Jahr 1945.

Erich K., ebenfalls entwicklungsverzögert, wurde am 11. Februar 1943 an die Nervenklinik überwiesen. Am 2. März wurde er geimpft, am 4. Mai starb er „im Zuge der allgemeinen Abzehrung." Im Sektionsbericht heißt es: Zustand nach Bessau-Impfung mit ausgedehnter Abcessbildung im M(usculus) quadriceps [...] Chronisches Granulationsgewebe der Abcesswand [...], zahlreiche typische tuberkulöse Riesenzellen. Diagn.: chronisches tuberkulöses Granulationsgewebe". Mit dem Eiter aus der Wunde wurden in der Folge Versuchstiere infiziert, doch „durch den vorzeitigen Tod der beiden Meerschweinchen ist die Frage, ob die Tuberkel lebten, nicht mehr zu entscheiden".

Ein ähnlicher Verlauf ist bei Dieter Z. festzustellen, dessen Aufnahme am 22. Januar 1943 wegen einer Entwicklungsstörung erfolgt war. Bei dem schwer behinderten Kind entwickelte sich in der Folge der Impfung eine enorme Eiteransammlung, an der es in den Monaten zwischen der Impfung im Mai 1943 und seinem Tod am 16. August 1943 fürchterlich gelitten haben muss.

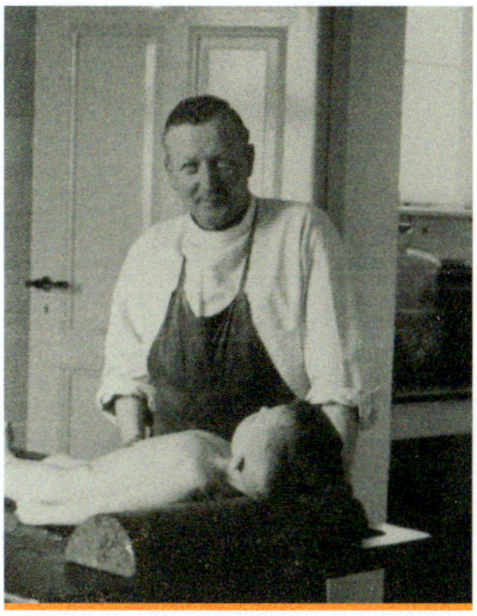

Abbildung 5.1.3
Bertold Ostertag (1895–1975)
Pathologe in Berlin, München, Tübingen, beteiligt an der „Euthanasie" in der Kinderfachabteilung Wiesengrund (Wittenauer Heilstätten)

1925 Prosektor der Heil- und Pflegeanstalt Berlin-Buch
1933 Eintritt in die SA
1940 Professur für Pathologie in Berlin
1950 Leitung des Instituts für Hirnforschung in Tübingen
1960 Professur für Neuropathologie

Bei dem knapp 80 cm großen und weniger als acht Kilogramm schweren Kind wurde bei der Obduktion ein „röhrenförmiger Abszeß des linken Oberschenkels" festgestellt: „vom Kniegelenk bis in die Leistenbeuge reichend, mit stärkeren Granulationen des im Abszeß freiliegenden Periostes [Knochenhaut, Anm. d. Verf.]; stärkste Auftreibung des 2500 ccm Eiter fassenden Abszesses". Auch in diesem Fall wurde versucht, lebende TB-Erreger nachzuweisen; das Ergebnis blieb zweifelhaft: „bakteriologisch-mikroskopischer Nachweis TB-Bakterien positiv; kulturell steril".

Der Kinderklinik der Charité in Berlin-Mitte waren im Sommer 1943 im Zuge von Evakuierungsmaßnahmen die II. Kinderabteilung im Haus 117 sowie der Infektionspavillion 127 des Städtischen Krankenhauses in Berlin-Buch als Ausweichstandorte zugewiesen worden. Der dortige medizinische Betrieb stand hauptsächlich unter der Leitung des Oberarztes Otto Camman, Stationsärztin im Haus 117 war Marianne Salzmann **[BArch (ehem. BDC), Reichsärztekartei; 35, S. 122ff.]**. Sie war seit Oktober 1939 als Volontärassistentin in der Kinderklinik der Charité tätig und promovierte im April 1944 bei Georg Bessau zu der Frage „Werden Eiterprozesse durch zusätzliche parenterale Askorbinsäure-Zufuhr beeinflußt?" **[36]**. Die Arbeit beruhte auf Experimenten mit Hunden, Kinder wurden nach Ausweis der Publikation dafür nicht herangezogen.

Die zum Zweck der Impfung in die Charité übernommenen 13 Kinder wurden von Marianne Salzmann aufgenommen, die ganz offenbar von Georg Bessau mit der Durchführung und Kontrolle der Impfungen beauftragt war. Eine Anamnese wurde bei keinem der Kinder erstellt, insbesondere fehlen Angaben zu der Herkunft der Kinder, den Angehörigen und der Heimatanschrift. Meist fehlt auch ein detaillierter Aufnahmebefund, selbst die Diagnosen sind z.T. nur aus beiliegenden Laborzetteln o.ä. zu erschließen. Alle Probanden im Alter zwischen zwei und 15 Jahren waren geistig, z.T. auch körperlich behindert, teilweise befanden sie sich in einem reduzierten Allgemeinzustand, waren aber nicht akut krank. Die Verweildauer der Kinder in der Klinik ist sehr lang; interkurrent erworbene Krankheiten wurden behandelt, ebenso die in der Folge der Impfungen aufgetretenen Entzündungen. Die Impfungen wurden nach unterschiedlichen Versuchsanordnungen vorgenommen. Einige Kinder waren offenbar bereits vor der Aufnahme in die Charité in dem abgebenden Kinderheim geimpft worden. Andere wurden zunächst gegen Pocken geimpft, um so die Lymphknoten der Leiste zur Schwellung zu bringen, in die dann der TB-Impfstoff injiziert wurde. Wieder andere Kinder wurden simultan mit einem kombinierten Pocken- und TB-Impfstoff geimpft. Elf der Kinder wurden noch am 22. Februar 1945 darüber hinaus mit offenbar lebenden TB-Erregern infiziert.

Fraglich ist, ob es sich dabei um eine weitere Impfung mit abgeschwächtem Lebendimpfstoff handelte oder – wahrscheinlicher – um eine Reinfizierung mit virulenten Tuberkelbazillen zur Kontrolle der Impfung. Diese Variante würde auch die Heranziehung von mindestens zwei Kindern erklären, die erst im Januar 1945 in die Kinderklinik aufgenommen wurden, ungeimpft waren und deshalb bei der Reinfizierung als Kontrollpersonen dienen konnten.

Bei den Kindern wurden Beobachtung und Kontrolluntersuchungen über das Kriegsende hinaus fortgesetzt. Alle Kinder wurden bis in den Frühsommer 1945 hinein auch immer wieder den Alt-Tuberkulin-Proben unterzogen. Im Sommer 1945 musste der Ausweichstandort der Charité-Kinderklinik aufgegeben werden, weil die sowjetische Armee die Gebäude der Krankenanstalten in Buch für eigene Zwecke beanspruchte. Nachforschungen über den Verbleib der Kinder blieben bislang ohne Erfolg. Lediglich für zwei Patienten, die noch vor Ende des Krieges entlassen worden waren, lässt sich der Verbleib feststellen: Alwine B. wurde am 6. März 1945 in ein Kinderheim verlegt, sie starb 1949 in den Wittenauer Heilstätten an Marasmus. Bei Horst K. scheint die Alt-Tuberkulin-Probe vor der Impfung positiv ausgefallen zu sein, sodass er für eine Impfung nicht infrage kam. Er wurde am 17. August 1944, etwa vier Wochen nach der Aufnahme in die Charité, in die Wittenauer Heilstätten entlassen und von dort am 30. August nach Obrawalde verlegt, wo er nach dem 19. September 1944 zu einem unbekannten Zeitpunkt ums Leben kam.

Es bleibt festzuhalten, dass in die von Georg Bessau in Berlin durchgeführten Impfversuche mehr als 30 Kinder einbezogen wurden, von denen mindestens zehn in unmittelbarem zeitlichen Zusammenhang mit der Impfung verstarben. Diese Kinder waren in der Nervenklinik für Kinder in Wittenau geimpft und beobachtet worden. Auffällig ist die hohe Zahl von Todesopfern in der zweiten Versuchsreihe, der acht von zehn Kindern zum Opfer fielen. Es muss zunächst offen bleiben, ob für diese Reihe bewusst jüngere und körperlich schwächere Kinder herangezogen wurden, deren Tod und anschließende pathologische Untersuchung man billigend in Kauf nahm oder sogar vorsätzlich in die Versuchsanordnung eingestellt hatte. Alle Kinder waren vom Reichsausschuß als nicht bildungs- und entwicklungsfähig begutachtet worden und als „lebensunwertes Leben" für die Versuche freigegeben worden. Die Kinder, die in der Kinderklinik der Charité beobachtet und kontrolliert worden waren, überlebten nach Ausweis der Krankenblätter das Kriegsende; über ihr weiteres Schicksal ist bislang nichts bekannt.

Impfstoff-Diskussion

Unabhängig von den verbrecherischen Menschenversuchen mit der Totvakzine, die angeregt von Georg Bessau bis zum Ende des Zweiten Weltkriegs stattfanden, galt weiterhin Bessaus Credo, dass vorderhand für die allgemeine Einführung einer Schutzimpfung nur BCG infrage käme. Nachdem das RKI im Sommer 1942 die Herstellung des BCG-Impfstoffes in großem Stil abgelehnt hatte, favorisierte die Arbeitsgruppe Impfung des Reichs-Tuberkulose-Ausschusses die Herstellung der Vakzine bei den Behring-Werken in Marburg. Anlässlich einer Besprechung am 3. August 1943 berichtete Hans Schmidt, Entwicklungsleiter in Marburg, dass er sich in Göteborg und Kopenhagen umgesehen habe. Die Herstellung des Impfstoffes (I. St.) sei jetzt auch in den Behring-Werken möglich. Er habe aus Göteborg die 281. Passage des BCG-Stammes mitgebracht und sie in der Zwischenzeit bis zur 291. Passage weitergezüchtet [BArch, R 86/4087, Bl. 282].

Teilnehmer dieser Besprechung waren: Bessau, Kayser-Petersen, Ludwig Lange, Richard Prigge (Frankfurt am Main), Hans Schmidt (Marburg). Am 19. April 1944 setzte der Direktor der Universitäts-Augenklinik Frankfurt am Main, Rudolf Thiel, den RTA-Präsident Otto Walter in Kenntnis über den Stand der Vorbereitungen bezüglich eines ihm gemeinsam mit dem Immunologen Prigge [vgl. 8, S. 88.] erteilten Forschungsauftrags des Reichsforschungsrats: Demnach sollten nach erfolgversprechenden Tierversuchen Prigges zur „Auswertung der Tuberkulin-Muttersubstanz" [vgl. BArch, R 96 II/19, Bl. 73] nunmehr mit einem von den I.G. Farbenwerken Höchst herzustellenden Präparat Versuche am Menschen angestellt werden:

> *„Kurz vor dem letzten Angriff auf Frankfurt fand eine Beratung bei mir mit Prof. Prigge und den zuständigen Herrn der I.G. Farbenindustrie Abt. Höchst statt. Als eine der großen Schwierigkeiten, die sich unseren Untersuchungen hinderlich im Wege stellen, ist die des Patientenmaterials. Nach meinen Untersuchungen an der Klinik mit dem gereinigten Tuberkulin >GT< ist mit 13–15% Tuberkulin-Negativer in der Bevölkerung zu rechnen. An diesen müßten die ersten Tuberkulose-Schutzimpfungen durchgeführt werden. Das klinische Material ergibt, ganz abgesehen von den augenblicklichen Verhältnissen in Frankfurt, in annähernd kurzer Zeit nicht die genügende Patientenzahl. [...] Es ist ja zu bedenken, dass zuerst die Tuberkulin-Impfungen mit dem gereinigten Tuberkulin „GT" durchgeführt werden müssen [...] und dass daran anschließend erst die Schutzimpfungen vorgenommen werden müssen."* [BA Berlin, R 96 II/19, Bl. 72 r/v]

Am 18. März 1944 hatte ein schwerer Luftangriff auf Frankfurt/M. große Schäden in der Innenstadt angerichtet [vgl. 37]. Da auch das Staatliche Institut für experimentelle Therapie stark zerstört worden war, wich Richard Prigge in das frühere Behring-Haus nach Marburg aus [BA Berlin, R 96 II/19, Bl. 74].

Bis Ende 1943 waren die Vorarbeiten für die Einführung der Impfung einschließlich einer in einem regen Briefverkehr ausgehandelten Durchführungsverordnung schon recht weit fortgeschritten, als es Anfang 1944 aus nicht erkennbaren Gründen zu Verzögerungen kam. Aus Anlass von Georg Bessaus 60. Geburtstag am 25. Januar 1944 schrieb der Generalsekretär des RTA Kayser-Petersen an ihn: „Es wird Sie [...] interessieren, dass der Reichsgesundheitsführer es neuerdings ablehnt, die Schutzimpfung einzuführen. Ich habe aber vor, noch eine eingehende Besprechung der Frage bei ihm herbeizuführen, zu der er [...] noch keine Zeit hatte." [BArch, R 96 II/16, Bl. 38]

Noch am 6. April 1944 musste Kayser-Petersen auf eine Anfrage des Präsidenten Reiter vom Reichsgesundheitsamt antworten:

„Die Frage der Tuberkulose-Schutzimpfung hat seit der 1. Sitzung vom 9.9.1942, die unter dem Vorsitz von Prof. Bessau stehende Arbeitsgruppe noch mehrfach beschäftigt. [...] Die Verhandlungen wurden s.Zt. zu einem gewissen Abschluß gebracht mit dem Ziel, die Tuberkulose-Schutzimpfung vor allem für das jugendliche Krankenpflegepersonal einzuführen und für sonstige Fälle freizugeben. Als die Vorbereitungen so weit gediehen waren, hat der Reichsgesundheitsführer [Conti, Anm. d.V.] *erklärt, daß er gegen die Tuberkulose-Schutzimpfung sei und einen Erlaß in dem geplanten Sinne nicht unterzeichnen könne. [...] Seitdem ruht die ganze Angelegenheit. Der Reichsgesundheitsführer hat mir zwar zugesagt, daß er in ruhigeren Zeiten zu einer Erörterung der Frage bereit sei, hat aber diesen Termin immer wieder hinausgeschoben."* [BArch, R 96 II/8, Bl. 101]

Erst im Sommer 1944 kam die Angelegenheit wieder in Gang: Am 17. Juni 1944 vermerkte Kayser-Petersen in einer Aktennotiz:

„Anlässlich einer Besprechung mit Dr. Conti über Fragen der Tuberkulosestatistik, begann er auch das Thema der Calmette-Schutzimpfung zu behandeln, und zwar in dem Sinne, ob nicht mit Ausländern Versuche in der Beziehung angestellt werden könnten. Ich habe ihm geantwortet, dass 1. Versuche gar nicht mehr notwendig seien, sondern dass die [...] vorliegenden Erfahrungen genügten, und 2. Ausländer für diese Dinge nicht infrage kämen, da sie so weitgehend von Tuberkulose durchseucht seien, dass hier nur wenige für die Schutzimpfung geeignete Menschen zu finden sein würden. [...] Er bat mich, ihm Literatur über die Erfahrungen mit der Calmette-Schutzimpfung zur Verfügung zu stellen, die er selbst studieren wollte (!!). Er war auch damit einverstanden, dass ein neuer Erlaß vorbereitet werde, in dem die freiwillige Tuberkuloseschutzimpfung freigegeben werden sollte." [BArch, R 96 II/8, Bl. 249]

Am 1. Juli 1944 antwortete Kayser-Petersen Hamburger, dass der Reichsgesundheitsführer „starke Bedenken dagegen" habe, er jedoch weiterhin hoffe, „daß er schließlich zustimmen wird" [BArch, R 96 II/8, Bl. 248; 38; 39, S. 846f.] Hamburger, nominell ja Mitglied im Impfausschuss, antwortete am 12. Juli 1944:

„Ich wußte nicht, dass Sie sich schon lange mit der Einführung der TBC.-Schutzimpfung beschäftigen, sonst hätte ich mich mit Ihnen längst ins Einvernehmen gesetzt. Den Zeitpunkt für eine allgemeine Einführung der Tuberkuloseimpfung halte ich für verfrüht. Dagegen glaube ich, dass man an Kinderkrankenhäusern, deren Vorstände die Gewähr geben, dass sie das ganze Fragengebiet beherrschen und die Verantwortung für Vorbereitung, Durchführung und nachgehende Kontrolle ausdrücklich übernehmen, die Impfung versuchen könnte. [...] Ich bin überzeugt, dass Conti mit der Zeit seine Zustimmung geben wird, da er ja auch die hier in Wien begonnenen Untersuchungen geldlich von Anfang bereitwillig unterstützt hat." [ebd., Bl. 247]

„Spruchreife" TB-Schutzimpfung

Ende 1944 schien sich Hamburgers Voraussage zu bestätigen, denn am 23. November 1944 konnte der RTA-Generalsekretär Kayser-Petersen an die Witwe des kurz zuvor verstorbenen Georg Bessau schreiben:

> *„Ich hatte gerade dieser Tage vor, [...] ihm mitzuteilen, daß die Angelegenheit der Tuberkulose-Schutzimpfung nunmehr spruchreif geworden sei. Ihr Gemahl war so freundlich gewesen, den Vorsitz der entsprechenden Arbeitsgruppe zu übernehmen und die Vorarbeiten zu leiten."* [BArch, R 96 II/16, Bl. 7]

Am 15. Januar 1945 wurde schließlich der Runderlass zur Tuberkulose-Schutzimpfung im Ministerialblatt veröffentlicht; die ersten Sätze sind beinah wörtlich dem Gutachten Ludwig Langes vom Sommer 1942 entnommen; so sind auch seine ursprünglichen Vorbehalte noch herauszuhören: Bei der besonderen Bedeutung der Tuberkulose im Kriege, heißt es, müssten alle Wege zu deren Bekämpfung gegangen werden. Daher sei auch die Frage der Anwendung der Tuberkulose-Schutzimpfung nach Calmette wieder aktuell geworden; schließlich sei durch umfangreiche Nachprüfungen der französischen Erfahrungen in Dänemark, Holland, Norwegen, Rumänien, Schweden, Spanien usw. eine beachtliche Wirksamkeit des BCG-Impfstoffes einwandfrei erwiesen:

> *„Mit meiner Einwilligung sind auch in Deutschland Erprobungen durch namhafte Sachverständige gemacht worden, die alle zu demselben positiven Ergebnis geführt haben. Die [...] Bedenken gegen die Anwendung bestehen heute nicht mehr, umsoweniger als nach genauen Ermittlungen längst feststeht, daß das Lübecker Unglück nicht dem Calmette-Verfahren zur Last zu legen ist, sondern auf einer unglückseligen Verwechslung beruhte. [...] Ich bestimme daher im Einvernehmen mit dem RAM.: 1. Die freiwillige Anwendung der Tuberkulose-Schutzimpfung wird gestattet: a) bei tuberkulosegefährdeten Säuglingen, b) bei sonstigen in der Umgebung ansteckend Tuberkulöser lebenden Personen mit negativer Tuberkulin-Reaktion. [...] Der Impfstoff ist vom Institut für experimentelle Therapie ‚Emil von Behring' in Marburg zu beziehen".* [40, S.89; hier zitiert nach BArch, R 96 II/8, Bl. 180f.]

Der Erlass vom 15. Januar 1945 kam zu spät [40], um in der dem „Dritten Reich" noch verbleibenden Zeit tatsächlich wirksam zu werden, aber gerade noch rechtzeitig, um einen Ausgangspunkt für die Diskussionen der Nachkriegszeit in Deutschland zu liefern. Innerhalb weniger Monate wurde der Tuberkulose in einer Weise der Boden bereitet, wie es sich Gesundheitsfunktionäre und Wissenschaftler zu Beginn des Krieges wohl nicht in ihren schlimmsten Alpträumen ausgemalt hatten. In der DDR wurde die BCG-Impfung seit 1950 ziemlich regelmäßig angewandt (die Inzidenz lag 1950 mit 500 Neuerkrankungen auf 100.000 Einwohner ungefähr doppelt so hoch wie in der Bundesrepublik) [41]; 1953 wurde sie zur Pflichtimpfung [42, S. 1513]; tatsächlich ist wohl auch eine im Vergleich zur Bundesrepublik geringere Infektionsrate bei Säuglingen zu verzeichnen. In den Westzonen und in der späteren Bundesrepublik gab es nach 1945 eine ganze Reihe größerer Impfaktionen, zu einer Pflichtimpfung wurde die BCG-Impfung jedoch nicht.

BCG-Impfung nach 1945
(siehe Kap. 9 und Abb. 9.6)

Bei der Analyse der unvollständig erhaltenen Akten zur Frage der Entwicklung einer wirksamen und unschädlichen TB-Schutzimpfung im „Dritten Reich" wird deutlich, dass die Menschenversuche an „idiotischen Kindern" in Berlin, Wien und im Allgäu während des Zweiten Weltkriegs keineswegs geheim gehalten wurden. Völlig offen berichteten die Pädiater Hamburger, Bessau und Hensel darüber ihren Kollegen der Arbeitsgruppe Impfung des Reichs-Tuberkulose-Ausschusses. Es zeigt sich das Bild eines für den NS-Staat durchaus typischen personellen und institutionellen Beziehungsgeflechtes, das den Opfern kaum eine Chance zum Entkommen ließ, den Tätern jedoch über verschiedene Mechanismen zahlreiche Erklärungs- und Rechtfertigungsmöglichkeiten eröffnete. Der „normale" akademisch-berufsständische Zusammenhalt spielt hier ebenso eine Rolle wie kriminelle Komplizenschaft und das dünkelhafte Bewusstsein der Zugehörigkeit zu einer Avantgarde verantwortungsfreier Wissenschaft.

Literatur und Quellen

1. Ulrichs, Timo: Immunologie der Tuberkulose und Entwicklungsstand neuer Impfstoffe. In: Pneumologie 2008 (62), S. 143–147
2. Roloff, Wilhelm: Tuberkulose-Lexikon für Ärzte und Behörden, 2. Aufl. Stuttgart 1949
3. Gradmann, Christoph: Krankheit im Labor. Robert Koch und die Medizinische Bakteriologie. Göttingen 2005
4. Calmette, Albert: Die Schutzimpfung gegen Tuberkulose mit „BCG". Leipzig 1928
5. Robert Koch-Institut: Schutzimpfung gegen Tuberkulose. http://www.rki.de/SharedDocs/FAQ/Impfen/Tuberkulose/FAQ-Liste_Tuberkulose_Impfen.html?nn=2375548 [Stand: 1.7.2017]
6. Bonah, Christian; Menut, Philippe: La longue marche d'un vétéran. In: La Recherche, 356 (September 2002), S. 70–73
7. Reuland, Andreas Jens: Menschenversuche in der Weimarer Republik. Norderstedt 2004
8. Moegling, Albert: Die „Epidemiologie" der Lübecker Säuglingstuberkulose. In: ders. (u.a.): Zusammenfassung der anlässlich der Lübecker Säuglingserkrankungen auf Veranlassung und mit Unterstützung des Reichsministeriums des Inneren durchgeführten Untersuchungen. Heidelberg 1935, S. 1–24
9. Hahn, Susanne: „Der Lübecker Totentanz." Zur rechtlichen und ethischen Problematik der Katastrophe bei der Erprobung der Tuberkuloseimpfung 1930 in Deutschland. In: Medizinhistorisches Journal 1995 (30), S. 61–79
10. Moses, Julius: Der Totentanz von Lübeck, Radebeul; Dresden 1930
11. Kröner, Walter; Noack, Ernst-Viktor: Anti-Calmette. Die Lübecker Calmette-Katastrophe im Lichte der Wissenschaft. Berlin 1931
12. Arima, Raikichi: AO, ein spezifisches Tuberkulosemittel. Berlin 1930
13. Arima, Raikichi; Aoyama, K.; Ohnawa, J.: Die erfolgreiche Bekämpfung der Tuberkulose mittels „AO". In: Beiträge zur Klinik der Tuberkulose 1937 (90), S. 589–610
14. Arima, Raikichi: Eigenart, Bedeutung und Dauer der AO-Immunität bei Tuberkulose, in: Beiträge zur Klinik der Tuberkulose 1942 (97), S. 293–308.
15. Zeitschrift für Ärztliche Fortbildung 1940 (37), S. 460
16. Ebbinghaus, Angelika; Dörner, Klaus (Hg.): Vernichten und Heilen. Der Nürnberger Ärzteprozeß und seine Folgen. Berlin 2001
17. Gildemeister, Eugen: Bericht über die Tätigkeit des Robert-Koch-Institutes. Anstalt zur Bekämpfung der übertragbaren Krankheiten für die Zeit vom 1. April 1941 bis 31. Dezember 1942. Berlin 1943
18. Lange, Bruno: Die Immunität bei der Tuberkulose. In: Beiträge zur Klinik der Tuberkulose 1939 (93), S. 381–391

19. Lange, Bruno: Was können wir aus dem Lübecker Unglück lernen? Vortrag, gehalten am 11. Februar 1932 in der Hygienischen Vereinigung in Berlin (= Veröffentlichungen aus dem Gebiete der Medizinalverwaltung 327). Berlin 1932
20. Lange, Bruno; Mutschler, Paul: Tuberkulinreihenprüfungen bei jugendlichen Erwachsenen. Zugleich ein Beitrag zur Frage der Methodik der Tuberkulinprüfung. Aus der Tuberkuloseabteilung des Institutes Robert Koch (Berlin). Leipzig 1942
21. Gildemeister, Eugen: Das Institut für Infektionskrankheiten „Robert Koch" 1935 bis 1939. In: Reiter, Hans (Hg.): Das Reichsgesundheitsamt 1933–1939. 6 Jahre nationalsozialistische Führung. Berlin 1939, S. 364–370
22. Reichsarztregister RAR [KVD] DVD-Datensatz Gessner, Werner, geb. 15.4.1900
23. Rupilius, Karl: Vergleichende Tuberkulose-Schutzimpfungsversuche an Meerschweinchen (BCG, Schröder-Thymus-Vaccine). In: Beiträge zur Klinik der Tuberkulose 1933 (83), S. 757–763
24. Wallgren, Arvid: Die Calmette-Schutzimpfung als Hilfsmittel im Kampf gegen die Tuberkulose. In: Archiv für Kinderheilkunde 1941 (12), S. 65–77
25. Dahl, Matthias: „...deren Lebenshaltung für die Nation keinen Vorteil bedeutet." Behinderte Kinder als Versuchsobjekte und die Entwicklung der Tuberkulose-Schutzimpfung. In: Medizinhistorisches Journal 2002 (37), S. 57–90
26. Mende, Susanne: Die Wiener Heil- und Pflegeanstalt „Am Steinhof" im Nationalsozialismus. Frankfurt/M. u.a. 2000
27. Hubenstorf, Michael: Pädiatrische Emigration und die „Hamburger-Klinik" 1930–1945. In: Widhalm, Kurt; Pollak, Arnold (Hg.): 90 Jahre Universitäts-Kinderklinik am AKH in Wien. Umfassende Geschichte der Wiener Pädiatrie. Wien 2005, S. 69–211
28. Bessau, Georg: Überlegungen zur Calmetteschen Schutzimpfung. In: Deutsche Medizinische Wochenschrift 1928 (54), S. 1707–1710, 1759 und 1803–1805
29. Zeitschrift für Ärztliche Fortbildung 1941 (38), S. 26–30
30. Schmidt, Hans: Zur Biologie der Lipoide mit besonderer Berücksichtigung ihrer Antigenwirkung. Leipzig 1922
31. Topp, Sascha: Der „Reichsausschuss zur wissenschaftlichen Erfassung erb- und anlagebedingter schwerer Leiden". Zur Organisation der Ermordung minderjähriger Kranker im Nationalsozialismus 1939–1945. In: Beddies, Thomas; Hübener, Kristina (Hg.): Kinder in der NS-Psychiatrie. Berlin 2004, S. 17–54
32. Beddies, Thomas ; Schmiedebach, Heinz-Peter: „Euthanasie"-Opfer und Versuchsobjekte. Kranke und behinderte Kinder in Berlin während des Zweiten Weltkriegs. In: Medizinhistorisches Journal 2004 (39), S. 165–196
33. Schweizer-Martinschek, Petra: TBC-Versuche an behinderten Kindern in der Heil- und Pflegeanstalt Kaufbeuren-Irsee 1942–1944. In: Wirsching, Andreas (Hg.): Nationalsozialismus in Bayerisch-Schwaben. Herrschaft – Verwaltung – Kultur . Ostfildern 2004, S. 231–260
34. Steger, Florian: Medizinische Forschung an Kindern zur Zeit des Nationalsozialismus. Die „Kinderfachabteilung" der Heil- und Pflegeanstalt Kaufbeuren-Irsee. In: Jütte, Robert (Hg.): Medizin, Gesellschaft und Geschichte. Jahrbuch des Instituts für Geschichte der Medizin der Robert Bosch Stiftung. Band 22, Stuttgart 2004, S. 61–88
35. Wolff, Horst-Peter; Kalinich, Arno: Zur Geschichte der Krankenanstalten in Berlin-Buch. Berlin 1996
36. Salzmann, Marianne: Werden Eiterprozesse durch zusätzliche parenterale Askorbinsäure-Zufuhr beeinflußt? Berlin: Diss. med. 1944
37. Picard, Tobias: Frankfurt am Main in Bombenkrieg. Gudensberg-Gleichen 2004
38. Türk, Elmar: Über die spezifische Dispositionsprophylaxe im Kindesalter (Tuberkulose-Schutzimpfung). In: Deutsches Tuberkulose-Blatt 1944 (18), S. 23–28

39. Türk, Elmar: Über B.C.G.-Immunität gegen kutane Infektion mit virulenten Tuberkelbazillen. In: Medizinische Klinik 1942 (36), F. 846–847
40. Tuberkulose-Schutzimpfung (RdErl. d. RMdI. vom 15.1.1945 – A g 7670/44-5803). Abgedr. im Ministerialblatt des Reichs- und Preußischen Ministeriums des Innern 4 (1945), S. 89, hier zitiert nach: BA Berlin, R 96 II/8, Bl. 180 f.
41. https://de.wikipedia.org/wiki/Tuberkulose [Stand: 1.1.2017]
42. Klein, S.; Schöneberg, I.; Krause, G.: Vom Zwang zur Pockenschutzimpfung zum Nationalen Impfplan. Die Entwicklung des Impfwesens vom Deutschen Kaiserreich bis heute. In: Bundesgesundheitsblatt 2012 (55), S. 1512–1523

BArch – Bundesarchiv Berlin
Reichsgesundheitsamt: BArch, R 86/4087
Reichs-Tuberkulose-Ausschuß: BArch, R 96 II/8, 16, 19
Kanzlei des Führers der NSDAP (Dienststelle Bouhler): BArch, NS 51/227
Reichsärztekartei

6

Umgang mit dem Rauchen: Tabakbekämpfung im Nationalsozialismus

Robert Loddenkemper

Einleitung

Im 16. Jahrhundert war die Tabakpflanze aus Südamerika nach Europa gelangt und wahrscheinlich wegen ihrer Blätter und Blüten zunächst als Gartenpflanze genutzt [1, S. 7]. Bald aber rückten die dem Tabak (fälschlicherweise) zugeschriebenen Heilkräfte und auch die Verwendung des Tabaks als Genussmittel in den Vordergrund. In Deutschland verbreiteten schwedische, holländische, englische und spanische Truppen während des Dreißigjährigen Kriegs (1618–1648) den Konsum von Tabak unter den Soldaten, die ihn kauten, schnupften oder in der Pfeife rauchten [2]. In der gehobenen Gesellschaft entstanden sogenannte Tabakskollegien, in denen man sich zu Pfeifenrauchen und Geselligkeit traf, wie z.B. am Hof des preußischen Königs Friedrich Wilhelm I. („Soldatenkönig").

Abbildung 6.1
Das Tabakskollegium Friedrich Wilhelms I. im Schloss Wusterhausen 1737 (vermutlich von Georg Lisiewski)

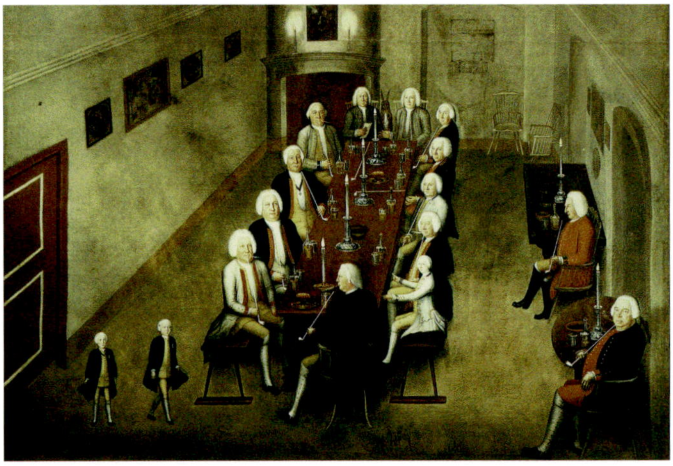

Während des 19. Jahrhunderts war das Rauchen von Zigarren stark verbreitet. Zigaretten wurden erst langsam mit dem Beginn der industriellen Herstellung Mitte des 19. Jahrhunderts eingeführt und fanden rasche Verbreitung, besonders während des Ersten Weltkriegs (und später im Zweiten Weltkrieg). Auch das Kauen von Tabak war, vor allem in den USA, populär.

Ironischerweise könnte gerade die Tuberkulose mitverantwortlich für die Ausbreitung des Rauchens sein, denn mit der damals aufkommenden Furcht, dass der ausgespuckte Kautabak wesentlich zur Ansteckung mit Tuberkulosebakterien beitragen könnte, wurde das Tabakkauen zunehmend verpönter und brachte inhalatives Rauchen weltweit in Mode [3]. Erste Theorien über den Zusammenhang von Tabakkonsum und Krebs wurden bereits im 18. Jahrhundert – u.a. von dem britischen Mediziner John Hill (1761) oder dem deutschen Samuel T. Soemmerring (1795) – aufgestellt, allerdings bezogen auf den Nasen- und Mundbereich. Lungenkrebs war hingegen bis in die Anfänge des 20. Jahrhunderts hinein eine eher selten auftretende Krankheit, ein Zusammenhang mit dem Konsum von Tabak weder erwiesen noch überhaupt vermutet [4, S. 206f.; 5, S. 353].

Nachweis gesundheitlicher Schädigungen als Folge des Rauchens

Der Internist Fritz Lickint (1898–1960) veröffentlichte 1939 sein viel zitiertes, über 1.200 Seiten starkes Buch „Tabak und Organismus" über die schädlichen Auswirkungen des Tabaks auf die Gesundheit (Abb. 6.3) [6]. Darin hat er das umfängliche Wissen aus rund 8.000 internationalen Publikationen inklusive seiner eigenen wegweisenden Forschungsergebnisse enzyklopädisch zusammengetragen. Bereits 1925 hatte er einen Artikel „Über den Einfluss des Tabaks auf den Magen" [7] veröffentlicht. Er gehört zu den ersten, die den Tabakkonsum als ursächlichen Faktor für Karzinome, insbesondere das Bronchialkarzinom, beschrieb (Abb. 6.4) [6] und in Bezug auf die Häufigkeit von Lungenkrebs feststellte, „daß 3370 Männern nur 689 Frauen gegenüberstehen, also ein Verhältnis von 5:1 besteht" [5, S. 360].

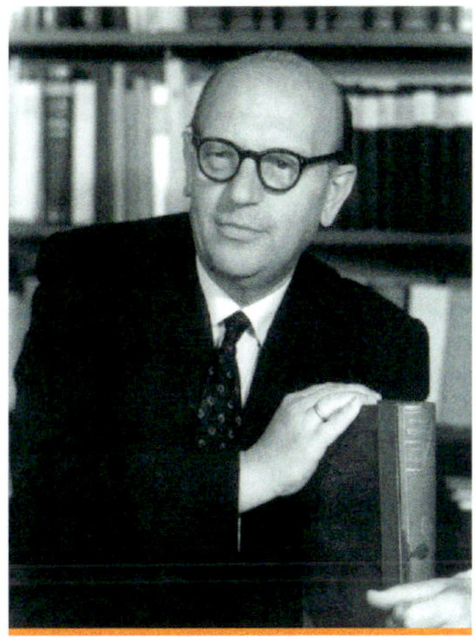

Abbildung 6.2
Fritz Lickint (1898–1960)
Internist

1929 Oberarzt im Städtischen Küchwald-Krankenhaus in Chemnitz
1934 Entlassung aufgrund seiner SPD- und VSÄ-Mitgliedschaft, Niederlassung als Internist in Dresden
1939 Wehrdienst in einer Sanitätskompanie (Frankreich, Ukraine), ab 1942 im Reservelazarett in Chemnitz
1951 Professur für Arbeits-, Nahrungs- und Genussmittelhygiene an der TU Dresden
1953 Direktor der 1. Medizinischen Klinik des Krankenhauses Dresden-Friedrichstadt
1957 Vorsitzender des Komitees zur Verhütung des Krebses

Von ihm stammt die Bezeichnung „Rauchstraße" – von den Lippen, der Mundhöhle, dem Rachen, dem Kehlkopf, der Luftröhre, den Bronchien bis in die Lungenperipherie –, entlang der er eine Häufung von Krebs beobachtet hatte. Auch prägte er den Begriff „Passivrauchen", da er bei Nichtrauchern, die dem Tabakrauch ausgesetzt waren, das gehäufte Auftreten von tabakassoziierten Krankheiten feststellte. Aufgrund seiner zahlreichen Veröffentlichungen und der von ihm propagierten Prophylaxe-Maßnahmen wurde Lickint „in Deutschland zu einem der wichtigsten Exponenten in der Kritik am Tabakgenuß" [4, S. 211]. Seit 1928 war er Mitglied im Verein abstinenter Ärzte des deutschen Sprachgebietes und im Bund Deutscher Tabakgegner. Zusammen mit Ferdinand Sauerbruch und Ernst Gabriel publizierte er die Aufklärungsschrift „Arzt, Alkohol und Tabak" (1940), die erstmals anlässlich einer von 15.000 Teilnehmern besuchten Tagung zu Genußgiften erschien: keine normale Tagung, sondern eine „Volksversammlung im wahrsten und echtesten Sinne des Wortes", wie Sauerbruch in seiner Ansprache „Deutsche Frauen und deutsche Männer!" formulierte [8, S. 4f.; 4, S. 227f.] Auch in der NS-Zeit konnte Lickint, seit Ende der 1920er Jahre Mitglied der SPD und des Vereins sozialistischer Ärzte (VSÄ), seine Position behaupten, ungeachtet seiner politisch begründeten Entlassung nach dem Gesetz zur Wiederherstellung des Berufsbeamtentums. 1934 wurde Lickint aufgrund seines sozialistischen bzw. sozialdemokratischen Engagements im VSÄ, der Deutschen Liga für Menschenrechte und der SPD als verbeamteter Oberarzt am Städtischen Krankenhaus Chemnitz in den Ruhestand versetzt [9, S. 249; 10].

Der US-amerikanische Wissenschaftshistoriker Robert N. Proctor beschreibt ausführlich in „The Nazi War on Cancer" (1999) – auf Deutsch 2002 unter dem Titel „Blitzkrieg gegen den Krebs. Gesundheit und Propaganda im Dritten Reich" erschienen [4] – die herausragende Rolle, die Deutschland in der Krebsforschung bereits in der Weimarer Republik gespielt hatte und die unter den Nazis verstärkt fortgesetzt wurde: 1926 erkannte Deutschland als erstes Land bei Bergarbeitern in Uranminen den Lungenkrebs („Schneeberger Lungenkrebs") als entschädigungspflichtige Berufskrankheit an [4, S. 117]. 1938 gelang mehreren deutschsprachigen Studien der Nachweis eines ätiologischen Zusammenhangs zwischen Asbestexposition und Lungenkrebs [4, S. 129].

Abbildung 6.3
Fritz Lickint: „Tabak und Organismus. Handbuch der gesamten Tabakkunde“. Stuttgart 1939

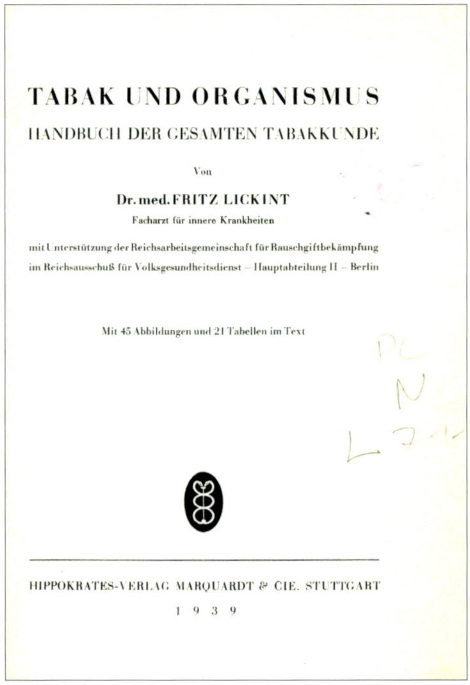

TABAK UND ORGANISMUS

HANDBUCH DER GESAMTEN TABAKKUNDE

Von

Dr. med. FRITZ LICKINT

Facharzt für innere Krankheiten

mit Unterstützung der Reichsarbeitsgemeinschaft für Rauschgiftbekämpfung
im Reichsausschuß für Volksgesundheitsdienst – Hauptabteilung II – Berlin

Mit 45 Abbildungen und 21 Tabellen im Text

HIPPOKRATES-VERLAG MARQUARDT & CIE. STUTTGART

1 9 3 9

Abbildung 6.4
„Ist es wirklich ein Zufall, daß Männer soviel häufiger an Erkrankung der Atmungsorgane leiden als Frauen?“ (Fritz Lickint: Tabakgenuß und Gesundheit [1936] aus [4], Abb. 6.3, S. 212)

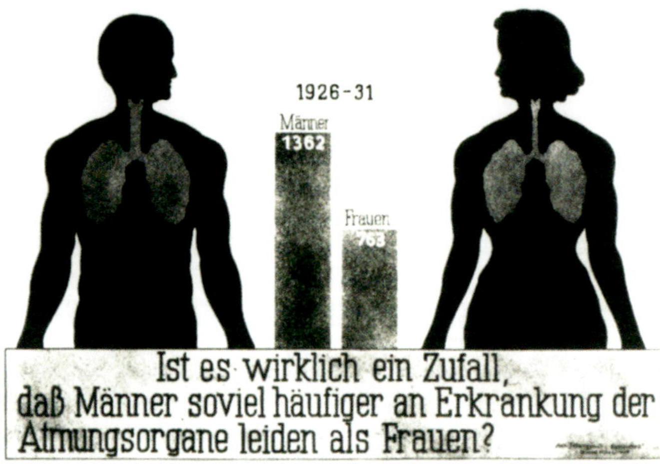

1943 wurden vom NS-Regime – weltweit als erste Regierung – der asbestbedingte Lungenkrebs und das seltenere Mesotheliom (bösartiger Tumor vorwiegend des Rippenfells) als entschädigungspflichtige Berufskrankheiten anerkannt [4, S. 132].

Karzinogene Wirkung wurde aber auch anderen Faktoren wie Schadstoffabgasen, der Ernährung oder dem Konsum von Genussmitteln zugeschrieben – allen voran dem Rauchen. Der Kölner Mediziner Franz H. Müller veröffentlichte 1939 seine im Rahmen einer Dissertation erstellte Studie „Tabakmissbrauch und Lungencarcinom“ zum Zusammenhang zwischen Tabak und Lungenkrebs, die die weltweit erste kontrollierte epidemiologische Studie zu diesem Thema war [11]. Der Anstieg des Tabakkonsums (verfünffacht im Zeitraum von 1907 bis 1935) ging seiner These und Analyse zufolge einher mit der Zunahme von Lungenkrebs, inzwischen die zweithäufigste Ursache für Krebs-Mortalität. Trotz der Bedeutung seiner Forschungsleistung, die nach Proctor [4] frei von propagandistischer NS-Rhetorik blieb, fällt die weitere Rezeption Müllers in Deutschland eher dürftig aus. Eine kurze Zusammenfassung im Journal of the American Medical Association fand bis in 1950er Jahre hinein international keine Beachtung. Immerhin wurde sie 20 Jahre später im berühmten „Terry-Report" (1964) des US Surgeon General im Literaturverzeichnis zitiert [4, S. 225f.].

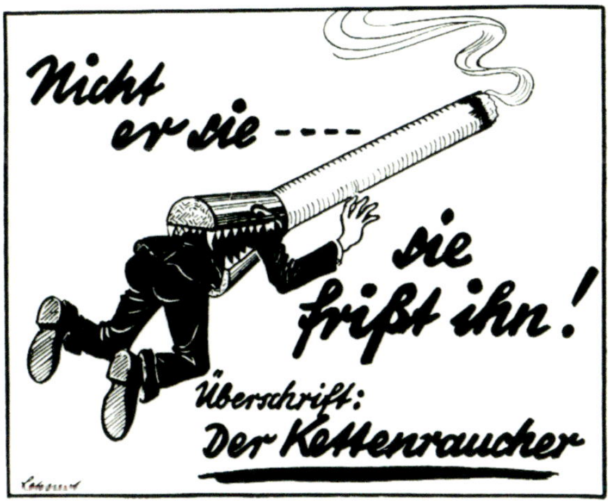

Abbildung 6.5
„Nicht er sie ... sie frißt ihn! Überschrift: Der Kettenraucher". Anzeige der NS-Kampagne gegen Tabak in der Zeitschrift „Reine Luft" von 1941 (24), S. 10

Propaganda gegen das Rauchen

Müllers Studie dürfte dennoch entscheidend dazu beigetragen haben, dass das NS-Regime derart stark vor dem Tabakkonsum warnte (Abb. 6.5). Müllers Ergebnisse wurden vier Jahre später von den Pathologen Erich Schairer (1907–1996) und Eberhard Schöniger (geb. 1917) aus Jena bestätigt, die in einer vergleichenden Studie nachweisen konnten, dass der Anteil der Raucher unter den an Lungenkrebs Verstorbenen signifikant höher lag als bei anderen Krebsarten. Ihre Analyse war eines der Forschungsprojekte am Tabakwissenschaftlichen Institut der Universität Jena, das die Reichsregierung mit 100.000 Reichsmark unterstützt hatte [4, S. 242–246; 12, S. 154].

Andere Publikationen befassten sich mit dem Verhältnis von „Tabakmißbrauch" bzw. „Tabakarbeit" und Lungentuberkulose anhand von Untersuchungen an Tabakarbeitern, ohne aber direkte Zusammenhänge herstellen zu können: Vielmehr resultiere die Tuberkulosegefährdung unter Tabakarbeitern eher aus ihren „schlechten sozialen Verhältnisse[n]" [13, S. 91]. Die TB-Fürsorgestelle Eisenach kam anhand einer röntgenologischen Untersuchung der 1.302 Tabakarbeiter und -arbeiterinnen in ihrem Stadt- und Landkreis – vor allem Zigarrenbetriebe mit überwiegend weiblicher Belegschaft – auf insgesamt vier aktive Fälle (0,31%) und damit auf einen Wert unterhalb des Durchschnitts [14].

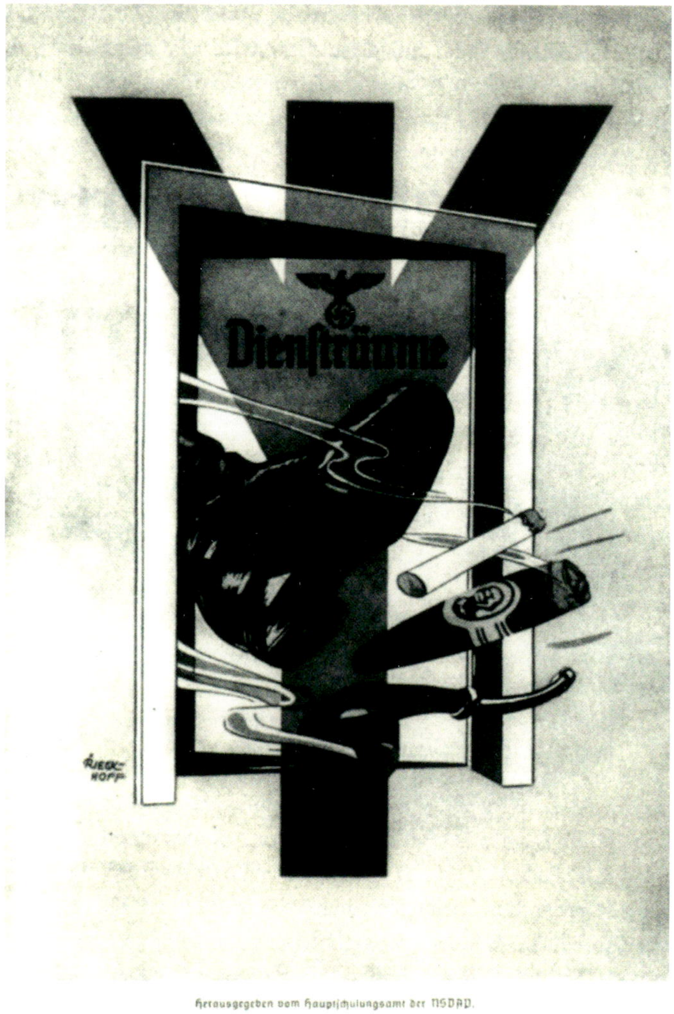

Abbildung 6.6
NS-Rauchverbot in öffentlichen Räumen, u.a. in Diensträumen (aus: Auf der Wacht 1941 [58], S. 24)

In den 1930er und frühen 1940er Jahren führte Deutschland die weltweit größte Kampagne gegen das Rauchen durch. Das Rauchen in den Diensträumen der NSDAP (Abb. 6.6), im öffentlichen Raum sowie in Restaurants und Cafés wurde verboten [4, S. 231f.], die Tabaksteuer erhöht – ab 1. September 1939 um 20%, ab 3. November 1941 sogar um 50% [13, S. 33; 15] – und Einschränkungen in der Werbung erlassen (Abb. 6.7). Viele NS-Führer waren erklärte Gegner des Rauchens. Es wurde darauf hingewiesen, dass Churchill, Stalin und Roosevelt Tabak rauchten, während die drei großen faschistischen Führer Europas – Hitler, Mussolini und Franco – Nichtraucher waren [vgl. 4, S. 228]. Von Hitler stammt der Satz, das „Rauchen sei die Rache des roten Mannes (Indianer) dafür, daß der Weiße ihm den Schnaps gebracht habe“ [16, S. 439]; zugeschrieben wird ihm außerdem die Aussage: „Der Nationalsozialismus hätte niemals in Deutschland siegen können, hätte ich das Rauchen nicht aufgegeben.“ [17]. Die NS-Gesundheitspolitik hingegen nutzte den wissenschaftlichen Nachweis der kanzerogenen Wirkung des Tabaks für ihre Zwecke und auf ihre Weise. Der Tabakgebrauch wurde zum „Hemmnis für Bevölkerungs- und Rassepolitik“ und zum

„Volksfeind" erklärt. „Eine deutsche Frau raucht nicht" [4, S. 247], lautete ein Propagandaslogan. Gewarnt wurde insbesondere vor der „chronischen Tabakvergiftung" und der Gefährdung sowohl der Jugend als auch der Mädchen und Frauen und deren Aufgabe: die „Aufartung des Volkes als höchstes Lebensziel" [18, S. 630].

Auch die Deutsche Tuberkulose-Gesellschaft (DTG) schloss sich diesem Trend an und beschloss ein Rauchverbot in allen Lungenheilstätten:

> *„Vorstand und Beirat der Deutschen Tuberkulose-Gesellschaft hatten sich bereits 1939 dahingehend geäußert, dass in allen Lungenheilstätten und Tuberkulosekrankenhäusern ein absolutes Rauchverbot in allen dienstlichen Räumen sowohl für die Patienten als auch für die Angestellten notwendig sei"* [19 S. 142].

Ein wichtiger Schritt zur Unterstützung der nationalsozialistischen Tabakbekämpfung war die Gründung des Wissenschaftlichen Instituts zur Erforschung der Tabakgefahren in Jena [15, S. 19]. Initiator war der Rektor der Universität Jena, Karl Astel, nicht nur ein militanter Nichtraucher, sondern ein fanatischer Antisemit und Verfechter der „Euthanasie". Im Rahmen der zweitägigen Wissenschaftlichen Tagung zur Erforschung der Tabakgefahren vom 5. bis 6. April 1941 fand die Eröffnungsveranstaltung für das Institut statt, an der neben Leonardo Conti, Reichsstatthalter Fritz Sauckel (1894–1946), dem Präsidenten des Reichsgesundheitsamtes Hans Reiter und dem stellvertretenden Leiter der Reichsstelle für Alkohol- und Tabakgefahren, Theodor Paulstich, zahlreiche weitere Vertreter der Partei und auch der Wissenschaften teilnahmen. In seiner Ansprache propagierte Astel die vollständige Tabakabstinenz als „nationalsozialistische Pflicht" und begründete die Wahl Jenas als Standort für sein Institut mit Thüringens vorbildlichen Leistungen in der Rassenhygiene, der Tuberkulosefürsorge und der Bekämpfung von Geschlechtskrankheiten [12, S. 155]. Das wissenschaftliche Programm umfasste Vorträge zu Tabakwirtschaft und Propaganda (Ernst Lindig), zu Arbeitsleistung und Tabakgebrauch (Otto Graf), zur Einwirkung des Tabaks auf die inneren Organe (Fritz Lickint) und zum Kampf gegen den Tabak aus historischer Sicht von dem NS-Publizisten Johann von Leers (1902–1965), der für die Tabakimporte und damit die Verbreitung des Rauchens die Juden in die Verantwortung nahm.

Antisemitische Anti-Tabak-Propaganda betrieb nicht nur das Jenaer Institut, sondern auch der Deutsche Bund der Tabakgegner, dessen Vorläuferorganisation 1904 in Dresden gegründet worden war. „Auf dem Gipfel der NS-Kampagne gegen den Tabak galten Zigaretten wie Juden als ‚Volksfeinde'." [4, S. 251] In Illustrationen wie der Abbildung 6.7, abgedruckt in der führenden Zeitschrift der Tabakgegner „Reine Luft" 1941, werden die Zigaretten mit dem Propagandafilm „Jud Süß" in Verbindung gebracht: Der Tabak hat – wie „der Jude" – sein Opfer in der Schlinge. Eine weitere Argumentationsstrategie gegen den Tabakkonsum bezog sich auf die hohen Kosten, die damit verbunden waren. So wurden jährliche Ausgaben des „übermäßigen Tabakverbrauchs" in Höhe von 2,35 Milliarden Reichsmark veranschlagt [4, S. 253]. Der jährlich Pro-Kopf-Verbrauch betrug 1930 490 Zigaretten und verdoppelte sich trotz der Anti-Tabak-Propaganda bis 1940 auf 1.022, lag damit aber weiterhin etwa 50% unter dem Verbrauch in den USA [4, S. 258, Tab. 6.1].

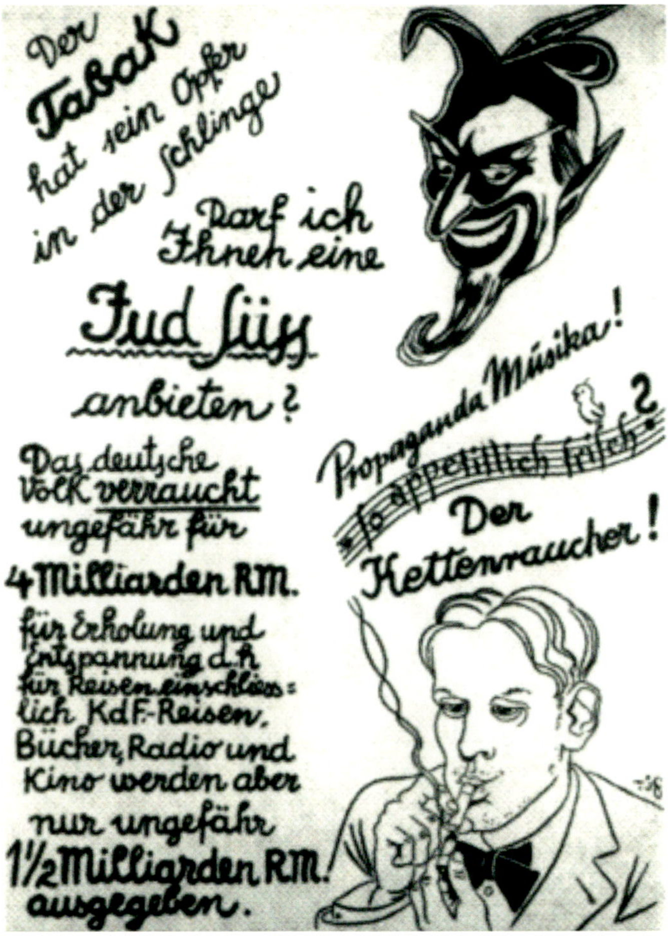
Der Tabak hat sein Opfer in der Schlinge
Darf ich Ihnen eine Jud Süß anbieten?
Das deutsche Volk verraucht ungefähr für 4 Milliarden RM.
für Erholung und Entspannung d.h. für Reisen einschließlich KdF-Reisen, Bücher, Radio und Kino werden aber nur ungefähr 1½ Milliarden RM. ausgegeben.
Propaganda Músika!
so appetitlich frisch?
Der Kettenraucher!

Abbildung 6.7
„Der Tabak hat seine Opfer in der Schlinge". Anzeige der NS-Kampagne gegen Tabak in der Zeitschrift „Reine Luft" von 1941 (24), S. 10

Den ehemaligen Kettenraucher Hitler beeindruckten diese Zahlen und er bereute, dass er zu Beginn des Krieges den „Landsern" eine tägliche Tabakration zugestanden hatte. Um den Tabakverbrauch in der Truppe zu senken, ließ er 1940 nur noch sechs Zigaretten pro Mann und Tag austeilen. Für Nichtraucher gab es besondere Nichttabak-Rationen, die vor allem Schokolade enthielten. Insgesamt sank der Tabakkonsum in der Wehrmacht im Laufe des Krieges um rund ein Viertel, was aber auch der kriegsbedingten Verknappung geschuldet war [4, S. 274].

Gegenmaßnahmen der Tabakindustrie

Die Tabakindustrie wurde für den gestiegenen Konsum in den 1930er Jahren verantwortlich gemacht. Sie warb nach amerikanischem Vorbild z.B. mit Zigarettenbildchen, die in Alben gesammelt werden konnten. Im Dezember 1933 brachte Reemtsma mit Unterstützung des Propagandaministeriums das Album „Deutschland erwacht" heraus, das „Werden, Kampf und Sieg der NSDAP" nachzeichnete [20]. 1937 wurde die Zeitschrift „Der Tabak" und 1940 ihr Ableger „Chronica Nicotiana" gegründet, der Gegner des Tabaks als „Psychopathen" verunglimpfte und vor „statistischen Spielen" jener warnte, die behaupteten, dass Rauchen das Leben verkürze [4, S. 269].

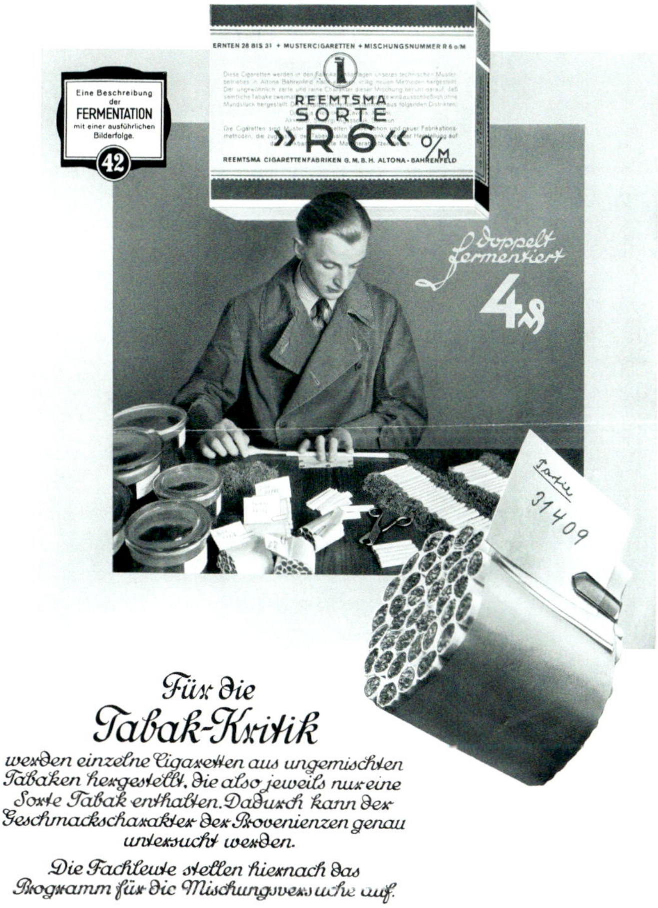
Eine Beschreibung der FERMENTATION mit einer ausführlichen Bilderfolge.
42
ERNTEN 28 BIS 31 + MUSTERCIGARETTEN + MISCHUNGSNUMMER R 6 o/M
REEMTSMA
SORTE
»R 6« o/M
REEMTSMA CIGARETTENFABRIKEN G. M. B. H. ALTONA - BAHRENFELD
doppelt fermentiert
4₰
Partie 31409
Für die
Tabak-Kritik
werden einzelne Cigaretten aus ungemischten Tabaken hergestellt, die also jeweils nur eine Sorte Tabak enthalten. Dadurch kann der Geschmackscharakter der Provenienzen genau untersucht werden.
Die Fachleute stellen hiernach das Programm für die Mischungsversuche auf.

Abbildung 6.8
Reemtsma-Werbung: Anzeige für die R6 aus der Serie „Die Fermentation", 1933/34

Argumentationsmuster, nach denen nur labile Charaktere „tabaksüchtig“ würden, deren „seelische Abartigkeit“ Ursache ihrer Sucht sei, fanden sogar in Fachpublikationen Eingang [21, S. 515f.], allerdings verbunden mit der Forderung nach amtsärztlicher Aufklärungsarbeit und Einrichtung von „Tabakentziehungsheilstätten“ [21, S. 516]. Wissenschaftliche Expertise versuchte die Tabakindustrie vom Reichsgesundheitsamt zu erhalten, an das sie Bitten um Untersuchung und Begutachtung von nikotinarmer Fermentierung oder neu entwickelter Filter-Mundstücke herantrug [BArch, R86/5379; 15, S. 31f.].

Nahezu eine Monopolstellung hatte sich, offenbar auch durch Bestechung und eine größere Geldzuwendung an den Reichsmarschall Hermann Göring [4, S. 268], die Zigarettenfabrik Reemtsma gesichert, die „zu Kriegsbeginn fast zwei Drittel des ‚großdeutschen‘ Verbrauches deckte“ [15, S. 27]. Ganz offen unterstützte die Tabakindustrie die Politik Hitlers, wie z.B. das Titelblatt der Zeitschrift „Vereinigte Tabakzeitungen“ vom 8. April 1938 zeigt:

Unter der Überschrift „Der Führer hat gerufen! Wir alle sagen ‚Ja'!" wird die Annexion Österreichs begrüßt:

> *„Die deutsche Tabakwirtschaft ist sich vollauf bewußt, dass sie ihren Aufstieg einzig und allein der tatkräftigen nationalsozialistischen Wirtschaftspolitik des Führers verdankt. Sie wird dafür am 10. April geschlossen wie ein Mann hinter ihn treten und ihm freudigen Herzens ihr Ja geben!"*

Auf Seiten des NS-Regimes gab es durchaus Befürworter des Rauchens, die sowohl aus ökonomischen Erwägungen heraus als auch hinsichtlich ihrer Wirkungsweise der Zigarette keine Absage erteilen wollten, zumal sie als „multifunktionelle[s] Psychopharmakon, das sowohl sedativ wie stimulierend wirken" und Hungergefühle unterdrücken kann, galt [15, S. 20]. Bereits Ende der 1920er Jahre wurde auf Veranlassung der SA eine Zigarettenfabrik in Dresden, dem Zentrum der Tabakproduktion in Deutschland, gegründet, die über die Zigarettenfirma Sturm Zigaretten der Marken „Trommler" (Abb. 6.9), „Alarm", „Sturm" und „Neue Front" an die Mitglieder der SA verkaufte, um für diese Einkünfte zu generieren. Die Produktion wurde nach dem Röhm-Putsch 1934 eingestellt. Auch die SPD hatte vor der Machtergreifung kurzzeitig „ihre eigene ‚Freiheits-Zigarette' auf den Markt" gebracht, die als politische Aussage verstanden werden konnte [4, S. 265].

Abbildung 6.9
Motiv der Zigarettenmarke „Trommler" der Zigarettenfirma Sturm (Quelle: DHM Berlin)

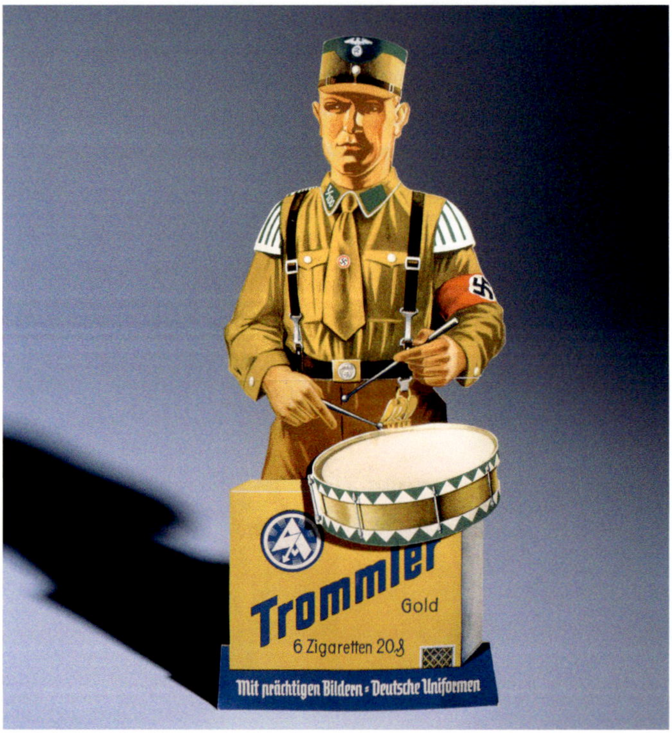

Für den Staat stellte der Tabak eine wichtige Einnahmequelle dar. Laut Proctor [4, S. 263] betrugen die Einkünfte aus Steuern und Zöllen 1937/38 mehr als eine Milliarde Reichsmark, im Jahr 1941, nach der Erhebung neuer Steuern und der Annexion Österreichs, sogar etwa doppelt so viel. Zu dieser Zeit machten die Tabaksteuern laut Reichsfinanzministerium etwa ein Zwölftel der gesamten Steuereinnahmen aus. Auch verdankten Hunderttausende von Deutschen – direkt oder indirekt – dem Tabak ihre Existenzgrundlage. Tabakkontrolle, Mangelwirtschaft und Rationalisierungsmaßnahmen führten ab 1941/42 zur Schließung von insgesamt 60 Tabakfabriken (von ehemals 88) und zu einer Reduktion der Marken von 500 auf 150, bis ab Oktober 1944 nur noch eine Einheitszigarette produziert und verkauft werden durfte [15, S. 37].

Bis dahin blieb die Tabakindustrie allerdings ein einflussreicher wirtschaftlicher Faktor und war eingebunden in die politischen Pläne zur Rationierung und Einführung der sogenannten Reichsraucherkontrollkarte – und der „Kakao- und Schokoladenkarte" als alternatives Angebot [22, S. 246–268]. Der in diesem Zusammenhang viel diskutierte Vorschlag, Frauen von diesen Zuteilungen auszuschließen, scheiterte am Widerstand vor allem der in der Rüstungsindustrie arbeitenden Frauen [15, S. 35].

In ihrem Buch „Kriegswichtiger Genuss – Tabak und Kaffee im ‚Dritten Reich'" schildert Nicole Petrick-Felber die Probleme angesichts der Versorgungslage, die sich kriegsbedingt seit 1941/42 auch beim Tabak verschlechterte. Die Anti-Tabak-Propaganda wurde von Goebbels eingeschränkt, besonderen Einfluss darauf nahm das Reichswirtschaftsministerium. Goebbels stellte einen Neun-Punkte-Plan auf, der die Schlagworte Gesundheit, Aufklärung und Vorbild in den Mittelpunkt stellte und dem „Kampfcharakter", wie ihn die Zeitschrift „Reine Luft" vertrat, eine Absage erteilte. Nicht der Konfrontation, sondern der „populärwissenschaftlichen Verbreitung wissenschaftlicher Forschung" [22, S. 192] sollte die Zeitschrift nun dienen. Aufgrund ihrer ausführlichen Recherchen äußert Petrick-Felber Zweifel daran, ob es eine „stringente nationalsozialistische Konzeption hinsichtlich des Konsums von Tabak [und Kaffee] gab" [22, S. 525]. Vielmehr divergierten ihrer Ansicht nach „im ‚Dritten Reich' staatliche Regulierungsabsicht und tatsächliches Konsumniveau" [22, S. 525].

Entwicklung nach dem Krieg

Die wichtigste Währung nach dem Krieg waren auf dem Schwarzmarkt Zigaretten, meist der amerikanischen Marke Lucky Strike. Der Tabakschmuggel fing die Defizite der auf 10% seiner Vorkriegsproduktion geschrumpften deutschen Tabakindustrie auf, der es am Rohstoff selbst mangelte [4, S. 276]. Mit der Steigerung ihrer Produktion in der Nachkriegszeit nutzte die Zigarettenindustrie die zeitweilig rigorose Anti-Tabakpolitik der Nazis geschickt für ihre Werbung, indem sie Zigaretten mit Namen wie „Freiheit", „Liberté" und „Freedom" auf den Markt brachte. Mit dieser Art Strategie gelang es der Zigarettenindustrie in Deutschland, nach dem Zweiten Weltkrieg eine wirksame Tabakkontrollpolitik zu verhindern [23]. Die Gründe hierfür werden z.T. in einer engen Verbindung zwischen Tabakindustrie und einigen Politikern gesehen. Zudem dürfte auch ein falsch verstandener Liberalismus als Reaktion auf die staatlichen Einflussnahmen des NS-Regimes eine Rolle gespielt haben: „Rauchen bekam das Image des Widerstands" [24].

Literatur und Quellen

1. Lickint, Fritz: Tabak und Gesundheit. Hannover 1952
2. Hanafin, J.; Clancy, L.: History of tobacco production and use. In: Loddenkemper, Robert; Kreuter, M.; Herth, F.J.F. (Hg.): The tobacco epidemic. Basel u.a. 2015 (Progress in Respiratory Research 42), S. 1–18
3. Loddenkemper, Robert; Brönnecke, M.; Castell, S.; Diel, R.: Tuberkulose und Rauchen. In: Pneumologie 2016 (70), S. 17–22
4. Proctor, Robert N.: Blitzkrieg gegen den Krebs. Gesundheit und Propaganda im Dritten Reich. Stuttgart 2002
5. Lickint, Fritz: Tabak und Tabakrauch als ätiologischer Faktor des Carcinoms. In: Zeitschrift für Krebsforschung 1930 (30), S. 349–365.
6. Lickint, Fritz: Tabak und Organismus. Stuttgart 1939
7. Lickint, Fritz: Über den Einfluss des Tabaks auf den Magen. In: Archiv für Verdauungskrankheiten 1925 (35), S. 230-247
8. Sauerbruch, Ferdinand; Lickint, Fritz; Gabriel, Ernst: Arzt, Alkohol und Tabak. Berlin 1940
9. Haustein, Knut-Olaf: Fritz Lickint (1898–1960) – Ein Leben als Aufklärer über die Gefahren des Tabaks. Suchtmedizin 2004 (6) Nr. 3, S. 249–255
10. Benusch, Silke; Lienert, Marina: Zum Gedenken an Fritz Lickint (1898–1960). In: Ärzteblatt Sachsen 1999 (6), S. 275–277
11. Müller, Franz Hermann: Tabakmissbrauch und Lungencarcinom. Zeitschrift für Krebsforschung 1939 (49), S. 57–85
12. Winkler: Wissenschaftliche Tagung zur Erforschung der Tabakgefahren am 5. und 6. 4. 1941 in Weimar. In: Der Öffentliche Gesundheitsdienst A 1941 (7) Nr. 5, S. 154–159
13. Gabriel, Ernst: Die Erscheinungsformen des Tabakmißbrauches und die einschlägigen Versuchsergebnisse. Der Öffentliche Gesundheitsdienst A 1937 (3) Nr. 3, S. 81–98
14. Wörrlein, B.: Tabakarbeit und Tuberkulose. In: Der Öffentliche Gesundheitsdienst B 1940 (5) Nr. 21, S. 466–467
15. Merki, Christoph Maria: Die nationalsozialistische Tabakpolitik. In: Vierteljahreshefte für Zeitgeschichte 1998 (46) 1, S. 19–42
16. Die zitierte Variante wird so wiedergegeben in: Picker, Henry: Hitlers Tischgespräche im Führerhauptquartier. München 1981
17. Die zitierte Variante wird so wiedergegeben in: Kapielski, Thomas: Leuchten. A- und So-phorismen. Berlin 2016
18. Boehncke, Georg: Tabak und Volksgesundheit. Der Öffentliche Gesundheitsdienst B 1936 (1) Nr. 23, S. 625–630
19. Reichs-Tuberkulose-Ausschuß (Hg.): Tuberkulose-Lexikon für Ärzte und Behörden. Leipzig 1943
20. www.jugend1918-1945.de/portal/ARCHIV/thema.aspx?root=16525&id=16525 [Stand: 20.07.2017]
21. Pfeuffer, Friedrich: Gesundheitliche Gefahren des Tabakgebrauchs. In: Der Öffentliche Gesundheitsdienst A 1941 (7) Nr. 18, S. 513–516
22. Petrick-Felber, Nicole: Kriegswichtiger Genuss – Tabak und Kaffee im „Dritten Reich“. Göttingen 2015
23. Kyriss, T.; Pötschke-Langer, M.; Grüning, T.: Der Verband der Cigarettenindustrie – Verhinderung wirksamer Tabakkontrollpolitik in Deutschland. Gesundheitswesen 2008 (70), S. 315–324
24. Proctor, Robert N.: Tabakfreie Zone. Deutschlands Schwierigkeit mit dem Nichtrauchen. Süddeutsche Zeitung 2. Januar 2007

BArch – Bundesarchiv: Reichsgesundheitsamt (R86/5379)

7

Tuberkulose-Organisationen im Nationalsozialismus

Vera Seehausen, Robert Loddenkemper

„Nicht Fürsorge für das Schwache, im Lebenskampf Versagende, sondern Pflege des wertvollen Erbgutes soll jetzt die Losung sein. Der alte, oft missdeutete Begriff der ‚Fürsorge' hat vielfach von unserem Kampf gegen die Tuberkulose das falsche Bild erweckt; als wäre die Hauptaufgabe die Betreuung des einzelnen Kranken. An erster Stelle hat der Schutz der Gesunden zu stehen, ihm dient auch die Sorge für den Kranken."
[Friedrich Bartels, 1. Vorsitzender des RTA; 1, S. 7]

Im „Kampf" gegen Volkskrankheiten wie die Tuberkulose setzte sich die nationalsozialistische Gesundheitspolitik zum Ziel, die im Gesundheitsbereich tätigen Organisationen und Vereine „zu einer engeren, planmässig eingesetzten Kampffront zu gliedern", wie es im ersten Geschäftsbericht des neuen Reichs-Tuberkulose-Ausschusses (RTA) hieß [1, S. 5]. Das Reichsministerium des Innern (RMdI), zuständig für alle Fragen der Volksgesundheit, verfolgte den Plan, die Vielzahl an Institutionen unter dem Dach des RTA zu vereinheitlichen und so das System einer „multiinstitutionelle[n] Zuständigkeit" zu überwinden [2, S. 337], allerdings ohne nachhaltigen Erfolg: Noch im Januar 1945 beklagte der Generalsekretär des RTA, Julius Kayser-Petersen (1886–1954), in einem Schreiben an das Reichsarbeitsministerium den „Instanzenkrieg" in Fragen der Tuberkulosehilfe [RTA-Archiv im Bundesarchiv, hier: BArch, R96-II/31, Bl.1f.].

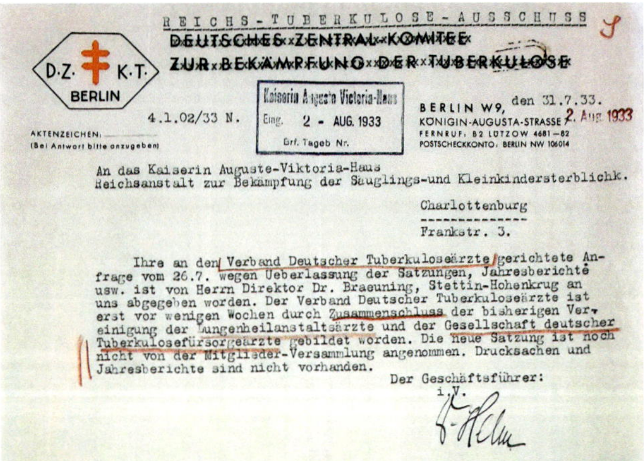

REICHS-TUBERKULOSE-AUSSCHUSS
DEUTSCHES ZENTRAL-KOMITEE
ZUR BEKÄMPFUNG DER TUBERKULOSE

D.Z.K.T. BERLIN

4.1.02/33 N.

AKTENZEICHEN: (Bei Antwort bitte anzugeben)

Kaiserin Auguste Victoria-Haus
Eing. 2 - AUG. 1933
Brf. Tageb. Nr.

BERLIN W9, den 31.7.33.
KÖNIGIN-AUGUSTA-STRASSE 7
FERNRUF: B2 LÜTZOW 4681–82
POSTSCHECKKONTO: BERLIN NW 106014

2. Aug 1933

An das Kaiserin Auguste-Viktoria-Haus
Reichsanstalt zur Bekämpfung der Säuglings-und Kleinkindersterblichk.

Charlottenburg
Frankstr. 3.

Ihre an den Verband Deutscher Tuberkuloseärzte gerichtete Anfrage vom 26.7. wegen Ueberlassung der Satzungen, Jahresberichte usw. ist von Herrn Direktor Dr. Braeuning, Stettin-Hohenkrug an uns abgegeben worden. Der Verband Deutscher Tuberkuloseärzte ist erst vor wenigen Wochen durch Zusammenschluss der bisherigen Vereinigung der Lungenheilanstaltsärzte und der Gesellschaft deutscher Tuberkulosefürsorgeärzte gebildet worden. Die neue Satzung ist noch nicht von der Mitglieder-Versammlung angenommen. Drucksachen und Jahresberichte sind nicht vorhanden.

Der Geschäftsführer:
i.V.
F. Helm

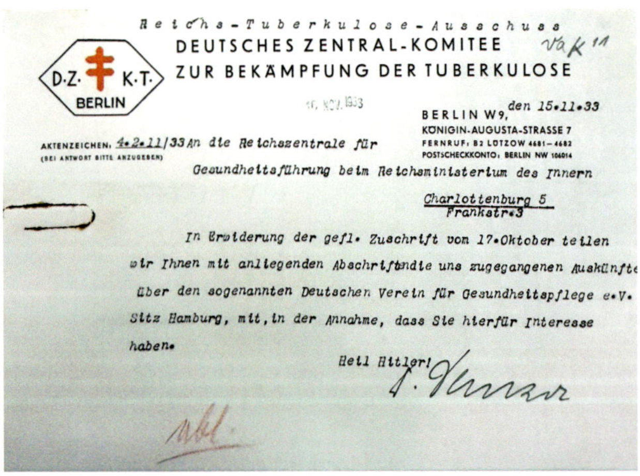

Reichs-Tuberkulose-Ausschuss
DEUTSCHES ZENTRAL-KOMITEE
ZUR BEKÄMPFUNG DER TUBERKULOSE

D.Z.K.T. BERLIN

16. NOV. 1933

BERLIN W9, den 15.11.33
KÖNIGIN-AUGUSTA-STRASSE 7
FERNRUF: B2 LÜTZOW 4681–4682
POSTSCHECKKONTO: BERLIN NW 106014

AKTENZEICHEN: 4.2.11/33 (BEI ANTWORT BITTE ANZUGEBEN)

An die Reichszentrale für Gesundheitsführung beim Reichsministerium des Innern

Charlottenburg 5
Frankstr.3

In Erwiderung der gefl. Zuschrift vom 17.Oktober teilen wir Ihnen mit anliegenden Abschriften die uns zugegangenen Auskünfte über den sogenannten Deutschen Verein für Gesundheitspflege e.V. Sitz Hamburg, mit, in der Annahme, dass Sie hierfür Interesse haben.

Heil Hitler!

Abbildung 7.1
Briefe des DZK aus dem Jahr 1933: oben von Geschäftsführer Friedrich Helm (31.7.1933), unten von Helms Nachfolger Hans Denker (15.11.1933). Der Schriftzug des DZK ist überschrieben mit „Reichs-Tuberkulose-Ausschuss".

Im Bereich der Fachgesellschaften gelang dagegen die gewünschte Zentralisierung, indem die Deutsche Tuberkulose-Gesellschaft (DTG) zum Sammelbecken aller in der TB-Bekämpfung und -forschung Tätigen wurde. Sie blieb als alleinige Gesellschaft bestehen, nachdem sich die Vereinigung Deutscher Tuberkuloseärzte, erst 1933 als Zusammenschluss der Organisationen der Lungenheilanstaltsärzte und der TB-Fürsorgeärzte entstanden, 1937 aufgelöst hatte.

Umwandlung des DZK in den Reichs-Tuberkulose-Ausschuß

Wesentlich radikaler wirkte sich die gesundheitspolitischen Zielsetzung des neuen Regimes auf das Deutsche Zentralkomitee zur Bekämpfung der Tuberkulose (DZK) aus, das 1933 zum „Reichs-Tuberkulose-Ausschuß" (RTA) umgestaltet wurde. Im Zuge dessen traten der vierköpfige Vorstand und das aus 38 Personen bestehende Präsidium des DZK zurück, das RMdI setzte seinen für Tuberkulose zuständigen Referenten, Regierungsrat Friedrich Bartels (1892–1968), als „Leiter" an die Spitze des neuen RTA. Im Rückblick stellte der erste Nachkriegspräsident des DZK, Franz Ickert (1883–1954), diesen Vorgang als eine Maßnahme dar, die dem DZK aufgezwungen worden sei: „Anfang Mai 1933 mußte das gesamte Präsidium des Deutschen Zentralkomitees zurücktreten." [3, S. 9] Der erste Geschäftsbericht des RTA von 1933/34 deutete den – hier auf März 1934 datierten – Rücktritt dagegen als ein Freimachen der Bahn für den „Neubau der Tuberkulosebekämpfung in Deutschland" [1, S. 5]. Weder der genaue zeitliche Ablauf noch die näheren Umstände, also auch die „Freiwilligkeit" des Rücktritts lassen sich aufgrund der fehlenden Aktenlage rekonstruieren.

Der DZK-Vorstand 1932 bestand aus dem Präsidenten des Reichsgesundheitsamtes Carl Hamel (Vorsitzender), dem außerordentlichen bayrischen Gesandten und bevollmächtigten Minister Konrad Ritter von Preger (1. Stellvertreter), dem Direktor der I. Med. Klinik der Charité Wilhelm His (2. Stellvertreter) und dem Bankier Paul von Mendelssohn-Bartholdy (Schatzmeister). Generalsekretär war seit 1915 Oberstabsarzt Friedrich Helm.

Dem Sitzungsprotokoll der Mitgliederversammlung im September 1933 nach zu urteilen war der neue Vorstand bereits im Amt, wurde aber erst auf der außerordentlichen Mitgliederversammlung im November 1933 per Satzungsänderung rückwirkend legitimiert: Die dort verkündete neue Satzung – unterzeichnet von Bartels als Leiter, Hans Denker (1886–1938) als bisherigem 2. Generalsekretär und jetzt neuem Geschäftsführer und Franz Redeker (1891–1962) als Vorstandsmitglied – legte dem „Führerprinzip" entsprechend fest, dass Leiter und Stellvertreter vom RMdI bestellt und die weiteren acht Vorstandsmitglieder sowie der Geschäftsführer wiederum vom Leiter des RTA berufen wurden. Der Vorsitzende (Leiter) war so mit weitreichenden Befugnissen ausgestattet; selbst Beschlüsse der Mitgliederversammlung bedurften seiner Zustimmung [1, S. 7]. Mit dieser neuen Struktur hatte das bisherige DZK de facto seine Entmachtung und Gleichschaltung besiegelt. Allein die Landesversicherungsanstalten sahen sich jetzt nicht mehr ausreichend – und ihrem finanziellen Einsatz für die TB-Bekämpfung nicht mehr angemessen – im Vorstand vertreten, der, so die Argumentation, „um arbeitsfähig zu sein, so klein als irgend möglich gehalten" wurde. Trotz der Einwände fand die neue Satzung „widerspruchslos Annahme" [ebd.].

Der RTA wurde der beim RMdI gebildeten Reichszentrale für Gesundheitsführung eingegliedert – ab 1934 dem Reichsausschuß für Volksgesundheitsdienst unter der Leitung von Ministerialdirektor Arthur Gütt (1891–1949) [4, S. 5] zugehörig –, behielt aber trotz neuer Statuten und neuer Leitung formal seine Selbstständigkeit „als juristische Person und milde Stiftung" [6, S. 87] und übernahm auch die bisherigen Aufgaben des DZK.

Er war damit das zentrale Organ in der nationalsozialistischen TB-Politik, allerdings mit rein beratender Funktion dem Reichsinnenministerium gegenüber. Die enge Anbindung zeigte sich daran, dass leitende Beamte des RMdI als RTA-Vorsitzende eingesetzt wurden: der bereits erwähnte Friedrich Bartels (Oberregierungsrat und Leiter der Reichszentrale), sein kurzzeitiger Nachfolger Max Taute (Medizinalrat und u.a. zuständig für Seuchenbekämpfung), der von 1934 bis 1938 amtierende Gottfried Frey (Ministerialdirektor und später stellvertretender Leiter der Reichszentrale für Gesundheitsführung) und der 1938 als Präsident eingesetzte Otto Walter (Reichsamtsleiter des Amtes für Volksgesundheit im Hauptamt für Volkswohlfahrt). Sowohl Bartels als auch Walter waren Mitglied in der DTG und im Mitgliederverzeichnis von 1932 noch als städtischer Jugendarzt in Eisenach (Bartels) bzw. Vertrauensarzt der Ortskrankenkasse Mülheim/Ruhr (Walter) geführt; beide machten im neuen System schnell Karriere. Die mit weitreichenden Kompetenzen ausgestattete Geschäftsführung des RTA lag ausschließlich in Händen von TB-Ärzten, die auch DTG-Mitglieder waren: Ab 1933 hatte Hans Denker (1886–1938) das Amt inne, nach dessen Tod 1938 übernahm kommissarisch der stellvertretende RTA-Leiter Ernst Seiffert (geb. 1864), bis 1939 Heinrich Grass (geb. 1887) zuerst als Geschäftsführer, dann als Generalsekretär fungierte. Mit der Umstellung auf eine hauptamtliche Tätigkeit 1940 ging das Amt des Generalsekretärs (und ab 1941 Vizepräsidenten) auf Julius Kayser-Petersen über.

Auch auf weiteren Funktionärsebenen zeigte sich eine personelle Verflechtung zwischen RTA und DTG, sei es im achtköpfigen Vorstand, in den Arbeitsgruppen oder im 1939 eingerichteten Beirat. Zum ersten RTA-Vorstand 1933 zählten die DTG-Mitglieder Hermann Braeuning für die Vereinigung Deutscher Tuberkuloseärzte, Franz Redeker für die DTG, Kurt Klare als Vertreter für die Heilstätten und für die ärztliche Fachpresse und Albert Grießmeyer als Präsident der Reichsversicherungsanstalt für Angestellte.

Mitglieder des RTA

Ausschluss jüdischer Ärzte (siehe Kap. 2)

1933 hatte der RTA 1.468 Mitglieder, der Geschäftsbericht vermerkte ein Ausscheiden von 18 Personen durch Tod und „246 aus anderen Gründen“ [1, S. 8] – zu vermuten wäre eine „Arisierung“ im Zuge der Reorganisation des RTA. Der Bericht liefert indes eine etwas verschwommen formulierte Begründung:

> *„Veranlasst wurde der Austritt besonders bei den korporativen Mitgliedern grösstenteils durch Einschränkung der für solche Zwecke zur Verfügung stehenden Mittel, ferner durch Auflösung von Vereinen, Zusammenlegung von Kreisen usw.“* [ebd.]

782 neue Mitglieder konnte der RTA verzeichnen, darunter 342 von der Vereinigung Deutscher Tuberkuloseärzte, die durch einen Beschluss von 1933 eine Doppelmitgliedschaft in beiden Organisationen festschrieb. Im RTA konnten laut Satzung vom 20. November 1933 „volljährige Personen beiderlei Geschlechts sowie Vereinigungen und Körperschaften“ [ebd., S. 59] Mitglied werden, nur Vorstandsmitglieder mussten „deutschstämmig“ sein (1936 korrigiert in „deutschblütig“).

1934/35 wurden im Geschäftsbericht nochmals 176 „aus anderen Gründen" Ausscheidende erwähnt [34/35, S. 9], ohne weitere Erläuterung, und im Geschäftsjahr 1936/37 reduzierten sich die Mitgliedszahlen erneut signifikant von 1.868 auf 1.357, diesmal verursacht durch das Ausscheiden der Krankenkassen [5, S. 10].

Die Struktur des RTA

Der Geschäftsbericht des RTA für das Jahr 1933/34 würdigte die bisherigen Leistungen des DZK und seines langjährigen Generalsekretärs, Generaloberarzt a.D. Friedrich Helm (geb. 1874), und sah in engerer Anbindung an die staatlichen Organe der Gesundheitspolitik eine Garantie für alle „der Gesundheit des deutschen Volks dienenden Bestrebungen [...], die sich auch auf dem Gebiete der Tuberkulosebekämpfung segensreich auswirken wird" [1, S. 11].

Zu seinen Organen zählten staatlicherseits das Reichsarbeits-, das Reichswehr- und das Reichsinnenministerium, darüber hinaus berufsständische Verbände wie die Deutsche Reichsbahn-Gesellschaft oder der Deutsche Lehrerverein, die über ihre Maßnahmen zur Tuberkulosebekämpfung Bericht erstatteten. Auch die Gremien des RTA, die 1933 zunächst aufgelöst oder neu strukturiert und verkleinert worden waren, lieferten regelmäßig Berichte über ihre Arbeit: der Mittelstandsausschuss, zuständig für die Unterstützung nichtversicherter TB-Kranker, der seine Tätigkeit unter dem bisherigen Vorsitzenden Albert Grießmeyer fortsetzte, allerdings eine größere Anzahl der Vertrauensmänner auswechselte [1, S. 37], die Lupusbeauftragten und die Bezirksleiter des RTA.

Ziel des RTA war es, den „Kampf gegen die Tuberkulose als Volksseuche [...] unter einheitlicher Führung und verstärkt durch neue Kräfte und Methoden" fortzusetzen und zu erneuern [1, S. 5]. Dazu gehörten, wie schon beim DZK, das Sammeln und Analysieren von Statistiken und Erfahrungsberichten, das Erstellen von Gutachten und Richtlinien, die Beratung der mit TB-Bekämpfung befassten Ministerien, die Unterstützung von Aufklärungsmaßnahmen in der Bevölkerung und die Förderung der TB-Forschung.

Auch die dezentrale Aufgabenverteilung auf Bezirke behielt der RTA bei. Die Bezirke wurden nun analog zur Struktur der Deutschen Arbeitsfront (DAF) gauweise aufgeteilt und vorerst 13 Bezirksleitern unterstellt. Diese übernahmen auf ehrenamtlicher Basis die Kontrolle der vom RTA aufgestellten Richtlinien und erstatteten zugleich an den RTA Bericht [6, S. 87]. Zum Bezirksleiter berufen wurden erfahrene TB-Experten wie Fritz Kreuser (Südwestdeutschland), Hermann Braeuning (Pommern), Hellmuth Ulrici (Brandenburg), Erich Schröder (Westfalen, ab 1941 in Berlin), Kurt Nicol (Bayern), Kurt Riemer (Niedersachsen/Hannover) oder Kurt Blümel (Mitteldeutschland), später auch Joachim Hein (Schleswig-Holstein), Ludwig Adelberger (Baden) oder Erich Schrag (Württemberg). Mit Einrichtung des Reichs-Tuberkulose-Rates (RTR) erhielten sie zusätzlich die Funktion als zentrale Tuberkulosefachberater in allen nachgeordneten Behörden der im RTR vertretenen Ministerien und übernahmen in ihren Gauen die Aufgabe als Beratender Tuberkulosefacharzt innerhalb der Wehrkreise; auf zentraler Ebene waren dies Hellmuth Ulrici für die Heeressanitätsinspektion und Adolf Bacmeister für das Medizinalamt der Kriegsmarine [7, S. 5].

Beratende Tuberkulosefachärzte
(siehe Kap. 4.3)

Mit Ausnahme der Leitungsebene wurden also im RTA Aufgaben und Arbeitsstrukturen im Wesentlichen beibehalten, allerdings „zugrunde liegende Werte umakzentuiert“ [2, S. 338], wie sich an den Richtlinien des RTA und den von ihm mit vorbereiteten Erlassen des RMdI ablesen lässt.

Aufgaben und Aktivitäten des RTA

TB-Fürsorge
(siehe Kap. 4.1)

Der RTA befasste sich anfangs vor allem mit dem Ausbau der TB-Fürsorgestellen, um Röntgenreihenuntersuchungen durchführen zu können und eine möglichst umfassende Früherfassung zu erreichen. In späteren Jahren lag der Fokus auf dem „Anstaltswesen“, das in der Weimarer Republik noch von Bettenabbau bzw. Schließung ganzer Heilanstalten geprägt, nun aber zunehmend von Bettenmangel betroffen war – letztlich auch eine Folge der Vereinfachung der komplexen Heilkostenverfahren und der Einführung von Schnelleinweisungen. Der RTA knüpfte an die enge Zusammenarbeit des DZK mit Trägern der freien Wohlfahrtspflege an, nun verstärkt durch die Organisationen der NSDAP, die sich für die „Förderung und Erhaltung der erbgesunden deutschen Familie“ einsetzten [8, S. 6]. „Erbgesundheit“ spielte in den Debatten um Eheverbote für TB-Kranke eine Rolle, die sich aus dem Ehegesundheitsgesetz vom 18. Oktober 1935 herleiteten [vgl. 9, S. 46f.]. Einige solcher Fälle wurden dem RTA zur Begutachtung vorgelegt [10, S. 8]. Zur Frage der Vererbungstheorien hatte sich der RTA zwar schon 1934/35 deutlich positioniert:

„Erbgesundheit“ und Geburtenbeschränkung
(siehe Kap. 5)

> *„Was die Tuberkulose anbetrifft, so schien es eine Zeitlang, als wenn hierbei sich die irrige Auffassung geltend machen wolle, dass die Tuberkulösen und ihre Familien an sich zu den minderwertigen Volksgenossen gerechnet werden müssten; dass die Tuberkulose gewissermassen auch eine Erbkrankheit sei, der man auf dem Wege der Ausmerzung am besten begegnen würde. Demgegenüber hat sich jedoch allmählich fast überall bereits wieder die Erkenntnis durchgesetzt, dass unbeschadet der Bedeutung konstitutioneller Faktoren für die Entstehung und den Verlauf der Tuberkulose dennoch der Tuberkelbazillus und die durch ihn bedingte Ansteckungsgefahr das Entscheidende ist, und dass unser Kampf nach wie vor nach den Regeln des Seuchenkampfes geführt werden muss.“*
> [8, S. 6, Hervorhebungen im Original]

Zwar befasste sich der RTA auch mit der Frage der Geburtenbeschränkung bei Tuberkulösen [9, S. 13f.], allerdings nicht als eugenische Maßnahme, sondern in Bezug auf eine potentielle Gesundheitsgefährdung bei tuberkulösen Schwangeren und Genehmigung eines Schwangerschaftsabbruchs. Anhand einer von Hans Stadler und Kurt Lydtin erarbeiteten Richtlinie erörterte der RTA beispielsweise den von Hermann Braeuning zur Kenntnis gebrachten Fall Hans Kleesattel, der die Durchführung eines bereits genehmigten und für notwendig erachteten Schwangerschaftsabbruchs verweigert hatte und dem nach dem Tod der Patientin disziplinarische Strafen durch den Deutschen Ärztegerichtshof drohten [R 96-II/19, Bl. 6-9]. Wiederholt thematisierte der RTA die in seinen Augen mangelhaften Zwangsmaßnahmen gegenüber „unachtsamen, gleichgültigen oder böswilligen“ TB-Verdächtigen, die sich einer ärztlichen Kontrolluntersuchung (Reihenuntersuchung) entzögen, und bei der „Absonderung Schwertuberkulöser“, die eine Gefahr für ihre Umgebung darstellten [8, S. 6].

Als vorbildhaft galt die Zwangsasylierung in der Heilanstalt Stadtroda, deren Abteilung für asylierte TB-Kranke vom Thüringer RTA-Bezirksleiter Franz Heisig geleitet wurde [11, S. 70]. Zur Unterstützung einer möglichst „totalen" Erfassung von TB-Fällen wurde auch die Einrichtung zentraler Röntgenarchive ins Auge gefasst, auf die alle Kostenträger Zugriff haben sollten [5, S. 7].

Darüber hinaus befasste sich der RTA mit organisatorischen Fragen und Aufgaben wie beispielsweise der Verwaltung von „90 Freibetten für verdiente Kämpfer der nationalsozialistischen Bewegung" [1, S. 9] der „Adolf-Hitler-Spende", der Dettweiler-Stiftung für notleidende Hinterbliebene von Tuberkuloseärzten oder einer Stellungnahme zu dem vielfach diskutierten und letztlich vom RTA abgelehnten Friedmann-Heilmittel. Einen nicht unwesentlichen Teil der Korrespondenz im RTA machten Begutachtungen von Heilmitteln und -verfahren aus – wie Hormon- oder Goldbehandlung bzw. die Medikamente R10 oder Spenglersan – [vgl. dazu R96-II/22] sowie Einschätzungen zu Fällen von berufsbedingter Ansteckungsfährdung bzw. bereits erfolgter TB-Infizierung [siehe z.B. R 96-II/17, 25]. Zur Aufklärung der Bevölkerung dienten Informationsbroschüren, Lichtbildreihen und Filme, außerdem Gesundheitsausstellungen („Wunder des Lebens" 1935) und Tuberkulose- und Lupus-Merkblätter.

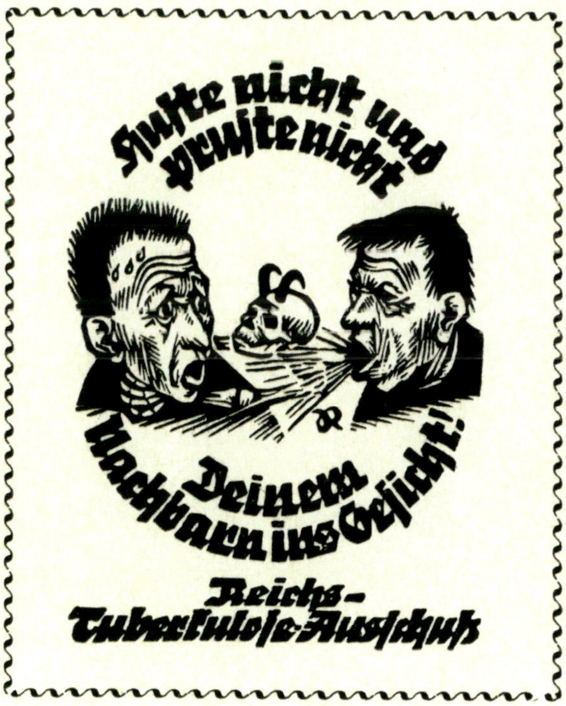

Abbildung 7.2
„Huste nicht und pruste nicht Deinem Nachbarn ins Gesicht!" Briefverschlussmarke des RTA

Abbildung 7.3
„Tuberkulose-Lexikon für Ärzte und Behörden", herausgegeben vom Reichs-Tuberkulose-Ausschuß – ein umfassendes Nachschlagewerk, das zentrale Begriffe, einflussreiche Personen und wichtige Gesetze und Vorschriften der TB-Bekämpfung zusammenfasste (Leipzig 1943).

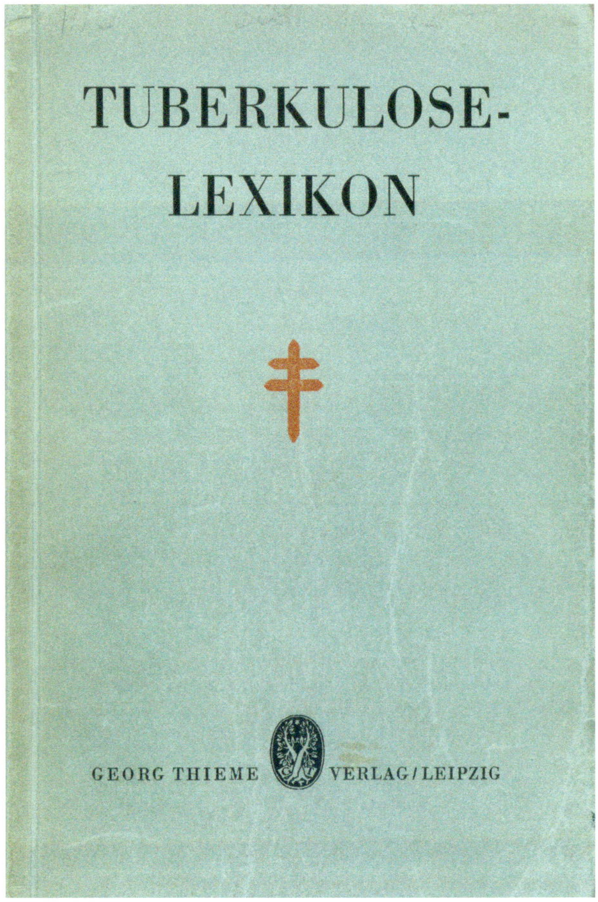

Im wissenschaftlichen Bereich warb der RTA für den Wiederaufbau der Robert-Koch-Stiftung zur Unterstützung von Forschungsvorhaben. Er förderte kleine Forschungsprojekte, z.B. zu Tuberkulin-Untersuchungen, oder gab Expertisen in Auftrag, z.B. zum Zusammenhang von tuberkulöser Infektion und Blutgruppen [R96-II/19, Bl. 10-16, Bl. 17-21]. TB-Forschung sollte außeruniversitär in einer zentralen Forschungs- und Krankenanstalt konzentriert werden, für deren – kriegsbedingt zurückgestellten – Aufbau im Berliner Umland (Bad Saarow) zusätzliche Mittel in Höhe von 1,2 Millionen Reichsmark bereitstanden.

Die Tagungen von RTA und DTG

Darüber hinaus boten die Deutschen Tuberkulose-Tagungen – wechselweise organisiert von der DTG, der Vereinigung Deutscher Tuberkuloseärzte (bis zu deren Auflösung 1937) sowie dem RTA – Gelegenheit zum wissenschaftlichen Austausch. Mitglieder des RTA und der DTG traten als TB-Experten zudem bei Treffen der Wissenschaftlichen Gesellschaft der deutschen Ärzte des öffentlichen Gesundheitsdienstes auf und sprachen beispielsweise zu Fragen der Frühdiagnostik (Kurt Lydtin 1938), zur Früherfassung und dem Verhalten „asozialer" TB-Kranker (Ludger Rickmann 1941) oder dem Arbeitseinsatz Tuberkulöser (Kurt Riemer 1939). Insbesondere das ganze Themenfeld Arbeitstherapie und Arbeitseinsatz wurde zum Gegenstand zahlreicher

Arbeitseinsatz von TB-Kranken
(siehe Kap. 4.1)

Vorträge und Veröffentlichungen sowie entsprechender Erlasse des RMdI. Und natürlich fanden auch eugenische Fragen und seuchenpolitische Kontrollmaßnahmen wie Asylierung und Reihenuntersuchungen Eingang in die Tagungsprogramme.

Die erste Tagung nach der Machtübernahme, die Deutsche Gesundheitsfürsorgetagung in Eisenach (September 1933), startete gleich mit NS-typischen Themen: „Rassehygiene und Tuberkulose" (Franz Ickert) und „Tuberkulose und Arbeitslager" (Hans Denker). Denker betonte die Bedeutung der Röntgenkontrolle für die ärztliche Betreuung der „Lagerinsassen" des Reichsarbeitsdienstes [1, S. 9; 12, S. 670]. Hierfür seien transportable Röntgengeräte und mehr noch geschulte Fachärzte notwendig – eine Aufgabe, die nicht allein vom RTA gelöst werden könne.

Zum Auftakt der darauffolgenden Tagung 1935 in Bad Kreuznach hob der Gastredner Hans Reiter, Präsident des Reichsgesundheitsamtes, den Einfluss von Erbbiologie und Umwelteinflüssen auf die Tuberkulose hervor und plädierte für Unvoreingenommenheit in der Wissenschaft [13, S. 408f.]. Seine Ansprache lässt sich als Replik auf die Positionen von Otto Walter und Ferdinand Sauerbruch lesen, die beide in ihren Grundsatzbeiträgen den Infektionscharakter der Tuberkulose betonten. Der spätere RTA-Präsident Walter wandte sich – mit der NSDAP als Rückendeckung – gegen jegliche „Konstitutionsfanatiker": „Für die Partei gilt selbstverständlich die wissenschaftliche Erkenntnis, daß die Tuberkulose eine Infektionskrankheit ist." [14, S. 416; vgl. 15, S. 354] Und auch Sauerbruch befürwortete zwar die Einbeziehung „aller Faktoren", also auch „Konstitutions- und Erbeinflüsse", ohne aber an dem Infektionscharakter rütteln zu wollen [16, S. 499]. Zugleich stellte er die „Sorge um die einzelnen Kranken" heraus [17, S. 213] und erntete großen Zuspruch für diese Aussage [17], die sich nicht nahtlos in die Linie „Gemeinnutz geht vor Eigennutz" einzufügen schien.

Die Tagung in Bad Kreuznach befasste sich außerdem mit der „Zwangsisolierstation in Stadtroda" (Franz Heisig), dem Wert von Reihenuntersuchungen (Josef Misgeld) und der kontrovers diskutierten Frage nach dem Einfluss der TB auf die Schwangerschaft (Hansen). Die Debatte nahm der RTA zum Anlass, eine vorhandene Tuberkulose als Indikation für Schwangerschaftsabbruch und für die Verweigerung von Ehetauglichkeitszeugnissen zu überprüfen [18, S. 276].

Die folgenden Tuberkulose-Tagungen 1937 und 1939, inhaltlich breiter angelegt, griffen wiederum aus dem bekannten Themenspektrum Aspekte auf wie TB-Infektion und Leistungsfähigkeit (Anthony, 1937), Reihenröntgenfotografie (Ulrici, Heisig, Lommel, 1939) oder das Gesetz zum Schutz der Erbgesundheit des deutschen Volkes und seine Bedeutung für TB-Kranke (Kayser-Petersen, Fritz Koester 1937). Der Pädiater Georg Bessau referierte 1937 zum Wesen der Tuberkulinallergie, der Hygieniker Hans Schlossberger zu erfolgreichen Versuchsreihen der Chemotherapie bei infektiösen Erkrankungen, die „nur durch vorsichtiges Ausprobieren geeignet erscheinender neuer Substanzen am Menschen möglich" seien [19, S. 197].

Abbildung 7.4
Briefverschlussmarke des RTA „XI. Konferenz der Internationalen Vereinigung zur Bekämpfung der Tuberkulose – 1. Kongress zur Bekämpfung der Tuberkulose als Volkskrankheit Berlin“ 1899–1939

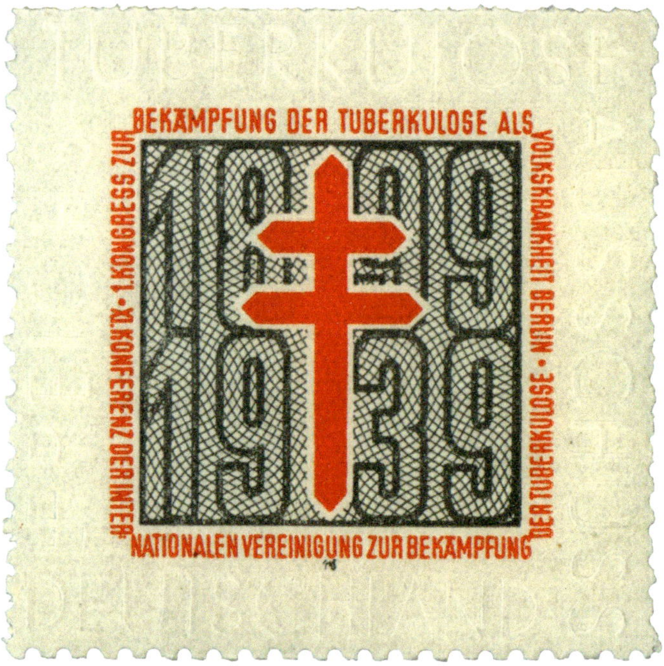

Auf der letzten Tagung der DTG in Baden-Baden nahm die Erblehre wieder mehr Raum ein in den Vorträgen zur Zwillingsforschung (Otmar von Verschuer/Karl Diehl), zur Konstitution und Rasse (Ickert) oder zur Sippenforschung und Tuberkulose (Oswald Geißler). Ausgehend von Geißlers Vortrag und dessen Theorie, dass per Ausleseprozess in gefährdeten Sippen die TB-Anfälligkeit durch „Einkreuzung“ gesunder Menschen reduzierbar sei, wurden rassentheoretische Betrachtungen angestellt, ein rassisch bedingter Unterschied zwischen Polen und Juden festgemacht (Wilhelm Hagen) bzw. eine Dystropie zum Typus bei Juden (Ickert, Diehl). Erst durch den Einwurf weiterer Teilnehmer – „Vergeßt die Bazillen nicht!“ – diktierte Geißler ins Protokoll: „Die Formulierung muß heißen: Die Tuberkulose ist eine Infektionskrankheit unter Mitwirkung von Erbeinflüssen.“ [20, S. 451]

Die Tagung 1941, die als besonderer Erfolg gerade in Kriegszeiten dem Vorsitzenden Kurt Klare und Generalsekretär Kayser-Petersen zugeschrieben wurde [21, S. 560], sollte die letzte bleiben. Im März 1943 kündigte die DTG die voraussichtliche Einstellung der Tagungen bis zum Kriegsende an [vgl. 22, S. 88 B].

Die DTG

Auf der Tuberkulose-Tagung von 1933 hatte Hermann Braeuning in seiner Eröffnungsansprache für die Vereinigung und die DTG die „nationale Erhebung“ und eine „straffere Zusammenführung“ der Organisationen in der TB-Bekämpfung begrüßt [23, S. 649]. Die dort verabschiedete Satzung der DTG schrieb nun eine „Zusammenführung“ in der Form fest, als die Mitglieder der DTG zugleich Mitglieder im RTA wurden. Nach Auflösung der Vereinigung Deutscher Tuberkuloseärzte 1937 war die DTG schließlich die einzige Fachgesellschaft auf dem Gebiet der TB-Bekämpfung.

Auf RTA-Vorstandsebene war die DTG von Anfang an vertreten, in der Regel durch den jeweiligen Vorsitzenden der Gesellschaft.

Die Satzung der DTG ließ zwar weiterhin „jede[n] deutsche[n] Arzt" als Mitglied zu, setzte aber den „Arierzwang" beim dreiköpfigen Vorstand sowie dem Geschäftsführer und Schatzmeister voraus, entsprechend den Kriterien des Reichsgesetzes über das Berufsbeamtentum [24, S. 723; 25, S. 2]. Der Vorstand musste zudem vom RMdI bestätigt werden, weitere Änderungen schien es auf struktureller Ebene nicht gegeben zu haben. Der Turnus der zweijährlich rotierenden Vorstandsämter wurde beibehalten mit einem regulären Wechsel 1933 von Fred Neufeld zu Franz Redeker.

Ziemlich sicher betraf aber der Ausschluss jüdischer Ärzte die DTG genauso, wie aus dem Protokoll der Mitgliederversammlung 1939 zu schließen ist, auf der die Werbetrommel für eine DTG-Mitgliedschaft auch unterhalb der Leitungsebenen von Heilstätten und Fürsorgestellen gerührt wurde. Ziel sei es, „den durch den Umbruch verursachten Rückgang in der Mitgliederzahl wieder gut zu machen" [26, S. 376]. Gründe für den Rückgang gerade zu diesem Zeitpunkt werden nicht genannt und können nur vermutet werden: Mit dem Approbationsentzug von 1938 war dem Großteil der jüdischen Ärzte die berufliche Betätigung verwehrt, eine Mitgliedschaft in einer Fachgesellschaft damit hinfällig oder explizit untersagt.

jüdische Lungenärzte
(siehe Kap. 8.4)

Hintergründe von Austritten oder Ausschlüssen lassen sich mangels eines Vereinsarchivs nicht mehr feststellen, auch ist kein Vereinsleben über die Tagungsorganisation hinaus dokumentiert. Die Unterlagen der DTG, die wahrscheinlich beim langjährigen DTG-Geschäftsführer Kayser-Petersen gelagert und mit seiner Tätigkeit für den RTA ab 1940 in die dortigen Räumlichkeiten umgezogen waren, dürften bei einem Bombenangriff am 23. November 1943 vernichtet worden sein.

Versuch der Reorganisation 1938: die Gründung des RTR

Die Zentralisierung der Tuberkulosebekämpfung, die mit dem RTA intendiert worden war, zeigte offenbar nicht die gewünschte Wirkung. 1938 wurde daher der Reichs-Tuberkulose-Rat (RTR) mit der Absicht eingesetzt, die weitere Vereinheitlichung – durch „Zusammenschluß aller oberster Reichsbehörden, die mit der Tbk.bekämpfung befaßt sind" [27, S. 143] – voranzutreiben und ihm vor allem Richtlinienkompetenz einzuräumen. Seine ausführenden Organe wurden der RTA selbst sowie neu einzurichtende bezirkliche Arbeitsgemeinschaften. De facto wurde dadurch die Selbstständigkeit des RTA eingeschränkt, indem er den Weisungen des RTR unterstellt wurde [28, S. 5]. Gleichzeitig wurde aus dem bisherigen RTA-Vorstand jetzt ein Präsidium mit Beirat, der nur mit Zustimmung des RTR berufen werden konnte.

Der RTR unterstand Arthur Gütt, ab 1941 Leonardo Conti als Reichsgesundheitsführer und Vertreter des RMdI; die Geschäftsführung hatte RTA-Präsident Otto Walter inne. Weitere Mitglieder waren Ministerialdirigent Gerhard Zschimmer vom Reichsarbeitsministerium, Ministerialrat Arthur Imhoff vom Reichsministerium für Volksaufklärung und Propaganda sowie Generaloberstabsarzt Siegfried Handloser als Heeressanitätsinspekteur.

Siegfried Handloser (1885–1954) wurde im Nürnberger Ärzteprozess 1947 zu lebenslanger Haft verurteilt. Als Chef des Wehrmachtssanitätswesens fielen in seinen Zuständigkeitsbereich auch die Kriegsverbrechen der Wehrmacht und die Humanexperimente an KZ-Häftlingen [29, S. 101].

Der Einrichtung des RTR lagen Kompetenzstreitigkeiten zwischen dem RTA unter Otto Walter und dem Reichsinnenministerium resp. seinem Ministerialdirektor Arthur Gütt zugrunde; der RTA versuchte, seine vorwiegend beratende Funktion auszubauen und z.B. Verordnungen direkt durchzusetzen, Gütt dagegen wollte dem RTA keine Entscheidungsbefugnis überlassen [10, S. 75f.]. Die Bildung des RTR, in dem die politischen Entscheider nun direkt vertreten waren, stellte so eine Art Kompromiss im Streit zwischen diesen beiden Kontrahenten dar, der sich offenbar bis 1940/41 hinzog und erst nach „eingehenden Verhandlungen mit den beteiligten Stellen von Staat und Partei“ [30, S. 8] beigelegt werden konnte. Im Zeitraum von 1939 bis 1944 trat der RTR ein- bis zweimal im Jahr zusammen, dennoch wurden in dieser Zeit entscheidende Richtlinien auf den Weg gebracht, die vorrangig von den ebenfalls 1938/39 eingesetzten Arbeitsgruppen vorbereitet wurden [2, S. 338].

Diese zunächst sieben thematischen Arbeitsgruppen befassten sich mit Arbeitstherapie und Asylierung (Eduard Storck), Planwirtschaft im Anstaltswesen (Julius Kayser-Petersen, Otto Walter), Tuberkulosebekämpfung in der unversicherten Bevölkerung, insbesondere im Mittelstand (Ernst Seiffert), Ernährung der Tuberkulösen (Ludolph Brauer), Regelung des Arbeitseinsatzes für Tuberkulöse (Otto Martineck), Tuberkulosefürsorge (Erich Schröder) und Schaffung eines zentralen Tuberkuloseforschungsinstitutes mit Krankenhaus (Otto Walter). Später kamen weitere Arbeitsgruppen hinzu, z.B. für Terminologie (Hellmuth Ulrici), Wohnungsbau für Tuberkulöse (Hermann Braeuning) oder Tuberkulose-Schutzimpfung (Georg Bessau). Eine Verordnung von zentraler Bedeutung wurde gleich 1938 erlassen: Sie regelte reichsweit die „Bekämpfung übertragbarer Krankheiten“, die u.a. eine Anzeigepflicht ansteckender Tuberkulosen innerhalb 24 Stunden und die Möglichkeit der Zwangsasylierung von uneinsichtigen sogenannten „Bazillenstreuern“ vorsah [8, S. 40f.].

TB-Schutzimpfung und Georg Bessau
(siehe Kap. 5.1)

Während der RTA in der Wartezeit auf einen Heilstättenplatz u.a. ein Arbeitsverbot bei aktiver Tuberkulose empfahl [31, S. 208] und Arbeitstherapie als „Erleichterung des Übergangs von der Heilstätte in den Beruf“ oder „Erträglichmachung der Asylierung“ [29, S. 6] verstand, sprach sich der RTA-Bezirksleiter für Niedersachsen/Hannover, Kurt Riemer, für eine Arbeitstherapie als „Pflichtleistung für die Kranken“ und „tatsächliche Arbeit“ aus [32, S. 635]. Angesichts der fehlenden körperlichen Belastungsbarkeit biete sich als Tätigkeit „die Herstellung von kleinen Teilen für die Metallindustrie“ an – was an (Zwangs-)Arbeit in der Rüstungsindustrie denken lässt. Riemers Vorschlag, TB-Kranke unter Aufsicht der Fürsorgestellen in den normalen Arbeitsmarkt einzubinden, fiel auf fruchtbaren Boden [33, S. 299f.]. In einem Runderlass des RMdI wurden 1941 noch deutlichere Töne angeschlagen:

> *„Bei geringem Husten und vor allem bei diszipliniertem Verhalten bedeutet der Offentuberkulöse unter normalen Umwelts- und Arbeitsverhältnissen praktisch eine geringere Gefahr für Erwachsene als die, welcher jeder Mensch im normalen Verkehrsleben ausgesetzt ist.“* [nach 34, S. 409]. Mit Ausnahme des Schutzes von Kindern und Jugendlichen seien *„alle darüber hinausgehenden Maßnahmen [...] unbegründet [...] und umso weniger zu verantworten, als die Wirtschaft die Arbeitskraft der arbeitswilligen Tuberkulösen nicht grundlos entbehren kann.“* [ebd., S. 410]

1942 stellte der RTA einen ganzen Maßnahmenkatalog zusammen, der Arbeitseinsatz und Asylierung in den Vordergrund stellte.

Die Arbeitsgruppen Planwirtschaft, Absonderung, Arbeitsbehandlung und Arbeitseinsatz waren aufgrund ihrer „grosse[n] innere[n] Verwandtschaft" zusammengezogen worden [BArch, R 96-II/6, Bl. 5]. Sofortmaßnahmen zur Reduzierung der „Bettennot" regelten detailliert, wie Heilstätten und Krankenhäuser von den weniger dringlichen Fällen freizumachen waren [BArch, R 96-II/6, Bl. 14f.]. Hinsichtlich der freiwilligen oder zwangsweisen „Absonderung ansteckend Tuberkulöser" sprach der RTA die Empfehlung aus, eigens Zwangsabsonderungsanstalten mit besonderen Sicherungsvorkehrungen den psychiatrischen Heil- und Pflegeanstalten anzugliedern. Begründet wurde die räumliche Nähe damit, dass es sich bei Zwangsabgesonderten „um psychisch abnorme Menschen handelt, deren Behandlung und soziale wie charakterologische Beurteilung psychiatrische Fachkenntnis und Erfahrung voraussetzt" [ebd., Bl. 29]. Reichsweit wurde mit 1.400 Betten für 90 Millionen Einwohner gerechnet.

„Richtlinien für
1) Planwirtschaft im Anstaltswesen
2) Die Eingliederung
a) der Absonderung (Asylierung)
b) der Arbeitsbehandlung in die Maßnahmen eines verstärkten Tuberkulose-Abwehrkampfes
3) den Arbeitseinsatz Lungentuberkulöser"
(Maßnahmenkatalog von 1942)
[BArch, R 96-II/6, Bl. 5]

Die Absonderung diene der „Verhütung" (Schutz der Allgemeinheit), der Abschreckung und Erziehung sowie letztendlich auch der Therapie der „heilbaren" TB-Kranken [ebd., Bl. 34]. Hinsichtlich des Arbeitseinsatzes Lungentuberkulöser wurde argumentiert, er stelle eine sowohl wirtschaftliche als auch seuchenhygienische Maßnahme dar, da auf diese Weise auch offentuberkulöse Kranke unter besonders strenger Kontrolle und fachärztlicher Aufsicht stünden – stärker als im privaten Umfeld – und demnach auf Einzel- oder Gemeinschaftsarbeitsplätzen gut einsetzbar seien [ebd., Bl. 41]. Für den Kranken entscheidend sei es, „Benachteiligung durch die Krankheit nicht mehr zu fürchten", vielmehr „sich bei richtiger Haltung als vollwertiges Glied der Volksgemeinschaft fühlen und bewähren" zu können [ebd.].

In der Korrespondenz des RTA bzw. seiner Arbeitsgruppen sind ähnliche Vorschläge aus der Bevölkerung dokumentiert, wie die Einrichtung von lagerähnlichen Unterkünften für TB Kranke in der Nähe von Industrieanlagen, um sie dort „arbeitsstättennah" direkt einsetzen zu können [BArch, R-96-II/25, Bl. 44]. Auch die Möglichkeit spezieller Arbeitsvermittler für Tuberkulose wurde erörtert, aber mit der Begründung abgesagt, dass dies „mit Rücksicht auf die Belastung [der] Dienststellen im Rahmen des totalen Kriegseinsatzes z.Zt. nicht möglich" sei [R-96-II/25, Bl. 35].

Die „Ärztlichen und Fürsorge-Richtlinien für den Arbeitseinsatz Lungentuberkulöser", die der RTA 1943 veröffentlichte, betonten noch einmal die „ärztlich-fürsorgerische Überwachung" [BArch, R 96-II/25, Bl. 43] und begrenzten eine Ansteckungsgefahr allein auf Offentuberkulöse mit starkem Husten und Auswurf bzw. auf „undisziplinierte" Offentuberkulöse, die hygienische Schutzmaßnahmen nicht einhielten. Aber sie galten als geeignet für den sogenannten „Gemeinschaftseinsatz", d.h. Arbeit in eigens für Tuberkulöse eingerichteten „Sonderabteilungen" der Betriebe oder den Heilanstalten angegliederten Arbeitsstätten.

Die letzten Jahre des RTA

Der RTA-Geschäftsbericht 1941/42 ist der letzte, der in gedruckter Form vorliegt. Die Berichte über die noch verbleibenden drei Geschäftsjahre des RTA fielen wesentlich kürzer aus und existieren nur als kurzes Typoskript ohne die übliche umfängliche Statistik [BArch, R 96-II/11]. Erste Risse in der häufig erfolgsbetonten Berichterstattung zeigen sich darin, dass eine kriegsbedingte Zunahme an TB-Fällen, gerade in den „neuen Gebieten“ [35, S. 7; Bl. 4], und die Einschränkung von Röntgenuntersuchungen [36, S. 7, Bl. 14] benannt wurden. Alltagspraktische Fragen zu Ernährung, Schutzimpfung, Seifenzulage oder Formularwesen wurden thematisiert, ebenso positive Tendenzen wie eine „Bettenvermehrung“ [ebd., S. 4, Bl. 10]. Der RTA schien sich als ausführendes Organ weitgehend auf die Aufrechterhaltung des bestehenden Systems zu konzentrieren, allerdings waren seit 1943/44 den „praktischen und wissenschaftlichen Massnahmen der Tuberkulosebekämpfung aus kriegswirtschaftlichen Gründen sehr enge Grenzen gezogen“ [36, S. 11, Bl. 17]

Für den Zeitraum 1942/43 hielt Kayser-Petersen „wesentliche Fortschritte“ in der weiteren Zentralisierung vor allem durch die Verordnung über Tuberkulosehilfe vom 8. September 1942 fest, die am 1. April 1943 in Kraft trat. Sie ersetzte das bisherige Tuberkulosehilfswerk der NSV und stellte die „Lösung aller berechtigten Forderungen einer totalen Tuberkulosebekämpfung“ [35, S. 2, Bl. 1 re] dar: Ein übergeordneter Gaufürsorgeverband als zentraler Träger sicherte alle Behandlungskosten und ggf. auch familiäre Unterhaltskosten für die nach damaligem Verständnis „deutsche Bevölkerung“ ab. Die Gesundheitsämter vor Ort bildeten die Anlaufstellen für alle Maßnahmen und befreiten laut Kayser-Petersen den einweisenden Arzt von einer „Prognosepflicht“: Denn jetzt oblag die Vorauswahl über die Behandlungsarten – „Heilverfahren“ (Heilstättenkur), „Absonderung“ (Asylierung in Arbeitsheilstätten) oder „Pflege“ (Unterbringung in „Siechenheimen“ bis zum Tod) – dem jeweiligen Gesundheitsamt, dem als Fachberater die Bezirksleiter des RTA zur Seite gestellt waren. Die letztendliche Entscheidung fällte der jeweilige Gaufürsorgeverband.

NSV-Tuberkulosehilfswerk
(siehe Kap. 4.2)

Kayser-Petersen registrierte aufgrund dieser Maßnahmen eine positive Auswirkung auf Bettenzahl sowie Behandlungs- und Wartezeiten; zusammen mit den Richtlinien zur Absonderung ansteckender TB-Kranker und für den Arbeitseinsatz Lungentuberkulöser, die 1943 verabschiedet wurden, galten sie ihm als Zeichen einer erfolgreichen Tuberkulosebekämpfung:

> *„Das Deutsche Reich, das in der wissenschaftlichen Tuberkuloseforschung mit an der Spitze Europas, ja der ganzen Welt marschiert, kann nun auch für die praktische Tuberkulosebekämpfung denselben Führungsanspruch erheben.“* [35, S. 11, Bl. 6, Hervorhebung im Original]

Als Erfolg wertete er auch die Röntgenreihenuntersuchungen, jetzt zentral geplant von einer dreiköpfigen „Einsatzgruppe“ bestehend aus dem stellvertretenden Reichärzteführer Kurt Blome, dem Leiter des SS-Röntgensturmbanns Hans Holfelder und RTA-Präsident Otto Walter. Von 1938 bis 1943 wurden 10,5 Millionen Menschen vom SS-Röntgensturmbann durchleuchtet, insbesondere die Jahrgänge 1927, 1928, 1929 und vor allem ausländische Arbeiter (gemäß dem Runderlass „Röntgenuntersuchung der neu einzusetzenden polnischen Zivilarbeiter“ des RMdI vom 30. Mai 1941). Dabei wurden über 200.000 Tuberkulöse ausfindig gemacht [35, S. 7, Bl. 5]. Detailfragen zu den Reihenuntersuchungen, eine eventuelle finanzielle Unterstützung seitens des RTA oder eine organisatorische durch den SS-Röntgensturmbann wurden mit den durchführenden Bezirken oder Institutionen abgeklärt [vgl. R 96-II/43], die mangelnde Kooperationsbereitschaft des Röntgensturmbanns bzw. seine „Monopolisierungstendenzen“ aber auch beklagt [vgl. R 96-II/15, Bl. 48].

Ein Arbeitsschwerpunkt blieb weiterhin die Anstalts- und Bettenplanwirtschaft. 1943 wurde der frühere RTA-Bezirksleiter für Berlin, Ernst Brandt, abgestellt für planwirtschaftliche Aufgaben im RTA und damit zuständig für die „Bettenwirtschaft“ der Heilanstalten. Im Zuge des 1943 begonnenen übergebietlichen Bettenausgleichs wurden Aushilfskrankenhäuser in Ostpreußen, Baden oder Mecklenburg errichtet, allerdings auch – gegen die Proteste der Bezirksleiter – Heilstättenbetten beschlagnahmt. Letztlich war diese Aufgabe gegen Ende des Krieges kaum mehr umzusetzen, die kriegsbedingte Bettenknappheit – insgesamt ein Verlust von über 25.000 Krankenhausbetten und Siechenheimen – über eine behelfsmäßige Erweiterung und Bettenaufstockung nicht aufzufangen [37, S. 6, Bl. 23].

Auch den Versuchen, den Personalmangel von Fürsorgestellen und Heilstätten mit rückkehrenden TB-Ärzten abzudecken, schien kein durchschlagender Erfolg beschieden, denn die Einrichtungen klagten weiter über Personalknappheit sowie Materialmangel und Lieferschwierigkeiten, z.B. bei Sputumgefäßen, Desinfektionsmitteln und Mundschutztüchern [vgl. R96-II/26].

Trotz grundlegender Versorgungsschwierigkeiten blieben die Themen Asylierung und Arbeitseinsatz weiter virulent. Im Vordergrund der „Anstaltsbehandlung“ stand „in erster Linie nur die Entseuchung der Kranken“ [37, S. 10, Bl. 27] und erst dann die „Wiederherstellung der Arbeitsfähigkeit“. Zu den geplanten Maßnahmen zählten die strikte Trennung der TB-kranken Flüchtlinge von den anderen, die Nutzung der Einrichtungen für „freiwillige Absonderung“, die über mehr Betten verfügten als die Einrichtungen für zwangsweise Absonderung [ebd., S. 13, Bl. 30], oder auch ambulante Therapie bzw. „Hausbehandlung“ als mögliche Behandlungsmethoden.

Im Herbst 1944 wurde die Tuberkulose-Tagung auf Reichsebene abgesagt und den Bezirksleitern empfohlen, örtliche Tagungen zu organisieren. In dem vermutlich letzten Rundschreiben an die Bezirksleiter, datiert vom 13. Februar 1945, ordnete der RTA angesichts des „Flüchtlingsstrom[s] von Osten und Westen“ und der „Eisenbahnsperre“ eine die Gaugrenzen überschreitende Nutzung von TB-Betten an [BArch, R 96-II/31, Bl. 30]. Der RTA führte zu diesem Zeitpunkt keinen zentralen Bettennachweis mehr [ebd., Bl. 33] und konnte den Unterbringungswünschen seitens der Wehrmacht oder des Reichsarbeitsdienstes nicht mehr nachkommen. Auch Fragen nach „Tbc.-Heilverfahren bei russischen Umsiedlern“ oder die Bitte, bei der Überstellung von TB-Kranken in Absonderungsanstalten Unterstützung zu leisten, erreichten den RTA [ebd., Bl. 63, 68]. Ende 1944 stellte sich die Frage nach der Auflösung von Krankenanstalten und dem Rücktransport von Psychiatrie- und TB-Patienten, deren Priorität kontrovers diskutiert wurde. Aus Gründen der Ansteckungsfährdung sollten TB-Kranke

„trotz der darin liegenden Härte im Räumungsgebiet verbleiben", auch wenn sie „ihr Geschick bei vollem Bewußtsein erleben" und auch Angehörige „stärksten Anteil" nähmen – anders als bei den „Irren als den biologisch weniger wertvollen Volksgenossen", die man aber auch nicht im „Kampfgebiet" zurücklassen wollte [ebd., Bl. 36]. Zuvor war bereits seitens des Reichssicherheitshauptamtes festgesetzt worden, dass zwar „Tuberkulosehilfe an jüdische Mischlinge [...] z.Zt." gewährt werde, nicht aber für „vereinzelt noch" vorhandene Juden [ebd., Bl. 83].

Zu den letzten Amtshandlungen Kayser-Petersens gehörte die Vorbereitung einer Verordnung zur freiwilligen Schutzimpfung [Erlass des RMdI und des RAM vom 15. Januar 1945], bevor er im März 1945 mit der Sekretärin Gertrud Nitsche und den Akten des RTA per Bahn in Richtung Landesheilanstalt Pfafferode bei Mühlhausen in Thüringen aufbrach. Am 4. April 1945 wurde Pfafferode von der US-amerikanischen Armee besetzt, der Kontakt zum RTA in Berlin und den Bezirken brach ab.

Zwei Monate später wurden Kayser-Petersen und Nitsche durch die „interalliierte Kontrollkommission nach dem Ministerial-Collecting-Center in Hessisch-Lichtenau überführt" [37, S. 25, Bl. 42], wo Kayser-Petersen den letzten Geschäftsbericht fertigstellte und im Lager Teichhof einen Bericht für Captain S.C. Stein, M.D. des Public Health and Welfare der US-Army, verfasste. Das als „Material über die Tuberkulosebekämpfung in Deutschland" betitelte Skript, in dem Kayser-Petersen die Strukturen und Entwicklung der TB-Bekämpfung im Nationalsozialismus umriss, fügte er eine Liste der TB-Fürsorgestellen, der Heilstätten und ein „Verzeichnis der wahrscheinlich zurzeit zur Verfügung stehenden Tuberkulosefachärzte" bei mit insgesamt 610 Adressen [BArch, R 96/II-13, Bl. 28]. Seine Darstellung ließ den RTA durchgängig im positiven Licht erscheinen; dem Leiter der US Commission Esmond R. Long gegenüber erklärte er später, dass es sich bei dem Arbeitseinsatz von TB-Kranken nicht um Zwangsarbeit gehandelt habe [38, S. 274]. Im Nachsatz zu seinen schriftlichen Ausführungen richtet Kayser-Petersen seinen Blick nach vorn und kommt aufgrund der Lektüre eines Artikels im Public Health Report (Bd. 59, Nr. 28 vom 14.7.1944) über die TB-Bekämpfung in den USA zu dem Schluss: „Ich glaube, daß wir mit der Zeit die deutsche Organisation nach diesem Beispiel aufziehen müßten." [R 96-II/13, Bl. 10]

Literatur und Quellen

1. Bericht des Reichs-Tuberkulose-Ausschusses. Bericht für das Geschäftsjahr 1933/34. Der Mitgliederversammlung am 13. September 1934 in Bad Salzuflen vorgelegt von Dr. H. Denker. Berlin 1934
2. Ellerbrock, Dagmar: „Healing democracy" – Demokratie als Heilmittel. Gesundheit, Krankheit und Politik in der amerikanischen Besatzungszone 1945–1949. Bonn 2004
3. Ickert, Franz: 1. Die Geschichte der Entwicklung des Deutschen Zentralkomitees zur Bekämpfung der Tuberkulose. In: Tuberkulose-Jahrbuch 1950/51. Zusammengestellt von Franz Ickert. Berlin; Göttingen; Heidelberg 1952, S. 4–11
4. Kelting, Kerstin: Das Tuberkuloseproblem im Nationalsozialismus. Kiel: Diss. med. 1974
5. Bericht des Reichs-Tuberkulose-Ausschusses. Bericht für das Geschäftsjahr 1936/37. Von Dr. H. Denker. Berlin 1937
6. Seiffert, Ernst: Geschichte der zentralen Organisation der Tuberkulosebekämpfung in Deutschland. In: Grass, Heinrich: Der Kampf gegen die Tuberkulose in Deutschland. Im Auftrag des Reichs-Tuberkulose-Ausschusses. Berlin 1939, S. 69–91

7. Bericht des Reichs-Tuberkulose-Ausschusses. Bericht für das Geschäftsjahr 1941/42. Von Prof. Dr. Kayser-Petersen. Berlin 1942
8. Bericht des Reichs-Tuberkulose-Ausschusses. Bericht für das Geschäftsjahr 1934/35. Von Dr. H. Denker. Berlin 1935
9. Woidtke, Gudrun: Tuberkulosebekämpfung im „Dritten Reich". Die Tätigkeit neu geschaffener staatlicher Organe zur Erfassung, Behandlung und Versorgung Tuberkulosekranker in den Jahren von 1933 bis 1945. Leipzig: Diss. med. (A) 1992
10. Bericht des Reichs-Tuberkulose-Ausschusses. Bericht für das Geschäftsjahr 1935/36. Von Dr. H. Denker. Berlin 1936
11. Wolters, Christine: Tuberkulose und Menschenversuche im Nationalsozialismus. Das Netzwerk hinter den Tbc-Experten im Konzentrationslager Sachsenhausen. Stuttgart 2012
12. Denker, Hans: Tuberkulose und Arbeitslager. In: Kayser-Petersen, Julius E. (Hg.): Bericht über die 1. Jahresversammlung der Vereinigung Deutscher Tuberkuloseärzte am 22. September 1933 in Eisenach. Verhandlungsbericht der Deutschen Tuberkulose-Tagung 1933, S. 667–672
13. Reiter, H.: Meine sehr geehrten Kollegen! [Ansprache]. In: Beiträge zur Klinik der Tuberkulose und spezifischen Tuberkulose-Forschung 1935 (86) Nr. 8, S. 407–409
14. Walter, Otto: Die Tuberkulosebekämpfung als politische Aufgabe. In: Beiträge zur Klinik der Tuberkulose und spezifischen Tuberkulose-Forschung 1935 (86) Nr. 8, S. 414–424
15. Schröder: Deutsche Tuberkulosetagung in Bad Kreuznach. In: Der Öffentliche Gesundheitsdienst A 1935 (1) Nr. 9, S. 353–358
16. Sauerbruch, Ferdinand: Die Notwendigkeit ärztlicher Zusammenarbeit in Erforschung und Bekämpfung der Tuberkulose. In: Kayser-Petersen, Julius (Hg.): Verhandlungen der Deutschen Tuberkulose-Gesellschaft. Bericht über die 6. Tagung am 14. und 15. Juni 1935 in Bad Kreuznach, S. 490–500
17. Seiffert: Bericht über die Deutsche Tuberkulosetagung 1935. In: Der Öffentliche Gesundheitsdienst 1935 A (1) Nr. 9, S. 212–213
18. Frey: Ansprache des Leiters des Reichs-Tuberkulose-Ausschusses. In: Der Öffentliche Gesundheitsdienst B 1936 (2) Nr. 11, S. 275–276
19. Kayser-Petersen: Deutsche Tuberkulose-Tagung Wiesbaden vom 18.–20. März 1937. In: Der Öffentliche Gesundheitsdienst A 1937 (3) Nr. 5, S. 196–198
20. Kayser-Petersen: Deutsche Tuberkulose-Tagung Baden-Baden 1941. In: Der Öffentliche Gesundheitsdienst B 1942 (7) Nr. 20, S. 449–455
21. Schröder: Tagung der Deutschen Tuberkulose-Gesellschaft vom 8. bis 10.X.1941 in Baden-Baden. In: Der Öffentliche Gesundheitsdienst A 1942 (7) Nr. 19, S. 550–560
22. Kayser-Petersen: Mitteilungen der Deutschen Tuberkulose-Gesellschaft. In: Der Öffentliche Gesundheitsdienst B 1943 (9) Nr. 5, S. 88
23. Braeuning, Hermann: Eröffnungsansprache. In: Beiträge zur Klinik der Tuberkulose und spezifischen Tuberkulose-Forschung 1933 (83) Nr. 6, S. 647–650
24. Redeker; Kayser-Petersen: Deutsche Tuberkulose-Tagung. Niederschrift über die Mitgliederversammlung der Deutschen Tuberkulose-Gesellschaft am Freitag, den 22. September 1933. In: Verhandlungsbericht der Deutschen Tuberkulose-Tagung 1933, S. 723–724
25. Verhandlungen der Deutschen Tuberkulose-Gesellschaft. Bericht über die 8. Tagung am 2. Juni 1939 in Graz. Berlin 1939
26. Aschoff, L.; Kayser-Petersen: Niederschrift der Mitgliederversammlung der Deutschen Tuberkulose-Gesellschaft am Freitag, dem 2.VI. 1939 in Graz. In: Der Öffentliche Gesundheitsdienst B 1939 (5) Nr. 14, S. 375–376
27. Reichs-Tuberkulose-Ausschuß (Hg.): Tuberkulose-Lexikon für Ärzte und Behörden. Leipzig 1943
28. Bericht des Reichs-Tuberkulose-Ausschusses. Bericht für das Geschäftsjahr 1939/40. Von Dr. H. Grass. Berlin 1940

29. Dörner, Klaus; Ebbinghaus, Angelika; Linne, Karsten (Hg.): Der Nürnberger Ärzteprozeß 1946/47. Wortprotokolle, Anklage- und Verteidigungsmaterial, Quellen zum Umfeld. Erschließungsband zur Mirkofiche-Edition. München 2000
30. Bericht des Reichs-Tuberkulose-Ausschusses. Bericht für das Geschäftsjahr 1940/41. Von Prof. Dr. Kayser-Petersen. Berlin 1941
31. Ickert, Franz: „Leitsätze zur „Betreuung der Tuberkulose während der Wartezeit bis zur Einberufung in die Heilstätte. Mitteilungen des Reichs-Tuberkulose-Ausschusses. In: Der Öffentliche Gesundheitsdienst B 1942 (8) Nr. 10, S. 207-208
32. Heinmüller: Bericht über die Frühjahrstagung der Gruppe Niedersachsen im Juni 1939 in Bad Oeynhausen. In: Der Öffentliche Gesundheitsdienst A 1940 (5) Nr. 18, S. 633–636
33. Gruppe Rheinland. Versammlung der Ärzte der Gesundheitsämter des Regierungsbezirks Aachen am 31. März 1942 in Aachen. In: Der Öffentliche Gesundheitsdienst B 1942 (8) Nr. 13, S. 299–300
34. Arbeitseinsatz von Tuberkulösen. In: Der Öffentliche Gesundheitsdienst A 1941 (7) Nr. 13, S. 410
35. Kayser-Petersen, Julius: Die Arbeit des Reichs-Tuberkulose-Ausschusses im Jahre 1942/43, S. 1–12 [BArch R 96-II/11, Bl. 1–6]
36. Kayser-Petersen, Julius: Die Arbeit des Reichs-Tuberkulose-Ausschusses im Jahre 1943/44, S. 1–17 [BArch R 96-II/11, Bl. 7–17]
37. Kayser-Petersen, Julius: Bericht über die Tätigkeit des Reichs-Tuberkulose-Ausschusses im Geschäftsjahr 1944/45, S. 1–28 [BArch R 96-II/11, Bl. 18–45]
38. Long, Esmond R.: Tuberculosis in Germany. In: Proceedings of the National Academy of Sciences of the United States 1948 (34), Nr. 6, S. 271–277, hier S. 273f.

BArch – Bundesarchiv: Reichs-Tuberkulose-Ausschuß (R96-II)

8

Führende Tuberkuloseärzte in der Zeit des Nationalsozialismus

Florian Bruns, Vera Seehausen

Die Deutsche Tuberkulose-Gesellschaft (DTG) hatte sich nach 1933 zur alleinigen Fachgesellschaft für Tuberkuloseärzte entwickelt und wurde zu dem institutionellen Ort, an dem sich ein Großteil der „Tuberkulose-Koryphäen" bzw. die mit der TB-Bekämpfung befassten Ärzte versammelten. Nicht nur die Funktionäre des Reichs-Tuberkulose-Ausschusses (RTA) waren in der DTG zu finden, sondern auch einige Wortführer in Sachen Tuberkulose, die die wissenschaftliche Auseinandersetzung in den Fachpublikationen bestimmten: so z.B. der 1933 abgesetzte Vorstand des Deutschen Zentralkomitees zur Bekämpfung der Tuberkulose (DZK), Fred Neufeld, Carl Hamel und Friedrich Helm, und die neuen Vorstände des jetzigen RTA (Friedrich Bartels oder Otto Walter), aber auch Forscher des Robert Koch-Instituts, darunter Bruno Lange, Lydia Rabinowitsch-Kempner und Ulrich Friedemann. Zentrale Ämter innerhalb des RTA besetzten beispielsweise Hermann Braeuning, Kurt Nicol, Helmuth Ulrici und Ernst Seiffert. Letzterer spielte im RTA als „Interims-Generalsekretär" (1938), als Vorsitzender des Arbeitsausschusses für TB-Bekämpfung, Mitglied des Vorstands und Ehrenmitglied eine Rolle.

Lydia Rabinowitsch-Kempner
(siehe Kap. 8.4)

Im Gegensatz zu anderen Fachgesellschaften, die eine medizinische Fachdisziplin vertraten, hatte die DTG mit der Tuberkulose ein komplexes Krankheitsbild und nicht allein die dazugehörige Lungenheilkunde zum Thema. Dies war der Besonderheit und Bedeutung der Tuberkulose geschuldet – und ein Grund für die „multiprofessionelle Mitgliederstruktur" [1, S. 118]. Entsprechend wurden auch Vertreter anderer Disziplinen Mitglied der DTG, etwa der Internist Wilhelm His und sein Nachfolger Richard Siebeck, der HNO-Professor Carl von Eicken oder der Pädiater Georg Bessau (alle Charité Berlin). Bessau ist aufgrund seiner TB-Experimente an Kindern der Gruppe der an Medizinverbrechen beteiligten bzw. sie initiierenden Täter zuzurechnen. Zu dieser Tätergruppe gehören auch die beiden DTG-Mitglieder Kurt Heißmeyer und Albert Anthony (s.u.), die beide „lungenspezifisch" forschten, im Umkreis der DTG- oder RTA-Tagungen und -Publikationen allerdings kaum in Erscheinung traten.

Georg Bessaus Experimente
(siehe Kap. 5.1)

Wie veränderte sich die DTG nach 1933? Neben strukturellen Veränderungen lässt sich diese Frage auch auf der personellen Ebene der Mitgliederstruktur und ihrer Veränderung stellen. Ein Vereinsarchiv der DTG hat sich nicht erhalten, allein die Mitgliederverzeichnisse von 1932 und 1939 sowie die Zeitschrift „Der Öffentliche Gesundheitsdienst" und ihre regelmäßigen „Mitteilungen der DTG" geben darüber Auskunft. Eine mehr als deskriptive Darstellung des Verhaltens führender TB-Ärzte im Nationalsozialismus ist auf dieser Basis kaum möglich. Für tiefere Einblicke und Analysen wären weitere Archivrecherchen im Rahmen eines sowohl institutionell als auch biografisch angelegten Forschungsprojekts nötig. Die hier vorgestellten Kurzbiografien vermitteln einen ersten Eindruck von dem Agieren der TB-Ärzte und dem Grad ihres Engagements für den Nationalsozialismus und ihrer Einbindung in die NS-Gesundheitspolitik.

DTG 1933
(siehe Kap. 7)

Einige Akteure – wie Kurt Klare oder Franz Ickert – werden stärker hervorgehoben oder in eigenen Kapiteln – wie Julius Kayser-Petersen, Franz Redeker und Ferdinand Sauerbruch – hinsichtlich ihres Verhaltens im Nationalsozialismus beleuchtet.

Außer den genannten Verzeichnissen von 1932 und 1939 sind Mitgliederbewegungen – Umzüge, Neuaufnahmen, Verstorbene, Streichungen – der Zeitschrift „Der Öffentliche Gesundheitsdienst" zu entnehmen. 1941 traten beispielsweise – neben Bessau und Heißmeyer – Otto Martineck und Wilhelm Hagen der DTG bei. Martineck leitete als Ministerialdirigent die ärztliche Abteilung im Reichsarbeitsministerium und gehörte dem RTA-Beirat und der Arbeitsgruppe für Arbeitstherapie und Asylierung an. Hagen war Amtsarzt und RTA-Bezirksleiter des Warthegaus, also des Bezirks, in dem die systematische Ermordung TB-kranker Polen geplant wurde. 1942 wurde Kurt Gutzeit, Professor für Innere Medizin in Breslau, Mitglied der DTG. Als Beratender Internist der Heeressanitätsinspektion von 1939 bis 1945 unterstützte er ethisch fragwürdige Hepatitis-Forschung an Menschen [2, S. 259ff.]. Und auch in der Gruppe von 19 TB-Fachärzten, die 1943 auf der Arbeitstagung Ost der Heeressanitätsinspektion den Vortrag von Fritz Fischer zu Sulfonamid-Versuchen an KZ-Häftlingen hörten, waren zahlreiche DTG-Mitglieder, u.a. Hellmuth Deist (Lungenheilstätte Überruh), Otto Steinmeyer (Weickers Krankenanstalten Görbersdorf), Gustav Eversbusch (Heilstätte Schwarzwaldheim), Kurt Nicol (Heilstätte Donaustauf), Hellmuth Ulrici (Waldhaus Charlottenburg/Sommerfeld), Wilhelm Roloff (Treuenbrietzen), Walter Lindig (Heilstätte Reiboldsgrün), Ludger Rickmann (Landesheilstätte Ziegenhals), Hans Meyer (Strahleninstitut der Krankenanstalt Bremen), Ludwig Adelberger (TB-Krankenhaus Rohrbach) und Julius Kayser-Petersen (RTA-Generalsekretär) [2, S. 203]. Andere zu der Zeit bekannte TB-Forscher, Praktiker oder Funktionäre waren jedoch nicht Mitglied der DTG, wie etwa Friedrich Franz Friedmann, dessen nicht nur umstrittenes, sondern mit mehrfachen Gegenpublikationen bekämpftes TB-Heilmittel seitens des RTA und des Reichsgesundheitsamtes abgelehnt wurde. Auch Ministerialdirektor Gottfried Frey, der dem RTA von 1934 bis 1938 vorstand, gehörte nicht der DTG an.

Wilhelm Hagen
(siehe Kap. 5)

Zu den Protagonisten, die schon vor 1933 die Diskussion um die TB-Bekämpfung bestimmten, gehörten neben der Leitungsebene des DZK auch langjährige Forscher und Praktiker wie Ludolph Brauer, Adolf Bacmeister, Hermann Braeuning, Ludwig Aschoff oder Georg Schröder, die, abgesehen vom Pathologen Aschoff, vor allem aus der Heilstättenbewegung kamen. Sie meldeten sich auch nach 1933 zu Wort. Die in der NS-Zeit publizistisch wie politisch einflussreichen Experten Julius Kayser-Petersen, Rolf Griesbach, Franz Ickert oder Franz Redeker traten nach 1945 als „Protagonisten einer neuen Tuberkulosepolitik" hervor [3, S. 267] und profilierten sich, wie z.B. Ickert, weiterhin als Befürworter von Zwangsasylierungsmaßnahmen und -psychiatrisierung therapieunwilliger TB-Patienten [vgl. 3, S. 267ff.].

Ludolph Brauer
(siehe Kap. 1)

Ein Beispiel für politische Nichtanpassung stellt Ludwig Adelberger dar, Chefarzt des von Albert Fraenkel begründeten TB-Krankenhauses Rohrbach. Adelberger, RTA-Bezirksleiter und Mitglied der DTG, leitete die Klinik von 1938 bis 1946 als Nachfolger des früh verstorbenen Nationalsozialisten Walter Schmidt (1901–1938). Die Klinik-Atmosphäre war einer jüdischen Patientin zufolge frei von antisemitischen Anfeindungen; auch die jüdische Stationsärztin Charlotte Wolff attestierte Adelberger nach 1945 eine außergewöhnliche Unterstützung. [4, S. 43]

Ludwig Adelberger
(siehe Kap 8.4)

Eine generalisierende Aussage über die Gesamtheit der TB-Ärzte während des Nationalsozialismus lässt sich nicht treffen. Zweifellos klang die von den Nationalsozialisten angekündigte und zum Teil auch umgesetzte Disziplinierung (und ggf. auch Asylierung) bestimmter Patientengruppen für viele TB-Ärzte attraktiv. Nicht wenige zweifelten jedoch sowohl die Wirksamkeit als auch die ethische Zulässigkeit einer solchen „härteren Gangart" an. Gespalten war die „scientific community" auch in der Frage der erblichen Bedingtheit der Tuberkulose, die von manchen nationalsozialistisch orientierten Ärzten propagiert wurde. Die Mehrheit der TB-Forscher blieb in diesem Punkt skeptisch. Ähnlich verhielt es sich mit der angeblichen Bedeutung von Rasse und Disposition für den Krankheitsverlauf. Auch diese Annahme, insbesondere von Kurt Klare vertreten und als wissenschaftliche Tatsache hingestellt, wurde in den Fachblättern wiederholt infrage gestellt. Insofern lassen sich in der Rückschau innerhalb der Gesamtheit der TB-Ärzte trotz einer verbreiteten Affinität zum Nationalsozialismus durchaus Nuancierungen in politischer Einstellung, ärztlichem Ethos und wissenschaftlicher Redlichkeit ausmachen.

Im Folgenden werden einige Ärzte vorgestellt, die zwischen 1933 und 1945 eine wichtige Rolle in der TB-Forschung und -bekämpfung spielten.

Albert Johann Anthony (23.10.1901–11.8.1947)

Albert Anthonys Forschung (siehe Kap. 2.1)

Lungenfacharzt und Professor. Ab 1937 war Anthony an der Gießener Universität tätig, für die er sich mit seinen Arbeiten zur Atemphysiologie beim Aufbau der flugmedizinischen Forschung empfohlen hatte. Unter Helmuth Reinwein wurde dort die höhenphysiologische Forschung vorangetrieben, ebenso im kooperierenden Bad Nauheimer Institut für wissenschaftliche Forschung und Fortbildung, das unter der Leitung von Eduard Koch als Zentrum der luftfahrtmedizinischen Forschung galt. Unter anderem wurden hier Untersuchungsmethoden für die Fliegerauswahl entwickelt. In Bad Nauheim wurden von Anthony und Eduard Koch Unterdruckkammerversuche bis zur Grenze der Belastbarkeit der Probanden durchgeführt, Versuchspersonen waren Studenten und Soldaten; gesundheitliche Risiken wurden eingeplant. Anthony hatte mit seinem Wechsel als medizinischer Referent zur Sanitätsinspektion der Luftwaffe (seit 1940) mit den kriegsbedingten Fragestellungen der Luftfahrtmedizin zu tun. Er war sachlich zuständig und verantwortlich für alle diesbezüglichen Forschungsvorhaben der Sanitätsinspektion, auch für die Unterkühlungsexperimente im KZ Dachau, die von der Sanitätsinspektion der Luftwaffe ausdrücklich angeordnet waren [5, S. 411ff.]. „Rein wissenschaftliche", nicht ideologische Gründe schienen Anthony motiviert zu haben, anders als seinen zeitweiligen Mitstreiter Eduard Koch. Nach dem Krieg war Anthony Leiter der Poliklinik der Rostocker Medizinischen Klinik; eine Entlassung aufgrund seiner NSDAP-Zugehörigkeit stand ihm bevor, als er 1947 bei einem Raubüberfall ermordet wurde. – DTG-Mitglied [nach 5, S. 401–415]

Ludwig Aschoff (10.1.1866–24.6.1942)

Pathologe, im Ersten Weltkrieg Wehrpathologe und Begründer der „Kriegspathologie“. Aschoff war nach seinem Medizinstudium und Studienaufenthalten in London und Paris (bei Pasteur) 1894 Privatdozent für Pathologische Anatomie in Göttingen, 1903 in Marburg und ab 1906 bis zu seiner Emeritierung 1936 Ordinarius für Pathologie in Freiburg. In der wissenschaftlichen Arbeit lag sein Schwerpunkt auf dem Reizleitungssystem des Herzens, der rheumatischen Myokarditis, dem zyklischen Ablauf der Tuberkulose und dem Problem des Reinfekts. Das von ihm entwickelte und geleitete Programm der „Kriegspathologie“ sah eine systematische Erforschung des Gesunden anhand der Sektion gefallener Soldaten vor, letztlich zur Erhaltung eines gesunden „Volksganzen“. Politisch engagierte sich Aschoff im deutschnationalen Umfeld und vertrat rassentheoretische Ideen. Seit 1910 hatte er den Vorstand der Deutschen Gesellschaft für Rassenhygiene inne. Trotz einer antisemitischen Haltung – 1933 sprach er sich dem Rassenhygieniker Eugen Fischer gegenüber für eine „Ausmerzung“ von Juden aus [6, S. 20] – unterstützte er auch jüdische Kollegen. Aschoff erhielt zahlreiche, auch internationale Ehrendoktorwürden und wurde mit der Goethe-Medaille für Kunst und Wissenschaft und dem Adlerschild des Deutschen Reiches geehrt. – 1932–34 Vorstandsmitglied, 1936/37 stellvertretender, 1938/39 1. Vorsitzender der DTG [6, S. 20; 7, S. 49; 8, S. 40; 9, 10]

Adolf Bacmeister (15.7.1882–7.12.1945)

Lungenfacharzt, Chefarzt der Lungenfachklinik St. Blasien und Flottenarzt der Reserve. Nach seinem Medizinstudium in München und Göttingen und Promotion 1905 war Bacmeister Assistenzarzt am pathologischen Institut der Universität Freiburg bei Ludwig Aschoff, später am Schweizerischen Institut für Allergie- und Asthmaforschung (SIAF) in Davos bei Karl Turban und ab 1909 bei Oskar de la Camp in Freiburg. Dort habilitierte er sich und wurde 1916 zum ao. Professor, 1937 zum o. Honorarprofessor ernannt. 1914 übernahm Bacmeister die Leitung des Sanatoriums St. Blasien und publizierte zu Fragen der klinischen und organisatorischen Bekämpfung der Tuberkulose, u.a. zu Reizklima und Höhenlagen, zur Röntgenbehandlung und zur Ernährung bei Tuberkulose. In der NS-Zeit war Bacmeister beratender Sanitätsoffizier für Tuberkulose und Chefarzt eines Marinekurlazaretts, das 1939 in dem von den Nationalsozialisten geschlossenen Kolleg St. Blasien eingerichtet wurde; zudem war er Flottenarzt der Reserve. – DTG-Mitglied [2, S. 203; 11]

Friedrich („Fritz“) Bartels (1892–1968)

Ministerialrat, Reichsamtsleiter. Bartels nahm als Freiwilliger am Ersten Weltkrieg teil und schloss sich danach diversen antikommunistischen, national-völkischen Kreisen an. 1920 trat er in die NSDAP ein und war wie der spätere Reichsärzteführer Gerhard Wagner Mitglied im Freikorps Oberland. Wegen staatsgefährdender Tätigkeit (Teilnahme am Kapp-Putsch) wurde er mehrmals verhaftet. 1921 approbiert, war Bartels von 1923 an zunächst Kreiskommunalarzt in Lennep, später Jugendarzt und Leiter des städtischen Gesundheitsamtes Eisenach und 1927–33 Werksarzt im BMW-Werk Eisenach. Seit 1931 war er für die NSDAP im Stadtrat Eisenach. Auf Vorschlag Wagners wurde er 1933 ins Reichsinnenministerium berufen, zuletzt als Ministerialrat im Hauptamt für Volksgesundheit.

In dieser Funktion wurde er 1933 Leiter des Reichs-Tuberkulose-Ausschusses (RTA). 1934 wurde er stellvertretender Reichsärzteführer, nach Wagners Tod 1939 schied er unter dessen Nachfolger Leonardo Conti aus allen Ämtern aus und war ab 1940 als Fliegerstabsarzt im Kriegseinsatz. Nach Kriegsende, Internierung und Entnazifizierung arbeitete er als Pharmavertreter in Köln. – DTG-Mitglied [7, S. 343, 12, S. 459]

Hermann Braeuning (19.1.1880–1946)

Braeuning war nach Stationen in Kiel und Stralsund ab 1908 als Oberarzt am Städtischen Krankenhaus in Stettin tätig, dann Direktor des 1915 erbauten Pommerschen TB-Krankenhauses und Sanatoriums Hohenkrug bei Stettin. Gleichzeitig war er Leiter der Fürsorgestelle für Lungenkranke in Stettin. Hohenkrug wurde aufgrund seiner Expertise gerade in der chirurgischen Behandlung zur Ausbildungsstätte für ärztliche Fortbildungskurse; 1939 erfolgte Braeunings Ernennung zum Professor. 1935 hatte er den Vorsitz der Vereinigung Deutscher Tuberkuloseärzte inne und übernahm im gleichen Jahr die Schriftleitung des „Reichstuberkuloseblatts" [13, S. 320], zusätzlich zur Herausgeberschaft der „Zeitschrift für Tuberkulose" (bis 1944). Darüber hinaus war er Autor zahlreicher Fachpublikationen und auf vielen Kongressen und Arbeitstagungen vertreten, wo er sich u.a. zur Wohnungssituation von TB-Kranken äußerte und als Befürworter strenger Überwachung und Zwangsasylierung Offentuberkulöser auftrat. Braeuning war Mitglied des Deutsch-Völkischen Schutz- und Trutzbundes und bereits seit 1923 Mitglied der NSDAP. Im RTA hatte er von 1933 bis 1945 das Amt des RTA-Bezirksleiters für Pommern inne, war außerdem Vorsitzender des RTA-Arbeitsausschusses für Wohnungsbau und ab 1938/39 Ehrenmitglied. – 1926 stellvertretender, 1927/28 1. Vorsitzender der DTG, erneut 1935 1. Vorsitzender – Ehrenmitglied im RTA und der DTG [8, S. 40; 14]

Braeuning und die „Zeitschrift für Tuberkulose" (siehe Kap. 2.2)

Hellmuth Deist (26.10.1890–23.3.1963)

Oberstarzt. Seit Mai 1933 NSDAP, SA-Führer. Deist arbeitete am Katharinenhospital in Stuttgart und in der neuen Heilanstalt für Lungenkranke in Schömberg, bevor er 1927 Chefarzt der Lungenheilstätte Überruh wurde. 1937 wechselte er, inzwischen habilitiert, in den Sanitätsoffiziersdienst in Gießen und wurde 1938 außerdem Extraordinarius für Innere Medizin und Wehrmedizin an der dortigen Fakultät. Als TB-Experte wurde er 1942 in die Heeressanitätsinspektion in Berlin, Abteilungsleitung „Wissenschaft und Gesundheitsführung" (WiG) berufen, das „Herzstück der Militärmedizin" [5, S. 426], 1944 als deren Leiter. Deist sprach sich für strenge Kontrollen bei Artefaktkrankheiten aus und für den Einsatz leistungsstärkender Mittel wie Pervitin [ebd. S. 426f.]. Im RTA gehörte er 1934/35 zum Vorstand. Nach 1945 war Deist bis 1965 Leitender Arzt des Sanatoriums Schillerhöhe in Stuttgart, danach ärztlicher Direktor der Schwarzwaldsanatoriengesellschaft. Er war Herausgeber des „Deutschen Tuberkuloseblattes", Autor von über 150 Fachpublikationen, ab 1957 Vorsitzender der Süddeutschen Tuberkulose-Gesellschaft und erhielt neben diversen Ehrenmitgliedschaften 1960 das Große Bundesverdienstkreuz. – 1939/41 DTG-Beirat [6, S. 104; 5; 15]

Hans Denker (11.10.1886–1.3.1938)

Militärarzt, Generalsekretär des RTA. Oberführer der SS. Nach seinem Studium an der Kaiser-Wilhelm-Akademie für militärärztliches Bildungswesen in Berlin ging Denker in den Militärdienst und nahm am Ersten Weltkrieg teil. Von 1920 bis 1924 war er Regierungsmedizinalrat im Versorgungswesen, ab 1925 stellvertretender Generalsekretär des DZK. Im Mai 1933 löste er als Geschäftsführer des RTA den amtierenden Friedrich Helm ab und wurde 1934 hauptamtlicher Direktor der Hauptabteilung II (Gesundheitsführung) beim Reichsausschuss für Volksgesundheit. Nach seinem Tod 1938 wurde Denker als ein Nationalsozialist der ersten Stunde bezeichnet, der sich auf ehrenamtlichen Gebieten (Reichsarzt der SS, Beirat für das Wohlfahrts- und Gesundheitswesen, Ärztekammer Berlin) betätigt und in der TB-Bekämpfung seine Lebensaufgabe gefunden habe: „Wenn die deutsche Tuberkulosebekämpfung führend in der Welt geworden ist, so gebührt ein großer Teil dieses Verdienstes dem verstorbenen Denker", hieß es in seinem Nachruf [16, S. 798]. Maßgeblich habe er mitgewirkt bei der Umgestaltung des NS-Gesundheitswesens. Denker war u.a. Mitglied des Erbgesundheitsgerichts. – DTG-Mitglied [8, S. 41; 16]

Karl Diehl (27.4.1896–25.10.1969)

Internist, Tuberkulosearzt und Genetiker. 1937 NSDAP-Mitglied. Als Assistent der Pathologie an TB erkrankt, arbeitete Diehl nach seiner Heilung in Davos in einer dortigen Heilstätte. 1927 ging er als Oberarzt an die Klinik Waldhaus Charlottenburg-Sommerfeld; ab 1939 war er dort Dirigierender Arzt. 1931 wurde Diehl externer Mitarbeiter des Kaiser-Wilhelm-Instituts, das damit eine Außenstelle der Klinik Charlottenburg-Sommerfeld wurde. 1935 wurde er ao. Professor in Frankfurt, 1938 erfolgte seine Habilitation bei seinem Studienfreund Otmar von Verschuer, mit dem er bereits seit 1936 gemeinsam zur Erbbiologie und Tuberkulose bzw. zur „Zwillingstuberkulose" publizierte. Im gleichen Jahr wurde er Leiter der Außenabteilung für TB-Erbforschung des Kaiser-Wilhelm-Instituts für Anthropologie in Beetz. Diehl/Verschuer waren die exponiertesten und viel zitierten Vertreter der Vererbungstheorie bei Tuberkulose. 1947 wurde Diehl Chefarzt der Tuberkuloseheil- und Forschungsstätte Paulinenberg (Bad Schwalbach/Ts.) und wissenschaftlicher Mitarbeiter des Max-Planck-Instituts für Biochemie (bei Butenandt), 1957 dann apl. Professor. – Ehrenmitglied der DTG [6, S. 108; 8, S. 49]

Gottfried Frey (23.7.1871–17.9.1952)

Frey war zunächst als Kreisarzt tätig, bevor er 1914–18 Leiter der Medizinalabteilung der deutschen Zivilverwaltung in Polen und 1918–20 Medizinaldezernent der Regierung Frankfurt/O. wurde. Von 1920 bis 1933 war er Direktor der Medizinalabteilung im Reichsgesundheitsamt und Mitglied im Reichsforschungsrat, dann wechselte er als Ministerialdirektor in die Gesundheitsabteilung im Preußischen Innenministerium und leitete parallel 1934–38 den RTA. Freys Schwerpunkte lagen im Bereich der Gewerbehygiene und der Infektionskrankheiten. Ab 1931 war Frey Mitglied der NSDAP, ab 1940 gehörte er als literarischer Autor der Reichsschrifttumskammer an [6, S. 165; 12, S. 465].

Rolf Griesbach (1899–1985)

Der Sohn des Sozialhygienikers Hermann Griesbach wurde in den 1930er Jahren ärztlicher Direktor des städtischen TB-Krankenhauses Augsburg und Leiter der Zentralstelle für TB-Bekämpfung Schwaben bzw. der TB-Fürsorgestelle Augsburg. Seit 1933 NSDAP-Mitglied, war er 1934–1937 zugleich TB-Referent der SA. Ab 1944 war Griesbach in eigener Praxis in Augsburg tätig, 1945/46 wurde er Chefarzt der Heilstätte Wasach und ab 1955 als Nachfolger von Franz Ickert Generalsekretär des DZK. In seinen zahlreichen Publikationen befasste sich Griesbach u.a. mit der BCG-Schutzimpfung, dem Schirmbildverfahren und der Röntgenreihenuntersuchung, 1941 veröffentlichte er das Handbuch „Die Tuberkulosebekämpfung", das in mehreren Nachkriegsauflagen erschien und in dem er noch 1948 die erzieherische Wirkung des „Stadtroda-Modells" mit rigider Zwangsunterbringung positiv hervorhob [vgl. 3, S. 259]. Griesbach war Herausgeber der Zeitschrift „Der Tuberkulosearzt" nach 1945. - Ehrenmitglied der DTG [3; 8, S. 71]

Carl Hamel (1870–1949)

Hygieniker. Geheimer Regierungsrat. Nach Stationen in der Pathologie und Chirurgie arbeitete Hamel ab 1898 in der Inneren Abteilung des Krankenhauses Charlottenburg bzw. der Charité. 1902 wurde er „wissenschaftlicher Hilfsarbeiter" am Reichsgesundheitsamt, 1906 Regierungsrat. Als Ministerialdirigent leitete er die Unterabteilung Volksgesundheitspflege und war 1926–33 Präsident des Reichsgesundheitsamtes und zugleich Vorsitzender des Reichsgesundheitsrates. Mit der Machtergreifung löste sich der Reichsgesundheitsrat auf; Hamel ging noch vor Erreichen der Altersgrenze in den Ruhestand. Seine wissenschaftliche Betätigung galt der Erfassung und Bekämpfung der Hauttuberkulose, er war Mitbegründer der Lupusheilstätte Müncheberg und bereits 1912 Mitglied der Sachverständigenkommission des Volksheilstättenvereins vom Roten Kreuz. Zahlreiche Mitgliedschaften und internationale Ehrungen. – DTG-Mitglied [17; 13, S. 324]

Franz Heisig (geb. 1898)

Lungenfacharzt und TB-Fürsorgearzt. Nach seiner Teilnahme am Ersten Weltkrieg studierte Heisig Medizin in Breslau und war ab 1925 in der Lungenheilstätte Buchwald bei Schmiedeberg tätig, später in der Heilanstalt Stadtroda für die 1934 eingerichtete Sonderabteilung für zwangsasylierte TB-Kranke zuständig. Neben dem Umgang mit therapieunwilligen TB-Kranken und ihrer Zwangsabsonderung, wozu er noch nach 1945 publizierte, lag ein weiterer Schwerpunkt Heisigs auf der Röntgenbildschirmfotografie und dem von ihm entwickelten Röntgen-Musterungszug, der u.a. 1938 während der Ausstellung „Gesundes Leben, frohes Schaffen" in Berlin zur Untersuchung von über 12.000 Personen eingesetzt wurde. Im RTA hatte Heisig das Amt des Bezirksleiters für Thüringen inne und war in den Arbeitsgruppen Absonderung und Asylierung aktiv. Nach 1945 war Heisig Leiter der Fürsorgestelle Weimar und Bezirkstuberkulosearzt in Erfurt. – 1939/41 DTG-Beirat [3, S. 256; 8, S. 70]

Kurt Heißmeyer (26.12.1905–29.8.1967)

Tuberkulosearzt, KZ-Arzt, 1931 NSDAP. Nach seiner Assistenzarztzeit ab 1933 in Freiburg und Davos begann Heißmeyer seine Facharztausbildung 1934 im Augusta-Viktoria-Sanatorium für lungenkranke Frauen in Hohenlychen unter Karl Gebhardt, wurde 1938 Oberarzt und Leiter der Lungenabteilung, 1942 Oberarzt der Wehrmacht. Ab 1944 führte er im Rahmen seiner Habilitation zur – durch andere bereits widerlegten – These, Tuberkulose sei durch eine Zweitinfektion heilbar, Versuche an künstlich mit TB-Bakterien infizierten Häftlingen im KZ Neuengamme durch. Darunter befanden sich auch jüdische Kinder, die dafür eigens aus dem KZ Auschwitz nach Neuengamme gebracht wurden. Bei Heranrücken der britischen Armee im April 1945 ließ Heißmeyer die Kinder in einer Schule am Bullenhuser Damm in Hamburg ermorden. Nach 1945 eröffnete Heißmeyer als Lungenfacharzt die DDR-weit einzige TB-Praxis in Magdeburg, wurde 1963 „enttarnt" und 1966 zu lebenslanger Haft verurteilt. Vier Jahre später verstarb er in der Haftanstalt Bautzen. - DTG-Mitglied [6, S. 242; 18]

Heißmeyers Versuche
(siehe Kap. 2.1 und 5)

Friedrich Helm (geb. 1874)

Nach dem Studium an der Kaiser-Wilhelm-Akademie war Helm aktiver Militärarzt. 1914 wurde er Nachfolger von Nietner als Generalsekretär des DZK und führte fast 20 Jahre dessen Geschäfte. Helm veröffentlichte Publikationen zur Geschichte des DZK und u.a. ein Verzeichnis der „Tuberkulose-Heilanstalten in Wort und Bild", außerdem arbeitete er zusammen mit Ernst Seiffert für den Bereich „Tuberkulose" an der „GeSoLei" mit, der ersten Internationalen Hygiene-Ausstellung in Dresden 1926. – DTG-Mitglied [19]

Hans Holfelder (22.4.1891–15.12.1944)

Röntgenologe. Mitglied verschiedener Freikorps und völkischer Vereine. 1933 NSDAP und SS, zuletzt SS-Oberführer. Holfelder promovierte 1917 mit einer Arbeit über Druckdifferenzverfahren und habilitierte sich 1923 an der Uni Frankfurt/M. für Chirurgie und Röntgenologie. 1928 wurde er Direktor des Röntgeninstituts, 1929 Professor für allgemeine Röntgenkunde, 1933–34 außerdem Dekan der Medizinischen Fakultät Frankfurt. Internationale Anerkennung erhielt er für seine Arbeiten zu der von ihm entwickelten konzentrierten Röntgenstrahlentherapie. 1943 folgte seine Berufung an die Reichsuniversität Posen. Parallel zu seiner universitären Karriere baute Holfelder den Röntgensturmbann im SS-Führungsamt auf, der auf dem NSDAP-Parteitag 1938, bei Massenuntersuchungen der HJ-Jugend, von „Fremd"- und Zwangsarbeitern und mutmaßlich auch von KZ-Häftlingen eingesetzt wurde und nicht allein der Tuberkulosebekämpfung, sondern auch zur Musterung bzw. rassenhygienischen Erfassung diente. Geplant war offenbar auch die Verwendung für Strahlensterilisation. Während des Zweiten Weltkrieges war Holfelder im Warthegau im Einsatz, u.a. auch während des Warschauer Aufstandes 1944, und starb in Kampfhandlungen bei Budapest. – DTG-Mitglied [12, S. 468; 8, S. 77; 20; 21]

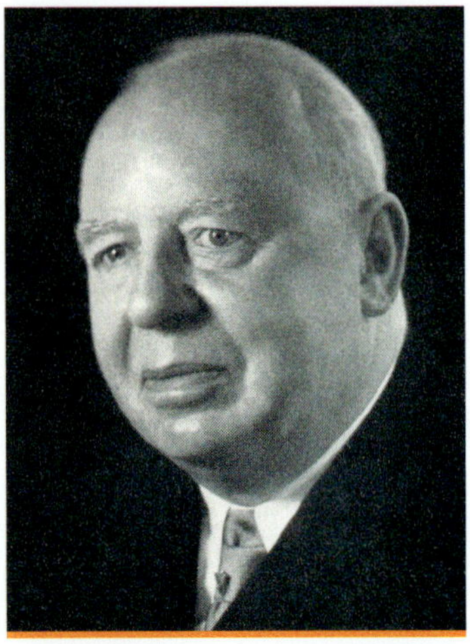

Abbildung 8.1
Franz Ickert (1888–1954)
Tuberkulosefürsorgearzt

1932 Obermedizinalrat bei der Regierung in Stettin
1947 Referent für Tuberkulose- und Ernährungsfragen im Niedersächsischen Ministerium für Arbeit, Aufbau und Gesundheit in Hannover
1947 Vorsitzender der DTG
1949 Generalsekretär des DZK

Franz Ickert (7.4.1883–11.10.1954)

Geboren in Leipzig, evangelisch-lutherisch getauft, Realgymnasium und gesamtes Studium in Leipzig, dort 1907 Promotion und 1908 Approbation. In den Folgejahren war Ickert als Landarzt in Eythra bei Leipzig tätig. Nach dem Ersten Weltkrieg Nähe zur SPD, später Mitglied der Deutschen Demokratischen Partei (DDP). Nach dem Kreisarztexamen arbeitete er von 1919 bis 1921 als Assistent am Medizinaluntersuchungsamt Stettin, wo er mit Hermann Braeuning zusammentraf und erste Arbeiten zur Tuberkulose veröffentlichte. Von 1921 bis 1926 war Ickert Kreisarzt im Mansfelder Gebirgskreis, wo er die Staublungenkrankheit der Bergleute untersuchte und eine ländliche TB-Fürsorgestelle aufbaute. 1926 erfolgte der Wechsel als Medizinaldezernent nach Gumbinnen in Ostpreußen; Ickerts Nachfolger im Mansfeld wurde Franz Redeker. Bereits 1929 diskutierte Ickert Zusammenhänge zwischen Konstitution und Tuberkulose; ein später im Nationalsozialismus besonders von Kurt Klare forciertes Thema. 1932 Ernennung zum Obermedizinal- und Medizinalrat beim Regierungspräsidium in Stettin. Im Zuge der nationalsozialistischen Machtübernahme wandelte sich Ickert vom Sozial- zum Rassenhygieniker. Anhand von Stammbaumuntersuchungen versuchte er auf wissenschaftlich recht primitive Weise die Erblichkeit von Form und Verlauf der Tuberkulose nachzuweisen [22]. Entsprechend wollte er auch das 1934 in Kraft getretene Gesetz zur Zwangssterilisation auf bestimmte Gruppen von TB-Kranken ausgedehnt wissen. Zudem sprach er sich für eine restriktive Ehegesetzgebung aus, um Eheschließungen zwischen Tuberkulösen zu vermeiden. In die NSDAP trat Ickert nicht ein. Nach dem Krieg flüchtete er aus Stettin in die britische Besatzungszone, wo seine Dienste als TB-Experte bald wieder gefragt waren. Er wirkte als Oberregierungs- und Obermedizinalrat in Hannover und übernahm 1947 den Vorsitz der wiedergegründeten Deutschen Tuberkulose-Gesellschaft. 1946 Eintritt in die SPD. 1949 wurde er Generalsekretär des Deutschen Zentralkomitees zur Bekämpfung der Tuberkulose. Im gleichen Jahr ernannte ihn die Niedersächsische Landesregierung zum Professor. Nach Gründung der Bundesrepublik wurde Ickert Mitglied im Bundesgesundheitsrat. 1954 starb er während einer Dienstreise als Teilnehmer des IUAT-Kongresses in Paris. – 1939/41 DTG-Beirat, Ehrenmitglied der DTG [8, S. 50; 13, S. 325; 23; 24, S. 433f.; 25–30]

Kurt Klare (10.10.1885–17.7.1954)

Geboren in Bielefeld, katholisch (später Wechsel zu den Deutschen Christen), Vater Sanitätsrat. Studium in Bonn, Straßburg und Rostock, dort 1911 approbiert und 1912 promoviert. Eine seit 1908 bestehende Chorioretinitis tuberculosa „lenkte zwangsweise die ärztliche Laufbahn" (Deist). Klare arbeitete als Arzt in verschiedenen TB-Heilstätten, bevor er 1918 Direktor der Prinzregent-Luitpold-Kinderheilstätte in Scheidegg/Allgäu wurde, die er zu einer angesehenen TB-Klinik und Fortbildungsstätte ausbaute. Er zeigte ein frühes Interesse für den Zusammenhang zwischen (erblicher) Konstitution und Tuberkulose. 1920–22 Mitglied der Deutschnationalen Volkspartei (DNVP), 1927 Eintritt in die NSDAP und 1929 Mitbegründer des Nationalsozialistischen Deutschen Ärztebundes (NSDÄB). 1933 war er Beauftragter des Reichsärzteführers für die medizinische Fachpresse und damit verantwortlich für Zensur und Gleichschaltung der Standes- und Fachzeitschriften. Als bekennender Antisemit wies Klare medizinische Verleger und Herausgeber an, sich von „nichtarischen" Mitarbeitern und Autoren zu trennen.

Er war selbst Herausgeber bzw. Schriftleiter mehrerer Zeitschriften, darunter „Deutsche Medizinische Wochenschrift", „Hippokrates", „Praktische Tuberkulose-Blätter" (später: „Deutsches Tuberkuloseblatt" bzw. „Der Tuberkulosearzt") und „Ziel und Weg". Unterstützt von seiner Ehefrau Paula, die ebenfalls Ärztin und auch Mitglied der DTG war, veröffentlichte Klare mehr als 220 wissenschaftliche und literarische Artikel und Bücher. Er gehörte zu den entschiedensten Bekämpfern des umstrittenen Friedmannschen Heilmittels gegen die Tuberkulose. 1934 Lehrauftrag in München für „Kindliche Tuberkulose mit besonderer Berücksichtigung der Konstitution", 1935 ebendort Honorarprofessor. Außerdem wurde Klare Hauptstellenleiter des Sachverständigenbeirats für Volksgesundheit der NSDAP-Reichsleitung. 1939 verließ er Scheidegg und siedelte nach Bielefeld über, in der Folge Honorarprofessor in Münster. 1940/41 war er Vorsitzender der DTG sowie 1942 Gründer und Vorsitzender der Deutschen Gesellschaft für Konstitutionsforschung. Unter Konstitution verstand Klare „ein Produkt aus Erbanlage und Umwelt, wobei der Erbanlage die bestimmende Rolle zukommt" [31, S. 59]. Zur Konstitution zählte Klare u.a. das Äußere eines Menschen, die Psyche sowie das Verhalten gegenüber äußeren und inneren (Krankheits-) Reizen. Er unterschied die mangelhafte Reizbeantwortung („schlaffe Konstitution") des Asthenikers von der gesteigerten Reizbeantwortung bei exsudativ-lymphatischer Konstitution. Bei Letzterer sei häufig die spontane Rückbildung tuberkulöser Lungeninfiltrate zu beobachten. Nach erfolgter Infektion, so Klare, bestimme die Konstitution und das rassische Erbgut den Krankheitsverlauf der Tuberkulose [31]. Klares Versuch, Kausalzusammenhänge zwischen Rassenzugehörigkeit, Konstitutionstyp und TB-Verlauf zu konstruieren (er nutzt hierfür das von ihm herausgegebene „Deutsche Tuberkuloseblatt", in dem er eine Rubrik „Konstitutionsschule" führt), wurde schon zeitgenössisch kritisiert und widerlegt, u.a. durch eine umfangreiche Studie von Potthoff (1937) [32]. Nach 1945 zog sich Klare aus gesundheitlichen wie politischen Gründen weitgehend ins Privatleben zurück. – 1940/41 1. Vorsitzender der DTG [6, S. 312f.; 8, S. 52; 33–35; 36, S. 74–78; 37, S. 53]

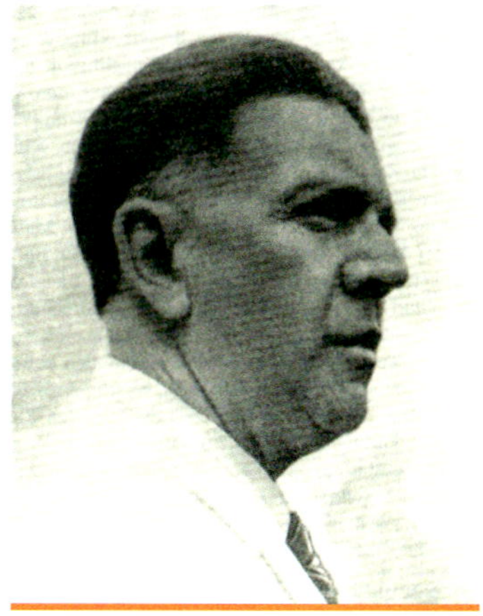

Abbildung 8.2
Kurt Klare (1885–1954)

1918 Direktor der Kinderheilstätte in Scheidegg/Allgäu
1927 NSDAP-Mitglied
1939 Honorarprofessor in Münster
1940 Vorsitzender der DTG
1942 Gründer und Vorsitzender der Deutschen Gesellschaft für Konstitutionsforschung

Fred Julius Neufeld (1869–1945)

Arzt und Bakteriologe. Geheimer Medizinalrat. Neufeld wurde international bekannt durch seine Entdeckung der Pneumokokken-Serotypen. 1894 arbeitete er als Cholera-Assistent bei Robert Koch und führte mit ihm gemeinsam Studien über Tuberkulose und zur Rinderpest in Rhodesien, dem heutigen Simbabwe, durch. 1906 wurde Neufeld zum Titular-Professor am Kaiserlichen Gesundheitsamt ernannt, kehrte aber 1912 als Abteilungsvorstand an das Robert Koch-Institut zurück und wurde 1915 Nachfolger von Friedrich Loeffler als Direktor. Unter Neufeld knüpfte das RKI Verbindungen zum Rockefeller Institut (Simon Flexner) und der Rockefeller Foundation in den USA [38, S. 18f.]. Aus gesundheitlichen Gründen ging Neufeld 1933 in vorzeitigen Ruhestand; die Freiwilligkeit dieses Schritts wird jedoch unterschiedlich bewertet. Unabhängig davon waren sowohl seine Auslandsbeziehungen als auch der Anteil jüdischer Wissenschaftler am RKI nicht als NS-konform zu verstehen [38, S. 29]. Neufeld konnte bis 1939 seine täglichen Studien im RKI weiter betreiben. 1933 wurde er zum Ehrenmitglied des RKI ernannt, 1943 mit der Goethe-Medaille für Kunst und Wissenschaft geehrt. – 1931/32 1. Vorsitzender der DTG [38, S. 16–20, 28–30; 39]

Fred Neufeld
(siehe Kap. 2.1)

Kurt Nicol (10.1.1884–1945)

Militärarzt. Nach dem Studium an der Kaiser-Wilhelm-Akademie 1907 und Promotion 1909 forschte Nicol am Pathologischen Institut unter Aschoff zur Qualitätsdiagnostik der Lungen-TB und arbeitete später in eigener Praxis. Mitte der 1920er Jahre wurde er Direktor der Lungenheilstätte Donaustauf bei Regensburg und Dozent an der Universität München. Er befasste sich auf wissenschaftlichem Gebiet mit der „Nomenklatur der Lungenphthise", der Kollapstherapie und der Staublunge sowie mit Fragen der Planwirtschaft und des Arbeitseinsatzes bei Tuberkulose. Für den RTA, den er seit 1933 als Bezirksleiter in Bayern vertrat, erarbeitete er die Richtlinien für die Planwirtschaft und war einer der Herausgeber des dreibändigen „Handbuchs der Tuberkulose" von 1943. – 1939/41 DTG-Beirat [40]

Wilhelm Roloff (1899–1949)

Publikationen Wilhelm Roloffs
(siehe Kap. 2.2)

Roloff war 1924 als Volontärassistent bei Ernst Bumm in der Gynäkologie und ab 1926 als Assistenzarzt in der Chirurgie des Bethanien-Krankenhauses Berlin tätig; im gleichen Jahr erkrankte er an TB. 1927 in Davos behandelt und ausgeheilt, wurde Roloff Lungenfacharzt und arbeitete 1927–28 in der Lungenheilstätte Belzig, 1928–33 als Assistenzarzt in Sommerfeld bei Hellmuth Ulrici und 1933/34 als Leiter der Lungenfürsorge in Berlin-Charlottenburg. Von 1934 bis 1945 war er Chefarzt in Treuenbrietzen [8, S. 58], 1939 bis 1945 außerdem Stabsarzt der Reserve und Oberstabsarzt, teils in Treuenbrietzen, teils in Frankreich. 1942 verfasste Roloff einen Bericht „Über die Tuberkulose bei farbigen Kolonialtruppen", basierend auf einer Reihenuntersuchung bei Kriegsgefangenen in Südfrankreich. Nach kurzer amerikanischer Gefangenschaft übernahm Roloff 1946 die Leitung der Heilstätte Donaustauf. Im Mittelpunkt seiner Arbeit stand die Erforschung und Therapie der Lungen-TB mit Blick auf soziale und psychosomatische Einflüsse. 1949 war er der Herausgeber des ehemals vom RTA publizierten „Tuberkulose-Lexikons". Seine Söhne riefen den 1998 erstmals vergebenen Wilhelm und Ingeborg-Roloff-Preis für medizinischen Journalismus ins Leben. – 1932/34 DTG-Beirat [8, S. 58; 41]

Georg Schröder (1872–1942)

Schröder war nach seiner Assistenzzeit bei Hermann Brehmer in Görbersdorf Oberarzt in der Heilstätte Hohenhonnef. 1899 wurde er Leiter und Besitzer der „neuen Heilanstalt" für Lungenkranke in Schömberg für insgesamt 43 Jahre, was im Nachruf als „einmalige Leistung in der Geschichte der Tuberkulose" gewürdigt wird. Nebenher publizierte Schröder eine Reihe von wissenschaftlichen Arbeiten zur TB-Problematik; er war, zusammen mit Ludolph Brauer, Mitherausgeber des „Handbuches der Tuberkulose" sowie Mitbegründer des „Zentralblatts für die gesamte Tuberkuloseforschung". Seit 1903 war er außerdem Mitarbeiter der „Beiträge zur Erforschung der Klinik der Tuberkulose" und stellte dort seine Forschungen z.B. zur TB-Ernährung oder zur Chemotherapie vor, die er im eigenen Laboratorium betreiben konnte. – 1933–35 stellvertretender, 1936/37 1. Vorsitzender der DTG [42]

Hellmuth Ulrici (28.10.1874–25.8.1950)

Tuberkulosearzt und Klinikdirektor. Hellmuth Ulrici absolvierte seine Assistenzzeit am Pharmakologischen Institut der Universität Marburg und war im Anschluss in Halle/Saale tätig. 1907 wurde er Chefarzt der Heilstätte Müllrose in Brandenburg. Ab 1912 war er bei der Planung des TB-Krankenhauses „Waldhaus Charlottenburg" in Sommerfeld bei Kremmen beratend tätig, nach Fertigstellung 1914 wurde er dort Chefarzt und leitete Sommerfeld bis zu seiner Emeritierung 1945. Vor allem nach dem Ersten Weltkrieg verfolgte er den Plan, die Heilstätte um ein Krankenhaus für Tuberkulöse zu erweitern. In den 1920er Jahren verfügte die international anerkannte Spezialklinik für TB-Patienten, an der die Kollapsbehandlung einen Schwerpunkt darstellte, schließlich über 450 Betten. Aufgrund der Spezialisierung und Größe wurde sie Ausbildungsstätte für Fortbildungskurse u.a. für die preußischen Medizinalbeamten. Ulrici war außerdem Autor der Handbücher „Diagnostik und Therapie der Lungen- und Kehlkopftuberkulose" (1924), „Klinik der Tuberkulose" und „Der praktische Arzt und die Tuberkulose" (1948) sowie zahlreicher Beiträge zu „allen aktuellen Tuberkulosefragen" [44, S. 694]. In der NS-Zeit war Ulrici im RTA als Bezirksleiter für Brandenburg und Leiter der Arbeitsgruppe Terminologie aktiv, außerdem seit 1933 Mitglied des Reichsgesundheitsrates. Ab 1941 war er Beratender TB-Facharzt der Heeressanitätsinspektion und 1944 Leiter der „Fachgruppe Tbc" auf der vierten Arbeitstagung Ost, die im SS-Lazarett Hohenlychen stattfand [48, S. 208]. Im Nachruf seines Schülers Schelenz werden Ulricis besondere Verdienste als „Sozialhygieniker" hervorgehoben, „der für die Verstopfung der Seuchenherde durch Entfernung der Bazillenstreuer aus den Familien eintrat" [49, S. 694], und die Ernennung zum „Berater des Heeres in Tuberkulosefragen" nur als Beleg für seine fachliche Expertise verstanden. – 1939/41 DTG-Beirat, 1940/41 stellvertretender, 1942–45 1. Vorsitzender der DTG, Ehrenmitglied seit 1943 [43; 44]

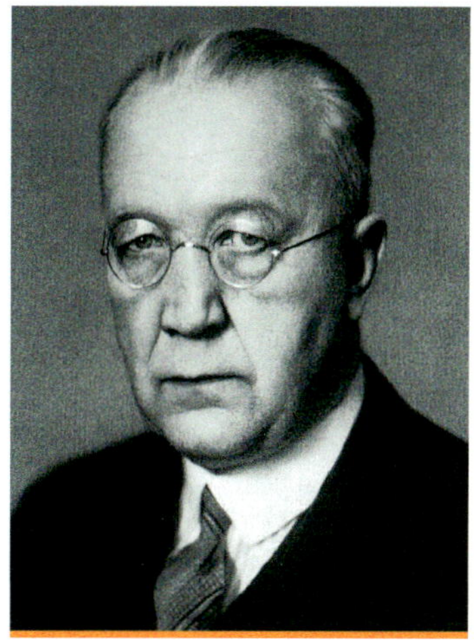

Abbildung 8.3
Hellmuth Ulrici (1874–1950)

1907 Chefarzt der Heilstätte Müllrose in Brandenburg
1914 Chefarzt des TB-Krankenhauses „Waldhaus Charlottenburg" in Sommerfeld
1941 Beratender TB-Facharzt der Heeressanitätsinspektion
1942 DTG-Vorsitzender (bis 1945)
1948 Herausgeber der Zeitschrift „Klinik der Tuberkulose"

Otto Walter (9.10.1891–14.6.1964)

Fürsorgearzt, NS-Gesundheitspolitiker, SA-Sanitätsbrigadeführer. 1919 Freikorps Epp, 1931 NSDAP/SA, 1932 NS-Ärztebund. Walter war ab 1924 als Allgemeinarzt in eigener Praxis und als Fürsorgearzt tätig, 1929 dann als Vertrauensarzt der Allgemeinen Ortskrankenkasse Mülheim/Ruhr. 1934 wurde er Reichshauptstellenleiter im NSDAP-Hauptamt für Volksgesundheit, ab 1942 im Rang eines Oberbereichsleiters. 1935 war Walter außerdem Fürsorgearzt im Amt für Volksgesundheit bei der Obersten Leitung der NSDAP und 1939 Sonderbeauftragter für den vertrauensärztlichen Dienst im Reichsarbeitsministerium. 1938 wurde er Oberbereichsleiter, dann Präsident des RTA und ab 1941 Geschäftsführer des Reichs-Tuberkulose-Rates (RTR) bis 1945. Außerdem war Walter Dozent an der Reichsführerschule der Deutschen Ärzteschaft in Alt-Rehse. Als der in der NS-Zeit in zentralen Funktionen agierende TB-Gesundheitspolitiker Walter 1964 stirbt, wird sein Tod in der „Praxis der Pneumologie" mit nur wenigen Zeilen vermerkt. Das Amt als RTA-Präsident wird zwar erwähnt, Walters Bekanntheit aber an seiner mit Franz Redeker verfassten Publikation „Entstehung und Entwicklung der Lungenschwindsucht" festgemacht. – DTG-Mitglied [6, S. 654; 8, 41; 12, S. 479; 13, S. 334; 45]

Literatur

1. Moser, Gabriele: Professionalisierung, Statuserhalt und Dienst an der „Volksgesundheit". In: Fortschritte auf dem Gebiet der Röntgenstrahlen und der bildgebenden Verfahren 2014 (186), S. 116–119
2. Klee, Ernst: Auschwitz, die NS-Medizin und ihre Opfer. Frankfurt/M. 1997
3. Wolters, Christine: Gesellschaftsunwürdige Volksgenossen. Psychiatrisierung von Tuberkulosekranken im Nationalsozialismus und in der Nachkriegszeit. In: Wolters, Christine; Beyer, Christof; Lohff, Brigitte (Hg.): Abweichung und Normalität. Psychiatrie in Deutschland vom Kaiserreich bis zur Deutschen Einheit. Bielefeld 2013, S. 243–278
4. Ehmann, Michael: „... man war betont nett zu mir". In: Spektrum. Fachzeitschrift der Deutschen Rentenversicherung Baden-Württemberg 2017, Nr. 1, S. 42–44
5. Oehler-Klein, Sigrid; Neumann, Alexander: Karrieren im Krieg – Gießener Wissenschaftler in den Sanitätsinspektionen der Wehrmacht. In: dies. (Hg.): Die Medizinische Fakultät der Universität Gießen im Nationalsozialismus und in der Nachkriegszeit: Personen und Institutionen, Umbrüche und Kontinuitäten. Stuttgart 2007, S. 401–466
6. Klee, Ernst: Das Personenlexikon im Dritten Reich. Wer war was vor und nach 1945. Frankfurt/M. 2005
7. Maitra, Robin T.: „... wer imstande und gewillt ist, dem Staate mit Höchstleistungen zu dienen!". Hans Reiter und der Wandel der Gesundheitskonzeption im Spiegel der Lehr- und Handbücher der Hygiene zwischen 1920 und 1960. Husum 2001
8. Wolters, Christine: Tuberkulose und Menschenversuche im Nationalsozialismus. Das Netzwerk hinter den Tbc-Experimenten im Konzentrationslager Sachsenhausen. Stuttgart 2011
9. Bacmeister, Adolf: Ludwig Aschoff zum Gedächtnis. In: Der Öffentliche Gesundheitsdienst B 1942 (8) Nr. 10, S. 205–207
10. Prüll, Cay-Rüdiger: Ludwig Aschoff (1866–1942): Wissenschaft und Politik in Kaiserreich, Weimarer Republik und Nationalsozialismus. In: Grün, Bernd; Hofer, Hans-Georg; Leven, Karl-Heinz: Medizin und Nationalsozialismus. De Freiburger Medizinischen Fakultät und das Klinikum in der Weimarer Republik und im „Dritten Reich". Frankfurt/M. 2002, S. 92–118
11. Wikipedia-Artikel Adolf Bacmeister (Mediziner). https://de.wikipedia.org/wiki/Adolf_Bacmeister_(Mediziner) [Stand: 1.9.2017]
12. Süß, Winfried: Der „Volkskörper" im Krieg : Gesundheitspolitik, Gesundheitsverhältnisse und Krankenmord im nationalsozialistischen Deutschland 1939–1945. München 2003
13. Reinicke, Peter: Tuberkulosefürsorge. Der Kampf gegen eine Geißel der Menschheit. Dargestellt am Beispiel Berlins 1895–1945. Weinheim 1988
14. Zajaczkowski, Tadeusz: The Tuberculosis Hospital in Hohenkrug, Stettin. Department of Genitourinary Tuberculosis. In: Annales Acdemiae Medicae Stetinensis 2015 (58) Nr. 2, S. 66–76
15. Breu: Hellmuth Deist (1890–1963). In: Deutsche Medizinische Wochenschrift 1963 (88) Nr. 26, S. 1335–1336
16. Gütt, Arthur: Hans Denker †. In: Der Öffentliche Gesundheitsdienst B 1938 (3) Nr. 24, S. 797–799
17. Stürzbecher, Manfred: Hamel, Carl. In: Neue Deutsche Biographie (NDB). Band 7, Berlin 1966, S. 583f. Digitalisat unter: Biographie-Portal.de [Stand: 1.9.2017]
18. Wikipedia-Artikel Kurt Heißmeyer. https://de.wikipedia.org/wiki/Kurt_Heißmeyer [Stand: 1.9.2017]
19. Kayser-Petersen: Helm zum 70. Geburtstag am 21. Januar 1944. In: Der Öffentliche Gesundheitsdienst 1943 (9) Nr. 23/24 (B), S. 288
20. Moser, Gabriele: Tuberkulosebekämpfung zwischen „Volksröntgenkataster" und SS-Röntgensturmbann. In: Fortschritte auf dem Gebiet der Röntgenstrahlen und der bildgebenden Verfahren 2014 (186) S. 329–333

21. Schmidt, M.; Groß, D.: Hans Holfelder und der Röntgensturmbann der Waffen-SS. In: Radiologie 2013 (53), S. 620–621.
22. Ickert, Franz; Benze, Hans: Stammbäume mit Tuberkulösen. Leipzig 1933
23. Ickert, Franz: Zur Casuistik des Hydrocephalus congenitus. Leipzig: Diss. med. 1907
24. Labisch, Alfons; Tennstedt, Florian: Der Weg zum „Gesetz über die Vereinheitlichung des Gesundheitswesens vom 3. Juli 1934. Entwicklungslinien und -momente des staatlichen und kommunalen Gesundheitswesens in Deutschland. Teil 2. Düsseldorf 1985
25. Schröder, Erich: Franz Ickert zum Gedenken. In: Der Tuberkulosearzt 1954 (8), S. 721–722
26. Tagesgeschichtliche Notizen. In: Zeitschrift für Tuberkulose 1948 (92), S. 357
27. Ickert, Franz: Körpertyp und Tuberkulose. In: Beiträge zur Klinik der Tuberkulose und spezifischen Tuberkulose-Forschung 1929 (72), S. 774–783
28. Ickert, Franz: Über konstitutionelle und erbbiologische Faktoren bei der Tuberkulose unter Berücksichtigung der Eheberatung. In: Beiträge zur Klinik der Tuberkulose und spezifischen Tuberkulose-Forschung 1940 (94), S. 383–402
29. Ickert, Franz: Wen sollen Tuberkulöse heiraten und wen nicht? In: Deutsches Tuberkulose-Blatt 1944 (18), S. 29–34
30. Schleiermacher, Sabine: Gesundheitspolitische Traditionen und demokratische Herausforderung. In: Woelk, Wolfgang; Vögele, Jörg (Hg.): Geschichte der Gesundheitspolitik in Deutschland. Berlin 2002, S. 266–283
31. Klare, Kurt: Tuberkulosefragen. Gedanken und Betrachtungen. Leipzig 1939
32. Potthoff, Friedrich: Konstitution, Rasse und Tuberkulose. Eine anthropologische Untersuchung an 1000 Tuberkulösen. In: Beiträge zur Klinik der Tuberkulose und spezifischen Tuberkulose-Forschung 1937 (89), S. 180–212
33. Deist, H.: Prof. Dr. med. Kurt Klare †. In: Deutsche Medizinische Wochenschrift 1954 (79), S. 1390
34. Nicol, Kurt: Zum Rücktritt von Prof. Dr. Kurt Klare als Leiter der Tuberkulose-Kinderklinik Scheidegg im Allgäu. In: Deutsche Medizinische Wochenschrift 1939 (65), S. 1779
35. Rickmann, L.: Kurt Klare in memoriam. In: Der Tuberkulosearzt 1954 (8), S. 597–598
36. Staehr, Christian: Spurensuche. Ein Wissenschaftsverlag im Spiegel seiner Zeitschriften 1886–1986. Stuttgart; New York 1986
37. Bruns, Florian: Medizinethik im Nationalsozialismus. Entwicklungen und Protagonisten in Berlin (1939–1945). Stuttgart 2009
38. Hinz-Wessels, Annette: Das Robert Koch-Institut im Nationalsozialismus. Berlin 2008
39. Voswinkel, Peter: Neufeld, Fred. In: Neue Deutsche Biographie. Nr. 19, 1999, S. 115. Digitalisat unter: Biographie-Portal.de [Stand: 1.9.2017]
40. Kayser-Petersen: Kurt Nicol zum 60. Geburtstag. In: Der Öffentliche Gesundheitsdienst B 1943 (9) Nr. 23/24, S. 288
41. Wikipedia-Artikel Wilhelm Roloff. https://de.wikipedia.org/wiki/Wilhelm_Roloff [Stand: 1.9.2017]
42. Bochalli, Rudolf: Georg Schröder †. In: Der Öffentliche Gesundheitsdienst B 1942 (8) Nr. 5, S. 98–99
43. Andreas Schmitt: „leuchten wir mal hinein ...": das Waldhaus Charlottenburg in Sommerfeld, Osthavelland 1905–1945. Berlin: Diss. med. 1999
44. Schelenz, Kurt: Hellmuth Ulrici in memoriam, in: Der Tuberkulosearzt 1950 (4), H. 12, S. 693–695
45. Praxis der Pneumologie 1964 (18), H. 10, S. 727f.

8.1

Julius Kayser-Petersen (1886–1954) – ein Protagonist der „totalen Tuberkulosebekämpfung" im Nationalsozialismus

Florian Bruns

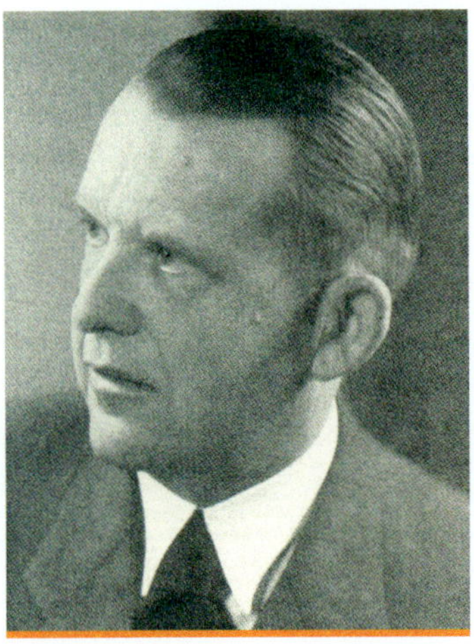

Abbildung 8.1.1
Julius Emil Kayser-Petersen (1886–1954)

1923 TB-Fürsorgestelle in Jena
1925 Oberarzt an der Jenaer Uniklinik für Innere Medizin
1925 Gründungsmitglied und Generalsekretär der DTG
1930 Privatdozent, 1936 ao. Professor
1940 Generalsekretär und Vizepräsident des RTA und TB-Referent im Reichsinnenministerium (bis 1945)

Als langjähriger Geschäftsführer der Deutschen Tuberkulose-Gesellschaft (DTG), Generalsekretär des Reichs-Tuberkulose-Ausschusses (RTA) und Referent in der Gesundheitsabteilung des Reichsinnenministeriums war Julius Kayser-Petersen über viele Jahre ein Multifunktionär innerhalb der ärztlichen wie staatlichen Organisationen zur Bekämpfung der Tuberkulose. In seinen zahlreichen Ämtern sowie als leitender Arzt der TB-Fürsorgestelle Jena entwickelte sich Kayser-Petersen während des Nationalsozialismus zum profiliertesten Verfechter einer „totalen Tuberkulosebekämpfung" [zum Begriff vgl. 1].

Julius Emil Kayser-Petersen wurde am 23. Juli 1886 im elsässischen Weißenburg geboren und evangelisch getauft. Ab dem Wintersemester 1905/06 studierte er in München, Kiel und Freiburg Medizin. Bereits im ersten Studiensemester trat er dem Verband der Vereine deutscher Studenten (VVDSt oder auch Kyffhäuser-Verband) bei. Der Kyffhäuser-Verband war ein dezidiert antisemitischer Studentenverband, der 1896 einen Arierparagrafen eingeführt hatte und sich bis zu seiner vorübergehenden Auflösung 1938 erfolgreich um die Verbreitung völkisch-nationalistischen Gedankenguts unter Studenten und Akademikern bemühte. Als Medizinstudent in Freiburg stand Kayser-Petersen über drei Semester an der Spitze des lokalen VDSt [2, S. 404]. 1910 bestand er das medizinische Staatsexamen und wurde ein Jahr später, ebenfalls in Freiburg, mit einer Arbeit zur Atherosklerose der Niere zum Doktor der Medizin promoviert [3]. Nach Erhalt der Approbation leistete Kayser-Petersen seinen einjährig-freiwilligen Militärdienst als Marinearzt bei der 1. Matrosendivision in Kiel ab. 1913 begann er als Assistenzarzt an der Medizinischen Klinik des Hospitals zum Heiligen Geist in Frankfurt am Main zu arbeiten. 1914 heiratete er Martha Schlichter, mit der er sechs Kinder hatte. Die älteste Tochter, Ingeborg Luise (1915–2013), wurde später ebenfalls Ärztin.

Im Ersten Weltkrieg diente Kayser-Petersen als Stabsarzt der Marine und kehrte 1919 als Oberarzt wieder an das Frankfurter Heilig-Geist-Hospital zurück. 1923 erfolgte die fachliche Hinwendung zur Tuberkulose: Kayser-Petersen wurde leitender Arzt der TB-Fürsorgestelle Jena, die der dortigen Universitätspoliklinik angegliedert war. Deren Direktor, der Internist Felix Lommel (1875–1968), erweiterte die Fürsorgestelle 1924 um eine eigene TB-Klinik. Diese wurde in den Räumen eines ehemaligen Garnisonslazaretts eingerichtet, umfasste 55 Betten und befand sich in der Trägerschaft der Thüringer Landesversicherungsanstalt. 1925 wurde Kayser-Petersen unter Lommel Oberarzt an der TB-Klinik, die der Universität Jena zu Lehr- und Forschungszwecken zur Verfügung stand. An Kayser-Petersens Werdegang wird deutlich, dass er, ähnlich wie sein akademischer Lehrer Lommel, nicht aus der Heilstättenbewegung, sondern aus der Inneren Medizin zur TB-Erforschung und -bekämpfung stieß.

Ebenfalls 1925 begann Kayser-Petersen seine Tätigkeit als Geschäftsführer der neu gegründeten DTG, die er bis 1945 ausüben sollte. Wie es zur Vergabe dieses Amtes an den weder habilitierten noch in der TB-Medizin bis dahin sonderlich ausgewiesenen Arzt kam, wäre noch genauer zu erforschen. Einschlägige Publikationen auf diesem Feld lassen sich bis 1925 nicht verzeichnen. In jedem Fall markierte die Übernahme dieser Position den Beginn einer einflussreichen Laufbahn als fachpolitischer Organisator und Mitgestalter staatlicher wie medizinisch-wissenschaftlicher Aktivitäten im Kampf gegen die Volkskrankheit Tuberkulose.

Als institutionelle Basis für sein Engagement nutzte Kayser-Petersen dabei über Jahre hinweg seine Tätigkeit in der Jenaer TB-Fürsorgestelle, später dann auch seine Positionen im Reichsinnenministerium sowie im RTA. In seiner Funktion als Geschäftsführer der DTG, die er mit bemerkenswerter Kontinuität 20 Jahre lang ausübte, hatte er zudem in allen Fragen des Mitgliederwesens mitzuentscheiden – so z.B. auch über den Aufnahmeantrag von Paula Klare, den ihr Ehemann Kurt Klare an Kayser-Petersen mit der Bitte um Befürwortung gesandt hatte [BArch, R96-II/21, Bl. 65]. Das wurde insbesondere 1933 relevant, als es um die „Gleichschaltung" der Fachgesellschaft und die Frage des Ausschlusses jüdischer oder politisch nicht genehmer Mitglieder ging. Immerhin beschränkte die DTG den „Arierzwang" laut Satzung – zumindest bis 1941 – auf den Vorstand der Gesellschaft und ließ damit die einfachen Mitglieder vorerst unbehelligt [BArch, R96-II/16, Bl. 31–35]. Dies lässt sich als eine gewisse Verzögerung der „Gleichschaltung" der DTG unter der Ägide Kayser-Petersens deuten.

Von grundsätzlicher politischer Widerständigkeit oder republikanischer Überzeugung lässt sich bei Kayser-Petersen dennoch nicht sprechen. In den 1920er Jahren ist er im Lager der republikfeindlichen Deutschnationalen Volkspartei (DNVP) zu verorten; seit 1924 gehörte er dem Frontsoldatenverband „Stahlhelm" an, dem paramilitärischen Arm der DNVP.

Relativ spät habilitierte er sich 1930 in Jena für Innere Medizin, und auch die Ernennung zum außerordentlichen Professor benötigte danach länger als die üblichen fünf Jahre. Dass sie erst 1936 erfolgte, führte er nach dem Krieg auf die bis dato noch fehlende Mitgliedschaft in der NSDAP zurück [BArch, R96-II/17, Bl. 26]. 1938 wurde Kayser-Petersen schließlich Mitglied der Partei. Ein mancherorts vermerkter Parteibeitritt im Jahr 1936 [4, S. 469; 5, S. 252] ist aufgrund der zu dieser Zeit noch in Geltung befindlichen Aufnahmesperre unplausibel, denkbar wäre höchstens eine Rückdatierung. Bereits 1934 war Kayser-Petersen dem NS-Lehrerbund beigetreten.

Nach der nationalsozialistischen Machtübernahme kam Kayser-Petersens gesundheitspolitischer Gestaltungsanspruch im Hinblick auf die Tuberkulose voll zum Tragen. Wie viele Kollegen seiner Fachrichtung versprach er sich von der neuen, diktatorischen Reichsregierung eine Vereinheitlichung von Strukturen und Gesetzen zur TB-Bekämpfung sowie die verstärkte Disziplinierung der Kranken, insbesondere der nicht kooperativen. Erste Erfahrungen mit der NS-Gesundheitspolitik hatte er in Jena bereits sammeln können; im „Mustergau" Thüringen waren die Nationalsozialisten seit 1930 an der Landesregierung beteiligt und hatten u.a. ein restriktives Seuchengesetz erlassen. Vor diesem Hintergrund erscheint es nur folgerichtig, dass Kayser-Petersen 1933 an den „Rassenpolitischen Schulungen" in der Staatsschule für Führertum und Politik des Thüringischen Landesamts für Rassewesen teilnahm.

Auch das totalitäre Ziel des Nationalsozialismus, möglichst alle Menschen in Deutschland gesundheitlich-medizinisch zu erfassen und nach rassenhygienischen Kriterien zu bewerten, teilte Kayser-Petersen aus Überzeugung. In Publikationen, die im Zusammenhang mit der nationalsozialistischen Erbgesundheitsgesetzgebung entstanden, zeigte er sich geradezu besessen davon, wirklich jeden TB-Kranken in seinem Jenaer Wirkungskreis zu identifizieren, den genauen Krankheitsstatus zu erheben und die Ehetauglichkeit zu prüfen.

Er verband dies mit dem Anspruch, von ärztlicher Warte aus den Alltag der Menschen bis in persönlichste Details wie Hygiene, Sexualität oder Heiratspläne mitzubestimmen, moralisch zu bewerten und mit staatlicher Hilfe zu reglementieren [6]. Zur Rechtfertigung bemühte er völkische Untergangsszenarien. Bereits zwei Jahre vor Beginn des Zweiten Weltkriegs urteilte er, das Deutsche Reich befinde sich „in einem der schwersten Daseinskämpfe, die jemals einem Staat auferlegt worden sind" [6, S. 736].

„So hat wohl jeder, der seit Jahren an der Front der Tuberkulosebekämpfung steht, es wie eine Erlösung empfunden, als er lernte den Grundsatz ‚Gemeinnutz geht vor Eigennutz' auf sein Arbeitsgebiet anzuwenden." [7, S. 19]

Angesichts solcher biologistischer Dystopien ist es wenig verwunderlich, dass Kayser-Petersen als dezidierter Vertreter der nationalsozialistischen Kollektivethik auftrat und in diversen Publikationen darauf hinwies, dass in der Gesundheitspolitik im Allgemeinen sowie in der TB-Bekämpfung im Speziellen der „Gemeinnutz" stets wichtiger sei als der „Eigennutz". Als schärfste Sanktion gegenüber „asozialen" Kranken propagierte Kayser-Petersen überdies die Zwangsasylierung in der unweit von Jena gelegenen Anstalt Stadtroda. Selbst während des Krieges kümmerte er sich intensiv um Detailprobleme, etwa um die Frage, wie mit Kranken umzugehen sei, die aufgrund von Verstößen gegen die Hausordnung aus Heilstätten entlassen worden waren. Auch sie durften nach Kayser-Petersens Dafürhalten keineswegs durch das Raster der totalen Erfassung fallen [8]. Die Korrespondenz Kayser-Petersens aus den letzten beiden Jahren seiner Amtszeit als Geschäftsführer der DTG sowie des RTA zeichnen ebenfalls das Bild einer bis in Details hinein kontrollierenden Amtsausübung [vgl. BArch, R96-II/15–18]. Die Tagungen der DTG organisierte er zu dieser Zeit im Zweijahresrhythmus, der bis in die Kriegszeit (1941) fortgeführt wurde. Die Zusammenkünfte waren stets durchzogen von Grußadressen und Ergebenheitsbekundungen an Hitler und die nationalsozialistische Politik. Solche Referenzen an die Machthaber waren auch in anderen Fachgesellschaften üblich, zwingend nötig waren sie jedoch nicht.

Kritik der Rentenversicherung
(siehe Kap. 4.2)

Kayser-Petersen avancierte schließlich zum Tuberkulose-Referenten in der Abteilung Gesundheitswesen und Volkspflege des Reichsinnenministeriums. Hier profilierte er sich als scharfer Kritiker der Sozial- und Rentenversicherung, die er als Teil des TB-Problems ansah und der er die „moderne" nationalsozialistische Gesundheitspolitik gegenüberstellte. 1940 wurde Kayser-Petersen Vizepräsident und Generalsekretär des RTA. Er arbeitete nun vorwiegend von Berlin aus und war in der Folge maßgeblich am 1942 erlassenen Tuberkulosegesetz beteiligt. Weniger erfolgreich blieben seine Versuche, reichsweit eine verpflichtende TB-Schutzimpfung auf Basis des BCG-Impfstoffs einzuführen. Publizistisch betätigte er sich als Autor von Monografien und zahllosen Zeitschriftenartikeln. 1941 trat er in den Herausgeberkreis der renommierten „Zeitschrift für Tuberkulose" ein. Außerdem fungierte er als 1. Generalsekretär der 1941 im Zuge der deutschen Herrschaft über Europa neu gegründeten internationalen Vereinigung gegen die Tuberkulose sowie als Mitherausgeber der zugehörigen Zeitschrift „Tuberculosis". Erkennbar ging es ihm auf allen Ebenen um Einfluss, intensive Vernetzung sowie Sichtbarkeit in Gesundheitspolitik und Fachöffentlichkeit. Er stellte dem NS-Regime nicht nur seine medizinische Expertise zur Verfügung, sondern machte auch konkrete politische Handlungsvorschläge. In den letzten Kriegsjahren stark beeinträchtigt durch die Ausbombung der Dienststelle des RTA in der Berliner Einemstraße 1943 stellte sich Kayser-Petersen nach 1945 den Alliierten als TB-Experte zur Verfügung – zunächst den Amerikanern, dann den Russen. Auf den erneuten politischen Umbruch reagierte er, einmal mehr, flexibel und opportunistisch.

RTA und Kriegsende
(siehe Kap. 7)

Nach kurzzeitiger Unterbrechung firmierte er ab Mai 1946 wieder als Leiter der TB-Fürsorgestelle in Jena. 1950 wurde er dort zum Professor mit Lehrauftrag ernannt [9, S. 301f.].

In selbstbewusster Manier will er nach wie vor von zentraler Stelle aus die großen Linien der Tuberkulosepolitik mitbestimmen, schließlich ist die Krankheit in der Nachkriegszeit verbreitet wie nie [10]. Eine Rückkehr an seine letzte Wirkungsstätte in Berlin zieht er in Betracht, „wenn sich eine Möglichkeit zur Weiterführung der Arbeit des Reichs-Tuberkulose-Ausschusses bezw. einer zentralen Lenkung der Tuberkulosebekämpfung von dort aus ergibt“ [BArch, R96-II/17, Bl. 26]. 1949 kann er sich vorübergehend noch als Mitherausgeber der reaktivierten „Zeitschrift für Tuberkulose“ halten. Gleichwohl sind seine großen Jahre vorbei. 1947 übernahm der Dermatologe Karl Wilhelm Kalkoff das Amt des Geschäftsführers der nun wiedergegründeten DTG. Die DDR verlieh Kayser-Petersen noch 1953, im Jahr vor seinem Tod 1954, den Titel „Verdienter Arzt des Volkes“. Seine Fähigkeit, „unter wechselnden politischen Verhältnissen immer seiner Aufgabe, der Tuberkulosebekämpfung, treu zu bleiben, gründete sich in einer selten lauteren Persönlichkeit“, so eine nicht nur grammatikalisch etwas holprig daherkommende posthume Charakterisierung [11]. Eine vertiefte medizinhistorische Beschäftigung mit Kayser-Petersen und seinem Wirken in unterschiedlichen politischen Systemen wäre in jedem Fall lohnenswert.

Karl Wilhelm Kalkoff
(siehe Kap. 10)

Literatur und Quellen

1. Kayser-Petersen, Julius: Totale Tuberkulosebekämpfung. In: Medizinische Zeitschrift (Kriegsgemeinschaftszeitschrift) 1945 (4), S. 148–150
2. Zirlewagen, Marc: Biographisches Lexikon der Vereine deutscher Studenten. Band 1: Mitglieder A–L. Norderstedt 2014
3. Kayser-Petersen, Julius Emil: Ueber den sogenannten Fettinfarkt der Niere (Atherosklerose des Bindegewebes). Ein Beitrag zu den Altersveränderungen der Niere. Lübbecke i. W. 1912
4. Süß, Winfried: Der „Volkskörper“ im Krieg. Gesundheitspolitik, Gesundheitsverhältnisse und Krankenmord im nationalsozialistischen Deutschland. München 2003
5. Wolters, Christine: „Gesellschaftsunwürdige Volksgenossen“. Psychiatrisierung von Tuberkulosekranken im Nationalsozialismus und in der Nachkriegszeit. In: dies., Beyer, Christof; Lohff, Brigitte (Hg.): Abweichung und Normalität. Psychiatrie in Deutschland vom Kaiserreich bis zur Deutschen Einheit. Bielefeld 2013, S. 243–278
6. Kayser-Petersen, Julius: Das Gesetz zum Schutze der Erbgesundheit des deutschen Volkes vom 18.X.1935 und seine Bedeutung für die Tuberkulosekranken. In: Beiträge zu Klinik der Tuberkulose und spezifischen Tuberkulose-Forschung 1937 (89), S. 736–748
7. Kayser-Petersen, J.E.: Eigennutz und Gemeinnutz in der Tuberkulosebekämpfung. In: Reichstuberkuloseblatt 1934 (21) Nr. 3, S. 19–20
8. Kayser-Petersen, Julius: Nochmals die Frage der disziplinären Entlassung, in: Der Öffentliche Gesundheitsdienst 1943 (9), S. 254–258
9. Klee, Ernst: Das Personenlexikon zum Dritten Reich. Wer war was vor und nach 1945. 4. Aufl. Frankfurt a. M. 2013
10. Kayser-Petersen, Julius E.: Wandlungen des tuberkulösen Geschehens in der Kriegs- und Nachkriegszeit, in: Deutsche Medizinische Wochenschrift 74 (1949), S. 644–648
11. Schröder, Erich: Professor Dr. Kayser-Petersen zum Gedenken. In: Der Öffentliche Gesundheitsdienst 1955 (16), S. 416

BArch – Bundesarchiv

8.2

Franz Redeker. Biografische Skizze eines Medizinalbeamten

Sabine Schleiermacher

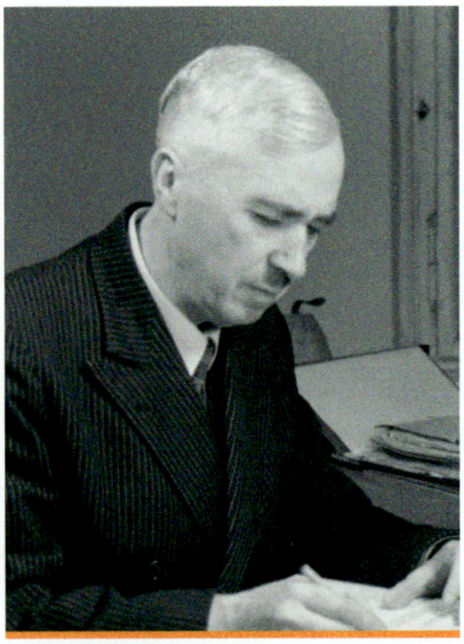

Abbildung 8.2.1
Franz Redeker (1891–1962)

1933 Oberregierungs- und Medizinalrat in Berlin
1933 1. Vorsitzender der DTG
1946 wiss. Mitarbeiter, später Obermedizinalrat der Gesundheitsbehörde Hamburg
1949 Aufbau des heutigen Bundesgesundheitsministeriums (bis 1953)
1953 Präsident des Bundesgesundheitsamtes (bis 1956)

Franz Albert Redeker (17.6.1891–16.9.1962), Mediziner, Tuberkuloseforscher und Technokrat in der Gesundheitsverwaltung, setzte in seinen verschiedenen Tätigkeitsfeldern in differenten politischen Systemen und unterschiedlichen Funktionen vom angestellten Arzt bis zum Präsidenten des Bundesgesundheitsamtes seine gesundheitspolitischen Vorstellungen konsequent um.

Nach Abschluss seines Medizinstudiums in Leipzig mit Staatsexamen und Approbation 1914 [BArch, Pers 101/79251 *; vgl. 1] nahm Redeker zunächst als Soldat und schließlich als Oberarzt der Reserve am Ersten Weltkrieg teil. Während dieser Zeit promovierte er in Leipzig mit einer medizinhistorischen Arbeit [2]. Von 1919 bis 1921 war er als Stadtassistenzarzt in der Fürsorgestelle bei der Stadtverwaltung Mülheim a. d. Ruhr tätig und zuständig für die Bereiche Aufklärung der Bevölkerung, Fortbildung von Fürsorgerinnen und statistische Datenauswertung. In dieser Zeit wurde er Mitglied im Verein der Kommunalärzte der Rheinprovinz, dem u.a. die für die Gesundheitspolitik seit dem Nationalsozialismus bis in die Bundesrepublik einflussreichen Erich Schröder, Carl Coerper und Wilhelm Hagen angehörten [3, S. 88 f.]. Von 1921 bis 1926 war Redeker „Chefarzt" beim ortsansässigen Thyssen-Werk, wo er mit dem Ausbau sowie der Organisation und Leitung der fürsorgeärztlichen Abteilung betraut war. In diesem Zusammenhang kontrollierte er die hygienische Situation im Werk, aber auch in den Wohnungen der Werksangehörigen und den beiden Werkseinrichtungen für allgemein- und TB-kranke Kinder, und erfasste systematisch die Belegschaft und deren Familien.

Nachdem Redeker 1922 die Staatliche Prüfung für Kreisärzte abgelegt hatte, war er von 1926 bis 1930 als Medizinalassessor mit der Verwaltung der Medizinalratstelle im Mansfelder Gebirgskreis und der Leitung der Fürsorgestelle für Tuberkulose beauftragt, womit er seine Laufbahn im Preußischen Staatsdienst begann. In diesen Jahren erschienen die von ihm mitverfassten Bücher zur Tuberkulose bei Kindern und Erwachsenen [4; 5]. 1930 wechselte Redeker als Medizinaldezernent der Regierung nach Osnabrück, wo er zum Regierungs- und Medizinalrat befördert wurde. In dieser Position führte er mit Adolf Heinmüller im Emsland eine Untersuchung zu Verbreitung, Verlauf und Vererbbarkeit der Tuberkulose durch, wofür er die Bewohner eines Dorfes nicht nur möglichst vollständig zu erfassen, sondern auch „durchzuröntgen" suchte [6, S. 178; 7]. Auch in dieser Phase publizierte er gemeinsam mit anderen zu verschiedenen Fragen der Tuberkulose [8; 9].

Anfang 1933 wurde Redeker auf Vorschlag des Leiters der Medizinalabteilung des Preußischen Ministeriums des Innern und NSDAP-Mitgliedes, Gottfried Frey, mit der Vertretung des Oberregierungs- und Medizinalrats beim Polizeipräsidium in Berlin beauftragt. Redeker sollte hier die Stelle von Walter Lustig vertreten, der als Jude aus dem Amt entfernt worden oder, wie es in der „Zeitschrift für Tuberkulose" hieß, ‚ausgeschieden' war, noch bevor das Gesetz zur Wiederherstellung des Berufsbeamtentums in Kraft trat [10]. Nach wenigen Wochen wurde Redeker formal nach Berlin versetzt und mit der Wahrnehmung der Dienstgeschäfte des Oberregierungs- und Medizinalrats sowie des Vorsitzenden des Gerichtsärztlichen Ausschusses für die Stadt Berlin beauftragt.

*siehe Quellenverzeichnis

Im Herbst 1934 wurde Redeker in dieser Funktion als höchster Medizinalbeamter in Berlin auf eine Planstelle als Oberregierungs- und Medizinalrat befördert und behielt diese Stelle bis zum Herbst 1946. Nach Befreiung und bedingungsloser Kapitulation im Mai 1945 bildete sich in Berlin ein Magistrat mit einer Abteilung für Gesundheit. Hier wurde Redeker als Fachmann die Leitung des Hauptgesundheitsamtes und kurze Zeit später der Abteilung Gesundheitswesen der Stadt Berlin übertragen [11, S. 202].

Als im Rahmen seines Entnazifizierungsverfahrens von US-amerikanischer Seite Bedenken gegen ihn wegen seiner hohen Position im nationalsozialistischen Apparat geäußert wurden – Redeker war der Nationalsozialistischen Volkswohlfahrt (NSV), nicht aber der NSDAP beigetreten – und ihn die Alliierte Kontrollkommission entließ [12, S. 664 Anm. 19.], erwirkte er beim Bürgermeister von Berlin, ein zurückliegendes Gespräch mit ihm als seine Kündigung anzusehen, sodass er nicht als Entlassener erschien und in der britischen Besatzungszone in Hamburg Ende 1946 in der Gesundheitsverwaltung tätig werden konnte. Nach Abschluss seines Entnazifizierungsverfahrens wurde er im Frühjahr 1948 als Leiter des Öffentlichen Gesundheitsdienstes mit der vorläufigen Wahrnehmung der Geschäfte des ärztlichen Leiters der Gesundheitsbehörde Hamburgs beauftragt, bevor er Ende 1949 die Leitung der neugegründeten Abteilung IV Gesundheitswesen im Bundesministerium des Innern übernahm. 1950 wurde er zum Ministerialdirektor befördert, 1953 schließlich zum Präsidenten des Bundesgesundheitsamtes ernannt und mit Erreichen der Altersgrenze 1956 pensioniert.

Redeker gehörte verschiedenen berufs- und fachspezifischen Vereinigungen an wie etwa dem Preußischen und Deutschen Medizinalbeamtenverein und seit 1925 der Deutschen Tuberkulose-Gesellschaft (DTG), 1931/32 als deren stellvertretender und 1933/34 als 1. Vorsitzender. In diesem Zeitraum war er Vorstandsmitglied im Reichs-Tuberkulose-Ausschuß (RTA, 1933–1935), in dessen wissenschaftlichen Beirat er 1939 berufen wurde. Als Mitglied der Internationalen Union gegen die Tuberkulose (ab 1934/35, neben Gottfried Frey und Hans Reiter) nahm er an deren internationaler Konferenz in Lissabon (1937) und in Berlin an der ersten Sitzung der Verwaltungskommission der Internationalen Vereinigung gegen die Tuberkulose (1942) teil. In der DTG übernahm er die Leitung der Arbeitsgruppe zur Tuberkulosestatistik [nach 13].

Internationale Verbindungen
(siehe Kap. 10)

Redekers Engagement fand seinen Niederschlag sowohl in eigenen Veröffentlichungen als auch in der Mitwirkung an Periodika. So gehörte er von 1933 bis 1944 zur Schriftleitung der „Zeitschrift für Tuberkulose", 1942 bis 1944 von „Tuberculosis". Von 1930 bis 1935 hatte er dieses Amt bei der „Zeitschrift für Gesundheitsverwaltung und Gesundheitsfürsorge: Arbeitsgemeinschaft der Deutschen Fürsorgearztverbände" inne. Dieselbe Funktion übernahm er anschließend von 1935 bis 1944 in „Der Öffentliche Gesundheitsdienst", Pflichtperiodikum des öffentlichen Gesundheitswesens, mit dem juristische, medizinische und personelle Entwicklungen mitgeteilt wurden und das „als zentrales Fachblatt des nationalsozialistisch strukturierten Gesundheitswesens konzipiert" und zugleich Nachfolgeperiodikum des Reichstuberkuloseblatts für die DTG war [14, S. 17].

Über Mitgliedschaften und Schriftleitungen war Redeker Teil eines einflussreichen Netzwerkes, zu dem etwa der zum Herausgeberkollegium des „Öffentlichen Gesundheitsdienstes“ gehörende Arthur Gütt zählte: Er war NSDAP-Mitglied seit 1932, SS-Brigadeführer und vor allem als Leiter der neugegründeten Abteilung IV für Volksgesundheit im Reichsministerium des Innern 1934 bis 1939 eine der zentralen Personen der nationalsozialistischen Gesundheits- und Bevölkerungspolitik, insbesondere der Rassenhygiene.

Die Verbindungen von Medizinalbeamten und TB-Ärzten bestanden über die verschiedenen politischen Umbrüche fort. So war Redeker 1949 Gründungsmitglied und bis zum Erreichen der Altersgrenze 1956 Präsident des Deutschen Zentralkomitees zur Bekämpfung der Tuberkulose [15, S. 1]. Redekers Fachkenntnisse wurden geschätzt. So wurde er etwa vom Reichsministerium des Innern mit einem Gutachten über die Ausstattung der Gesundheitsämter mit Röntgengeräten (1937/38) beauftragt und gehörte im RTA einer Arbeitsgruppe an, die sich mit der Einrichtung eines zentralen TB-Forschungsinstituts mit angegliedertem Krankenhaus befasste (1940/41) [vgl. 13].

Für sein Engagement wurde Redeker in den unterschiedlichsten politischen Systemen geehrt. 1943 verlieh ihm die Stadt Berlin auf Vorschlag des Leiters des Hauptgesundheitsamtes, Theobald Sütterlin, Hauptsturmführer der SS, die Robert-Koch-Plakette, da er sich durch Tuberkuloseforschung und -fürsorge sowie die „Anregung des Volks-Röntgenkatasters ... um die Volksgesundheit verdient gemacht“ habe [LAB A Rep.03-03-248; 16]. Im Zusammenhang mit seinem Ausscheiden aus dem Bundesgesundheitsamt sollte Redeker für die Verleihung des Bundesverdienstkreuzes vorgeschlagen werden, dessen Annahme er jedoch mit Verweis auf die ihm nicht genehme Entwicklung in der „Gesundheitsverwaltung des Bundes“ im Vorfeld ablehnte [nach 1, S. 398f.]. 1960 ehrte ihn die Bundesrepublik Deutschland dann mit dem Robert-Koch-Preis.

Das Deutsche Zentralkomitee zur Bekämpfung der Tuberkulose seinerseits verleiht seit 1957 den Franz-Redeker-Preis.

Planmäßige Fürsorgearbeit

Mit seiner ersten Anstellung begann Redeker über seine Erfahrungen zu publizieren. Die Themen Säuglings- und Kindersterblichkeit sowie Tuberkulose spiegeln dabei nicht nur einen Ausschnitt der zeitgenössischen Situation der Arbeiterschaft wider, sondern auch virulente gesundheitliche Probleme der Zeit, mit denen sich Redeker beschäftigte. Neben diesen Abhandlungen zu konkreten Problemen thematisierte Redeker grundsätzliche Fragen wie etwa die Haltung und Perspektive seiner eigenen Tätigkeit:

Nach seiner Vorstellung war die „Ideologie“ „planmäßiger fürsorgerischer Arbeit“ „eine utilitaristische und nicht etwa eine humanitäre, wobei freilich der humanitäre Impuls als Ankurbelungsinstrument des fürsorgerischen Arbeitswillens [...] Beachtung“ erfordere [17, S. 257]. „Die Humanitätsidee ist fast ausnahmslos von außen“ in die industrielle Wohlfahrtspflege hineingetragen worden [vgl. 18]. Dagegen müsse eine „belastungsfeste Wohlfahrtspflege [...] ideologisch wie praktisch im Wirtschaftsprozeß selbst begründet sein“, sonst werde die „geistige und körperliche Degeneration“ in der Arbeiterschaft „die Lebensfähigkeit der Industrie mit Sicherheit erdrosseln“.

„Ein degeneriertes, wirtschaftlich nicht tragbares Großstadtproletariat hat wiederholt den Untergang des gesamten Kulturkreises verursacht." Hierauf reagiere die Industrie mit der „industriellen Wohlfahrtspflege". Zwar benennt Redeker als eine Aufgabe der industriellen Wohlfahrtspflege, „die zur Erhaltung der Leistungsfähigkeit der künftigen Genrationen geeigneten Lebensbedingungen zu schaffen", er wendet sich aber ausschließlich der zweiten von ihm definierten Aufgabe zu, nämlich „gegen die wichtigsten Einzelerscheinungen, wie z. B. auf gesundheitlichem Gebiet die Säuglingsverkümmerung, die Rachitis, die Tuberkulose usw. geeignete Bekämpfungsmethoden zu finden und durchzuführen". So ist ihm also weder an einer systematischen Kritik der Arbeitsbedingungen noch an den Ursachen der kritisierten Lebensbedingungen und so an deren Verbesserung gelegen. Vielmehr legte er sein Augenmerk auf systemimmanente kurative wie präventive Aspekte – und zwar unter der Perspektive der Wirtschaftlichkeit, mit dem Ziel der finanziellen Entlastung der Industrie bzw. der Gesellschaft, wobei die „ärztliche Fürsorgetätigkeit" das „Individuum vornehmlich als Glied und Teilargument des ganzen Volkskörpers sieht".

Im Vordergrund Redekers Überlegungen standen dabei Erfassung und Auswertung von Daten, wofür Fragen der Organisation in das Blickfeld gerieten, denn: „[D]ie entwickelte utilitaristische Ideologie einer industriellen Wohlfahrtspflege sucht ihre Realisierung in einer möglichst wirtschaftlich aufgebauten **Arbeitsorganisation**" [18, S. 305, Hervorhebung im Original]. Und diese sei zudem noch höchst effizient, da „unbelastet mit parteipolitischen Rücksichten", und könne auch durch eine „Arbeitsgemeinschaft" mit der kommunalen Fürsorge optimiert werden. Die „Erfassungsmöglichkeiten" hielt er für „günstig, da die Werksfürsorgestelle eine Zentrale bildet für alle die Belegschaft betreffenden Untersuchungen" sowie Leistungen bis hin zu „Krankenscheindiagnosen" und Sterbemeldungen. Das „technische Arbeitsziel" war „der nach Familien orientierte Kataster", in Zukunft möglichst „einheitlich für die gesamte Bevölkerung" [17, S. 259]. Dieser Wille, möglichst viele Daten über eine Person zusammenzuführen, sie auszuwerten und mit ihnen modellierend auf ein Individuum und nicht etwa auf problemverursachende Strukturen einzuwirken, war ungebrochen [vgl. 18, S. 307].

Schrieb Redeker diese Überlegungen noch als Betriebsarzt in einem großen Unternehmen, variierte er sie in späteren Publikationen in Bezug auf die Akteure, die nun nicht mehr Ärzte in einem Unternehmen, sondern Ärzte im Öffentlichen Gesundheitsdienst (ÖGD) waren; die Handlungsperspektive blieb unverändert die vermeintliche Leistungsfähigkeit des „Volkskörpers".

Redeker, der sich während der Weimarer Republik als Vertreter des Preußischen Medizinalbeamtenvereins in der Diskussion um eine Reform des ÖGD für staatliche Zentralisierung sowie den staatlichen Einheitsmedizinalbeamten ausgesprochen hatte [19, S. 106f., 211], begrüßte das Gesetz über die Vereinheitlichung des Gesundheitswesens (GVG) vom 3. Juli 1934, mit dem diese Zentralisierung im Sinne des nationalsozialistischen Staates umgesetzt und das Gesundheitswesen um neu konstruierte Tätigkeitsfelder erweitert wurde:

„Es will das in seiner jetzigen Vielgestaltigkeit nicht mehr übersehbare [...] öffentliche Gesundheitswesen zu einer einheitlichen [...] zum gleichen Ziel marschierenden Organisation umschmelzen. Daß die neue Einheitsorganisation unter staatlichem Vorzeichen steht, also daß sie einen staatlichen Verwaltungscharakter erhält, und in ihren Arbeitszielen und Arbeitsmethoden der staatlichen Willensgebung unterstellt wird, ist eine selbstverständliche Auswirkung der nationalsozialistischen Staatsordnung." [20, S. 337]

Mit dem GVG wurde der gänzlich neue Bereich der „Erb- und Rassenpflege" der Zuständigkeit der Gesundheitsämter und damit des ÖGD unterstellt. Auch dieser Punkt entsprach Redekers Vorstellungen. So sprach er sich auf einer Dienstversammlung der Regierungs- und Medizinalräte Preußens im Februar 1934, bei der es um die Durchführung des Gesetzes zur Verhütung erbkranken Nachwuchses (GzVeN) ging, noch vor Veröffentlichung des GVG für eine Mitwirkung von Kreisärzten am Sterilisierungsgesetz aus, denn, so Redeker, „der Kreisarzt hat seit jeher die Durchführung zahlreicher ähnlicher medizinal- und sanitätspolizeilicher Aufgaben in der Ortsinstanz zu organisieren und zu überwachen" [BArch R18/5581 fol. 125–155, 148; zit. nach 19, S. 324].

Mit der 3. Durchführungsverordnung des GVG wurde den Gesundheitsämtern die Zuständigkeit für die Bekämpfung der Tuberkulose übertragen, die dadurch neben der Erb- und Rassenpflege zu einem der wesentlichen Arbeitsfelder wurde [21, S. 123]. Gesundheitsämter sollten als zentrale Agenturen fungieren und alle TB-Kranken ausfindig machen, erfassen, ärztlich überwachen und einer Heilbehandlung zuführen, wofür jedes Gesundheitsamt und jede TB-Fürsorgestelle mit einem Röntgengerät ausgestattet sein sollte. Die Ergebnisse der Röntgenreihenuntersuchungen sollten in einem Röntgenkataster zusammengeführt werden [22, S. 99], was Redeker bereits seit langem gefordert hatte. Als die Reichsregierung 1939 die Röntgenreihenuntersuchung der gesamten Bevölkerung Westfalens begann, hob Redeker hervor, dass dieses Unternehmen nun „einem anderen, das ganze Volk erfassenden und über zahlreiche Hilfsmöglichkeiten verfügenden Gremium, nämlich der Gesundheitsführung als der zuständigen Stelle [...] übergeben" worden sei, und zitierte bekräftigend den stellvertretenden Leiter des Hauptamtes für Volksgesundheit der NSDAP, Kurt Blome: „Nur engste Zusammenarbeit von Partei und Staat unter Berücksichtigung aller Möglichkeiten, die, nationalsozialistisch gesehen, einen rücksichtslosen Kampf erfordern, wird uns dem Ziel näherbringen!" [23, S. 92]

Die Gesundheitsämter, die auch die Agenturen zur Umsetzung des GzVeN waren, wofür sie im Rahmen der erbbiologischen Erfassung eigene Kataster erstellten, wurden so zu Zentralen der Datenerfassung über die Bevölkerung. Zusätzlich zur Sammlung, wiederholten Kontrolle und Aktualisierung der Daten forderte Redeker die Zurverfügungstellung ausreichender Mittel für die Behandlung und Pflege Erkrankter, die Erforschung der Tuberkulose und die Weiterbildung der Ärzte [ebd., S. 96]. Insgesamt begrüßte Redeker das GVG: „Das neue Gesetz beendigt eine lange und oft umwegreiche aber auch erfolgreiche Entwicklungsperiode des öffentlichen Gesundheitswesens. Eine neue und hoffnungsreiche leitet es ein!" [20, S. 340] Dessen zentrale Ideen der Zentralisierung, Erfassung, Überwachung und Formalisierung bestimmten sein Denken bis zu seiner Pensionierung [1, S. 367ff.].

Beim Polizeipräsidenten in Berlin

In Berlin existierten auf den Staat Preußen sowie auf das Land Berlin bezogene Institutionen zu gleichen Sachgebieten, woraus sich Parallelitäten, Überschneidungen und auch Konkurrenzen ergaben. Die die Gesundheit betreffenden Fragen waren auf staatlicher Ebene beim Polizeipräsidium, auf kommunaler Ebene beim Hauptgesundheitsamt angesiedelt. Die kommunalen Einrichtungen waren den staatlichen nachgeordnet und unterstanden deren Aufsicht. Das Polizeipräsidium Berlin unterstand dem Preußischen Ministerium des Innern (Abtlg. IV Volksgesundheit). Insbesondere die Reformen mit dem GVG setzten innerhalb der Strukturen der Gesundheitsverwaltungen konkurrierende Dynamiken frei, die auf personaler Ebene mindestens bis zur Befreiung 1945 anhielten.

Innerhalb des Polizeipräsidiums Berlin gehörte Redeker zur Abteilung V, wo ihm die Medizinal- und Veterinärangelegenheiten sowie die Lebensmittelüberwachung unterstanden [24, S. 247]. Sein Vorgesetzter war der Polizeipräsident, ab 1935 SA- und SS-Führer Wolf-Heinrich von Helldorff, zu dem Redeker eine „enge Beziehung" hatte [1, S. 237].

Die von Redeker geleitete Medizinalabteilung war die „oberste Kontrollinstanz" des Berliner Gesundheitswesens und in dieser „staatlichen Aufsichtsinstanz" war Redeker – laut einem Verzeichnis vom 1. Oktober 1942 – der leitende Medizinalbeamte [BArch R 1501/3715.]. Gemeinsam mit seinen Mitarbeitern hatte er das „Gesundheitswesen im Großraum Berlin" zu planen und die Umsetzung der vom Reich verfassten Gesundheitsgesetzgebung zu garantieren und zu überwachen [1, S. 167f.]. Darüber hinaus hatte das von ihm geleitete Dezernat auf Landesebene Kontrollbefugnisse und konnte auf das Gesundheitswesen bezogene polizeiliche Verfügungen erlassen, wenn sie etwa der Eindämmung übertragbarer Krankheiten dienten [25]. Dem von Redeker geleiteten Dezernat unterstanden die beamteten Ärzte, Angehörige nichtärztlicher medizinischer Berufe, städtische Anstalten (Krankenhäuser, Heil- und Pflegeanstalten), Gesundheitsfürsorgeeinrichtungen, Medizinaluntersuchungsstellen, Apotheken, das Rettungswesen und die Krankentransporte, das Hauptgesundheitsamt als Landeseinrichtung mit seinen hygienisch-bakteriologischen und chemischen Instituten, die Gesundheitsämter und die Gerichtsmedizin, die Ausbildung ärztlichen Hilfspersonals [1, S. 172; 26, S. 192f., 27, S. 78] sowie insbesondere die Seuchenbekämpfung [1, S. 168].

Als oberste Aufsichtsinstanz hatte Redekers Medizinalabteilung verschiedene Funktionen. Im Zusammenhang mit der Durchführung des GzVeN war sie für die Benennung der ärztlichen Mitglieder der Erbgesundheitsgerichte und Erbgesundheitsobergerichte zuständig. Einige Mitglieder der Medizinalabteilung, darunter auch Redeker, nahmen diese Funktion als Beisitzer selbst wahr. Darüber hinaus oblag es ihr, diejenigen Einrichtungen zu benennen, in denen Sterilisierungen durchgeführt werden sollten, und diese auch zu visitieren [28, S. 99], wie das Protokoll einer Besichtigung der Heil- und Pflegeanstalten Buch am 16.1.1935 dokumentiert [LAB, A Rep. 003-04-01, Nr. 22].

Im Sommer 1944 verweigerten Mitarbeiter im Hauptgesundheitsamt Berlin einem „Beamten des Sicherheitshauptamtes“ unter Verweis auf den kriegsbedingten Bettenmangel die Zuweisung von Betten für Sterilisierungen und erklärten – ganz den Zuständigkeiten in dieser Frage folgend –, diese nur zur Verfügung stellen zu können, „wenn die Medizinalabteilung des Polizeipräsidenten als Gesundheitsaufsichtsbehörde die ausdrückliche Genehmigung hierzu erteile“. Redeker verbot dem Hauptgesundheitsamt jedoch „ausdrücklich“, die geforderten Betten zur Verfügung zu stellen.

Redeker, der selbst Mitglied im Erbgesundheitsobergericht war, lehnte Sterilisierungen oder das GzVeN nicht ab. Im Zusammenhang mit der Diskussion um den Entzug von Approbationen erklärte er vor dem Hintergrund der medizinischen Versorgung der Berliner Bevölkerung nach 1945 in einer Magistratssitzung, „die Sterilisation als solche könne keinen Grund zur Entziehung abgeben“, wobei er auf die Sterilisationspraxis in anderen Ländern verwies. Außerdem könne er aus eigener Erfahrung sagen, dass „die Sterilisationen in Berlin korrekt durchgeführt“ worden seien [29, S. 280]. Auch wenn Redeker die erwähnte Episode im Zusammenhang mit seinem Entnazifizierungsverfahren in exkulpatorischer Absicht anführte, ist nicht nachvollziehbar, warum er, der er das GzVeN nicht als „Ungerechtigkeit“ ablehnte, sondern umzusetzen half, in dem erwähnten Fall gegen Sterilisierung gewesen sein sollte, wenn nicht aus dem angegebenen Grunde, dass nämlich noch nicht einmal ausreichend Betten für die Berliner Bevölkerung zur Verfügung standen.

Im Rahmen seiner Tätigkeit und als Mitglied eines Erbgesundheitsobergerichtes war Redeker auch an der Umsetzung des rassistischen Programms des NS-Staates beteiligt. So hatten die Gesundheitsämter gegenüber der Medizinalabteilung Berichtspflicht. Hier wurden z.B. in Zusammenhang mit der Umsetzung des Ehegesundheitsgesetzes die „Anträge Tuberkulöser auf Genehmigung zur Eheschließung“ erfasst, statistisch ausgewertet und in den Fällen, in denen eine „gegensätzliche Beurteilung durch das einreichende Gesundheitsamt und die entscheidende Verwaltungsbehörde“ vorlag, ggf. einer Revision unterzogen und Entscheidungen revidiert. Da bei 30% aller Entscheidungen divergierende „Beurteilungen des gleichen Tatbestandes“ zugrunde lägen, sahen es die Vertreter der Medizinalabteilung als Aufgabe, „durch Ausmerzung von Fehlerquellen eine Einheitlichkeit“ zu erreichen [30]. Die Gesetzeslage als solche lehnte Redeker nicht ab. Vielmehr ging es ihm um die Optimierung der Verfahren und insbesondere in der Bewertung der Tuberkulose um eine Feinjustierung. So hatte er sich bereits 1931 aus seuchenhygienischer Perspektive sehr deutlich ablehnend gegenüber den Ansichten des Rassenhygienikers Otmar von Verschuer, der die Tuberkulose als „Erbleiden“ ansah, geäußert. Redeker hingegen wollte die Komplexität der Krankheit nicht auf die Genetik reduzieren, hielt sie für nicht völlig erforscht und lehnte daher eine schematische Beurteilung ab. Später näherten sich die Positionen an. Redeker wollte bei der Anwendung des Ehegesundheitsgesetzes einer Eheschließung dann nicht zustimmen, wenn eine „ererbte und erworbene Empfänglichkeit [...] des Gesunden gegenüber dem Tuberkelbazillus“ vorliege [31, S. 26; 32, S. 507].

Zu den Tätigkeitsfeldern der Medizinalabteilung gehörte auch, die Kapazität von Krankenanstalten zu erfassen, Überbelegungen zu verhindern und geeignete Maßnahmen zur Verhinderung von Epidemien in Krankenhäusern anzuordnen. Mit Kriegsbeginn rückten Planungen zur Sicherung der medizinischen Versorgung der Bevölkerung in den Vordergrund. Dazu mussten nach einer Darstellung des Medizinaldirektors Erich Braemer (1953) Konzepte für die „Neuordnung des Berliner Krankenhauswesens", für die „Einrichtung [...] von Hilfskrankenhäusern, den Ausbau der Luftschutzeinrichtungen und der Operationsbunker sowie die Organisierung eines Netzes von Ausweichkrankenhäusern" erarbeitet werden [LAB, C Rep. 118-1641]. Die Medizinalabteilung war auch zuständig für die seuchenhygienische Überwachung von Massenunterkünften (HJ, BDM, RAD u.a.), also auch der Zwangsarbeiterlager, deren Anzahl nach Angaben der Medizinalabteilung seit 1938 „von 20 Lagern auf über 1800 mit [...] 350.000 Insassen angewachsen" war. Sie hatte den institutionellen Rahmen dafür zu schaffen, dass die Zwangsarbeiter nach ihrem Eintreffen in Berlin und vor der Zuweisung an einen Arbeitsplatz auf ansteckende Krankheiten hin untersucht sowie einer „Entlausung" und „Desinfektion" unterzogen würden. Darüber hinaus musste sie die von der Reichsregierung erlassene seuchenhygienische Gesetzgebung, für deren Umsetzung die Gesundheitsämter zuständig waren, überwachen. Hierzu gehörte die hygienische Kontrolle der Unterkünfte wie auch der medizinischen Versorgung von Lagerinsassen. Um die „größtmögliche Arbeitseinsatzfähigkeit der Arbeiter zu erreichen", „Drückeberger" zu identifizieren und die Inanspruchnahme städtischer Krankenanstalten, die für die Berliner Bevölkerung vorgesehen waren, durch erkrankte Zwangsarbeiter zu verhindern, erarbeitete die Medizinalabteilung einen Plan, mit dem eine Rationalisierung medizinischer Versorgung und ärztlicher Leistung erreicht werden sollte [33]. Und sie war bereit, die Gesetzeslage auch gegen Reichsinstitutionen zu vertreten.

In der Sackgasse

1950 machte sich J.H. Bauer, Officer der Rockefeller Foundation, der für diese Stiftung in Deutschland mit Redeker als Vertreter der Bundesregierung Gespräche über die mögliche Finanzierung einer zu etablierenden School of Public Health führte, Notizen über seine Begegnung mit Redeker: „The gist of his exposition was that, before the war, public health in Germany was the best in the world and his aim is to restore it to the same level." Seine Beobachtungen zusammenfassend schrieb er: „Redeker is obviously an old-type German burocrat [sic!] lately gone into politics. He [...] has the reputation of being autocratic, quarrelsome, and disliked by his co-workers. [...] He knows nothing of modern public health and does not think that there is anything to learn." [34, S. 68–70]

Literatur und Quellen

1. Redeker, Dorothea: Der Physikus. Als Public Health noch Volksgesundheit hieß. Bensheim 2016
2. Redeker, Franz: Die Anatomia magistri Nicolai physici und ihr Verhältnis zur Anatomia Chophonis und Richardi. Leipzig: Diss. med. 1917
3. Hagen, Wilhelm: Auftrag und Wirklichkeit. München-Gräfelfing 1978
4. Redeker, Franz; Simon, Georg: Praktisches Lehrbuch der Kindertuberkulose. Leipzig 1926 (Übersetzungen ins Russische und Spanische)
5. Redeker, Franz; Walter, Otto: Entstehung und Entwicklung der Lungenschwindsucht des Erwachsenen. Leipzig 1928 (Übersetzungen ins Russische und Spanische)
6. Redeker, Franz; Heinmüller, Adolf: Tuberkulose-Untersuchungen in einem Emslanddorf. In: Zeitschrift für Tuberkulose 1934 (70), S. 173–181
7. Redeker, Franz; Demohn, Gerhard: Hygienische Untersuchungen im Emsland, Berlin 1936
8. Franz Redeker, Hermann Braeuning, Die Hämatogene Lungentuberkulose des Erwachsenen: Ihre Entstehung und Rückbildung, ihre Früh- und Spätentwicklung zur Phthise. Leipzig 1931 (Übersetzung ins Spanische)
9. Redeker, Franz; Braeuning, Hermann: Phthisische Entwicklungen aus den Reihen des Frühinfiltrates und des frühen phthisischen Nachschubes. Leipzig 1931 (Übersetzung ins Spanische)
10. Zeitschrift für Tuberkulose 1933 (67), S. 336
11. 10. Magistratssitzung am 9.7.1945. Die Sitzungsprotokolle des Magistrats der Stadt Berlin 1945/46, bearb. und eingel. von Dieter Hanauske. Schriftenreihe des Landesarchivs Berlin. Band 2, Teil 1, 1945, Berlin 1995
12. Die Sitzungsprotokolle des Magistrats der Stadt Berlin 1945/46, kommentierte Quellenedition, bearb. und eingel. von Dieter Hanauske. Schriftenreihe des Landesarchivs Berlin. Band 2, Teil 2, 1946, Berlin 1999
13. Geschäftsberichte des RTA unter dem Titel „Bericht für das Geschäftsjahr [1933/34 bis 1941/42]“, herausgegeben vom Reichs-Tuberkulose-Ausschuß (Berlin)
14. Stöckel, Sigrid: Sozialmedizin im Spiegel ihrer Zeitschriftendiskurse: von der Monatsschrift für soziale Medizin bis zum Öffentlichen Gesundheitsdienst. In: Schagen, Udo; Schleiermacher, Sabine: 100 Jahre Sozialhygiene, Sozialmedizin und Public Health in Deutschland. Berlin 2005
15. Tuberkulose-Jahrbuch 1955/56, Berlin 1957
16. Der Öffentliche Gesundheitsdienst A 1943 (9), S. 27f.
17. Redeker, Franz: Planmäßige Gesundheitsfürsorge in einem Großstadtbezirke (ihre medizinischen Grundlagen und technischen Ergebnisse). In: Zeitschrift für Schulgesundheitspflege und soziale Hygiene 1927 (40), S. 257–268
18. Redeker, Franz: Ideologie und Formen der industriellen Wohlfahrtspflege. In: Zeitschrift für Gesundheitsfürsorge und Schulgesundheitspflege 1932 (36), S. 300–307
19. Labisch, Alfons; Tennstedt, Florian: Der Weg zum „Gesetz über die Vereinheitlichung des Gesundheitswesens“ vom 3. Juli 1934. Schriftenreihe der Akademie für öffentliches Gesundheitswesen in Düsseldorf. Band 13, 1 u. 2, Düsseldorf 1985
20. Redeker, Franz: Zum Gesetz vom 3. Juli 1934 über die Vereinheitlichung des Gesundheitswesens. In: Zeitschrift für Gesundheitsverwaltung 1934 (5) 15, S. 337–340
21. Heinmüller, Adolf: Bau und Einrichtungen von Gesundheitsämtern. In: Der Öffentliche Gesundheitsdienst 1938 (4), S. 121–125
22. Kreuser: Tuberkulosebekämpfung und staatliches Gesundheitsamt. In: Der Öffentliche Gesundheitsdienst 1936 (2), S. 97–106
23. Redeker, Franz: Zentrale Lenkung der der Röntgen-Reihenuntersuchung. In: Die Gesundheitsführung: Ziel und Weg 1939 (1), S. 90–98
24. Preußisches Staatsministerium (Hg.): Handbuch über den Preußischen Staat für das Jahr 1938. 140. Jg., Berlin 1938

25. Bechtold, R.: Die Rechtsmittel gegen gesundheitspolizeiliche Verfügungen auf dem Gebiete der Seuchenbekämpfung. In: Der Öffentliche Gesundheitsdienst 1941 (7), S. 519–525
26. Peters, Anja Katharina: Nanna Conti (1881–1951) – Eine Biographie der Reichshebammenführerin. Greifswald: Diss. med. 2014
27. Schulze, H.: Das Berliner Gesundheitswesen im Spiegel des Haushaltsplanes. In: Zeitschrift für Gesundheitsverwaltung und Gesundheitsfürsorge 1934 (5), S. 78–83
28. Doetz, Susanne: Die Praxis der Zwangssterilisationen. In: Hachtmann, Rüdiger; Schaarschmidt, Thomas; Süß, Winfried (Hg.): Berlin im Nationalsozialismus. Politik und Gesellschaft 1933–1945. Göttingen 2011, S. 88–112
29. 14. Magistratssitzung am 30.07.1945. Sitzungsprotokolle des Magistrats
30. Heinmüller, Adolf; Trembur, Heinrich: Erfahrungen in der Handhabung des § 1,1a des Ehegesundheitsgesetzes in Bezug auf die Tuberkulose. In: Der Öffentliche Gesundheitsdienst A 1943 (9), S. 185–196
31. Redeker, Franz: Tuberkulosevererbung und Eugenik. In: Zeitschrift für Tuberkulose und Eugenik 1931 (62), S. 25–34
32. Redeker, Franz: Die Bedeutung der Tuberkulose für die Eheeignung und Ehetauglichkeit. In: Der Öffentliche Gesundheitsdienst 1938 (4), S. 502–515
33. Heinmüller, Adolf: Die hygienische Überwachung von Massenquartieren und Lagern ausländischer Arbeiter. In: Der Öffentliche Gesundheitsdienst A 1943 (9), S. 157–166
34. RAC RF, 12.1, Diary Bauer J.H. May 24, 1950, S. 68–70

BArch – Bundesarchiv Koblenz
LAB – Landesarchiv Berlin
RAC – Rockefeller Archive Center

* Soweit nicht anders angegeben sind die biografischen Angaben der Personalakte Franz Redeker im Bundesarchiv Koblenz entnommen. Frau Dorothea Redeker hat für ihr Buch „Der Physikus. Als Public Health noch Volksgesundheit hieß", Bensheim 2016, im Ministerium für Gesundheit eine Akte mit demselben Titel vor Übergabe an das BArch eingesehen und bezieht sich auf eine Vielzahl von Dokumenten, die sich jedoch nicht in der Akte finden, die jetzt im BArch verwahrt wird. Es stellt sich die Frage, wie sich diese Differenzen begründen. Frau Redeker sei für die Zurverfügungstellung fehlender Dokumente gedankt. Auffällig ist, dass sich in der Akte eine große Zahl beglaubigter Abschriften oder Auszüge und nicht die Originale befinden, und dass deren Richtigkeit in der Hauptsache von Mitarbeitern aus Gesundheitsbehörden bestätigt wurde, in denen Redeker eine leitende Funktion innehatte. Susanne Doetz und Vera Seehausen danke ich für die Zurverfügungstellung von Material.

8.3

Nobelpreiskandidat Ferdinand Sauerbruch (1875–1951) – ein Förderer nationalsozialistischer Gesundheitsziele?

Udo Schagen

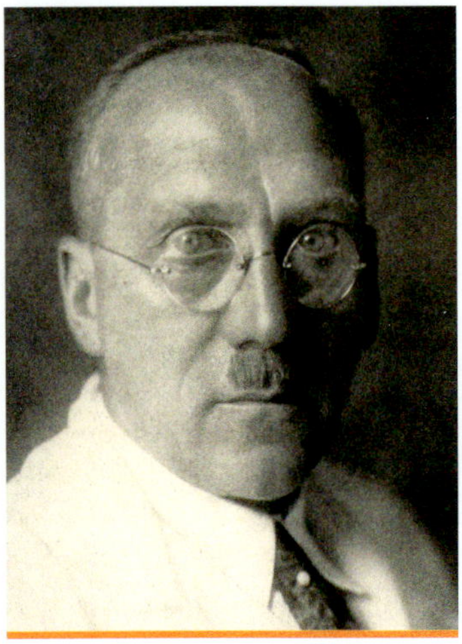

Abbildung 8.3.1
Ferdinand Sauerbruch (1875–1951)

1910 Professur für Chirurgie in Zürich
1911 „Technik der Thoraxchirurgie"
1918 Professur in München
1925 Gründungsmitglied der DTG
1928 Professur in Berlin bis zur Emeritierung 1951
1937 Mitglied im Reichsforschungsrat

Ferdinand Sauerbruch war einer der Pioniere der Thoraxchirurgie und gilt vielen als einflussreichster und innovativster deutscher Chirurg des 20. Jahrhunderts. Die Erfindung des Druckdifferenzverfahrens, das operative Eingriffe an der Lunge erst möglich gemacht hat, wird ihm zugeschrieben; sie war Ausgangsbegründung zahlreicher Nobelpreisnominierungen. Hat er ihn aus politischen Gründen nicht erhalten?

Nach der Machtübergabe 1933 hat Sauerbruch die nationalsozialistische Regierungspolitik intensiv und öffentlichkeitswirksam gefördert. Hat er sich auch mit den Zielen ihrer Gesundheitspolitik im Einzelnen, insbesondere den Überlegungen zur Ausgrenzung TB-Kranker identifiziert? Diesen beiden Fragen soll hier nachgegangen werden.

Biografische Skizze

Sauerbruchs Biografie und seine Beiträge zur Entwicklung der Chirurgie sind nicht nur in ungezählten wissenschaftlichen Beiträgen gewürdigt worden, in denen sich teilweise falsche und die Person eher überhöhende Schilderungen erhalten haben [1; 2]. Sauerbruchs sogenannte Autobiografie [1], basierend auf einer von einem Journalisten zusammengestellten Sammlung und in zahlreichen Auflagen bis 1998 erschienen, kann nicht als verlässliche Quelle betrachtet werden [3; 4]. Eine in der DDR publizierte und sein Verhältnis zum Nationalsozialismus beschönigende Biografie erschien noch bis 1989 – in insgesamt acht Auflagen [5]. In vielen Veröffentlichungen und einem oft gezeigten Spielfilm von 1954 werden die Leistungen Sauerbruchs ins Märchenhafte überhöht und er wird zum Prototyp des „Halbgotts in Weiß" [6]. Die Zeitspanne des Nationalsozialismus wird dabei einfach ausgespart [7] oder Sauerbruch als Teil des antinationalsozialistischen Widerstands dargestellt – sogar in einer Online-Publikation des Deutschen Historischen Museums [8; 9]. Wichtige Untersuchungen über Sauerbruchs Beziehungen zum Nationalsozialismus [10] wurden lange ignoriert [5; 7; 8]. Angesichts dieser Sachlage analysierten wir nochmals zahlreiche Dokumente zu Sauerbruchs Aktivitäten und seiner Haltung in der Zeit zwischen 1933 und 1945 [11]. Zum tieferen Verständnis der widersprüchlichen Person Sauerbruchs, seines Charakters und seiner Beziehungen zu Mitarbeitern sei auf Zeugnisse ihm nahestehender, auch kritisch reflektierender Persönlichkeiten verwiesen [12–14].

Geboren am 3. Juli 1875 in (Wuppertal-)Barmen, nahm Sauerbruch – nach Stationen an der Chirurgischen Universitätsklinik in Breslau bei Johann von Mikulicz-Radecki (1850–1905), Greifswald und Marburg – von 1910 bis 1918 sein erstes chirurgisches Ordinariat in Zürich wahr. Im Ersten Weltkrieg war er gleichzeitig Beratender Chirurg des XV. Armeekorps des kaiserlichen Deutschen Reichs. 1918 folgte er dem Ruf als Professor für Chirurgie nach München und zehn Jahre später, 1928, als Direktor der Chirurgischen Klinik der Charité nach Berlin. Im Reichsforschungsrat war er die oberste Instanz für die Verteilung von Forschungsgeldern an die Medizin. Nach 1945 wurde er erneut auf seinen Berliner Lehrstuhl berufen. Kurzzeitig war er sogar gleichzeitig Leiter des Gesundheitswesens im Berliner Magistrat, allerdings schon im gleichen Jahr wegen seiner politischen Tätigkeit im Nationalsozialismus wieder entlassen. 1949 trat er – wegen seiner fortschreitenden Demenz massiv von der (Ost-)Berliner Hochschulbehörde unter Mithilfe seiner Kollegen unter Druck gesetzt – von seinen Ämtern zurück, blieb aber weiter in einer Privatklinik im Westen Berlins chirurgisch tätig.

Trotz sich häufender Kunstfehler gelang es weder seinen Kollegen noch der Gesundheitsverwaltung oder der Ärzteschaft, ihm die weitere Berufstätigkeit unmöglich zu machen [4]. Sauerbruch starb an den Folgen eines Schlaganfalls am 2. Juli 1951 in Berlin.

Druckdifferenzverfahren, andere wissenschaftliche Leistungen und Nobelpreis?

Sauerbruch wurde von 1912 bis 1951 insgesamt 65-mal für den Nobelpreis für Medizin oder Physiologie nominiert [16; 17]. Mithilfe ausführlicher Gutachten des Nobelkomitees selbst kam Sauerbruch immerhin zweimal, 1919 und 1931, in die engste Wahl, vor allem aufgrund von vier Verdiensten: das Druckdifferenzverfahren (im Bereich der Lungenchirurgie), die von ihm entwickelte Armprothese, die Parabiose („die künstliche Verbindung von zwei oder mehr Laboratoriumstieren") und seine Diät-Theorie für TB-Patienten.

- Im 1919 erstellten ausführlichen Gutachten über Sauerbruch und insbesondere seine Armprothese kam der schwedische Chirurg Frans Westermark (1853–1941) zum Ergebnis, dass es dem Sauerbruch-Modell im Vergleich zu den Prothesen des „Primärerfinders" Giuliano Vanghetti (1861–1940) an Originalität fehle und er daher für den Preis nicht infrage komme [16, S. 148].
- 1931 schrieb der Stockholmer Internist Hans Christian Jacobaeus (1879–1937) ein elfseitiges Gutachten über den Hamburger Internisten Ludolph Brauer (1865–1951) sowie über Sauerbruch. Dem zufolge seien beide Forscher mit dem Druckdifferenzverfahren und der Kollapstherapie bei Lungenerkrankungen von großer Bedeutung für die moderne Chirurgie gewesen. Beide Entdeckungen hielt er aber für nicht preiswürdig, da es auch hier schon Vorgänger gegeben habe und die Entdeckung schon zu lange zurückliege. Der bereits verstorbene Carlo Forlanini (1847–1918) aus Pavia sei hier der wichtigste Entdecker gewesen, gefolgt von Brauer und erst an dritter Stelle von Sauerbruch. Auch auf die Nominierung Sauerbruchs wegen der salzfreien Diät für TB-Patienten ging er ein, sah sie aber nicht als einen originellen Beitrag an: „Bei der Lungentuberkulose hat sich bisher keine Wirkung gezeigt." [16, S. 151]

Als Hitler seine Alternative zum Nobelpreis, den Deutschen Nationalpreis für Kunst und Wissenschaft, 1938 Sauerbruch gemeinsam mit August Bier (1861–1949) überreichte, war Sauerbruch für den Nobelpreis in Stockholm mit seinen bedeutendsten Leistungen bereits lange aus dem Rennen. Eine politische Voreingenommenheit der schwedischen Auswahlgremien wird mehrfach als Begründung für die Tatsache herangezogen, dass Sauerbruch den Nobelpreis nicht erhalten hat:

1) weil Hitler aus politischen Gründen deutschen Wissenschaftlern die Annahme des Nobelpreises verboten habe,
2) weil die Nobelgremien die deutsche Wissenschaft mit den NS-Machthabern identifiziert hätten und nicht das deutsche NS-Reich hätten aufwerten wollen oder
3) weil Sauerbruch selbst sich zu stark mit dem nationalsozialistischen Deutschland identifiziert habe.

Gegen diese These sprechen die Begutachtungen anderer deutscher Wissenschaftler wie des Chirurgen Otfrid Foerster und die Beschlüsse der Nobelkomitees, die Nobelpreise für Chemie 1938 an Richard Kuhn bzw. 1939 an Adolf Butenandt und den Nobelpreis 1939 für Physiologie oder Medizin an Gerhard Domagk zu verleihen [16, S. 154–156]. Dass Sauerbruchs deutsche Staatsangehörigkeit und seine Affinität zum Nationalsozialismus eine Rolle in den Nominierungsverfahren gespielt haben soll, kann somit als Gerücht von der Hand gewiesen werden.

Vielmehr geht aus den zitierten Gutachten eindeutig hervor, dass seine von der Chirurgenwelt als bahnbrechend angesehenen Leistungen letztlich nicht als originell eingestuft werden konnten und er damit das wichtigste Vergabekriterium für die Verleihung des Nobelpreises für Physiologie oder Medizin nicht erfüllte.

Sauerbruch und die nationalsozialistische Politik

Sauerbruch war für lange Jahre ein intensiver Bewunderer und Förderer nationalsozialistischer Politik [11]. Auf persönlicher Ebene kein Antisemit (er schützte einzelne jüdische Ärzte vor Verfolgung) und auch kein Mitglied der NSDAP, hat sich Sauerbruch wie andere Berühmtheiten für den Nationalsozialismus als internationales Aushängeschild missbrauchen lassen. Gegen die Entlassung von über 250 jüdischen Kollegen nach der Machtergreifung im Jahre 1933, verbunden mit der Vernichtung ihrer beruflichen Existenz, ist von ihm wie von den meisten Kollegen keinerlei öffentlicher Protest zu hören gewesen [18]. Noch mindestens bis 1939 hat er regelmäßig öffentlich für das nationalsozialistische Deutschland geworben [11]. Er sprach von „verjudeten Krankenhäusern" in Berlin, was von Verfolgung bedrohte berühmte Kollegen endgültig von der Notwendigkeit der Emigration überzeugte [19], und dankte dem „Führer" für die Verleihung des Nationalpreises in einer Rundfunkrede überschwänglich. Hitlers frühe „Kampfzeit" gegen die junge Weimarer Republik Anfang der 1920er Jahre bewertete er noch 1938 positiv [6; 11]. Seinen Handlungsspielraum gegenüber den politischen Machthabern nutzte er aber auch, um gegen die Mordaktionen an behinderten Menschen, als „Euthanasie" beschönigt, in privaten Eingaben vorzugehen [10; 11; 21]. Zugleich befürwortete und verlängerte er als medizinischer Gutachter des Reichsforschungsrates Forschungsprojekte in Konzentrationslagern wie diejenigen Otmar Freiherr von Verschuers und Josef Mengeles und schwieg 1943 in der ärztlichen Öffentlichkeit vor über 200 militärischen Kollegen, wenn über grausamste Phlegmone-Versuche an Konzentrationslagerinsassen berichtet wurde [6; 14, S. 163–167]. So muss der „geniale Chirurg", der sich selbst als unpolitisch empfand, als zwar schwankender und differenzierter, aber doch als Bejaher des Nationalsozialismus, auch in dessen schlimmsten und unmenschlichsten Facetten, in Erinnerung bleiben.

Diese Einschätzung nährt den Verdacht, dass sich Sauerbruch – Mitbegründer und langjähriges Mitglied der Deutschen Tuberkulose-Gesellschaft (DTG) und ab 1941 im Beirat des Reichs-Tuberkulose-Ausschusses – auch in den speziellen Feldern seiner chirurgischen Tätigkeit und im Rahmen der TB-Bekämpfung mit nationalsozialistischen Gesundheitszielen, die etwa die Ehetauglichkeit Tuberkulöser im Hinblick auf minderwertige Erbanlagen infrage stellten oder gar eugenische Maßnahmen – freiwillige oder sogar zu erzwingende Sterilisation – befürworteten, identifiziert haben könnte.

Mit der Rassenhygiene, die zwischen Erbmerkmalsträgern von Krankheit und Gesundheit und damit zwischen „lebenswert“ und „lebensunwert“ unterschied, war die Bedeutung von Erbanlagen für den Ausbruch von TB-Leiden immer wieder seitens führender TB-Ärzte thematisiert und eugenische Maßnahmen waren diskutiert worden [22; 23].

Erbbiologie und Tuberkulose
(siehe Kap. 2.2 und 5)

Zur Prüfung, welche Position Sauerbruch in Vorträgen und Publikationen vertrat, wurden seine Überblicksaufsätze zur Tuberkulose auf Basis der Sauerbruch-Bibliografie von 2015 [24] gesichtet und folgende Buchbeiträge und Zeitschriftenartikel eruiert:

- Die chirurgische Behandlung der Tuberkulose
  [Correspondenz-Blatt für Schweizer Ärzte 1912 (42) Nr. 7, S. 225–242]
- Operative Behandlung der Tuberkulose
  [Medizinische Wissenschaft und werktätiges Volk. Berlin 1925, S. 27–34]
- Einiges über die neueste Entwicklung der chirurgischen Behandlung von Lungentuberkulose
  [Münchner Medizinische Wochenschrift 1927 (74) Nr. 15, S. 619–621]
- Fortschritte in der Lungenchirurgie
  [Deutsche Zeitschrift für Chirurgie 1928 (211), S. 327–240]
- Erklärung zur Ernährungsbehandlung der Tuberkulose
  [Klinische Wochenschrift 1929 (8) Nr. 34, S. 1598]
- mit Wilhelm Fick: Die Beeinflussung der Lungentuberkulose durch operative Brustkorbeinengung und Plombierung
  [Ergebnisse der gesamten Tuberkuloseforschung 6. Band. Leipzig 1934, S. 369–434]
- Die Notwendigkeit ärztlicher Zusammenarbeit in Erforschung und Bekämpfung der Tuberkulose. Vortrag
  [Verhandlungen der Deutschen Tuberkulose-Gesellschaft. Bericht über die 6. Tagung am 14. und 15. Juni 1935 in Bad Kreuznach. S. 490–500]
- Chirurgische Behandlung der Tuberkulose
  [Süddeutsche Monatshefte 1936 (33) H. 6, S. 337–342]

Nach sorgfältiger Sichtung lässt sich das Fazit ziehen, dass sich in keinem der Beiträge Äußerungen Sauerbruchs finden, die mit Zielsetzungen nationalsozialistischer Politik zum Umgang mit TB-Kranken, zu diesbezüglichen Präventionsvorhaben oder mit der nationalsozialistischen Ausgrenzungspolitik in Übereinstimmung zu bringen sind. Ausdrücklich hält er im oben genannten Vortrag auf der Bad Kreuznacher Tagung 1935 fest:

> *„Ob man [...] von vererbter und erworbener Widerstandsfähigkeit gegenüber der Ansteckung spricht, immer handelt es sich um die Deutung von Teilvorgängen. Die Einheit aber ist nur in der Eigenart des ganzen Körpers zu erfassen, die durch zahlreiche Faktoren bestimmt wird. Sie sind nicht alle gleichwertig, und vor allem nicht unwandelbar. [...] Aber alle vereinigen sich zur Eigenart der kranken Person.“* [S. 499f.]

Insgesamt kann festgehalten werden: Im Gegensatz zu zahlreichen Übereinstimmungen mit politischen Vorstellungen und Aktionen der allgemeinen nationalsozialistischen, also nach sogenannter „Minderwertigkeit“ und „Rasse“ ausgrenzenden Politik und der spezifischen Politik im Kriege, die vor Menschenversuchen und Morden nicht zurückschreckte, ist bei Sauerbruch keinerlei Übereinstimmung mit nationalsozialistischen Gesundheitspolitikzielen im engeren Sinne wie der Ausgrenzung TB-Kranker im Hinblick auf als erblich eingeschätzte Krankheitsfaktoren festzustellen.

Literatur

1. Sauerbruch, Ferdinand: Das war mein Leben. Bad Wörishofen 1951
2. Schmitt W.: Ernst Ferdinand Sauerbruch zum 100. Geburtstag. Zentralblatt für Chirurgie 1975; 100 (Suppl.), S. 78–81
3. Schagen, Udo; Schleiermacher, Sabine: Das Schicksal des Chirurgen Sauerbruch als Ost-West-Tragödie. In: Bleker, Johanna; Hess, Volker (Hg.): Die Charité. Geschichte(n) eines Krankenhauses. Berlin 2010, S. 200–203
4. Schagen, Udo: Der Sachbuchautor als Zeithistoriker: Jürgen Thorwald korrigiert Nachkriegslegenden über Ferdinand Sauerbruch. Non Fiktion. Arsenal der anderen Gattungen 2011 (6) Nr. 172, S. 102–129
5. Genschorek, Wolfgang: Ferdinand Sauerbruch. Ein Leben für die Chirurgie. Leipzig 1978–1989
6. Eckart, Wolfgang: „Der Welt zeigen, daß Deutschland erwacht ist ...“: Ernst Ferdinand Sauerbruch (1875–1951) und die Charité-Chirurgie 1933 bis 1945. In: Schleiermacher, Sabine; Schagen, Udo (Hg.): Die Charité im Dritten Reich. Paderborn 2008, S. 189–206
7. Cherian, S.M.; Nicks, R.; Lord, R.S.A.: Ernst Ferdinand Sauerbruch: rise and fall of the pioneer of thoracic surgery. World Journal f Surgery 2001 (25), S. 1012–1020
8. Kötting, S.E.; Greschus, S.: Ferdinand Sauerbruch (1875–1951). Journal of Investigative Surgery 1999 (12), S. 1–2
9. Biograpie Ferdinand Sauerbruch. Biographie-Lexikon im „Lebendigen Museum Online“ (LeMO). Deutsches Historischen Museum (DHM): https://www.dhm.de/lemo/biografie/ferdinand-sauerbruch [Stand: 3.10.2017, seit 11.10.2017 nicht mehr aufrufbar]
10. Kudlien, Fridolf; Andree, Christian: Sauerbruch und der Nationalsozialismus. In: Medizinhistorisches Journal 1980 (15) Nr. 3, S. 201–222
11. Dewey, Marc; Schagen, Udo; Eckart, Wolfgang U.; Schönenberger, Eva: Ernst Ferdinand Sauerbruch und seine ambivalente Rolle während des Nationalsozialismus. Mitteilungen der Deutschen Gesellschaft für Chirurgie 2006 (35) Nr. 4, S. 325–333
12. Sigerist, Henry E.: Große Ärzte – Eine Geschichte der Heilkunde in Lebensbildern. 6., verbesserte Aufl. München 1970, S. 415–422
13. Knake, Else: Erinnerungen an Sauerbruch. In: Ärztliche Mitteilungen 1961 (46) Nr. 21, S. 1235–1238
14. Nissen, Rudolf: Helle Blätter – dunkle Blätter. Erinnerungen eines Chirurgen. Stuttgart 1969, S. 143–180
15. Kümmerle, Fritz: Ferdinand Sauerbruch. In: Treue, Wilhelm; Winau, Rolf (Hg.): Berlinische Lebensbilder. Mediziner. Berlin 1987, S. 359–366
16. Hansson, Nils; Schagen, Udo: „In Stockholm hatte man offenbar irgendwelche Gegenbewegung“ – Ferdinand Sauerbruch (1875–1951) und der Nobelpreis. In: NTM. Zeitschrift für Geschichte der Wissenschaften, Technik und Medizin 2014 (22) Nr. 3, S. 133–161
17. Hansson, Nils; Schagen, Udo: The Limit of a strong Lobby: Why did August Bier and Ferdinand Sauerbruch never receive the Nobel Prize? In: International Journal of Surgery 2014 (12) Nr. 9, S. 998–1002
18. Schagen, Udo: Wer wurde vertrieben? Wie wenig wissen wir? Die Vertreibungen aus der Berliner Medizinischen Fakultät 1933. Ein Überblick. In: Schleiermacher, Sabine; Schagen, Udo (Hg.): Die Charité im Dritten Reich. Paderborn 2008, S. 51–66
19. Zondek, Hermann: Auf festem Fuße. Erinnerungen eines jüdischen Klinikers. Stuttgart 1973, S. 166–168
20. Sauerbruch, Ferdinand: Offener Brief „An die Ärzteschaft der Welt“. Mehrfach abgedruckt, u.a. in: Klinische Wochenschrift 1933 (12), S. 1551; auch in: Internationales Ärztliches Bulletin, Januar 1934, Nr. 1, S. 3–4 (mit kritischer Erwiderung)

21. Schagen, Udo: Handlungsspielräume und Handlungsalternativen der Wissenschaft(ler) im Nationalsozialismus zwischen Anpassung, Kollaborationsverhältnis und Widerstand. In: Ferdinand, Ursula; Kröner, Hans-Peter; Mamali, Ioanna (Hg.): Medizinische Fakultäten in der deutschen Hochschullandschaft 1925–1950. Heidelberg 2013, S. 153–167
22. Berichte aus Vereinen und Arbeitsgemeinschaften. Deutsche Tuberkulosetagung in Bad Kreuznach. Öffentlicher Gesundheitsdienst 1935 (1), S. 353–354
23. Kelting, Kristin: Das Tuberkuloseproblem im Nationalsozialismus. Dissertation Kiel 1974
24. Flatau, Elke: Der wissenschaftliche Autor. Aspekte seiner Typologisierung am Beispiel von Einstein, Sauerbruch, Freud und Mommsen. Wiesbaden 2015

Kurzbiografien verfolgter Mitglieder der DTG

Vera Seehausen

Die mit der nationalsozialistischen Machtübernahme betriebene Ausgrenzung und Verfolgung von jüdischen oder politisch missliebigen Ärzten und ihre nachhaltigen Folgen sind bereits für einige medizinische Fachrichtungen gut dokumentiert [siehe 1–5], nicht aber für die Lungenheilkunde, deren Vertreter aus Praxis und Forschung sich 1925 in der Deutschen Tuberkulose-Gesellschaft (DTG) zusammengeschlossen hatten.

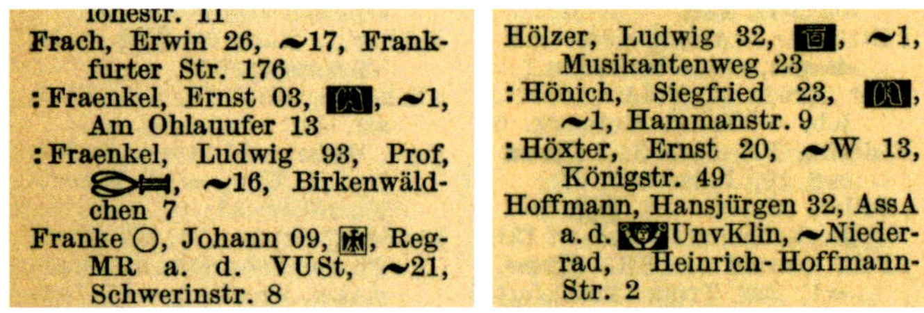
lonestr. 11
Frach, Erwin 26, ~17, Frankfurter Str. 176
:Fraenkel, Ernst 03, , ~1, Am Ohlauufer 13
:Fraenkel, Ludwig 93, Prof, , ~16, Birkenwäldchen 7
Franke ○, Johann 09, , Reg-MR a. d. VUSt, ~21, Schwerinstr. 8

Hölzer, Ludwig 32, , ~1, Musikantenweg 23
:Hönich, Siegfried 23, , ~1, Hammanstr. 9
:Höxter, Ernst 20, ~W 13, Königstr. 49
Hoffmann, Hansjürgen 32, AssA a. d. UnvKlin, ~Niederrad, Heinrich-Hoffmann-Str. 2

Abbildung 8.4.1
Auszug aus dem Reichs-Medizinal-Kalender von 1937: Das Piktogramm der Lunge kennzeichnete die Lungenfachärzte (E. Fraenkel, Hölzer, Hönich), der Doppelpunkt die Ärzte jüdischer Herkunft.

Wie wirkte sich der politische Systemwechsel auf einzelne Mitglieder der DTG aus? Um dies zu untersuchen, können die Mitgliederverzeichnisse von 1932 und 1939 und der Reichs-Medizinal-Kalender (RMK) von 1937 herangezogen werden, das jährlich erschienene „Verzeichnis der deutschen Ärzte und Heilanstalten“ [6–8]. Die Ausgabe von 1937 ist von besonderer Bedeutung, da hier – ein Jahr vor dem gesetzlich verordneten Approbationsentzug – alle jüdischen Ärzte mit einem dem Namen vorangestellten Doppelpunkt : gekennzeichnet wurden. Anhand der Doppelpunktkennung und des für Lungenfachärzte vorgesehenen Piktogramms einer Lunge lassen sich die jüdischen Lungenfachärzte in Deutschland, allerdings nicht alle auf dem Gebiet der Tuberkulose tätigen Ärzte ermitteln: Es fehlen sowohl diejenigen ohne Facharztbezeichnung (erst seit 1924) als auch die Professionen, die sich aus anderen Fachrichtungen heraus ebenfalls mit der Tuberkulose befassten wie Internisten, Pädiater, Dermatologen, Pathologen und Röntgenologen. Will man also die jüdischen Ärzte in der DTG ausfindig machen, ist ein Abgleich aller 889 DTG-Mitglieder von 1932 mit dem Reichs-Medizinal-Kalender 1937 erforderlich. Nicht erfasst werden auf diese Weise jüdische DTG-Mitglieder, die vor 1937 emigrierten oder aus anderen Gründen nicht mehr als Ärzte tätig waren (z.B. der bereits 1933 verstorbene Ernst von Romberg, Gründungsvorstand der DTG) oder die – wie eine Reihe österreichischer Ärzte – im Ausland lebten. Uneinheitliche Schreibweisen von Namen oder Doppelungen und Ortswechsel erschweren zudem eine eindeutige Identifizierung. Eine genauere Rekonstruktion kann also nur auf Basis von Einzelrecherchen erfolgen. Mit dem beschriebenen ersten Abgleich ließen sich – als vorläufige Bestandsaufnahme – 56 jüdische Ärzte in der DTG feststellen. Von diesen waren drei noch 1939 als Mitglied der DTG geführt (Ernst Fraenkel, Fritz Leichtweiss, Nehemias Wehl).

Es waren nicht nur jüdische Ärzte der Verfolgung ausgesetzt. Die aus politischen Gründen vertriebenen oder ermordeten Ärzte in der DTG sind allerdings auch nur über Detailrecherchen, z.B. anhand regionalgeschichtlicher Publikationen zu verfolgten Ärzten im Nationalsozialismus, ausfindig zu machen. Neben Richard Schmincke oder Ignaz Zadek wäre möglicherweise auch der Leipziger Stadtrat Hans Beusch darunter zu zählen, der im Mitgliederverzeichnis von 1939 nicht mehr erwähnt ist.

Er könnte identisch sein mit einem Arzt gleichen Namens, der im Berliner „Zellengefängnis Lehrter Straße“ inhaftiert war, das der Gestapo als Untersuchungsanstalt vor allem für Widerstandskämpfer bzw. als solche Verdächtigte diente [9, S. 126].

Einige Schicksale von verfolgten DTG-Mitgliedern – bis auf Rudolf Schmincke alle jüdischer Herkunft – werden hier in Form von lexikalischen Kurzbiografien vorgestellt, ausführlicher zunächst die Lebenswege zweier zu ihrer Zeit international bekannten, später in Vergessenheit geratenen Persönlichkeiten: Albert Fraenkel und Lydia Rabinowitsch-Kempner.

Albert Fraenkel (3.6.1864–22.12.1938) und das Tuberkulosekrankenhaus Rohrbach

Professor, Leitender Arzt des TB-Krankenhauses Rohrbach und des Sanatoriums Speyererhof, Heidelberg

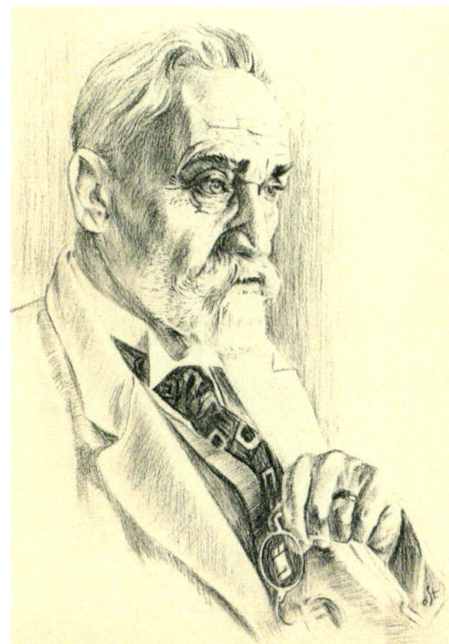

Abbildung 8.4.2
Albert Fraenkel

- **1888:** Medizin-Examen und Erkrankung an Lungentuberkulose während seiner Assistenzzeit in München
- **1891:** Landarzt in Badenweiler (Baden) und Gründung zweier Sanatorien für TB-Patienten – mit einem eigenen Bereich für Schwerstkranke – und zur Diätbehandlung internistischer Erkrankungen, die beide international bekannt wurden
- **1920:** Wechsel nach Heidelberg und Gründung des TB-Krankenhauses Rohrbach, das mit seinem Schwerpunkt auf der Behandlung TB-Kranker im akuten wie auch im finalen Stadium als „sozialpolitische Innovation“ galt [10, Bl. 6]
- **1928:** Ernennung zum Honorarprofessor
- **1927:** Gründung des Sanatoriums Speyererhof für innere Krankheiten unter Ausschluss der Tuberkulose; Anwendung der von Fraenkel entwickelten intravenösen Strophanthintherapie zur Behandlung akuter Herzinsuffizienz in Kombination mit „Lebensregeln für Herzkranke nach erfolgreicher Behandlung an Herzschwäche“
- **1933:** Entlassung aus allen Ämtern, Aufgabe der Professur; Publikationen und Vortragstätigkeit v.a. im Ausland
- **1938:** Approbationsentzug, drei Monate später Tod im Alter von 74 Jahren; Urnenbeisetzung auf dem Heidelberger Bergfriedhof erst nach dem Zweiten Weltkrieg möglich (seit 2013 Ehrengrab der Stadt Heidelberg)

Sowohl Fraenkels wissenschaftliche als auch therapeutische Erfolge fanden in der NS-Zeit keine Beachtung oder gar Anerkennung, selbst sein Tod im Dezember 1938 wurde in keiner deutschen Fachzeitschrift erwähnt. Für seinen Nachfolger Walter Schmidt, Röntgenologe und Gaureferent für das Tuberkulosehilfswerk der NSV in Baden, hingegen, der die Klinik von 1933 bis zu seinem frühen Tod 1938 leitete, verfassten Franz Redeker und Ludolph Brauer Nachrufe [11; 12]. Zur Behandlung und Prophylaxe der Tuberkulose hatte sich Albert Fraenkel auf praktischem und wissenschaftlichem Gebiet betätigt; sein wissenschaftliches Gedenken ist heute verbunden mit dem Albert-Fraenkel-Preis, der seit 1957 von der Deutschen Gesellschaft für Kardiologie an deutschsprachige Wissenschaftler verliehen wird, die sich durch Publikationen auf dem Gebiet der Physiologie, Pharmakologie, Pathologie, Klinik oder Therapie des Kreislaufs qualifiziert haben [13; 14].

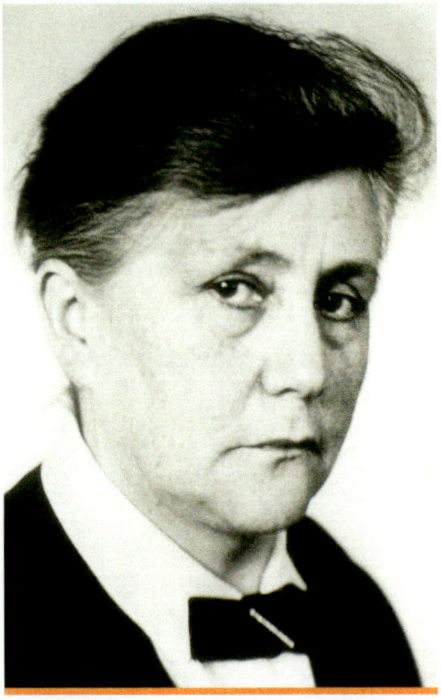

Abbildung 8.4.3
Lydia Rabinowitsch-Kempner

Lydia Rabinowitsch-Kempner (22.8.1871–3.8.1935): Tuberkuloseforscherin in Berlin

Als „Professor, Abteilungsdirektor am Städtischen Krankenhaus Moabit" im DTG-Verzeichnis von 1932 – als eine von insgesamt 26 Frauen – genannt; russisch-deutsche Mikrobiologin; Studium der Naturwissenschaften in Zürich und Bern, Promotion 1894 in der Medizin, Assistentenstelle bei Robert Koch am Institut für Infektionskrankheiten

- **1896:** Dozentur
- **ab 1898:** Professur für Bakteriologie am Women's Medical College of Pennsylvania, einem Medizin-College für Frauen
- **ab 1898:** Zusammenarbeit mit ihrem Mann Walter Kempner
- **1903:** wissenschaftliche Assistentin am Pathologischen Institut der Charité; Aufstieg zur bekannten Tuberkuloseforscherin, u.a. 1904 durch den Nachweis von Tuberkelbakterien in Rohmilch; zahlreiche Publikationen und Vorträge auf internationalen Kongressen
- **1912:** Professur als erste Frau Berlins, ohne universitäre Anstellung
- **1920:** Leitung des Bakteriologischen Instituts an dem von Georg Klemperer geleiteten Krankenhaus Moabit, weiterhin Forschungstätigkeit am Robert Koch-Institut
- **1933:** Die Zwangspensionierung aufgrund jüdischer Herkunft wurde nach Intervention ihres Sohnes Robert Kempner, der auf die wissenschaftlichen Leistungen seiner Mutter und ihre Teilnahme an der Internationalen Tuberkulose-Konferenz 1934 in Rom unter Schirmherrschaft Benito Mussolinis hinwies, ausgesetzt.
- **1934:** endgültige Zwangspensionierung; Entlassung aus der unbezahlten Nebentätigkeit am Robert Koch-Institut 1933

Rabinowitsch-Kempners internationale Verbindungen erleichterten ihren Söhnen Walter und Robert die Emigration; der Jurist Robert Kempner war 1947 stellvertretender Chefankläger im Nürnberger Ärzteprozess.

Aufgrund ihrer Untersuchung von Milch auf Tuberkelbakterien in Berliner Molkereien hatte Rabinowitsch-Kempner 1901 die staatlich verordnete Pasteurisierung von Milch bewirkt (Moabiter Milchkrieg) und bessere Hygienemaßnahmen gefordert. Die für Frauenrechte eintretende Rabinowitsch-Kempner hatte am Krankenhaus Moabit– im Alter von 49 Jahren – erstmals eine regulär dotierte Stelle inne. 1900 gründete sie zusammen mit der Physikerin Elsa Neumann den Verein zur Gewährung zinsloser Darlehen an studierende Frauen. In der Tuberkulosebekämpfung forderte sie ein besonderes Engagement von Frauen und vor allem Ärztinnen sowohl im familiären Umfeld als auch in der Wohlfahrtspflege. Nach ihrem Tod geriet Rabinowitsch-Kempner weitgehend in Vergessenheit. Seit 2007 vergibt die Berliner Charité Lydia-Rabinowitsch-Stipendien an Wissenschaftlerinnen, die aus familiären und/oder sozialen Gründen in ihrer wissenschaftlichen Laufbahn pausiert haben und sich weiter qualifizieren wollen [15–17].

Erich Aschenheim (4.2.1882–4.5.1941)

Stadtmedizinalrat, Remscheid; wohnhaft in Krailling, Remscheid und München; Inhaftierung: 10.11.–22.11.1938 Düsseldorf, Polizeigefängnis; Todesdatum: 4.5.1941; Todesort: Krailling; Schicksal: Freitod [18]

Erich Basch (31.8.1895–31.10.1970)

Facharzt, Berlin-Charlottenburg

- **1914–19:** Sanitätsvizefeldwebel
- **1921:** Dissertation über den künstlichen Pneumothorax
- **1933:** erfolgreiche Beschwerde gegen den Entzug der Kassenzulassung
- **1938:** endgültiges Berufsverbot und Emigration in die USA. Internist in Long Island City
- **1949:** Mitglied der Rudolf Virchow Medical Society of New York [19, S. 71]

Ludwig Josef Busch (geb. 31.1.1880)

Facharzt, Leiter der Tuberkulosefürsorgestelle Mainz; Inhaftierung vom 31.3.–3./4.4.1942 in München, Barackenlager Knorrstraße 148, und Deportation nach Piaski (Ghetto); 1939 als „Mischling 1. Grades" geführt; zusammen mit seiner Ehefrau deportiert [18; 20, S. 59]

Oskar David (geb. 5.3.1880)

Chefarzt der Inneren Abteilung des Krankenhauses der israelitischen Gemeinde, Frankfurt/M.

- **1907:** Assistenzarzt an der Medizinischen Klinik der Universität Halle
- **1914:** mit einer Dispens zur Habilitation zugelassen (§ 4 der Universitätsstatuten begrenzte den Lehrkörper auf Angehörige „evangelischer Confession")
- **1918:** Habilitation nach Kriegsdienst
- **1922:** Ernennung zum ao. Professor in Halle und Leiter der röntgenologischen Abteilung des Israelitischen Krankenhauses in Frankfurt/M.
- **ab 1930:** Konflikte um seine Venia legendi
- **1934:** Entzug der Lehrbefugnis auf Basis des Gesetzes zur Wiederherstellung des Berufsbeamtentums
- **1938:** Emigration [3; 21, S. 315; 22]

Lasar Dünner (14.6.1885–6.6.1959)

Ärztlicher Direktor des Hospitals „Robert Koch" Buch-West, Berlin

- **1911:** Assistenzarzt am Städtischen Krankenhaus Moabit
- **ab 1919:** Oberarzt und nebenberuflich Tuberkulose-Fürsorgearzt
- **1921:** zusammen mit Adolf Calm erste Kontrastdarstellung der Lungengefäße
- **1929:** erster Ärztlicher Direktor des neuen Hospitals Buch-West, Zusammenarbeit u.a. mit Ignaz Zadek
- **1938:** Entlassung, weiterhin nebenamtlich Chefarzt in der Lungenabteilung des Jüdischen Krankenhauses
- **1939:** Emigration nach Großbritannien, Chefarzt einer auf berufsbedingte Lungenkrankheiten spezialisierten Klinik in Hull [19, S. 190f.; 23; 24]

Ernst Fraenkel (1880–1949)

Facharzt, Breslau (1939 als Facharzt für Lungenkrankheiten geführt)

- **1919–33:** Dozent für Innere Medizin und Tuberkulose an der Sozialhygienischen Akademie Breslau
- **1941:** aus der Mitgliederliste der DTG gestrichen [25; 26]

Ulrich Friedemann (7.5.1877–16.11.1949)

Professor, Dirigierender Arzt der Infektionsabteilung des Rudolph-Virchow-Krankenhauses, Berlin

- **1900:** Promotion, u.a. Assistent bei Paul Ehrlich
- **1911–14:** Leitung der bakteriologischen Abteilung des Städtischen Krankenhauses Moabit
- **1915:** Leitung der klinischen Abteilung des Instituts für Infektionskrankheiten
- **1920:** ao. Professur für Infektionskrankheiten
- **1933:** Entlassung, Emigration nach London, Fortsetzung seiner Forschung am National Institute for Medicine Research in London
- **1936:** Leitung der bakteriologischen Abteilung des Jewish Hospital of Brooklyn in New York City, NY [27]

Otto Glogauer (29.10.1900–26.9.1966)

Fürsorgearzt, stellvertretender Leiter der Tuberkulosefürsorgestelle Neukölln, Berlin-Britz

- **1933:** Entlassung aus dem Fürsorgeamt für Lungenkranke Charlottenburg
- **1934–38:** Leitung der Fürsorgestelle der Neuen Poliklinik der Berliner Jüdischen Gemeinde und Privatpraxis
- **1938:** Emigration nach Schweden und Tätigkeit in einem Sanatorium
- **1940:** in die USA
- **1942:** ärztliche Tätigkeit in eigener Praxis und in diversen Kliniken [19, S. 277; 23]

Moses Julius Gutmann (19.3.1894–1961)

Leitender Arzt der klinischen Abteilung für allergische Krankheiten in der Kuranstalt Bad Thalkirchen-München; Feldunterarzt im Ersten Weltkrieg

- **1920:** Dissertation „Über den heutigen Stand der Rassen- und Krankheitsfragen der Juden"
- **1921–35:** Privatpraxis
- **1928:** Gründung der ersten Fachklinik für allergische Erkrankungen in Deutschland; politisches Engagement in der zionistischen Bewegung
- **1936:** Emigration nach Palästina, Gründung einer Klinik für allergische Erkrankungen in Jerusalem [28; 29, S. 222]

Paul Ludwig Hecht (21.6.1894–1978)

Facharzt für Innere Medizin, Stuttgart

- **1914–18:** Kriegsdienst
- **1924–31:** Oberarzt und stellvertretender Direktor des städtischen Katharinenhospitals Stuttgart, Facharzt für Lungenberatung bei der Landesversicherungsanstalt
- **1930:** eigene Praxis
- **1938:** Approbationsentzug, Inhaftierung im KZ Dachau und Entlassung mit der Verpflichtung zu einer schnellen Auswanderung
- **1939:** Emigration über die Schweiz nach Großbritannien
- **1940:** in die USA; Einbehaltung seines Vermögens inklusive Praxiseinrichtung
- **1940–41:** Research Fellow am Hospital in Elois, Michigan
- **1941:** Niederlassung als praktischer Arzt in Braintree, Massachusetts [30, S. 120–126]

Bruno Leichtentritt (22.2.1888–14.10.1965)

Professor, Oberarzt der Universitätskinderklinik, Breslau; Pathologe am Hygiene-Institut der Universität Breslau

- **1919–28:** Universitätskinderklinik Breslau und Habilitation
- **1928:** Primärarzt der Landesversicherungsanstalt Schlesien bis 1933, außerdem pädiatrischer Konsiliarius
- **1933:** Entlassung, Privatpraxis in Breslau
- **1938:** Emigration in die USA, dort Forschungen zu Rheuma und Arthritis
- **1944:** Kinderarzt in Cincinnati
- **1947:** Ablehnung des Rufs an die Universität Rostock
- **1960:** Ehrenmitglied der Deutschen Gesellschaft für Kinderheilkunde [31, S. 217f.]

Fritz Leichtweiss

Direktor der Heilstätte Hirschhalde bei Bad Dürrheim (Baden); Schicksal unbekannt; 1945 Entschädigungsantrag in Bad Dürrheim gestellt

Norbert Mosczytz (26.12.1895–26.11.1974)

Facharzt, Freiburg/Br.; Teilnahme am Ersten Weltkrieg; Erkrankung an Lungentuberkulose; Volontärarzt in Davos

- **1923:** Promotion und Assistenzarzt in Freiburg
- **1925:** eigene Praxis
- **1938:** Approbationsentzug und Flucht in die Schweiz, dort nur vertretungsweise Beschäftigung aufgrund fehlenden Schweizer Ärzteexamens
- **1945–52:** Oberarzt in den jüdischen Heilstätten Etania und Solaria in Davos, u.a. TB-Behandlung von „Displaced Persons"
- **1952:** Wiedereinbürgerung
- **ab 1954:** Arbeit beim Versorgungsamt Stuttgart bis 1972 [32, S. 100–106; 33]

Alfred Rosenstein (4.11.1877–31.7.1961)

Facharzt für Hals-, Nasen-, Ohren- und Lungenleiden, Hamburg

- **1908–38:** HNO-Praxis, Spezialisierung auf Lungenkrankheiten
- **1909–23:** Fürsorgearzt der Hamburger Lungenfürsorge
- **1939:** Flucht über Stockholm nach Haifa (Palästina), bis 1954 Tätigkeit als Arzt [34, S. 387]

Richard Egidius Schmincke (17.10.1875–19.8.1939)

Schiffsarzt und Kurarzt

- **1914–18:** Militärarzt, dann praktischer Arzt in Hamburg
- **1919:** KPD
- **1925–27:** im sächsischen Landtag
- **1923:** Verhaftung wegen „Vorbereitung eines hochverräterischen Unternehmens" und Gefängnis
- **1925–27:** in Dresden, dann im Gesundheitswesen in Berlin-Neukölln tätig; bestellter Gutachter im Calmette-Prozess nach dem Lübecker Impfunglück
- **1933:** Inhaftierung für mehrere Monate; Beurlaubung auf Basis des Gesetzes zur Wiederherstellung des Berufsbeamtentums; Privatpraxis in Berlin-Wilmersdorf
- **1939:** endgültige Aberkennung der Approbation im Juli, Suizid 19.8.1939 [35; 36]

Ludwig Teleky (12.7.1872–20.8.1957)

Sozialhygieniker; SPD-Mitglied

- **1905–21:** Arzt für Gewerbekrankheiten beim Verband der Genossenschaftskrankenkassen
- **1909:** Habilitation für Soziale Medizin und Privatdozent an der Universität Wien
- **1914–18:** Kriegsteilnahme als Spitalarzt
- **1921–33:** Landesgewerbearzt, Leiter der Sozialhygienischen Akademie in Düsseldorf, Mitglied des Reichsgesundheitsrates
- **1933:** wegen jüdischer Herkunft entlassen
- **1938:** Emigration in die USA
- **1939–46:** Mitarbeiter der Division of Industrial Hygiene der Arbeitsbehörden in Illinois und New York
- **1947:** Ruf an die Berliner Universität als Professor für Soziale Medizin
- **1948/49:** als Gastprofessur für Gewerbehygiene der Medizinischen Fakultät der FU Berlin vorgesehen – in beiden Fällen aus politischen Gründen verhindert
- **1952:** Bundesverdienstkreuz [37, S. 34; 38; 39, S. 57]

Nehemias Wehl (25.1.1887–30.9.1942)

Chefarzt der M. A. v. Rothschild'schen Heilstätte Nordrach-Kolonie (Baden); Tuberkulosearzt, Röntgenologe

- **1918:** tätig in der chirurgischen Abteilung des „Israelitischen Asyls für Kranke und Altersschwache" in Köln; Heilstätten- und Tuberkulosefacharzt in Nordrach (Sanatorium v.a. für lungen- und TB-kranke jüdische Frauen)
- **1938:** Deportation ins KZ Dachau, Freilassung nach wenigen Tagen
- **1942:** Auflösung der Heilstätte und Deportation – zusammen mit 18 Patientinnen und Kollegen – ins Vernichtungslager Treblinka. Für tot erklärt [3; 40]

Ernst (Julius) Wolffson (24.12.1881–2.7.1955)

Oberarzt des Hamburgischen Landesverbands für Volksgesundheitspflege; Standespolitiker in Hamburg

- **1907–10:** Assistenzarzt am Allgemeinen Krankenhaus Eppendorf, gleichzeitig Leitung des Landesverbandes für Volksgesundheitspflege
- **1923–33:** Schriftführer in der Hamburger Ärztekammer und im Hartmannbund aktiv
- **1938:** einmonatige Inhaftierung im KZ Sachsenhausen; Freikauf über die sogenannte Judenvermögensabgabe in Höhe von 23.000 Reichsmark; nach Approbationsentzug 1938 Leitung des Israelitischen Krankenhauses Hamburg bis 1943
- **nach 1945:** Mitglied der neu gebildeten Hamburger Ärztekammer und der Kommission zur Entnazifizierung Hamburger Ärzte [34, S. 423f.; 41]

Ignaz Zadek (16.2.1887–14.3.1959)

Oberarzt, Dirigierender Arzt der II. Inneren Abteilung des Städtischen Krankenhauses und Dirigierender Arzt der Tuberkulose-Fürsorgestelle Neukölln, Berlin

- **seit 1911:** am Städtischen Krankenhaus Neukölln
- **ab 1919:** als Chefarzt; Leitung der Tuberkulosefürsorgestelle Neukölln
- **1933:** Entlassung aufgrund seiner jüdischen Herkunft („Mischling 1. Grades“)
- **bis 1944/45:** Privatpraxis
- **1944:** Notdienstverpflichtung in Schlesien
- **1945–57:** Wiederaufbau und Leitung des Krankenhauses Neukölln als Ärztlicher Direktor
- **1946:** Professur für innere Medizin an der Berliner Universität
- **1946–48:** Stadtverordneter der SPD
- **1957–59:** Vorsitzender der Arbeitsgemeinschaft sozialdemokratischer Ärzte; zahlreiche Publikationen zur Tuberkulose, u.a. zu sozialen Faktoren und zusammen mit Lasar Dünner zur Differentialdiagnose der Lungentuberkulose (1948)

Zadeks Entlassung 1933 wurde in Würdigungen zu seinem 70. Geburtstag und Nachrufen beschrieben als „politische Unduldsamkeit“, die eine Aufgabe seiner Ämter erzwungen habe [42, S. 130], oder unkritisch die NS-Begründung übernehmend „wegen politischer Unzuverlässigkeit“ [43], aber auch mit den Worten „von seiner Wirkungsstätte verjagt“ [44, S. 225].

Literatur

1. Krischel, Matthis; Schmidt, Mathias; Groß, Dominik (Hg.): Medizinische Fachgesellschaften im Nationalsozialismus. Bestandsaufnahmen und Perspektiven. Münster 2016
2. Moser, Gabriele: Vor 75 Jahren entzog der NS-Gesetzgeber Ärztinnen und Ärzten die staatliche Berufszulassung. „Bestallungen (Approbationen) jüdischer Ärzte erlöschen am 30. September 1938“. In: Strahlentherapie und Onkologie 2013 (189), S. 908–914
3. Moser, Gabriele: Gedenkliste. http://www.radiologie-im-nationalsozialismus.org/tafel_19.html [Stand: 1.9.2017]
4. Probst, Jürgen: Gedenken der jüdischen Mitglieder der Deutschen Gesellschaft für Unfallheilkunde, Versicherungs- und Versorgungsmedizin. In: Orthopädie und Unfallchirurgie 2013 (Okt.), S. 606–611
5. Bellmann, Julia; Scholz, Albrecht: Lebenswege jüdischer und aus dem Judentum stammender Urologen während des Nationalsozialismus. In: Aktuelle Dermatologie 2011 (37) Nr. 4, S. 130–132
6. Kayser-Petersen, J.E. (Hg.): Verhandlungen der Deutschen Tuberkulose-Gesellschaft. Bericht über die 5. Tagung am 19. und 20. Mai 1932 in Bad Harzburg. Jena 1932
7. Kayser-Petersen, J.E. (Hg.): Verhandlungen der Deutschen Tuberkulose-Gesellschaft. Bericht über die 8. Tagung am 2. und 3. Juni 1939 in Graz. Jena 1939
8. Lautsch, H.; Dornedden, Hans (Hg.): Verzeichnis der deutschen Ärzte und Heilanstalten. Reichs-Medizinal-Kalender für Deutschland. 59. Jg. Leipzig 1937
9. Tuchel, Johannes: „… und ihrer aller wartete der Strick.“ Das Zellengefängnis der Lehrter Straße 3 nach dem 20. Juni 1944. Berlin 2014
10. Weidmann: Albert Fraenkel. Gründer des Speyererhofs. Kliniken Schmieder o.J. https://www.thoraxklinik-heidelberg.de/index.php?id=392 [Stand: 1.9.2017]
11. Redeker, Franz: Walter Schmidt zum Gedächtnis. In: Klinische Wochenschrift 1939 (18) Nr. 5, S. 183–183

12. Brauer, Ludolph: Dr. Walter Schmidt zum Gedächtnis. In: Beiträge zur Klinik der Tuberkulose und spezifischen Tuberkulose-Forschung 1939 (92) Nr. 8, S. 547–549
13. Drings, P.; Thierfelder, J.; Weidmann, B.; Willig, F. (Hg.): Albert Fraenkel. Ein Arztleben in Licht und Schatten 1864–1938. Landsberg 2004
14. Ehmann, Michael: „... man war betont nett zu mir". Spektrum. Fachzeitschrift der Deutschen Rentenversicherung Baden-Württemberg 2017, Nr. 1, S. 42–44
15. Graffmann-Weschke, Katharina: Lydia Rabinowitsch-Kempner (1871–1935). Leben und Werk einer der führenden Persönlichkeiten der Tuberkuloseforschung am Anfang des 20. Jahrhunderts. Herdecke 1999
16. Hering, Sabine: Rabinowitsch-Kempner, Lydia. In: Neue Deutsche Biographie (NDB). Band 21, Berlin 2003, S. 72f. Digitalisat unter: Biographie-Portal.de [Stand: 1.9.2017]
17. Hören, Erika von: Lydia Rabinowitsch-Kempner 1871–1935 in: Robert Koch-Institut (Hg.): Verfolgte Ärzte im Nationalsozialismus. Berlin 1999, S. 35–38
18. Das Gedenkbuch des Bundesarchivs für die Opfer der nationalsozialistischen Judenverfolgung in Deutschland (1933–1945). https://www.bundesarchiv.de/gedenkbuch/ [Stand: 1.9.2017]
19. Schwoch, Rebecca (Hg.): Berliner jüdische Kassenärzte und ihr Schicksal im Nationalsozialismus. Ein Gedenkbuch. Berlin 2009
20. Zahn, Peter (Hg.): Hilfe für Juden in München: Annemarie und Rudolf Cohen und die Quäker 1938–1941. München 2013
21. Eberle, Henrik: Eberle: Die Martin-Luther-Universität in der Zeit des Nationalsozialismus 1933–1945. Halle 2002. http://www.catalogus-professorum-halensis.de/davidoskar.html [Stand: 1.9.2017]
22. Stengel, Friedemann: Oskar David. In: ders. (Hg.): Ausgeschlossen. Zum Gedenken an die 1933–1945 entlassenen Hochschullehrer der Martin-Luther-Universität Halle-Wittenberg. Halle-Wittenberg 2013, S. 71–72
23. Verfolgte Ärztinnen und Ärzte des Berliner Städtischen Gesundheitswesens (1933–1945) – eine biografische Datenbank. https://geschichte.charite.de/verfolgte-aerzte/ [Stand: 1.9.2017]
24. Wolff, Horst-Peter: Dr. med. Lasar Dünner (1885–1959). In: Dressel, U. (u.a.): Geschichte des Klinikums Berlin-Buch. Band 1, Berlin 1990, S. 63–68
25. Der Öffentliche Gesundheitsdienst B 1941 (7) Nr. 12, S. 288
26. Hubenstorf, Michael: Hochschullehrer der Sozialen Hygiene, Sozialen Medizin und ihrer Randgebiete in Deutschland 1918–1933. http://www.100-jahre-sozialmedizin.de/CD_DGSMP/PdfFiles/Dokumente/Hubenstorf.pdf [Stand: 1.9.2017]
27. Stürzbecher, Manfred: Friedemann, Ulrich. In: Neue Deutsche Biographie (NDB). Band 5, Berlin 1961, S. 446f. Digitalisat unter: Biographie-Portal.de [Stand: 1.9.2017]
28. Jüdische Ärzte aus Deutschland und ihr Anteil am Aufbau des israelischen Gesundheitswesens. http://aerzte.erez-israel.de/ (http://aerzte.erez-israel.de/gutmann) [Stand: 1.9.2017]
29. Damskis, Linda Lucia: Zerrissene Biografien. Jüdische Ärzte zwischen nationalsozialistischer Verfolgung, Emigration und Wiedergutmachung. München 2009
30. Rueß, Susanne: Stuttgarter jüdische Ärzte während des Nationalsozialismus. Würzburg 2009
31. Seidler, Eduard: Jüdische Kinderärzte 1933–1945. Entrechtet/geflohen/ermordet. Freiburg 2007
32. Breisinger, Susanne: Die niedergelassenen jüdischen Ärzte in Freiburg 1933–1945. Eine Untersuchung zur nationalsozialistischen Berufs- und Standespolitik. Freiburg: Diss. med. 2002, S. 100–106
33. Universitätsarchiv Albert-Ludwigs-Universität Freiburg. https://www.uniarchiv.uni-freiburg.de/bestaende/sammlungen/schriftgut/d0129 [Stand: 1.9.2017]
34. Villiez, Anna von: Mit aller Kraft verdrängt. Entrechtung und Verfolgung „nicht arischer" Ärzte in Hamburg 1933 bis 1945. Hamburg 2009

35. Klimpel, Volker: Ärzte als Mitglieder des Sächsischen Landtages 1832 bis 1952. Ärzteblatt Sachsen 2008 (19) Nr. 6, S. 257–261
36. https://de.wikipedia.org/wiki/Richard_Schmincke [Stand: 01.09.2017]
37. Wolters, Christine: Tuberkulose und Menschenversuche im Nationalsozialismus. Das Netzwerk hinter den Tbc-Experimenten im Konzentrationslager Sachsenhausen. Stuttgart 2011
38. Witte, Wilfried: Teleky, Ludwig. In: Gerabek, Werner E.; Haage, Bernhard D.; Keil, Gundolf; Wegner, Wolfgang (Hg.): Enzyklopädie Medizingeschichte. Berlin; New York 2005, S. 1380
39. Maitra, Robin T.: „... wer imstande und gewillt ist, dem Staate mit Höchstleistungen zu dienen!". Hans Reiter und der Wandel der Gesundheitskonzeption im Spiegel der Lehr- und Handbücher der Hygiene zwischen 1920 und 1960. Husum 2001
40. Alemannia Judaica – Arbeitsgemeinschaft für die Erforschung der Geschichte der Juden im süddeutschen und angrenzenden Raum. www.alemannia-judaica.de/nordrach_synagoge.htm [Stand: 1.9.2017]
41. Keil, Frank: Jüdisch, aber überkonfessionell. Die Tageszeitung 15.10.2016, S. 64–65
42. Nitsche, Hans-Georg: Prof. Dr. med. Ignatz Zadek zum 70. Geburtstag. In: Zeitschrift für Tuberkulose 1957 (110) Nr. 3/4, S. 129–131
43. Prof. Dr. med. I. Zadek. In: Arbeiten aus dem Städtischen Krankenhaus Neukölln. Berlin 1957 (Vorwort des Bezirksbürgermeisters und der Bezirksstadträtin)
44. Frost, E.: In memoriam Ignaz Zadek. In: Berliner Ärzteblatt 1959 (72) Nr. 9, S. 225–226

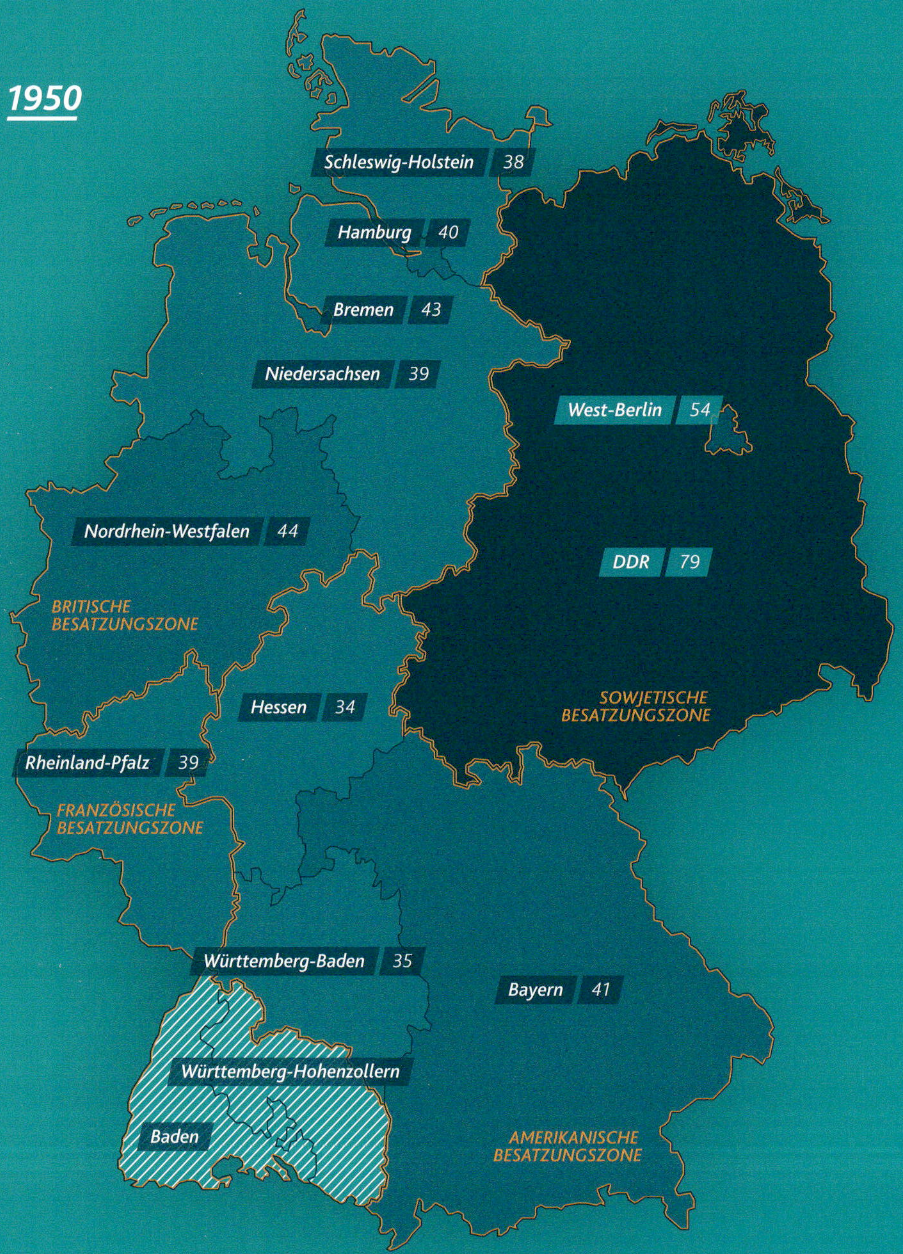
1950
Schleswig-Holstein 38
Hamburg 40
Bremen 43
Niedersachsen 39
West-Berlin 54
Nordrhein-Westfalen 44
DDR 79
BRITISCHE BESATZUNGSZONE
Hessen 34
SOWJETISCHE BESATZUNGSZONE
Rheinland-Pfalz 39
FRANZÖSISCHE BESATZUNGSZONE
Württemberg-Baden 35
Bayern 41
Württemberg-Hohenzollern
Baden
AMERIKANISCHE BESATZUNGSZONE

Tuberkulose-Mortalität nach dem Zweiten Weltkrieg

Mortalität in der BRD und DDR pro 100.000 Einwohner (1950 und 1955)

(nach Redeker, Franz: Epidemiologie und Statistik der Tuberkulose. In: Handbuch der Tuberkulose. Bd. 1. Stuttgart 1958, S. 484)

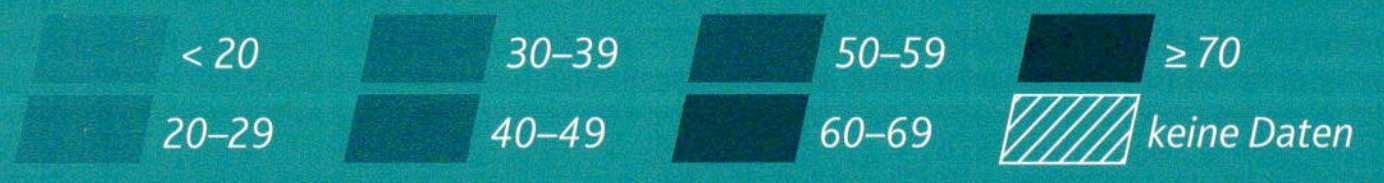
< 20
20–29
30–39
40–49
50–59
60–69
≥ 70
keine Daten

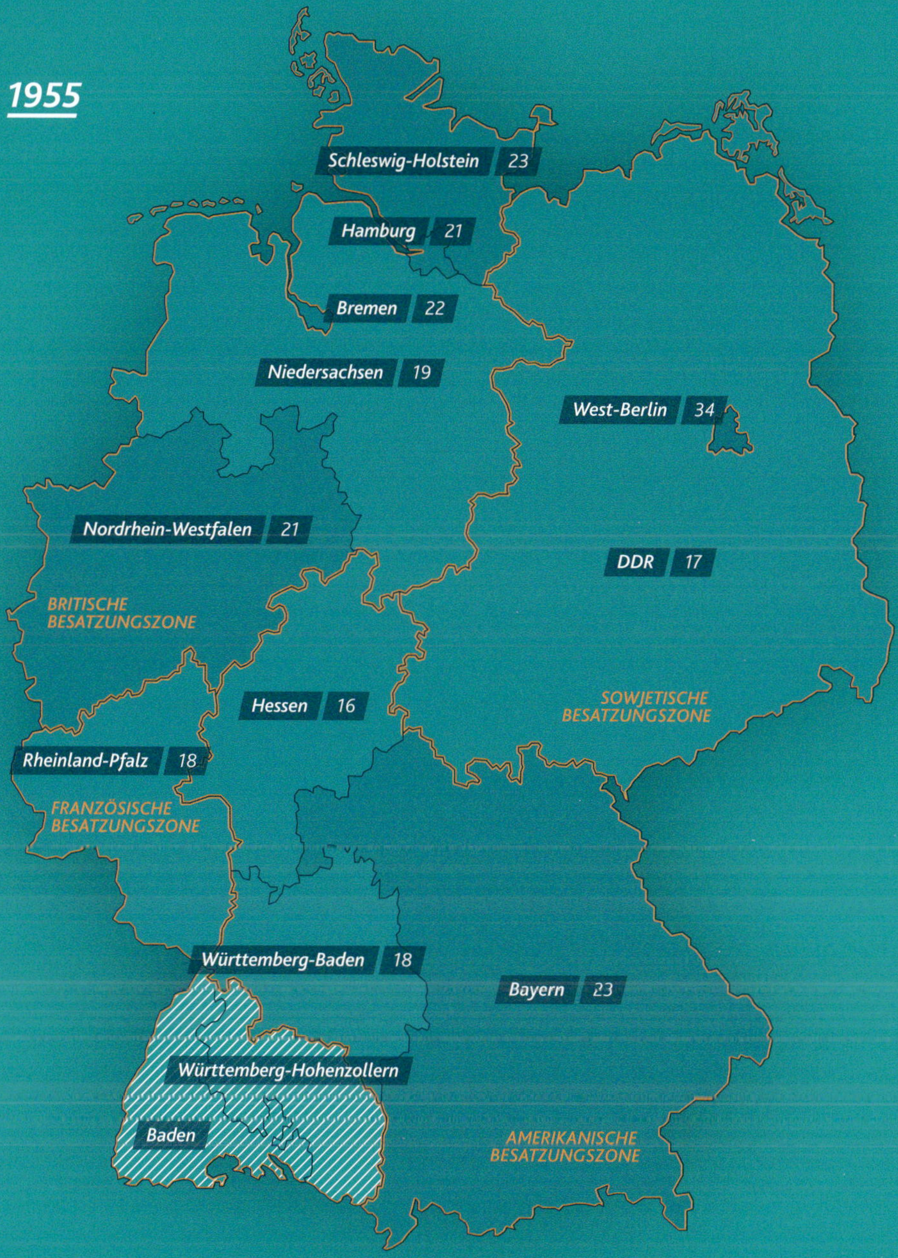

Entwicklung der Pneumologie und der DTG nach dem Zweiten Weltkrieg

9

Tuberkulose-Epidemiologie nach dem Zweiten Weltkrieg

Robert Loddenkemper

Ende des Zweiten Weltkriegs lag die geschätzte TB-Sterblichkeit in Deutschland laut Franz Redeker zwischen 100–150/100.000. Gegenüber den Vorkriegszahlen entsprach dies einer Steigerung von 160–240% [1]. Die niedrigste TB-Sterblichkeitsrate wurde in Bayern mit 90 und die höchste in Berlin mit 316/100.000 registriert. In Österreich lagen 1945 die Werte bei 155/100.000 mit einer Steigerung von 162%. Aus mehreren Gründen war es jedoch schwierig oder sogar unmöglich, nach dem Krieg zuverlässige statistische Daten zu ermitteln.

Von der Expertenkommission der US-Armee wurden die Gründe ausführlich erklärt [2]: Erstens erschwerten es die Massenemigrationen seit dem Ende des Krieges, die Bevölkerungszahl zu schätzen. Seit 1944 verließ eine große Menge von Flüchtlingen (insgesamt mehr als zwölf Millionen) die östlichen Teile des Deutschen Reiches sowie die Tschechoslowakei und Polen. Die Wiederaufnahme einer offiziellen Statistik begann erst im Sommer 1945 mit der Verteilung der Nahrungsrationen an die gesamte Bevölkerung. Zweitens wurde eine große Anzahl von deutschen Kriegsgefangenen (ca. fünf von etwa elf Millionen) nach Kriegsende aus der Gefangenschaft entlassen. Drittens wurden Ende des Krieges Tausende von Häftlingen aus den verschiedenen Konzentrationslagern, in denen Tuberkulose weit verbreitet war, befreit und stellten eine mögliche Ansteckungsquelle für eine Infektion mit dem TB-Erreger dar. All diese Faktoren führten zu einer beträchtlichen Bevölkerungszunahme in den von den Alliierten besetzten Gebieten Deutschlands. Fehler in der Datenerhebung zur TB-Mortalität erschwerten die Aufgabe; in einigen Regionen wurden zudem die Todesurkunden mangels Ärzten oft von Laien ausgestellt. Ungenaue Angaben zu Todesursachen ergaben sich auch daraus, dass in Deutschland Autopsien nicht obligatorisch waren (und sind). Für die TB-Mortalität wurden zwei unterschiedliche Registrierungsmethoden benutzt: Die eine gab die von den Gesundheitsämtern bzw. Fürsorgestellen gesammelten Fälle an, die andere Zahlen der Einwohnermeldeämter, die in der Regel höher lagen. Die Verschiebungen der Ländergrenzen machten Vergleiche mit früheren Daten schwierig oder sogar unmöglich. Darüber hinaus waren die Mitglieder der Wehrmacht bis zum Ende des Krieges von der Bevölkerungs- und der Mortalitätsstatistik ausgeschlossen. Auch viele Kriegsgefangene, vor allem diejenigen, die aus der sowjetischen Gefangenschaft erst später zurückkehrten, litten unter einer ansteckenden (offenen) Lungen-TB.

Tuberkulose bei Heimatlosen (Displaced Persons)

Zwischen 11 und 20 Millionen Menschen wurden im Laufe des Zweiten Weltkriegs aus ihrer Heimat vertrieben oder deportiert. Die Mehrheit landete in NS-Konzentrationslagern, Arbeitslagern und Kriegsgefangenenlagern, die Überlebenden wurden dann, größtenteils in schlechtem Gesundheitszustand, von den alliierten Armeen befreit [3]. Jüdische Deportierte bildeten nur noch eine kleine Gruppe; in der britischen Zone blieben etwa 15.000 Juden in Lagern, wesentlich mehr waren es mit 140.000 in der amerikanischen Zone, in die etwa 100.000 Polen nach den Pogromen in Kielce in Polen geflohen waren [4, S. 7–10]. Wie viele von diesen an Tuberkulose gelitten haben, ist nicht bekannt, aber zeitgenössische Berichte lassen vermuten, dass die Anzahl sehr hoch war. Ein Bericht von 1944 beschreibt einen kontinuierlichen Anstieg der Tuberkulose bei ausländischen Arbeitern insbesondere aus Polen und dem Osten Europas.

Die Gesamtzahl dieser TB-Fälle wird auf 8.000–10.000 geschätzt [zitiert in 5, S. 74]. Nach dem Bericht eines Beamten des deutschen Außenministeriums aus dem Jahr 1943 war die Tuberkulose die größte Geißel in den Lagern, zumal die Patienten nicht von anderen Arbeitern isoliert, sondern sogar mit Schlägen zur Arbeit gezwungen wurden [zitiert in 6, S. 159].

Als die alliierten Truppen 1944 Frankreich befreit hatten und nach Deutschland vordrangen, fanden sie Tausende von heimatlosen „Displaced Persons" (DPs) vor: entkräftete Gefangene der NS-Konzentrationslager, Überlebende der Todesmärsche, Zwangsarbeiter, politische Gefangene, alliierte Kriegsgefangene und andere Opfer. Die NS-Lager, in denen sie untergebracht waren, stellten Ansteckungsherde für Infektionskrankheiten wie Tuberkulose und Fleckfieber dar; auch kranke und ausgehungerte Flüchtlinge überfluteten Ende 1944 und Anfang 1945 die Armeekrankenhäuser [7, S. 288]. Eine der ersten Wellen kam am 18. Dezember 1944 im Allgemeinkrankenhaus in Commercy, Frankreich, an: 304 Männer, die meisten von ihnen aus der Sowjetunion, die in den NS-Arbeitslagern für Bergwerke und die Schwerindustrie untergebracht waren, wo Tausende starben und die Überlebenden unterernährt und krank waren. Alle 304 waren an Tuberkulose erkrankt, 90% von ihnen in mittelgradig oder weit fortgeschrittenem Stadium. Vier waren bei der Ankunft bereits tot, acht weitere starben in der ersten Woche und ein Drittel der Patienten starb innerhalb der folgenden fünf Monate. Deshalb erfolgte der Befehl, alle DPs und die befreiten Militärgefangenen auf Anzeichen von Tuberkulose zu untersuchen [7, S. 289].

Allerdings war die TB-Prävalenz unter den DPs viel niedriger als erwartet (statt ca. 70% nur ca. 2%), wie Marc Daniels, Mitglied einer Expertengruppe des britischen Außenministeriums, 1947 feststellte. Er erklärte dies damit, dass diejenigen Internierten, die überhaupt anfällig waren, die Lager nicht überlebt hatten [8].

Der von deutschen Gesundheitsbehörden häufig angeführte starke Anstieg der Neuerkrankungsfälle wurde von den TB-Experten der britischen und amerikanischen Besatzungsmächte angezweifelt [2; 9; 10; 11, S. 362–367; 12, S. 184–186]. Die deutschen TB-Experten führten ursächlich eine Verschlechterung der Ernährungssituation an, die sich angeblich erst in den letzten Monaten des Krieges und direkt danach entwickelt habe. Die TB-Experten der Alliierten hielten dem entgegen, dass diesem Anstieg der TB-Morbidität ein entsprechender Anstieg der TB-Mortalität folgen müsste. Da dies in dem zu erwartenden Ausmaß nicht eintrat, gingen einige der Experten davon aus, dass die Tuberkulose in Deutschland eigentlich kein sonderlich großes epidemiologisches Problem darstellte. Zwei Gründe könnten zum (scheinbaren) Anstieg der TB-Morbidität beigetragen haben: Zum einen erhielten in der von Nahrungsmangel geprägten Nachkriegszeit TB-Kranke ergänzende Nahrungsmittelrationen, sodass auch nicht bewiesene Grenzfälle gemeldet wurden. Der zweite und wichtigere Faktor war allerdings die breite Einführung der Durchleuchtungs- und Schirmbilduntersuchungen in den Jahren 1946 und 1947, wodurch mehr Fälle entdeckt wurden bzw. überhaupt entdeckt werden konnten [2]. Darüber hinaus war die Klassifizierung der aktiven Tuberkulosefälle, die damals angewandt wurde, mit einer Einteilung der Lungen-TB in drei Kategorien (offene und geschlossene aktive Formen sowie verdächtige Fälle), recht aufwendig.

Nach Ansicht der amerikanischen Experten wurden Letztere in den USA nicht gemeldet, weshalb sie vorschlugen, sie bei den aktiven TB-Fällen auch in Deutschland nicht mitzuzählen.

Im ersten Nachkriegsjahr 1946 wurde die Sterblichkeit für alle TB-Formen in den westlichen Besatzungszonen auf 83/100.000 Einwohner geschätzt. Das bedeutete eine Zunahme von 30% gegenüber 1939 (bei Männern 111/100.000, bei Frauen 60/100.000 ; vgl. Tab. 9.1). Die Zahlen für die Lungen-TB betrugen 68/100.000 (bei Männern 94 und bei Frauen 47) und für die extrapulmonale TB 1,5/100.000 (1,7 bzw. 1,3). In den folgenden Jahren sank die Sterblichkeit deutlich und lag 1950 unter dem Vorkriegsniveau.

Tabelle 9.1
Gesamt-TB-Mortalität pro 100.000 Einwohner im Deutschen Reich (1939) und im Bereich der BRD (1946–1950). Getrennt für pulmonale (P-TB), extrapulmonale (EP-TB) und alle Formen (AF-TB) bzw. für Männer (M) und Frauen (F) (nach Tab. 4 in [13], S. 48)

Jahr	P-TB (M)	P-TB (F)	AF-TB	EP-TB (M)	EP-TB (F)	AF-TB (M)	AF-TB (F)	Gesamt
1939	64	47	55	9	9	73	56	64
1946	94	47	68	17	13	111	60	83
1948	75	40	57	11	10	87	50	67
1950	45	22	33	7	7	52	59	39

Nach Kurt Lydtin [14] lässt sich der Anstieg der TB-Zahlen im Krieg vor allem auf zwei Gründe zurückführen:

> *1) die Zunahme der Infektionen mit dem TB-Erreger „infolge der Bevölkerungsbewegungen, der Kasernierungen, der zunehmenden Wohndichte, Nachlassen der Wohnungshygiene, Ausfall von Kranken- und Asylierungsbetten, mangelnder Erfassung der Infektionsquellen infolge Ärztemangel u. dgl.";*
> *2) die „Herabsetzung der Widerstandskraft der Bevölkerung durch körperliche und seelische Belastung bei allgemeiner Not, vor allem quantitativer und qualitativer Unterernährung".* [14, S. 497f.]

Milch war eine wichtige Infektionsquelle aufgrund der stark verbreiteten Rinder-TB. Geschätzt waren damals etwa 10% aller TB-Fälle von *Mycobacterium bovis* verursacht. Die generelle Pasteurisierung der Milch wurde erst 1947 eingeführt. Die Keulung von infizierten Rindern wurde 1952 in der BRD und 1955 in der DDR, zunächst auf freiwilliger Basis, ab 1959 als obligatorische Maßnahme durchgeführt [15, S. 152–154].

Die weitere Entwicklung der TB-Situation verlief in den vier Besatzungszonen (amerikanisch, britisch, französisch, sowjetisch) unterschiedlich. Berlin, das selbst in vier Besatzungssektoren aufgeteilt war, hatte die höchste TB-Sterblichkeit. Sie erreichte ihren Höhepunkt in den Monaten nach der Kapitulation im Mai 1945. 1945 wurde sie auf 291/100.000 geschätzt (1944 auf 162/100.000) [16]. Ab Juni 1946 sanken die Zahlen sukzessive, 1947 auf 223, 1948 auf 173, 1949 auf 131 und 1950 auf 65/100.000 für Großberlin. In den Bezirken West-Berlins, die etwa zwei Drittel der Bevölkerung ausmachten, betrug sie im Jahr 1950 52/100.000 und erreichte damit fast die säkulare Kurve der TB-Mortalität, die ohne den Krieg zu erwarten gewesen wäre.

In den letzten fünf Monaten des Jahres 1945 wurden 6.815 neue TB-Fälle entsprechend einer Inzidenz von 469/100.000 registriert, die in den folgenden Jahren noch zunahm: 1946 auf 563 (17.779 neue Fälle), 1947 auf 833 (26.788 neue Fälle) und 1948 auf 883/100.000 Einwohner (28.996 neue Fälle). Im Jahr 1948 hatte sich die Gesamtzahl der TB-Patienten mit 84.450 im Vergleich zu 1934 mit 34.605 Fällen mehr als verdoppelt. 1949 war dann das erste Jahr, in dem die Zahl der neuen Fälle sank (25.781) [16].

Der Mangel an Milch war bei Kindern vermutlich ein wichtiger Faktor, der für den Tod besonders von Neugeborenen und Kleinkindern mitverantwortlich war. Mehr als 50 Fälle von tuberkulöser Meningitis traten jedes Jahr in Berlin auf. Eine dramatische Heilung – „ein Wunder" – wurde bei diesen Kindern nach der Anwendung von Streptomycin erreicht, mit dem sie im 1947 von den Amerikanern neu gegründeten TB-Krankenhaus Heckeshorn behandelt werden konnten [17].

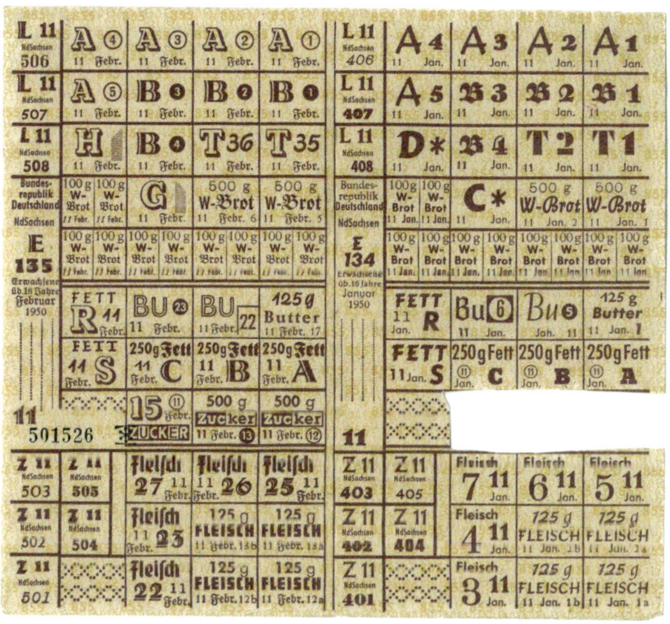

Abbildung 9.1
Lebensmittelkarte Niedersachsen 1950

Die TB-Entwicklung in den vier Besatzungszonen

Unter den vier Besatzungszonen ist die amerikanische Zone, auch in Bezug auf Tuberkulose, die am besten untersuchte [11, S. 324–444]. Nach einem umfassenden Überblick über die TB-Situation in Deutschland (und anderen Ländern) [18] wurde 1946 die TB-Sterblichkeit in der amerikanischen Zone auf 76/100.000 Einwohner geschätzt; sie sank 1947 auf 69 und 1948 auf 61/100.000. Esmond Ray Long beschrieb 1948 eindrucksvoll die Situation [9]: Das deutsche TB-Kontrollprogramm war 1945 schlecht organisiert, Stadtkrankenhäuser und TB-Kliniken waren zerstört oder hatten eine unzureichende Ausrüstung. Sanatorien außerhalb der Stadt waren in großem Maße von verwundeten Soldaten, Kriegsgefangenen und Displaced Persons belegt.

Die weitgehend zerstörten Verkehrsverbindungen hinderten die Patienten daran, medizinische Versorgungseinrichtungen aufzusuchen; für Sozialarbeiter war es aus demselben Grund schwierig, die Patienten zu Hause zu besuchen, um Rat und häusliche Pflege zu gewährleisten. Mit amerikanischer Hilfe wurde das TB-Kontrollprogramm allmählich wieder aufgebaut: Die Zahl der Krankenhaus- und Sanatoriumsbetten wurde deutlich erhöht (außer in Berlin), die Fallüberwachung intensiviert, ein BCG-Impfprogramm unter der Aufsicht des dänischen und schwedischen Roten Kreuzes eingeführt und ergänzend wurden TB-Patienten mit Lebensmitteln versorgt [2, S. 491]. Im Detail wird die Entwicklung in Bayern als weitgehend landwirtschaftlich ausgerichtetem Land beschrieben [2, S. 483–490]. Bayern erfuhr wenig territoriale Veränderungen und führte relativ gute statistische Daten. Sie zeigen, dass die TB-Sterblichkeit im Jahr 1945 am höchsten war und seither stetig abfiel (Abb. 9.2).

Abbildung 9.2
Mortalität pro 100.000 Einwohner an Lungen-TB in Bayern 1894–1947 (nach [2], Fig. 1, S. 483)

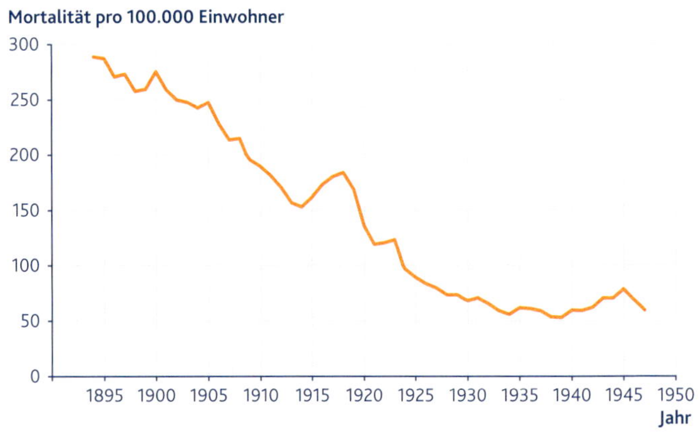

Interessanterweise war der Anstieg der TB-Mortalität zwischen 1937 und 1947 fast vollständig auf eine Tuberkulose der Lunge zurückzuführen, während es bei der extrapulmonalen Tuberkulose nur eine sehr geringe Zunahme gab (Abb. 9.3).

Abbildung 9.3
Mortalität pro 100.000 Einwohner an Tuberkulose der Atmungsorgane, der sonstigen Organe und insgesamt in Bayern 1937–1947 (nach [13], S. 481)

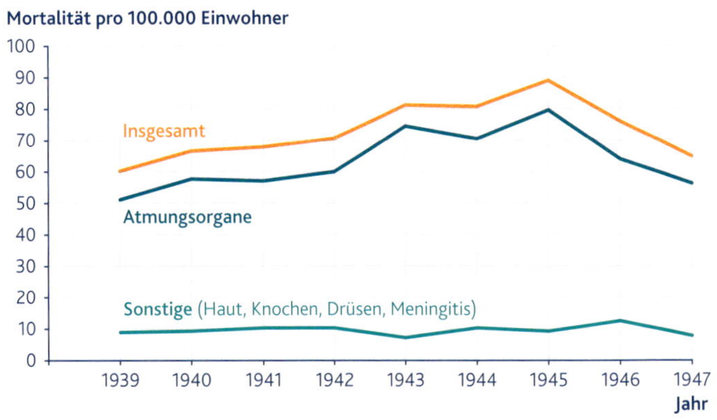

Die Daten aus Bayern bestätigen, dass die TB-Sterblichkeit in den Städten in der Regel größer als in den Landkreisen war und im Krieg bzw. am Ende des Kriegs stark zunahm (Abb. 9.4).

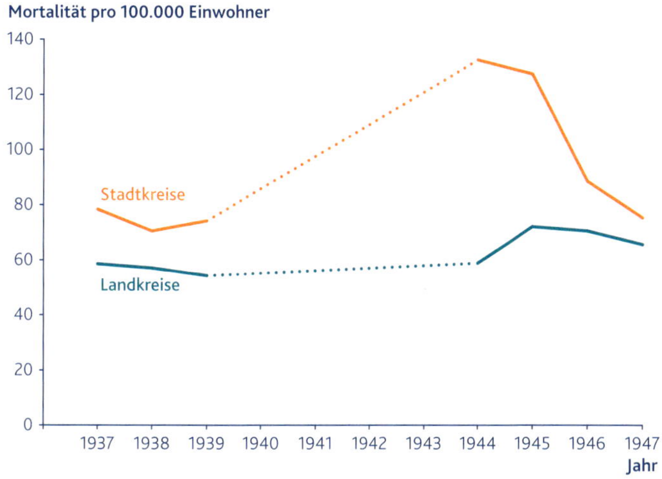

Abbildung 9.4
TB-Mortalität pro 100.000 Einwohner in bayerischen Städten (Stadtkreise) und Landkreisen 1937–1947 (nach [13], Abb. 2, S. 489)

Die TB-Sterblichkeit in der britischen Zone wurde direkt nach dem Krieg auf 89/100.000 Einwohner geschätzt. Sie sank 1947 auf 77 und 1948 auf 62/100.000 und erreichte somit fast jene der amerikanischen Zone. Als Grund für die höhere Sterblichkeit in den Jahren 1946 und 1947 vermuteten einige Experten die in diesen Jahren schlechtere Nahrungsmittelversorgung. Ein Bericht über einzelne Aspekte des TB-Problems in der britischen Zone – u.a. Meldesystem, Zahl der TB-Betten und mangelhafte Pasteurisierung der Milch – wurde vom Medical Research Council auf Anregung des Gesundheitsministeriums vorbereitet und im März 1948 veröffentlicht [10]. Dieser und weitere Berichte [8; 19; 20] fielen kritischer aus als die der Amerikaner. Die britischen Autoren erwähnten, dass der Anstieg der Morbidität nahezu ausschließlich auf eine Änderung der Meldemethoden zurückzuführen sei und daher der jüngste steile Anstieg der Neuerkrankungsfälle weitgehend eine „Erhöhung auf dem Papier" [„paper increase", 10, S. 508] darstelle und viele dieser Fälle in Großbritannien gar nicht gemeldet würden.

Die Briten genehmigten bereits 1947 die Neugründung des Deutschen Zentralkomitees zur Bekämpfung der Tuberkulose (DZK) in ihrer Zone – und zusammen mit den Amerikanern die Wiedergründung der Deutschen Tuberkulose-Gesellschaft (DTG). Beide Organisationen wurden schließlich 1949 für alle drei westlichen Zonen zugelassen, sodass zusammen mit dem Wiederaufbau des Fürsorgesystems die Reorganisation des TB-Kontrollprogramms auf breiter Basis möglich wurde. Die TB-Sterblichkeit in der französischen Besatzungszone glich 1946 jener in Bayern, beide Gebiete waren damals vorwiegend landwirtschaftlich ausgerichtete Regionen mit nur wenigen Großstädten. Auch die weitere Entwicklung in den Jahren bis 1950 verlief dort ähnlich [1, Tab. S. 484; 21].

In der sowjetischen Besatzungszone war die Situation durch den Zustrom vieler Flüchtlinge aus den ehemaligen Ostprovinzen des Deutschen Reiches schlechter. Allein 1945/46 wurden 56.780 Fälle mit infektiöser Lungen-TB registriert (ohne Berlin), von denen 23.600 starben. Im Jahr 1947 wurde die TB-Mortalität auf 163/100.000 geschätzt, wahrscheinlich wurde aber eine hohe Anzahl von Fällen gar nicht gemeldet [22]. Nach Gründung der Deutschen Demokratischen Republik 1949 war die TB-Sterblichkeit mit geschätzt 107/100.000 Einwohnern [23] mehr als doppelt so hoch wie in den Westzonen mit nur 50,9/100.000. Nach der offiziellen Statistik [24, S. 21, 88F (Grafiken 5.1.3 u. 5.1.4)] sank die TB-Mortalität im Jahr 1950 auf 78,5/100.000 und die geschätzte Inzidenz an Neuerkrankungen auf 504,5/100.000. Im Vergleich war die Mortalität in den westlichen Besatzungszonen mit 39,4 (25.345 Todesfälle) und einer geschätzten Inzidenz von 257,1 etwa um die Hälfte geringer.

Diese hohen Zahlen gingen in den folgenden Jahren deutlich zurück, im Jahr 1955 fiel die TB-Sterblichkeit in der DDR um etwa zwei Drittel auf 25,5/100.000 (in der BRD 20,3/100.000). Die Zahl der Neuerkrankungen verringerte sich um mehr als die Hälfte mit einer Inzidenz von 262/100.000 (in der BRD 185,5/100.000). Um die TB-Kontrolle zu verbessern, erließ die sowjetische Militärverwaltung 1946 den Befehl Nr. 297, der die TB-Kontrolle streng nach den Prinzipien von Robert Koch regeln sollte und „der die Tuberkulosefürsorgestelle in den Mittelpunkt der Tuberkulosebekämpfung stellt, die Meldepflicht auf alle aktiven Fälle ausdehnt, der Infektionsquellenforschung und den prophylaktischen Maßnahmen größere Aufmerksamkeit widmet als bisher“ [25, S. 694].

Abbildung 9.5
Röntgenreihenuntersuchung in der DDR. Der Röntgen-Schirmbildzug Dresden (Land Sachsen) in dem Dorf Deutsch-Ossig (1. Dezember 1953)

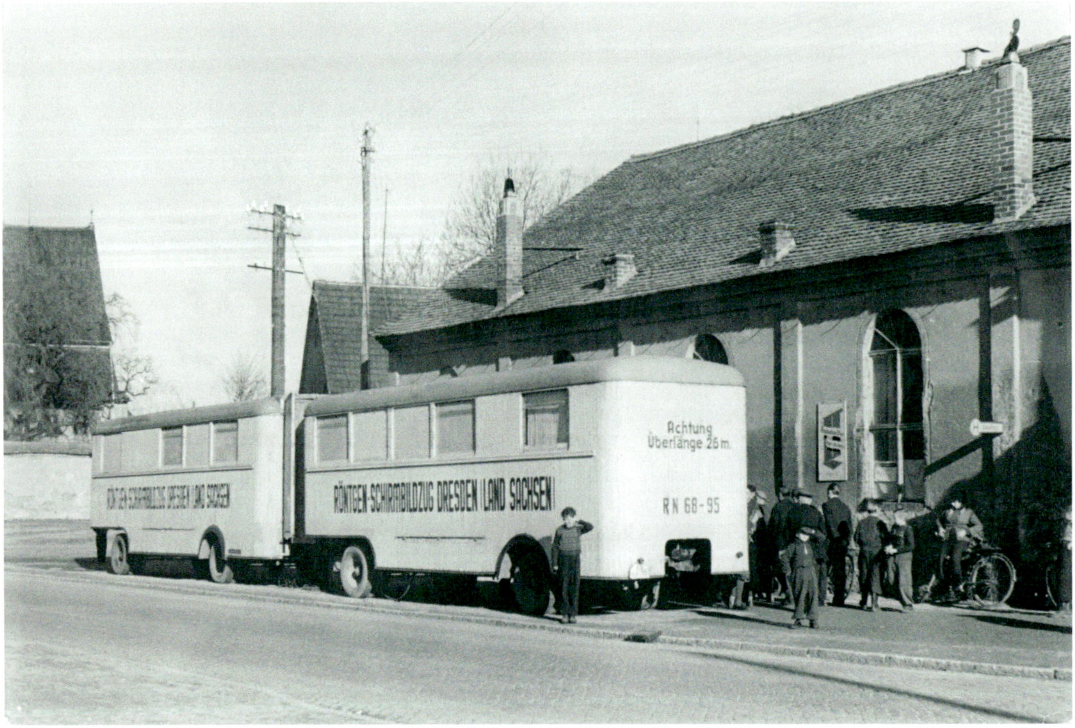

In den folgenden Jahren entwickelte sich die anfangs nahezu katastrophale Lage in der DDR bezüglich TB-Morbidität und -Sterblichkeit deutlich besser als in der Bundesrepublik Deutschland. Diese positive Entwicklung (Abb. 9.6) war höchstwahrscheinlich Folge der systematischen Kontrollmaßnahmen mit strikter Beobachtung aller TB-Fälle einschließlich ihrer Behandlung, des regelmäßigen Röntgen-Screenings, das bereits 1949 in einigen Regionen eingeführt wurde und seit 1962 obligatorisch im ganzen Land war, und möglicherweise auch der obligatorischen BCG-Impfung. Eine weitere mögliche Erklärung kann darin begründet sein, dass die infektiösen Quellen schneller eliminiert wurden, gerade weil die TB-Sterblichkeit in der sowjetischen Zone in den ersten Jahren zweimal höher war als in den westlichen Zonen. Dadurch sei die Ausbreitung der TB-Erreger innerhalb der Bevölkerung reduziert worden. Darüber hinaus hatte die BRD aufgrund des wesentlich größeren Anteils an Immigranten aus Ländern mit hoher TB-Prävalenz ungünstigere Bedingungen [26].

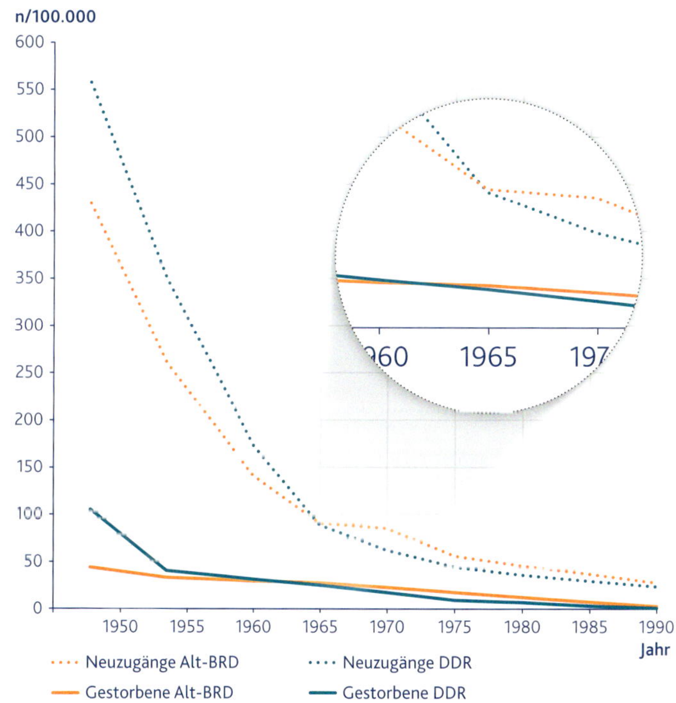

Abbildung 9.6
Neuzugänge und an Tuberkulose Gestorbene pro 100.000 Einwohner DDR und Bundesrepublik (nach [13], S. 481)

Literatur

1. Redeker, Franz: Epidemiologie und Statistik der Tuberkulose. In Hein, Joachim; Kleinschmidt, Hans; Uehlinger, Erwin (Hg.): Handbuch der Tuberkulose. Stuttgart 1958, S. 407–498
2. Sartwell, Philip E.; Moseley CH; Long, Esmond Ray: Tuberculosis in the German population, United States Zone of Germany. In: American Review of Tuberculosis 1949 (59) Nr. 5, S. 481–493
3. Wyman, Mark: DPs: Europe's displaced persons, 1945–1951 (reprinted). New York 1998
4. Königseder, Angelika; Wetzel, Juliane: Lebensmut im Wartesaal. Die jüdischen DPs (Displaced Persons) im Nachkriegsdeutschland. Frankfurt 1995
5. Kelting, Kerstin: Das Tuberkuloseproblem im Nationalsozialismus. Kiel: Diss. med. 1974
6. Herbert, Ulrich: Geschichte der Ausländerpolitik in Deutschland. Saisonarbeiter, Zwangsarbeiter, Gastarbetier, Flüchtlinge. München 2001
7. Byerly, Carol R.: „Good Tuberculosis Men": The Army Medical Department's Struggle with Tuberculosis. Office of the Surgeon General Borden Institute. Fort Sam Houston, Tex 2013
8. Daniels, Marc: Tuberculosis in post-war Europe. An international problem. In: Tubercle 1947 (28), S. 201–210, 222
9. Long, Esmond Ray: Tuberculosis in Germany. In: Proceedings of the Indian National Academy Science U S A 1948 (34), S. 271–277
10. Daniels, Marc; D'Arcy Hart, Philip: Tuberculosis in the British Zone of Germany. Report of an inquiry. In: British Medical Journal 1948 (13), S. 508–509
11. Ellerbrock, Dagmar: Demokratie als Heilmittel. Gesundheit, Krankheit und Politik in der amerikanischen Besatzungszone 1945–1949. Bonn 2004
12. Reinisch, Jessica: The perils of peace: the public health crisis in occupied Germany. Oxford UK 2013
13. Statistisches Bundesamt (Hg.): Gesundheitswesen. Statistische Ergebnisse 1946–1950. Stuttgart; Köln 1954
14. Lydtin, Kurt: Übersicht über das Tuberkulosegeschehen in Deutschland während des 2. Weltkrieges und in der Nachkriegszeit. In: Beiträge zur Klinik der Tuberkulose 1950 (102), S. 487–502
15. Schliesser, Th.: Die Rindertuberkulose im Wandel der letzten 100 Jahre (1882–1982). In: Praxis und Klinik der Pneumologie 1982, S. 151–156
16. Meyer, C.: Die Entwicklung der Tuberkulose in Berlin. In: Beiträge zur Klinik der Tuberkulose 1951 (105), S. 408–428
17. Auersbach, Karl: Die Wirkung des Streptomycins auf die Tuberkulose des Menschen. In: Ärztliche Wochenschrift 1948 (3), S. 428–433
18. Kröger. E.; Reuter, H.: Entwicklung und gegenwärtiger Stand der Tuberkulose in deutschen und anderen Ländern. In: Deutsche Medizinische Wochenschrift 1949 (74), S. 721–725
19. Daniels, Marc: Tuberculosis in Europe during and after the Second World War. In: British Medical Journal 1949 (Nov 19), S. 1135–1140
20. Daniels, Marc: Tuberculosis in Europe during and after the Second World War. In: British Medical Journal 1949 (Nov 12), S. 1065–1072
21. Ickert, Franz (Hg.): Deutsches Zentralkomitee zur Bekämpfung der Tuberkulose. Tuberkulose-Jahrbuch 1950/51. Berlin 1953
22. Wiesner, Bernhard: Tuberkulosebekämpfung in der DDR (1945–1990). In: Dierkesmann, Rainer; Konietzko, Nikolaus; Kropp, Robert; Loddenkemper, Robert; Seehausen, Vera; Wiesner, Bernhard (H.): 100 Jahre DGP – 100 Jahre deutsche Pneumologie. Berlin; Heidelberg; New York 2010, S. 49–58
23. Landmann, H.: In Berlin begann der Kampf gegen die Tuberkulose. In: Berlinische Monatsschrift 1998 (12), S. 12–20
24. Pöhn, H.P.; Rasch, G.: Statistik meldepflichtiger Erkrankungen. München 1994

25. Klesse, M.: Beitrag zum quantitativ-exogenen Tuberkuloseproblem und Wege zur Feststellung des wirklichen Tuberkuloseverlaufs im zweiten Weltkrieg. In: Deutsches Gesundheitswesen 1946 (22), S. 688–695

26. Ferlinz, R.; Schicketanz, K.H.; Ferlinz, C.: Die Tuberkuloseentwicklung in Deutschland. Ein Vergleich zwischen der ehemaligen Bundesrepublik und der ehemaligen DDR. In: Pneumologie 1994 (48), S. 160–163

10

Wiedergründungen und Nachkriegskarrieren: DTG, DZK und IUATLD

Nikolaus Konietzko,
Robert Loddenkemper

Mit der bedingungslosen Kapitulation der Wehrmacht am 8. Mai 1945 und der Niederlage des Deutschen Reiches war die staatliche Verwaltung an die Siegermächte übergegangen. Knapp einen Monat später, am 5. Juni 1945, übernahmen die Oberbefehlshaber der Besatzungsmächte (USA, Großbritannien, Frankreich und Sowjetunion) die oberste Regierungsgewalt über Gesamtdeutschland. Sie oblag dem Alliierten Kontrollrat mit Sitz in Berlin. Bei der politischen Neuorganisation verfolgten die Siegermächte in ihren jeweiligen Besatzungszonen unterschiedliche politische Zielsetzungen [1, S. 25–32], betrieben aber die in Jalta beschlossene Politik der Entnazifizierung, Demokratisierung, Demilitarisierung und Dezentralisierung Deutschlands konsequent weiter. Dazu zählte auch die Auflösung aller nichtstaatlichen Vereinigungen und Organisationen, wie die der Deutschen Tuberkulose-Gesellschaft (DTG), der späteren DGP, und des Reichs-Tuberkulose-Ausschusses (RTA), der das Deutsche Zentralkomitee zur Bekämpfung der Tuberkulose (DZK) seit 1933 ersetzt hatte. Die Gründung neuer Vereinigungen bedurfte der Genehmigung durch die Siegermächte. Hinzu kam, dass die Militärregierung ein Versammlungsverbot erlassen hatte. Bei der Wiedergründung von Organisationen waren also erhebliche Schwierigkeiten zu überwinden [2, S. 202–206].

Wiedergründung der DTG 1947

Als erster pneumologischen Vereinigung und als einer der ersten wissenschaftlichen Gesellschaften gelang es der 1926 gegründeten Rheinisch-Westfälischen Vereinigung für Lungen- und Bronchialheilkunde (RWV), die zahlreichen Hürden zu nehmen: Am 16. Oktober 1946 fand in Düsseldorf die erste Nachkriegstagung unter Vorsitz von Georg Simon aus Aprath mit immerhin 150 Teilnehmern statt [3, S. 13]. Der RWV folgten 1948 in den jeweiligen Besatzungszonen die Norddeutsche Tuberkulose-Gesellschaft, die Wissenschaftliche Gesellschaft Südwestdeutscher Tuberkuloseärzte und die Wissenschaftliche Gesellschaft Süddeutscher Tuberkuloseärzte. Dagegen gab es in der sowjetisch besetzten Zone, der späteren DDR, erst 1955 Bestrebungen, eine eigene Gesellschaft zu etablieren. Dort wurde am 31. Mai 1957 die Wissenschaftliche Tuberkulose-Gesellschaft in der Deutschen Demokratischen Republik gegründet. Nach der Wiedervereinigung und der Auflösung der DDR-Gesellschaft im Jahr 1991 konnten die Ärzte aus der DDR in die Deutsche Gesellschaft für Pneumologie integriert werden [4, S. 51, 57].

Die Gründung deutschlandweiter Vereinigungen gestaltete sich ungleich schwieriger als die der regionalen. Ihr standen erhebliche Widerstände entgegen. So wurden erst Ende 1947 erste Schritte zur Wiedergründung der DTG unternommen, zunächst auf der Tagung des Niedersächsischen Vereins zur Bekämpfung der Tuberkulose im September in Bad Pyrmont besprochen und dort im November von führenden TB-Ärzten aus den britischen und amerikanischen Besatzungszonen vollzogen.

Die erste Vorstands- und Beiratssitzung fand am 10. März 1948 in Hannover statt. Ein halbes Jahr später trat die erste Mitgliederversammlung der DTG am Rande des Kongresses der Deutschen Gesellschaft für Innere Medizin zusammen, der vom 5.–8. Oktober in Wiesbaden abgehalten wurde [5]. Dabei wurde Franz Ickert (Hannover) zum 1. Vorsitzenden gewählt. Als Anhänger der Eugenik hatte er bereits 1933 die deutschen Ärzte aufgefordert, bei der TB-Bekämpfung das Gesetz zur Verhütung erbkranken Nachwuchses nicht nur strikt anzuwenden, sondern es sogar noch auszuweiten.

Franz Ickert
(siehe Kap. 2.2 und 8)

Ickerts Stellvertreter wurde Hans Kleinschmidt, Professor für Pädiatrie in Göttingen, der bereits von 1942 bis 1945 dieses Amt innehatte. Die Schriftführung übernahm der Dermatologe Wilhelm Kalkoff aus Münster, das Amt des Schatzmeisters der Bremer TB-Fürsorgearzt Alfred Schanen. Im Vorstand und im wissenschaftlichen Beirat der DTG fanden sich altbekannte Namen aus der NS-Zeit wieder wie der des Lungenarztes Rolf Griesbach aus Augsburg, der seit 1933 Mitglied der NSDAP und von 1934 bis 1937 TB-Referent der SA war. 1955 löste er Franz Ickert als Generalsekretär des DZK ab. Neben Griesbach war auch der Hygieniker Karl-Wilhelm Jötten, von 1924 bis 1958 Direktor des Instituts für Hygiene in Münster [6], Mitglied des Beirats der DTG. An seinem Institut hatte er rassenhygienische Forschungen an 4.300 Kindern betrieben und die Zwangssterilisation von „Minderwertigen“ befürwortet. Jötten blieb bis zu seinem Tod Direktor des Instituts und erhielt für seine Forschungsarbeiten im Bereich der Arbeitshygiene sogar das Bundesverdienstkreuz [7, S. 33–38]. Weiterhin wurden Franz Redeker (Hamburg), Wilhelm Roloff (Donaustauf), Hans Kleesattel (Oderberg/Harz) und der Pathologe Paul Huebschmann (Düsseldorf) in den Beirat gewählt. Bis auf Schanen und Jötten waren die Wiedergründer bereits vor 1933 Mitglieder der DTG.

Im Rahmen dieser „1. ordentlichen Mitgliederversammlung“ und ersten Nachkriegstagung wandten sich die rund 500 Teilnehmer auf Vorschlag von Wilhelm Roloff mit dem folgenden Appell an die „Völker der Welt und ihre Regierungen“:

> *„Die Tuberkulose war in Deutschland, dem Lande Robert Kochs und Wilhelm Röntgens, in unermüdlicher planmäßiger Arbeit immer mehr zurückgedrängt worden. Der zweite Weltkrieg hat diesen Schutzwall durchbrochen. Unterernährung und Wohndichte, die Sorgen um das Schicksal der immer noch nicht Heimgekehrten und der lähmende Druck einer ungewissen Zukunft bereiten der Tuberkulose von allen Seiten den Boden. Die deutschen Tuberkuloseärzte, die in ihrer täglichen Arbeit immer wieder die tragischen Auswirkungen der Tuberkulose erleben, halten es für ihre Pflicht, die Völker der Welt und ihre Regierungen aufzurufen, Frieden zu schließen und Frieden zu wahren. Um der andrängenden Tuberkulosewelle ein festes Bollwerk entgegenzusetzen, muss das Recht auf eine angemessene Lebensform mit ausreichender Ernährung und Wohnung, Arbeit und Erholung für alle Menschen wiederhergestellt werden!“* [nach 4, S. 40].

Zur Abstimmung standen Ernennungen langjähriger Mitstreiter aus den Gründungstagen der DTG – Ludolph Brauer zum Ehrenvorsitzenden, Johannes Ritter und Hellmuth Ulrici zu Ehrenmitgliedern – und ein „Antrag Ickert–Redeker“, der die Einrichtung einer Sammelstelle für die Tuberkulose-Statistiken der deutschen Länder zum Ziel hatte. Sowohl Ickert als auch Redeker warben damit weiter für ihr Anliegen einer zentralen Erfassung der TB-Fälle; umgesetzt werden sollte dies in Kooperation mit dem Zentralkomitee zur Bekämpfung der Tuberkulose in der britischen Zone und den Landes-Tuberkulose-Ausschüssen in der amerikanischen und französischen Zone.

Die nachfolgenden, durchweg gut besuchten Tagungen fanden bis 1954 im Jahresrhythmus, ab 1956 nur in jedem zweiten Jahr statt. 1954 war noch der Tagungsort Berlin insbesondere von ostdeutscher Seite begrüßt worden. 1957 gründete sich die Wissenschaftliche Tuberkulose-Gesellschaft in der Deutschen Demokratischen Republik, deren Satzung eine doppelte Mitgliedschaft in beiden Gesellschaften (DDR und BRD) für die bisherigen und die neu aufzunehmenden ostdeutschen Mitglieder vorsah. Eine entsprechende Satzungsänderung beschloss die DTG auf ihrer Tagung in Baden-Baden 1956.

Zur 19. Tagung der DTG 1960, ein Jahr vor Mauerbau, kamen über 1.000 Teilnehmer nach Freiburg, darunter 200 aus der DDR. Für die jahrelang von der internationalen medizinischen Gemeinschaft und der wissenschaftlichen Information abgeschnittene deutsche Ärzteschaft bestand nach dem Krieg großer Nachholbedarf. Man fühlte sich von neuen Entwicklungen in Forschung, Lehre und praktischer Anwendung weitgehend ausgeschlossen, wie Ickert 1949 in der Eröffnungsansprache zur 2. Nachkriegstagung betonte [8]. Fachlich reichte das Spektrum der ersten Tagungen von Fragen der TB-Morbiditätsstatistik über Tuberkulin-Kataster, Tuberkulose bei „Ostheimkehrern" und BCG-Impfung bis zu boviner Tuberkulose, Streptomycin-Behandlung und ausführlich zur Chemotherapie bei Lungen-TB, speziell der Domagk'schen Tb I-Therapie [9; 10]. In der fachlichen Diskussion waren wieder bekannte Namen vertreten wie Joachim Hein, Julius Kayser-Petersen, Wilhelm Roloff, Erich Schröder oder Kurt Lydtin. Zu den ersten Vortragenden 1948 zählten auch Nicht-DTG-Mitglieder wie der Freiburger Professor für Innere Medizin, Ludwig Heilmeyer (1899–1969), als Experte für Tuberkulostatika (Tb I) und der Pädiater Werner Catel (1894–1981) zur BCG-Impfung. Heilmeyers NS-Nähe kam u.a. in seinem Einsatz für den im Nürnberger Ärzteprozess angeklagten Wilhelm Beiglböck zum Ausdruck [11, S. 311, 249]. Catel, ein früherer Mitarbeiter Georg Bessaus, war einer der drei Gutachter des „Kindereuthanasie-Programms" und hatte an der Universitätskinderklinik Leipzig die sogenannte „Kinderfachabteilung" eingerichtet, eine „Beobachtungs- und Tötungsstation" für behinderte Kinder [12, S. 32]. Gerhard Domagk (1895–1964) stellte seine neuesten Forschungsergebnisse zum Medikament Tb I 698 selbst vor. Am Beispiel Domagk und der ihm untersagten Entgegennahme des Nobelpreises 1939 hatte sich die von Hitler verordnete Abschottungspolitik ebenso deutlich gezeigt wie im Abbruch der Beziehungen zur International Union against Tuberculosis (IUAT).

Gerhard Domagk
(siehe Kap. 2.1)

Wiedergründung des DZK in der Bundesrepublik 1949

Nach dem Zweiten Weltkrieg wurde das DZK wie alle Organisationen aufgelöst und erst „am 17. Juli 1949 in Bad Neuenahr von den Gesundheitsministern (bzw. von den für die Abteilung Gesundheit zuständigen Ministern) der Länder der Bundesrepublik und von Berlin/Westsektoren" [13, S. 13] wiedergegründet. Zuvor war auf Veranlassung der britischen Militärregierung das Zentralkomitee zur Bekämpfung der Tuberkulose in der britischen Zone gegründet und der Leitung von Rudolf Degkwitz unterstellt worden. „Da dieses Zentralkomitee in seiner Wirksamkeit nur auf die britische Zone beschränkt war, mußte es allmählich einer Organisation weichen, welche die drei Zonen von Westdeutschland und auch noch West-Berlin umfasste." [13, S. 11] Ordentliche Mitglieder wurden die Bundesrepublik, die Bundesländer und die Stadt Berlin/Westsektoren, außerdem die Landesvereine zur Bekämpfung der Tuberkulose bzw. die Landes-Tuberkulose-

Ausschüsse von Niedersachsen, Nordrhein-Westfalen, Bremen, Schleswig-Holstein und Berlin/Westsektoren. Außerordentliche Mitglieder wurden eine Reihe von Organisationen, die die Bandbreite der von Tuberkulose betroffenen Lebensbereiche in der damaligen Zeit widerspiegeln: Wirtschaftsvereinigung Eisen- und Stahlindustrie, Versicherungsanstalt Berlin, Arbeitsgemeinschaft der Westdeutschen Tierärztekammern, Vereinigung der freipraktizierenden Lungenfachärzte Deutschlands, Deutsche Gesellschaft für Hygiene und Mikrobiologie, Tuberkulose-Forschungsinstitut in Borstel, Reichsbund der Kriegs- und Zivilbeschädigten, Sozialrentner und Hinterbliebenen, Bundesvereinigung der Deutschen Arbeitgeberverbände, Deutsche Tuberkulose-Gesellschaft sowie Verband der Ärzte des öffentlichen Gesundheitsdienstes. Von den beiden Letzteren wurden sämtliche Mitglieder Einzelmitglieder des DZK. Präsident wurde der einflussreiche Franz Redeker, der die Gesundheitsabteilung des Bundesinnenministeriums und damit den Vorgänger des heutigen Bundesgesundheitsministeriums aufgebaut hatte. Generalsekretär wurde (und blieb bis zu seinem Tode 1954) Franz Ickert. Zum Ehrenpräsidenten wurde der Nobelpreisträger Gerhard Domagk ernannt. Die zur Führung der Geschäftsstelle und zur Durchführung der Aufgaben des DZK notwendigen Geldmittel wurden fast ausschließlich von der Bundesrepublik und ihren Ländern und Berlin/Westsektoren aufgebracht [13, S. 14]. Gemäß dem Beschluss der „Berliner Kommission für Ansprüche auf Vermögenswerte laut Kontrollratsdirektive Nr. 50 vom 12.12.1953 verfügte das DZK außerdem über das Vermögen des ehemaligen RTA.

Franz Redeker
(siehe Kap. 8.2)

Wegen des Wiederanstiegs der TB-Zahlen als Folge des Krieges waren erhebliche Anstrengungen getragt. So wurden sieben Arbeitsgruppen und 15 Arbeitsausschüsse zu den verschiedensten Aufgaben gebildet. Da etwa 10% der Tuberkulosefälle durch *M. bovis* verursacht waren, wurden die infizierten Rinderherden ausgerottet und die Pasteurisierung der Milch angeordnet.

TB-Zahlen nach dem Krieg
(siehe Kap. 9)

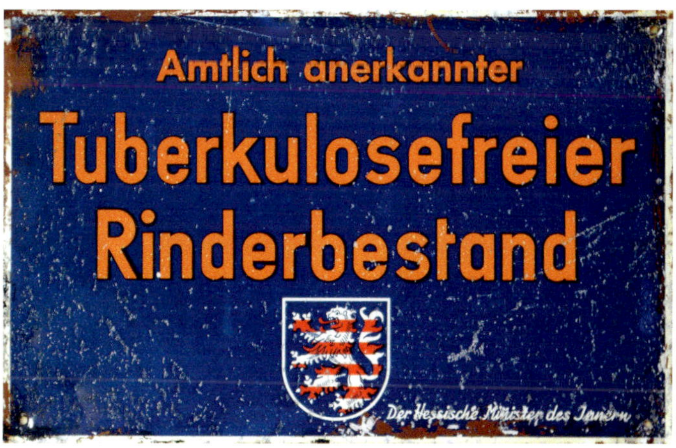

Abbildung 10.1
„Amtlich anerkannter tuberkulosefreier Rinderbestand"
Kennzeichnung des Innenministeriums Hessen

Zusätzlich wurden Röntgenreihenuntersuchungen und die BCG-Impfung eingeführt, in der Bundesrepublik allerdings – anders als in der DDR – nur partiell und nicht bundesweit. „Während des Kalenderjahres 1950 bestand die Hauptarbeit des D.ZK. in der Erledigung der Aufgaben der Zentral-Einweisungsstelle für Tuberkulosekuren in der Schweiz" [13, S. 15] in einem finanziellen Umfang von vier Millionen Schweizer Franken. 845 Patienten wurden in Schweizer Sanatorien eingewiesen. Aufgabe des DZK war darüber hinaus die Beratung von anderen Dienststellen, die Erstellung von Gutachten und wissenschaftlichen Rundschreiben für Gesundheitsämter, Krankenhäuser und Universitätsinstitute, die Herausgabe des Tuberkulose-Jahrbuchs und die Koordinierung der Arbeitsausschüsse. Unter den Ausschussleitern finden sich einige langjährige DTG-Mitglieder und Funktionsträger wie Karl Breu (TB-Fürsorge), Hans Kleinschmidt (BCG-Impfung), Kurt Lydtin (Chemotherapie) und Hans Schlossberger (Desinfektion für Tuberkulöse). Letzterer war frühes SA- und NSDAP-Mitglied gewesen, ab 1929 am Robert Koch-Institut und ab 1942 Direktor des Hygiene-Instituts in Jena [11, S. 234, 238]. Wie schon im RTA waren eigene Ausschüsse für Röntgenschirmbilduntersuchungen und „Arbeitsfürsorge" (ehemals „Arbeitstherapie") eingesetzt.

TB-Prophylaxe BRD und DDR
(siehe Kap. 9)

Das DZK behielt seine Struktur und Arbeitsweise bis in die 1970er Jahre bei. Als man – fälschlicherweise – die Tuberkulose so gut wie besiegt glaubte und infolge sinkender Fallzahlen die Rentenversicherungsträger ihre Zuständigkeit an die allgemeinen Krankenkassen abgaben, hatte dies für das DZK den Verlust von finanzstarken Mitgliedsverbänden zur Folge. 1985 wurde daher ein engeres Zusammengehen mit der Deutschen Gesellschaft für Pneumologie und Tuberkulose beschlossen. Zum Ausdruck kommt dies darin, dass der Präsident der DGP gleichzeitig auch das Amt des DZK-Präsidenten innehat und die DGP das DZK finanziell unterstützt [14].

Jährlich erscheinende Informationsberichte zur aktuellen TB-Situation in Deutschland, zur weltweiten TB-Epidemiologie und ihren möglichen Auswirkungen auf Deutschland und über relevante wissenschaftliche Entwicklungen für Fürsorge, Praxis und Klinik sind weiterhin der Kern der DZK-Aktivitäten. Neben der Öffentlichkeits-, Aufklärungs- und Beratungstätigkeit ist ein weiterer Schwerpunkt die Aufrechterhaltung der Kontakte zu internationalen Organisationen wie der International Union against Tuberculosis and Lung Diseases (IUATLD), der Tuberculosis Surveillance Research Unit (TSRU), der European Respiratory Society (ERS), der WHO und der Stop TB Partnership [4, S. 127–132].

Die wechselvolle Beziehung des DZK zur IUATLD

Die 1920 gegründete Internationale Union gegen Tuberkulose und Lungenkrankheiten (heutige Kurzbezeichnung „The Union") ist die einzige international umfassende nichtstaatliche Organisation (NGO), die sich speziell mit der Tuberkulose befasst. Sie ist in ihrer Struktur, der Zusammensetzung ihrer Mitglieder und der Vielfältigkeit ihrer Aktivitäten einzigartig [15].

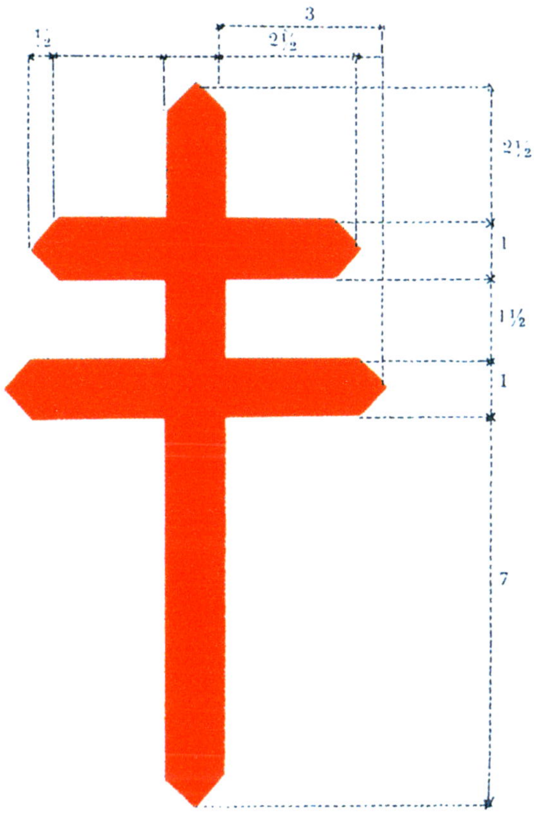

Abbildung 10.2
Lothringer Kreuz: Symbol des „Kreuzzugs" gegen die Tuberkulose

Exkurs: Die Union – von der Gründung 1920 bis zum Zweiten Weltkrieg

Die Tuberkulose als Infektionskrankheit war Thema auf der ersten internationalen Konferenz medizinischer Fachkräfte 1867 in Paris. Weitere Konferenzen zur Tuberkulose, ebenfalls in Paris, folgten in den Jahren 1888, 1891, 1892 und 1898. 1899 wurde die Konferenz in Berlin ausgerichtet, und erstmals waren offizielle Vertreter sowohl von Regierungen als auch von nichtstaatlichen Organisationen anwesend. Der Kongress wurde von Gotthold Pannwitz, dem Generalsekretär des DZK, organisiert und war zunächst als nationaler Kongress gedacht, erhielt aber ein internationales Gepräge durch den Besuch von rund 200 Teilnehmern aus dem Ausland. Die voneinander unabhängigen Entwicklungen – Heilstättenbewegung (1854), Entdeckung des TB-Erregers (1882), Gründung von TB-Fürsorgestellen (1887), Entwicklung der Freiwilligen-Bewegung (1890), wachsendes Interesse an internationalen Zusammenkünften – riefen nach einer zentralen Institution zur Koordination. Es wurde ein Internationales Zentralbüro zur Bekämpfung der Tuberkulose mit Sitz in Berlin gegründet. Auch diese Geschäftsführung übernahm Pannwitz, der zudem Herausgeber der Zeitschrift „Tuberculosis" wurde. Die I. Internationale Tuberkulose-Konferenz fand vom 22. bis 26. Oktober 1902 in Berlin statt und wurde vom damaligen Vorsitzenden des DZK, Graf von Posadowsky, eröffnet: „Mörderischer als Krieg und Seuchen ist der Würgeengel der Tuberkulose; ihre Gefahr bedroht jeden, und deshalb muß auch die Abwehr eine gemeinschaftliche sein." [13, S. 11]

Regelmäßige internationale Konferenzen, die klinische, Forschungs- und soziologische Aspekte der Tuberkulose zur Diskussion stellten, wurden bis zum Ausbruch des Ersten Weltkriegs 1914 abgehalten, der die Zusammenarbeit auf internationaler Ebene zunächst beendete [15].
Das internationale Zentralbüro hingegen existierte nach dem Ersten Weltkrieg nicht mehr. An seine Stelle trat die Internationale Union gegen die Tuberkulose (IUAT), die 1920 in Paris ihre erste Konferenz mit insgesamt 31 teilnehmenden Staaten aus aller Welt abhielt. Die „Feindländer"

waren für Jahre von der Mitarbeit ausgeschlossen [15], bis 1926 in Washington die Sperre aufgehoben wurde. 1928 nahm dann Deutschland erstmals wieder teil (an der VI. Internationalen Tuberkulose-Konferenz in Rom). Von der VIII. Konferenz in Den Haag 1932 an wurde die deutsche Sprache (auf massiven Druck von deutscher Seite) auch als Kongresssprache wieder zugelassen [13]. Zehn internationale Konferenzen wurden bis 1938 abgehalten. Ergänzend zu den Konferenzprotokollen dokumentierte ein „Bulletin" Verwaltungsberichte, Statistiken, Informationen über Strategien und Grundsätze in der Tuberkulosebekämpfung. Das letzte Bulletin von 1940 enthielt die wesentlichen Berichte, die für die im September 1939 in Berlin geplante Konferenz vorgesehen waren, in eben dem Monat, in dem der Zweite Weltkrieg begann [15].

Abbildung 10.3
Auf dem Kongress in Lissabon waren von deutscher Seite als Nebenberichterstatter Hans Kleinschmidt („Das Röntgenbild des Lungenhilus und seine Deutung"), Franz Redeker („Die tuberkulöse Erstinfektion des Jugendlichen und Erwachsenen") und Hermann Braeuning („Vorbeugung der Tuberkulose in der Familie und bei den Hausgenossen Offentuberkulöser") vertreten.

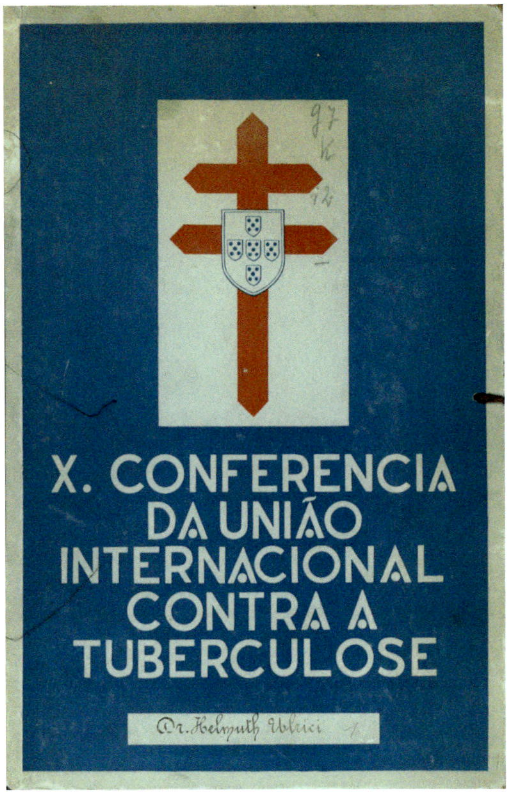

Abbildung 10.4
Visitenkarte des RTA 1937

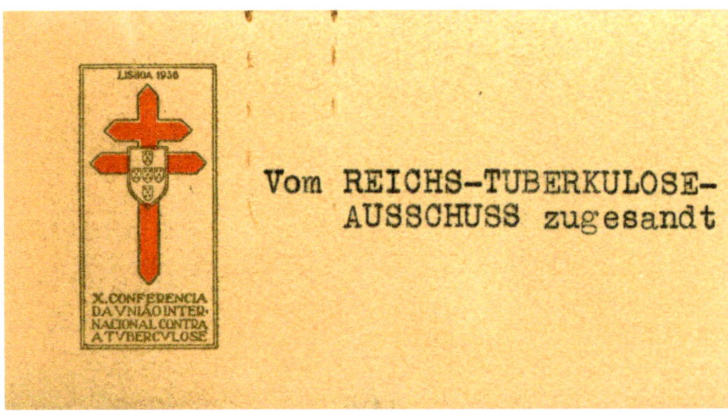

Auflösung der Union während des Zweiten Weltkriegs

Nach der deutschen Besetzung von Paris 1940 wurde von den Nationalsozialisten das Büro der IUAT geschlossen Die Achsenmächte gründeten am 16. November 1941 eine Vereinigung gegen die Tuberkulose, der neben Deutschland die verbündeten und besetzten (sowie einige neutrale) Länder angehörten: Belgien, Bulgarien, Dänemark, Finnland, Frankreich, Griechenland, Italien, Japan, Kroatien, die Niederlande, Norwegen, die Schweiz, Serbien, die Slowakei, Spanien und Ungarn [13, S. 12]. In seinem ersten Nachkriegsbericht als Geschäftsführer des DZK erwähnt Ickert die Schließung des IUAT-Büros durch die NS-Besatzung nicht, wohl aber, dass die alte „Internationale Union [...] außerhalb der Achsenmächte LOPO DE CARVALHO zusammen[hielt]". Im Tuberkulose-Lexikon des DZK (1943) ist zur IUAT – den wahren geschichtlichen Hintergrund verfälschend – zu lesen: „Vereinigung, Internationale, gegen die Tuberkulose, 1899 in Berlin gegründet [!] löste sich im Weltkrieg auf; an ihre Stelle trat die Union internationale contre la tuberculose [16, S. 198f.]. Der Sitz der neuen Vereinigung wurde nach Berlin verlegt. Präsident wurde der Italiener Raffaele Paololucci (Rom), Präsident der nationalen Vereinigung Lotta contro la tuberculosi, Präsident der Verwaltungskommission Otto Walter, seit 1938 Präsident des RTA und 1941 vom Reichsgesundheitsführer mit der Lenkung aller im Kampf gegen die Tuberkulose dienenden Einrichtungen des Staates, der Partei, der Körperschaften und sonstigen Verbände beauftragt. Julius Kayser-Petersen, RTA-Vizepräsident und dessen 1. Generalsekretär, zugleich TB-Sachbearbeiter im Reichsministerium des Inneren und Geschäftsführer der DTG, fungierte auch hier als 1. Generalsekretär. Das Amt als 2. Generalsekretär übernahm der Italiener Bocchetti, als wissenschaftliche Mitarbeiterin der Vereinigung und zur Beauftragten für Auslandsfragen im RTA wurde Ursula Gaede berufen [17, S. 8].

Als Publikationsorgan diente seit 1942 die Zeitschrift „Tuberculosis", die unter gleichem Namen fortgeführt und von Kayser-Petersen und Redeker redigiert wurde. Die neue Vereinigung war also fest in deutscher Hand, unter Kontrolle der Nationalsozialisten und führender deutscher TB-Spezialisten.

Der Wiederaufbau der Union nach dem Zweiten Weltkrieg

Nach dem Zweiten Weltkrieg konstituierte sich die IUAT am 7. November 1946 erneut in Paris. Bereits auf der ersten Zusammenkunft des Executive Committee nach dem Krieg, empfahl die Union den Planern der zukünftigen Weltgesundheitsorganisation (WHO) die „Errichtung einer durchsetzungsfähigen Tuberkulose-Abteilung". Mit der WHO wurden dann offizielle Kontakte geknüpft, die bis heute bestehen. Die Union dehnte später ihre Aktivitäten auch auf andere Lungenkrankheiten aus und erweiterte 1986 ihren Namen zu International Union against Tuberculosis and Lung Diseases (IUATLD) [15].

1951 wurde die Deutsche Bundesrepublik in die WHO aufgenommen und das DZK kurz darauf im gleichen Jahr ordentliches Mitglied (Constituent Member) in der Union [13, S.12]; die Gesellschaft für Lungenkrankheiten und Tuberkulose in der DDR wurde erst 1967 in die IUAT aufgenommen. 2010 kehrte der Weltkongress dann mit über 2.600 Delegierten aus 126 Ländern erstmals nach 1902 wieder nach Berlin zurück. Der Kongress war Anlass, des Todes von Robert Koch vor 100 Jahren zu gedenken.

International Union Against
Tuberculosis and Lung Disease
Health solutions for the poor

Abbildung 10.5
das heutige Logo der IUATLD

Akteure des Wiederaufbaus in der Pneumologie nach 1945

Die Wiederaufbauarbeit übernahmen im DZK die langjährigen TB-Funktionäre Ickert und Redeker. In der DTG dagegen rückten neben Ickert als 1. Vorsitzender entweder jüngere Kollegen wie Wilhelm Kalkoff oder auch erfahrene wie Kurt Lydtin oder Hans Kleinschmidt, die während des Nationalsozialismus keine zentralen Funktionen innehatten, in Verantwortungspositionen. Während Kalkoff, Lydtin und Kleinschmidt bis dahin eher durch Fachpublikationen in Erscheinung getreten waren, waren Joachim Hein oder Erich Schröder bereits als Amtsträger des RTA in der NS-Zeit in der zweiten Reihe aktiv.

Für den Übergang von der „alten" in die „neue" DTG steht der Pädiater Hans Kleinschmidt (1885–1977), der bereits ab 1942 an der Seite Helmuth Ulricis das Amt des 2. Vorsitzenden innehatte und es 1947 an der Seite Franz Ickerts erneut ausübte. 1950 wurde er für ein Jahr 1. Vorsitzender der Gesellschaft. Kleinschmidt hatte nach Stationen an der Kinderabteilung in Marburg (u.a. bei Ludolph Brauer und Emil von Behring) und der Kinderklinik der Charité unter Adalbert Czerny 1920 den Ruf an die Universität Hamburg angenommen. 1924 wurde er Direktor der Hamburger Universitätsklinik, 1932 wechselte er in gleicher Position an die Universität Köln und übernahm dort von 1939 bis 1942 das Amt des Prorektors. Als Experte für Infektionskrankheiten war Kleinschmidt einer der Gutachter des Lübecker Impfunglücks (BCG), zu seinem Spezialgebiet Tuberkulose im Kindesalter verfasste er zahlreiche Publikationen. Ende des Zweiten Weltkriegs übernahm Kleinschmidt kurzzeitig den Berliner Lehrstuhl, wechselte aber 1946 an die Universität Göttingen bis zu seiner Emeritierung 1953. Im gleichen Jahr wurde er Mitglied im Bundesgesundheitsrat.

Seit 1937 NSDAP-Mitglied, wurde Kleinschmidt 1944 Mitglied im wissenschaftlichen Beirat des Bevollmächtigten für das Gesundheitswesen Karl Brandt. 1933 hatte er den Vorsitz der Vereinigung der Rheinisch-Westfälischen Kinderärzte inne [18, S. 164], nach 1945 war er außerdem Mitbegründer der Deutschen Gesellschaft für Gesundheitsfürsorge des Kindesalters. Nach Klee unterstützte Kleinschmidt NS-belastete Kollegen bzw. verneinte eine NS-Belastung der Kölner Klinik [11, S. 318f.].

Kleinschmidt wurde mehrfach mit Ehrendoktorwürden ausgezeichnet und erhielt u.a. das große Bundesverdienstkreuz und die Paracelsus-Medaille. Der Dermatologe Karl Wilhelm Kalkoff (1909–1981) arbeitete seit 1939 als Oberarzt an der von Alfred Stühmer begründeten Lupusheilstätte Haus Hornheide (Münster), wo er u.a. eine Therapiestudie von Gerhard Domagk zur Entwicklung des Medikaments Tb I 698 leitete [19, S. 9f.], 1944 erhielt er den Status als Privatdozent. 1941 trat er der NSDAP bei. 1949 wechselte Kalkoff an die Hautklinik in St. Georg in Hamburg, von dort auf den Lehrstuhl für Dermatologie in Marburg, bis er 1960 den Ruf nach Freiburg annahm. Kalkoffs Forschungsgebiet war die Tuberkulose und Sarkoidose der Haut. Während seiner Freiburger Zeit war er von 1965 bis 1970 Präsident der Deutschen Gesellschaft zur Bekämpfung von Geschlechtskrankheiten. Von 1947 bis 1960 war Kalkoff Geschäftsführer der DTG und übernahm damit die Nachfolge von Kayser-Petersen, der das Amt seit Gründung der Gesellschaft 1925 bis 1945 innehatte; 1965/66 war er Präsident der DTG.

1950 wurde Joachim Hein (1901–1987) 2. Vorsitzender und im Jahr darauf 1. Vorsitzender der DTG. Hein war nach seiner Promotion 1926 an der Medizinischen Klinik in Hamburg tätig, 1930 als Austauschassistent an der dortigen Deutschen Forschungsanstalt für Tuberkulose unter Ludolph Brauer. Im Anschluss wechselte er an das Krankenhaus Tönsheide (vor 1932 Tuberkulose-Heilstätte Aukrug), dem er von 1934 bis 1966 als Direktor vorstand. In der NS-Zeit sind mit Wissen Heins von Tönsheide aus unheilbar kranke TB-Patienten in die „Sonderanstalten" überwiesen worden, wo sie in vielen Fällen der sichere Tod erwartete. 1938 habilitiert, lehrte er ab 1950 als apl. Professor für Innere Medizin. Zusammen mit Wilhelm Kremer und Walter Schmidt – mit Geleitworten von Ludolph Brauer und Ferdinand Sauerbruch – publizierte er 1938 das Standardwerk „Kollapstherapie der Lungentuberkulose". Während der NS-Zeit war Hein Bezirksleiter des RTA für Schleswig-Holstein und trat in seinen Publikationen vor allem für systematische Schirmbilduntersuchungen ein. Der Einsatz mobiler Röntgenstationen – „der fliegende Tuberkulosearzt" – geht auf ihn zurück, ebenso später das Hamburger Schirmbildgesetz (1945) und das Schleswig-Holsteinische Gesetz über Röntgenreihenuntersuchungen (1947), das angesichts der Nachkriegsflüchtlingsbewegung auch zum Vorbild für andere Bundesländer wurde. 1966 wurde Hein mit dem Großen Verdienstkreuz ausgezeichnet.

Joachim Hein in Tönsheide
(siehe Kap. 4.2)

Erich Schröder (1893–1968) wurde nach Hein 2. (1951) und 1. (1952) Vorsitzender der DTG. Nach dem Ersten Weltkrieg arbeitete er als Stadt- und Fürsorgearzt in Essen, ab 1924 als Stadtmedizinalrat in Oberhausen. In der Zeit war er außerdem RTA-Bezirksleiter für Westfalen, ab 1938 auch Dozent der Medizinischen Akademie in Düsseldorf. Im RTA war er außerdem Leiter des Ausschusses für Tuberkulosefürsorge. 1935 (bis zu seinem Tod) war Schröder Redakteur der neu gegründeten Zeitschrift „Der Öffentliche Gesundheitsdienst", die als offizielles Organ der NS-Gesundheitsverwaltung fungierte. 1942 wechselte er als Leitender Stadtmedizinaldirektor nach Berlin und war dort ebenfalls als Dozent an der Universität Berlin tätig. Seit 1940 gehörte er der NSDAP an.

Nach 1945 folgten Stationen als Chefarzt am Elisabeth Diakonissen-Krankenhaus und Amtsarzt im Bezirk Tiergarten sowie Professuren für Sozialhygiene und Mikrobiologie in Göttingen (1948) bzw. für Sozialhygiene und öffentliches Gesundheitswesen in Berlin (1953). Von 1952 bis 1959 war er Senatsdirektor für das Gesundheitswesen Berlin-West und damit in der gleichen Position wie wenige Jahre zuvor als Stadtmedizinaldirektor. 1956 wurde Schröder Präsident des DZK, 1961 Mitglied des Bundesgesundheitsamtes. Schröder lässt sich dem Personenkreis zuordnen, der für eine weitgehend ungebrochene „Kontinuität steht, indem er in verschiedenen Rollen an zentralen gesundheitspolitischen Maßnahmen vor und nach 1945 mitwirkte" [20, S. 38].

Auf Erich Schröder folgte 1952 resp. 1953 Kurt Lydtin (geb. 1896), über dessen Berufsweg als Oberarzt und später Professor für Innere Medizin an der 1. Medizinischen Klinik in München wenig bekannt ist. Im DZK übernahm er nach Kriegsende für mehrere Jahre den Vorsitz des Arbeitsausschusses zur Chemotherapie der Tuberkulose, außerdem war er Mitte der 1950er Jahre im wissenschaftlichen Beirat der TB-Forschungsanstalt Borstel aktiv. Während des Krieges war Lydtin als Oberstabsarzt an der Ostfront eingesetzt und als Beratender Internist in die Seuchenbekämpfung im Wehrmachtssanitätswesen einbezogen. [21, S. 46f.]

DTG-Mitglieder
(siehe Kap. 8)

Über die hier erwähnten Nachkriegskarrieren von Tuberkuloseärzten, -forschern und -funktionären hinaus lassen sich beispielhaft noch weitere, teils bekanntere DTG-Mitglieder nennen:

- der Bakteriologe Hans Schlossberger, der in Jena an Buchenwald-Experimenten zur Ruhrschutzimpfung beteiligt war [11, S. 234] und 1946 Direktor des Hygienischen Instituts an der Universität Frankfurt am Main wurde;
- der Hygieniker Paul Uhlenhuth, 1933 ein „gehorsamer Vollzieher" des Ausschlusses von 39 jüdischen Kollegen an der Medizinischen Fakultät Freiburg [22, S. 268], seit 1937 NSDAP-Mitglied, der seine Karriere an der Freiburger Universität nach 1945 fortsetzen konnte;
- der Internist und (neben Hellmuth Ulrici) Chefarzt in Sommerfeld, Karl Diehl, der seine Forschung zur TB-Vererbbarkeit zusammen mit Otmar von Verschuer nach 1945 gern fortgesetzt hätte, 1948 aber zunächst Chefarzt der Tuberkuloseklinik Paulinenberg wurde, bevor er 1957 als apl. Professor an die Universität Frankfurt und das Max-Planck-Institut für Biochemie ging [11, S. 348ff.].

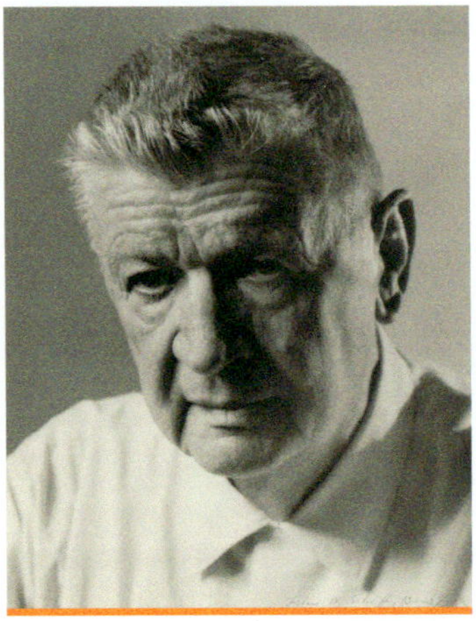

Abbildung 10.6
Rudolf Degkwitz (1889–1973)

1920 Entdeckung des Masern-Rekonvaleszenten-Serums
1925 Professur für Kinderheilkunde in Greifswald
1932 Professur für Kinderheilkunde in Hamburg (bis 1943)
1943 Inhaftierung (bis 1945)
1945 Rückkehr an den Hamburger Lehrstuhl (bis 1948)
1948 Aufgabe der Professur (Begründung: „gescheiterte Entnazifizierungspolitik") und Emigration in die USA

Die Frage nach Funktionen und Haltungen im NS-System ist erst spät gestellt worden. Kritisch untersucht wurden beispielsweise Namensgebungen der Stadt Freiburg, u.a. im Falle des bereits erwähnten Ludwig Heilmeyer und des Pathologen und DTG-Vorsitzenden (1938/39) Ludwig Aschoff, die eine Expertenkommission auf ihre NS-Vergangenheit hin überprüfte und letztlich in die Kategorie A (Vorschlag Umbenennung) einstufte [23, S. 6f.; vgl. 24, S. 53f.].

Ein prominentes Beispiel ist der frühere Bundesärztekammerpräsident und Lungenfacharzt Hans Joachim Sewering (1916–2010), der als Assistenzarzt des als TB-Hilfskrankenhaus genutzten Pflegeheims Schönbrunn Patienten – nachgewiesen ist der Fall eines 14-jährigen geistig behinderten Mädchens – in die Heilanstalt Egelfing-Haar überwiesen haben soll, die eines der Zentren für Patientenmorde war. Sewering, seit 1933 SS- und 1934 NSDAP-Mitglied, stritt ab, von den Vorgängen in Egelfing-Haar gewusst zu haben. Eine geplante Ehrung 2008 führte zu öffentlichen Protestschreiben der Deutschen Gesellschaft für Innere Medizin und des Vereins Demokratischer Ärztinnen und Ärzte [vgl. 25]. Der Nachruf auf Sewering 2010 im Deutschen Ärzteblatt – „Gestalter im Dienst der Ärzteschaft" – erwähnt dies mit keiner Silbe [26].

Handlungsspielräume jenseits von (Über-)Anpassung an das „neue" System zeigt das Beispiel des Hamburger Direktors der Universitätskinderklinik, Rudolf Degkwitz (1889–1973), der 1932 die Nachfolge von Hans Kleinschmidt angetreten hatte. Anfang der 1920er Jahre noch aktiv im Freikorps Oberland und der NSDAP, wurde er aufgrund seiner öffentlichen Kritik am NS-Regime 1943 denunziert und 1944 vom Volksgerichtshof zu sieben Jahren Zuchthaus verurteilt. Nach 1945 engagierte sich Degkwitz, der wissenschaftliche Erfolge vor allem in der Entwicklung der Masernschutzimpfung (1919) errungen hatte, auch in der TB-Fürsorge als Präsident des Zentralkomitees zur Bekämpfung der Tuberkulose in der britischen Zone (1947) und gehörte zu den wenigen, die sich „unermüdlich aufrüttelnd" für eine radikale Entnazifizierung und Verfolgung von Medizinverbrechen (u.a. Werner Catel) einsetzte [27, S. 359].

Literatur

1. Benz, Wolfgang: Potsdam 1945. Besatzungsherrschaft und Neuaufbau im Vier-Zonen-Deutschland. München 2012
2. Winkler, H.A.: Politische Weichenstellungen im Nachkriegsdeutschland 1945–1953. Göttingen 1979
3. Konietzko, N.: Chronik der Rheinisch-Westfälischen Vereinigung für Lungen- und Bronchialheilkunde 1926–2001. Essen 2001
4. Deutsche Gesellschaft für Pneumologie und Beatmungsmedizin (Hg.): 100 Jahre DGP – 100 Jahre deutsche Pneumologie. Berlin; Heidelberg; New York 2010
5. Deutsche Tuberkulose-Gesellschaft: Bericht über die erste Nachkriegstagung der „Deutschen Tuberkulosegesellschaft" vom 5. Bis 8. Oktober 1948 in Wiesbaden. Der Tuberkulosearzt 1949 (3), S. 102–109
6. Jötten, K.-W.: Die Rassenkunde und Rassenhygiene im Unterricht an der deutschen Hochschule. In: Medizinische Welt 1933 (7), S. 1080–1081
7. Dicke, J.N.: Eugenik und Rassenhygiene in Münster. Weißensee-Verlag Berlin, 2004
8. Ickert, Franz: Eröffnungsansprache. In: Beiträge zur Klinik der Tuberkulose und spezifischen Tuberkulose-Forschung 1950 (1), S. 3–5
9. Griesbach, R.: Bericht über die 1. Nachkriegstagung der „Deutschen Tuberkulose-gesellschaft" vom 5. Bis 8. Oktober 1948 in Wiesbaden. In: Der Tuberkulosearzt 1949 (3), S. 102–109
10. Wiese, O.: Deutsche Tuberkulose-Gesellschaft, Münster-West. 21.–22. Sept. 1949. In: Der Tuberkulosearzt 1950 (4), S. 222–230
11. Klee, Ernst: Deutsche Medizin im Dritten Reich. Karrieren vor und nach 1945. Frankfurt/M. 2001
12. Topp, Sascha: Geschichte als Argument in der Nachkriegsmedizin: Formen der Vergegenwärtigung der nationalsozialistischen Euthanasie zwischen Politisierung und Historiographie. Göttingen 2013
13. Deutsches Zentralkomitee zur Bekämpfung der Tuberkulose (F. Ickert). Tuberkulose-Jahrbuch 1950/51. Berlin; Göttingen; Heidelberg 1952, S. 11
14. Ferlinz, Rudolf: Die Tuberkulose in Deutschland und das Deutsche Zentralkomitee zur Bekämpfung der Tuberkulose. In: Pneumologie (1995) 49: Suppl 3, S. 617–632
15. Enarson, D. A.; Rouillon, A.: Zur Geschichte der Internationalen Union gegen Tuberkulose und Lungenkrankheiten. In: Pneumologie 2009 (63), S. 582–584
16. Deutsches Zentralkomitee zur Bekämpfung der Tuberkulose (Hg.): Tuberkulose-Lexikon. Berlin 1943
17. Bericht des Reichs-Tuberkulose-Ausschusses. Bericht für das Geschäftsjahr 1941/42 Von Prof. Dr. Kayser-Petersen. Berlin 1942
18. Forsbach, Ralf: Die Medizinische Fakultät der Universität Bonn im „Dritten Reich". München 2006
19. Ständer, Sonja; Ständer, Hartmut; Luger, Thomas A.: Die Universitäts-Hautklinik Münster. Geschichte und Moulagensammlung. Heidelberg 2006
20. Donhauser, Johannes: Der Öffentliche Gesundheitsdienst in der NS-Zeit der Umgang seiner Angehörigen mit der Geschichte. In: Krischel, Matthis; Schmidt, Mathias; Groß, Dominik (Hg.): Medizinische Fachgesellschaften im Nationalsozialismus. Münster 2016, S. 31–52
21. Neumann, Alexander: Ausschaltung der Ansteckungsquellen – Die Seuchenpolitik der deutschen Wehrmacht im Krieg gegen die Sowjetunion 1941–1944. In: Schagen, Udo; Schleiermacher, Sabine: „Gesundheitsschutz für alle" und die Ausgrenzung von Minderheiten. Historische Beiträge zur Aushöhlung eines gesundheitspolitischen Anspruchs. Berlin 2006, S. 43–49
22. Schmiedebach, Heinz-Peter: Paul Uhlenhuth (1870–1957). Forscher im Dienste des Vaterlandes. In: Rechtsmedizin 2001 (11), S. 265–269

23. Martin, Bernd et al.: Abschlussbericht der Kommission zur Überprüfung der Freiburger Straßennamen. Freiburg 2016. https://www.freiburg.de/pb/site/Freiburg/get/params_E-874030221/1028363/Strassennamen_Abschlussbericht.pdf [Stand: 30.07.2017]
24. Baumann, Timo: Die Deutsche Gesellschaft für Kreislaufforschung im Nationalsozialismus 1933–1945. Berlin; Heidelberg 2017
25. Deutsche Gesellschaft für Innere Medizin: Stellungnahme der Deutschen Gesellschaft für Innere Medizin zur Verleihung der Günther-Budelmann-Medaille an Herrn Prof. Hans-Joachim Sewering vom 15. Juli 2008. http://www.jahrestag-approbationsentzug.de/wp-content/uploads/2008/11/stellungnahme_verleihung_gunther-budelmann-medaille2008.pdf [Stand: 30.07.2017]
26. Hoppe, Jörg-Dietrich; Vilmar, Karsten: Hans Joachim Sewering: Gestalter im Dienst der Ärzteschaft. Deutsches Ärzteblatt 2010 (107), S. 28–29
27. Bussche, Hendrik van den: Die Hamburger Universitätsmedizin im Nationalsozialismus. Forschung – Lehre – Krankenversorgung. Berlin; Hamburg 2014

Resümee und Schlussbetrachtung

Nikolaus Konietzko,
Robert Loddenkemper, Vera Seehausen

Erst 1987 stellte sich der damalige Präsident der Bundesärztekammer, Karsten Vilmar, dem Thema der Verstrickung medizinischer Organisationen und Personen in die Verbrechen des Nationalsozialismus: „Die Scham wird immer bleiben", bekannte er im Interview mit dem Deutschen Ärzteblatt [1, S. 1185]. Den Ärzten bleibe „vielleicht die Gnade des Verzeihens, aber niemals das Vergessen" [2]. Die übergroße Mehrheit der Ärzte habe zu zwangsweiser Sterilisierung, zehntausendfachem Mord an Kranken und medizinischen Experimenten an Menschen geschwiegen oder sei einverstanden gewesen, musste Jahre später auch Vilmars Nachfolger Jörg-Dietrich Hoppe gestehen, und das sei eine „unerträgliche Erkenntnis" [2]. Es sei nicht nur Opportunismus gewesen, der die Ärzte antrieb, oder Feigheit, die sie vom Widerstand abhielt. Vielfach sei es auch tiefe Überzeugung gewesen, die Ärzte zu unethischem Handeln getrieben habe und schuldig werden ließ. Denn rassehygienisches Gedankengut war in der Ärzteschaft – schon vor der NS-Zeit – tief verwurzelt. Kein Mediziner sei jedoch gezwungen worden, sich an Krankentötungen zu beteiligen [3, S. A-783]. Mit diesem Eingeständnis brach die institutionalisierte Ärzteschaft auch mit dem lange gepflegten Mythos, nur einzelne fanatische NS-Ärzte hätten medizinische Verbrechen begangen, die Politik habe der Medizin die Krankenmorde sozusagen aufgezwungen.

Der inzwischen häufig – nicht nur von rechtsextremer Seite – zu hörenden Forderung, „die Vergangenheit doch endlich ruhen zu lassen" und die kollektive Erinnerungsarbeit zu beenden, lässt sich mit Stefan Austs Worten entgegnen:

> *„Ich glaube, dass es wieder passieren kann. Und ich glaube auch, dass wir uns deswegen so genau mit Hitler und dem Dritten Reich beschäftigen müssen, um uns klarzumachen, unter welchen Umständen eine so fürchterliche Entwicklung möglich ist."* [4]

Die Erinnerung an den NS-Terror, die millionenfache, systematische Ermordung von Menschen insbesondere jüdischer Abstammung, sollte uns mahnen, stets auf der Hut zu sein, auch in unserem scheinbar gefestigten demokratischen System, um ethische Grenzüberschreitungen, auch in der Medizin, in ihren Anfängen rechtzeitig zu erkennen und gegenzusteuern.

Nachdem am 24. März 1933 die demokratisch legitimierte Übergabe der Regierungsmacht an die Nationalsozialisten vollzogen war, gelang es den Nationalsozialisten innerhalb weniger Wochen, die instabile Weimarer Republik in eine Diktatur zu verwandeln – mit Terror gegen Andersgesinnte, Eliminierung politischer Gegner, Verfolgung von Menschen jüdischer und anderer „nichtdeutscher" Abstammung und Ermordung von als „minderwertig" eingestuften Menschen im Rahmen der „Euthanasie". Alle öffentlichen und privaten Institutionen wurden in kürzester Zeit gleichgeschaltet und zentralisiert. Für die „Gleichschaltung" der Ärzteschaft benötigte das NS-Regime nicht einmal ein Vierteljahr. Mit dem Versprechen, lang gehegte Wünsche der Ärzte zu erfüllen, insbesondere ihnen die Unabhängigkeit gegenüber den Krankenkassen zu verschaffen und die Stellung im Staat zu gewähren, auf die sie Anspruch zu haben glaubten, war die Ärzteschaft geködert worden.

„Gleichschaltung" der Ärzteschaft
(siehe Kap. 2)

Widerstand gegen die De-facto-Entmachtung regte sich in der institutionalisierten deutschen Ärzteschaft nicht. Vielmehr begrüßten „die ärztlichen Spitzenverbände Deutschlands [...] freudigst den entschlossenen Willen der Reichsregierung der nationalen Erhebung, wie es in der Ergebenheitsadresse an Adolf Hitler vom 21. März 1933 hieß [5, S. A-623].

Parallel zur Gleichschaltung der Ärzteschaft ging das NS-Regime 1933 daran, seine barbarische Vorstellung von Eugenik in die Tat umzusetzen. Die Nationalsozialisten ergänzten den Begriff der Eugenik um die „Rassenhygiene". Dahinter stand die Überzeugung, dass die nordische Rasse höherwertig sei. Mit dem Gesetz zur Verhütung erbkranken Nachwuchses vom Januar 1934 wurde zunächst die Sterilisation bei acht Krankheiten – Tuberkulose gehörte nicht dazu – sowie bei schwerem Alkoholismus verordnet. Bei der Durchführung des Gesetzes waren Ärzte in vielerlei Weise und auf allen Ebenen beteiligt: als Antragsteller, als Gutachter, als Erbgesundheitsrichter und als Operateure der 400.000 Opfer.

Der Übergang von der Zwangssterilisation zur Zwangseuthanasie lag in der Logik der nationalsozialistischen „Rassenhygiene". Während erstere „lebensunwertem Leben" vorbeugen sollte, hatte letztere die Aufgabe, bereits existierende „Ballastexistenzen" zu beseitigen. „Gnadentod" wurde der Mord an mehr als 200.000 Kranken beschönigend genannt. Der ersten, geheimen „Euthanasie"-Aktion, der „Aktion T4", im Auftrag Hitlers von dessen Kanzleichef Philipp Bouhler und seinem Leibarzt Karl Brandt organisiert, fielen 70.000 Kranke zum Opfer. Dafür dienten sich willfährig Mediziner an, darunter allein 50 psychiatrische Gutachter. Drei von ihnen wurden nach dem Krieg zu Präsidenten ihrer Fachgesellschaft gewählt, zwei sogar zu Ehrenmitgliedern ernannt. Öffentlicher Widerspruch oder Gegenwehr – wie von Bischof Clemens August Graf von Galen aus Münster, der von der Kanzel herab gegen die Tötung „lebensunwerten Lebens" protestierte – ist seitens der Ärzte kaum bemerkbar geworden. Sicherlich gab es vereinzelt mutige Ärzte, die Patienten das Leben retteten oder sich weigerten, „beim Mordgeschäft mitzumachen". Doch die überwiegende Mehrheit der Ärzte schloss die Augen und schwieg [3]. Die Proteste von Bischof von Galen hatten zwar zur Folge, dass Adolf Hitler die „T4-Aktion" 1941 beenden ließ, konnte aber die zweite „Euthanasie"-Aktion nicht verhindern. In dieser nicht zentral gesteuerten, „wilden" Phase fanden mindestens weitere 130.000 Kranke und für den „Volkskörper Wertlose" den Tod, darunter viele TB-Kranke [6]. Lungenärzte wurden in vielerlei Funktionen in Klinik und Praxis zu Mittätern dieser systematischen „Euthanasie"-Aktionen.

Für die institutionalisierte Lungenheilkunde, repräsentiert durch das DZK und die DTG, war die Tuberkulose in der ersten Hälfte des 20. Jahrhunderts das beherrschende Thema. Auch für die Gesundheitspolitik der Nationalsozialisten hatte die Bekämpfung der TB oberste Priorität. Von Beginn der Machtübernahme an hatten sie in der Medizin einen generellen Paradigmenwechsel vollzogen: Die Gesundheitsfürsorge sollte nicht mehr – wie seit Hippokrates – der Behandlung des einzelnen Patienten, sondern der Gesunderhaltung des „deutschen Volkskörpers" dienen, getreu dem nationalsozialistischen Grundsatz „Gemeinnutz geht vor Eigennutz".

Arbeitsunfähige TB-Kranke galten als biologischer und sozialer „Ballast". Sie waren für die „Volksgemeinschaft" wertlos und mussten sozial ausgegrenzt werden. So konnte man ihnen das im Sommer 1933 eingeführte „Ehestandsdarlehen" verweigern, ab 1935 auch das Heiraten untersagen. Ab 1938 konnten „Offentuberkulöse", die sich uneinsichtig zeigten, als „asoziale Bazillenstreuer" durch Amtsärzte der staatlichen Gesundheitsämter – meist Lungenärzte – zwangsweise asyliert werden. Dort fielen unter gefängnisähnlichen Bedingungen und bei knapper Verpflegung die meisten Patienten in kurzer Zeit der Tuberkulose zum Opfer – allein in der berüchtigten Thüringischen Landesheilanstalt Stadtroda mehrere Hundert. Besonders unmenschlich war der Umgang mit TB-kranken Häftlingen in den Konzentrationslagern, wo die Krankheit stark gehäuft auftrat. Tausende erlitten dort den vorzeitigen Tod durch planmäßige Vernachlässigung bis hin zum Verhungern, durch Missbrauch für medizinische Experimente, oder sie wurden schlichtweg ermordet [7].

TB-kranke KZ-Häftlinge
(siehe Kap. 3 und 5)

Seit den 1970er Jahren beschäftigen sich in loser Folge gut recherchierte Publikationen und Dissertationen kritisch mit den Verwicklungen und Vergehen von TB-Fachvertretern und TB-Institutionen während der Zeit des NS-Regimes. Eine erste, eher zaghafte Auseinandersetzung der beiden Vertreter der institutionalisierten Pneumologie, dem DZK und der DTG, mit ihrer Rolle im „Dritten Reich" erfolgte 1995 in der Festschrift „100 Jahre DZK – Der Kampf gegen die Tuberkulose", nachzulesen in den Beiträgen von Rudolf Ferlinz, dem damaligen Generalsekretär, und vor allem des Historikers Dirk Blasius [7]. 15 Jahre später beschrieb die DGP ihre Verwicklung in die Politik der NS-Zeit in der 2010 herausgegebenen Festschrift zum 100. Geburtstag [8], speziell in den Beiträgen „Die Pneumologie im Dritten Reich" und „Die DGP im Lichte der politischen Veränderungen" [9]. Jetzt, sieben Jahre später, sah es der Vorstand der DGP an der Zeit, das Thema systematisch und wissenschaftlich fundiert aufzuarbeiten. Bei den dabei angestellten Recherchen findet sich eine Fülle von Hinweisen auf und Belegen für die teilweise unheilvolle Verstrickung der DTG und des DZK, sowohl ihrer Repräsentanten als auch von „einfachen Mitgliedern".

Die NS-Gesundheitspolitiker verschärften ihre diskriminierenden Maßnahmen Schritt für Schritt, gleichermaßen wuchs damit die Einbindung von Akteuren der Lungenheilkunde in dieses System: Der Prozess beginnt mit der kritiklosen Übernahme von rassenhygienischem Gedankengut durch Vertreter des DZK und einer überschwänglichen Begrüßung der Hitlerregierung durch den DTG-Präsidenten, setzt sich fort mit dem Wegducken aller Fachvertreter bei der sozialen Ausgrenzung von TB-Kranken und der Beteiligung von Amtsärzten an ihrer Zwangsasylierung und gipfelt schließlich in der aktiven Beteiligung von Lungenärzten an der „passiven Euthanasie" in Lungenheilstätten. Die Frage nach der Schuld wurde nie gestellt, kaum einer der aktiv oder passiv Beteiligten zur Verantwortung gezogen. Die meisten wurden nach dem Krieg in ihren Funktionen bestätigt, einige machten sogar Karriere [10, S. 231–238].

Welche Schlussfolgerungen können wir aus unseren Forschungen ziehen? Auf gesetzlicher, institutioneller und personeller Ebene bildete sich aus einzelnen Schritten – Veröffentlichungen, Verordnungen, Maßnahmen – ein System der Ausgrenzung bis hin zur Ermordung von TB-Kranken, das nicht nur von Einzeltätern getragen wurde.

In dem Sinne sind auch diejenigen schuldig geworden, die auf unterschiedliche Weise mitgewirkt haben an dem, was den Verbrechen selbst vorausging. Ein Resümee für nachfolgende Generationen ist sicherlich die Mahnung und Aufforderung zugleich, dafür zu sorgen, dass sich die „Verbrechensgeschichte der Medizin“ [11] nicht wiederholt. Der Historiker Heinrich August Winkler formulierte es so:

> *„Eine Schuld der Nachlebenden gibt es nicht. Aber aus der historischen Schuld ist eine bleibende Verantwortung der Deutschen erwachsen: Sie müssen sich ihrer widerspruchsvollen Geschichte stellen und Folgerungen aus dem ziehen, wohin diese Geschichte nach der Machtübertragung an Hitler geführt hat. ‚Die Würde des Menschen ist unantastbar‘: So heißt es in Artikel 1 des Grundgesetzes aus dem Jahr 1949. Das war damals eine Antwort auf die Erfahrungen der NS-Zeit. Es gibt keine bessere Antwort.“* [12]

Literatur

1. Vilmar, Karsten (Interview): Die „Vergangenheitsbewältigung“ darf nicht kollektiv die Ärzte diffamieren. In: Deutsches Ärzteblatt 1987 (84) Nr. 18, S. A-1185–1197
2. Hardenberg, Nina von: Die unerträgliche Schuld der Ärzte. In: Die Süddeutsche Zeitung v. 23. März 2011. http://www.sueddeutsche.de/wissen/nationalsozialismus-die-unertraegliche-schuld-der-aerzte-1.1076305 [Stand: 19.09.2017]
3. Jachertz, Norbert: NS Machtergreifung (II) – Abwärts auf der schiefen Bahn. In: Deutsches Ärzteblatt 2008 (105) Nr. 15, S. A-781–784
4. Staas, Christian: Was geht mich das noch an? Die Zeit [online] 4.11.2010. http://www.zeit.de/2010/45/Erinnern-NS-Zeit-Jugendliche [Stand: 19.9.2017]
5. Jachertz, Norbert: NS Machtergreifung – Freudigst fügte sich die Ärzteschaft. In: Deutsches Ärzteblatt 2008 (105) Nr. 12, S. A-622–624
6. Süß, Winfried: Der „Volkskörper“ im Krieg. Gesundheitspolitik, Gesundheitsverhältnisse und Krankenmord im nationalsozialistischen Deutschland 1939–1945. München 2003
7. Ley, Astrid: Zwischen Erbleiden und Infektionskrankheit: Wahrnehmung und Umgang mit Tuberkulose im Nationalsozialismus. In: Pneumologie 2006 (60), S. 360–365
8. Blasius, Dirk: Die Tuberkulose im Dritten Reich. In: Konietzko, Nikolaus (Hg.): Der Kampf gegen die Tuberkulose: 100 Jahre DZK, Frankfurt am Main, 1996, S. 77–85
9. Deutsche Gesellschaft für Pneumologie und Beatmungsmedizin (Hg.): 100 Jahre DGP – 100 Jahre deutsche Pneumologie. Berlin; Heidelberg; New York 2010
10. Aly, Götz: Die Belasteten. „Euthanasie“ 1939–1945. Frankfurt a.M. 2013 S. 231–238
11. Nationalsozialistische Medizin vor Gericht. Fritz-Bauer-Institut. http://www.fritz-bauer-archiv.de/index.php/ns-medizin [Stand: 19.9.2017]
12. Heinrich August Winkler in der Umfrage des Magazins Stern „Müssen wir uns heute noch schuldig fühlen?“ (27.1.2005). https://www.stern.de/politik/deutschland/auschwitz-muessen-wir-uns-heute-noch-schuldig-fuehlen--3544972.html [Stand: 19.09.2017]

Personenverzeichnis

Sachverzeichnis

Bildnachweise

(sofern nicht bei den Abbildungen angegeben)

Kapitel 1

Abb. 1.3: Heinrich Grass: Der Kampf gegen die Tuberkulose in Deutschland. Im Auftrag des Reichs-Tuberkulose-Ausschusses. Berlin 1939 (S. 95)
Abb. 1.4: Archiv des Instituts für Geschichte der Medizin und Ethik in der Medizin, Charité – Universitätsmedizin Berlin
Abb. 1.5: Stadt Lychen, Grundschule
Abb. 1.6: Archiv des Instituts für Geschichte der Medizin und Ethik in der Medizin, Charité – Universitätsmedizin Berlin
Abb. 1.7: Galerie hervorragender Ärzte und Naturforscher. Beilage zur Münchner Medizinischen Wochenschrift (Bl. 315, 1912)
Abb. 1.8: Heinrich Grass: Der Kampf gegen die Tuberkulose in Deutschland. Im Auftrag des Reichs-Tuberkulose-Ausschusses. Berlin 1939 (S. 81)
Abb. 1.9: Galerie hervorragender Ärzte und Naturforscher. Beilage zur Münchner Medizinischen Wochenschrift (Bl. 575, 1952)
Abb. 1.10: Heinrich Grass: Der Kampf gegen die Tuberkulose in Deutschland. Im Auftrag des Reichs-Tuberkulose-Ausschusses. Berlin 1939 (S. 85)
Abb. 1.11: Heinrich Grass: Der Kampf gegen die Tuberkulose in Deutschland. Im Auftrag des Reichs-Tuberkulose-Ausschusses. Berlin 1939 (S. 89)

Kapitel 2

Abb. 2.1: Archiv des Instituts für Geschichte der Medizin und Ethik in der Medizin, Charité – Universitätsmedizin Berlin
Abb. 2.2: bpk Bildagentur
Abb. 2.3: Heinrich Grass: Der Kampf gegen die Tuberkulose in Deutschland. Im Auftrag des Reichs-Tuberkulose-Ausschusses. Berlin 1939, S. 80
Abb. 2.8: Privatbesitz (Uwe Schellinger)
Abb. 2.9: Bundesarchiv (Bildarchiv, 183-1989-0309-501)

Kapitel 2.1

Abb. 2.1.1: Bundesarchiv (Bildarchiv, Plak 003-012-012, Grafiker: Ludwig Hohlwein)
Abb. 2.1.3: Archiv der Max-Planck-Gesellschaft, Berlin-Dahlem
Abb. 2.1.5: bpk Bildagentur
Abb. 2.1.6: Ekkehard Grundmann: Gerhard Domagk – der erste Sieger über Infektionskrankheiten. Münster 2001, S. 91

Kapitel 2.2

Abb. 2.2.1: Zeitschrift für Tuberkulose (1932, Bd. 67, Titelblatt; 1933, Bd. 68, Titelblatt)
Abb. 2.2.2: Zeitschrift für Tuberkulose (1933, Bd. 68, Nr. 1-2, o.S.)
Abb. 2.2.3: Zeitschrift für Tuberkulose (1940, Bd. 84, Nr. 3, S. 9)
Abb. 2.2.4: Zeitschrift für Tuberkulose (1935, Bd. 73, Nr. 5-6, S. 456)

Kapitel 3

Abb. 3.1–Abb. 3.2: Lindgrün GmbH
Abb. 3.3: Privatbesitz (Annette Finley-Croswhite)
Abb. 3.4: United States Holocaust Memorial Museum (08474)
Abb. 3.5: Deutsches Hygiene-Museum Dresden (1999/3189)
Abb. 3.6: Bundesarchiv (Bildarchiv, Plak 003-015-053, Grafiker: Willi Hackenberger)

Kapitel 4

Abb. 4.1: Wikipedia (http://blauerheinrich.jimdo.com/dettweiler/, PD-alt-100)
Abb. 4.2: Heinrich Grass: Der Kampf gegen die Tuberkulose in Deutschland. Im Auftrag des Reichs-Tuberkulose-Ausschusses. Berlin 1939 (S. 99)
Abb. 4.3: Privatbesitz (Nikolaus Konietzko)
Abb. 4.4: Deutsches Hygiene-Museum Dresden (1999/3185)
Abb. 4.5: Münchner Digitalisierungs-Zentrum
Abb. 4.7: Friedrich Kraus, Theodor Brugsch (Hg.): Spezielle Pathologie und Therapie innerer Krankheiten. Bd. 3, Berlin; Wien 1924, S. 758

Kapitel 4.1

Abb. 4.1.1: Staatl. Gesundheitsamtes Neuburg-Schrobenhausen (ab 2018: Staatsarchiv Augsburg, Gesundheitsämter)
Abb. 4.1.2: Der Öffentliche Gesundheitsdienst (1939 A (4) Nr. 20, S. VII, n. S. 824)
Abb. 4.1.3: Staatl. Gesundheitsamtes Neuburg-Schrobenhausen (ab 2018: Staatsarchiv Augsburg, Gesundheitsämter)
Abb. 4.1.4: Reichsministerialblatt der Inneren Verwaltung [RMBliV], 1943, Nr. 33, RdErl. D. RMdI v. 9.8.1943-IV g 9268/43-5800, Sp. 1329

Kapitel 4.2

Abb. 4.2.1: Bildarchiv IGM Heidelberg

Kapitel 4.3

Abb. 4.3.2: Privatbesitz (Peter Steinkamp)

Kapitel 5

Abb. 5.1: Deutsches Hygiene-Museum Dresden (2001/248.31)
Abb. 5.3: Gedenkstätte und Museum Sachsenhausen
Abb. 5.4: Siemens-Archiv
Abb. 5.5: Gedenkstätte und Museum Sachsenhausen
Abb. 5.6: Privatbesitz (Nathalie Goffart, Belgien)
Abb. 5.7–Abb. 5.11: Gedenkstätte und Museum Sachsenhausen

Kapitel 5.1

Abb. 5.1.1–Abb. 5.1.3: Archiv des Instituts für Geschichte der Medizin und Ethik in der Medizin, Charité – Universitätsmedizin Berlin

Kapitel 6

Abb. 6.1: Wikimedia (Creative Commons Licence, https://commons.wikimedia.org/wiki/File:Tabakskollegium-1.jpg)
Abb. 6.2: Deutsche Gesellschaft für Nikotin- und Tabakforschung e.V.
Abb. 6.8: Museum der Arbeit
Abb. 6.9: Stiftung Deutsches Historisches Museum

Kapitel 7

Abb. 7.1: Bundesarchiv (Bildarchiv, Bestand R86/1166)
Abb. 7.2: Der Öffentliche Gesundheitsdienst (1937 (3) Nr. 4, S. 128)
Abb. 7.3: „Tuberkulose-Lexikon für Ärzte und Behörden", herausgegeben vom Reichs-Tuberkulose-Ausschuß
Abb. 7.4: Archiv des Instituts für Geschichte der Medizin und Ethik in der Medizin, Charité – Universitätsmedizin Berlin

Kapitel 8

Abb. 8.1: Der Tuberkulosearzt (1954 (8), S. 721)
Abb. 8.2: Der Tuberkulosearzt (1954 (8), S. 597)
Abb. 8.3: Wikimedia (Creative Commons Licence, https://commons.wikimedia.org/wiki/File:Hellmuth_urici.jpg)

Kapitel 8.1

Abb. 8.1.1: Vorstand der Gesellschaft für Lungenkrankheiten und Tuberkulose der DDR (Hg.): Zwanzig Jahre erfolgreicher Kampf gegen Tuberkulose und chronische Lungenerkrankungen. Jena 1969

Kapitel 8.2

Abb. 8.2.1: Landesarchiv Berlin

Kapitel 8.3

Abb. 8.3.1: Archiv des Instituts für Geschichte der Medizin und Ethik in der Medizin, Charité – Universitätsmedizin Berlin

Kapitel 8.4

Abb. 8.4.1: Verzeichnis der Deutschen Ärzte und Heilanstalten. Reichs-Medizinal-Kalender. Leipzig: Thieme 1937, S. 358
Abb. 8.4.2: Archiv des Instituts für Geschichte der Medizin und Ethik in der Medizin, Charité – Universitätsmedizin Berlin
Abb. 8.4.3: Archiv des Instituts für Geschichte der Medizin und Ethik in der Medizin, Charité – Universitätsmedizin Berlin

Kapitel 9

Abb. 9.1: Wikimedia (Creative Commons Licence, https://commons.wikimedia.org/wiki/File:Lebensm1.JPG)
Abb. 9.2–Abb. 9.4: Lindgrün GmbH
Abb. 9.5: Bundesarchiv (Bildarchiv, Bild 183-22520-0001, Foto: Hans-Günter Quaschinsky)
Abb. 9.6: Lindgrün GmbH

Kapitel 10

Abb. 10.1: Wikimedia (Creative Commons Licence, https://de.wikipedia.org/wiki/Datei:Rindertuberkulose-Kennzeichnung.jpg)
Abb. 10.2: Deutsches Zentralkomitee zur Bekämpfung der Tuberkulose (DZK)
Abb. 10.3: Archiv des Instituts für Geschichte der Medizin und Ethik in der Medizin, Charité – Universitätsmedizin Berlin
Abb. 10.4: Archiv des Instituts für Geschichte der Medizin und Ethik in der Medizin, Charité – Universitätsmedizin Berlin
Abb. 10.5: IUATLD – International Union Against Tuberculosis and Lung Disease
Abb. 10.6: Privatbesitz (Jochen Degkwitz)